卓越工程师系列教材

生物医学电子学——医疗诊断

永 远 常向荣 韩 奎 著

科学出版社

北 京

内 容 简 介

本书属于“卓越工程师系列教材”，以基础原理与实际应用相结合，介绍常规医学电子仪器原理和应用及生物医学电子学学科的发展前沿。内容包括生物医学电子学测量的物理基础、电路基础、测量中的干扰和噪声、心电测量、脑电测量、监护仪以及生物医学遥测。

本书可以作为高等院校生物医学工程本科生和研究生的专业课教材，同时可作为在职教师以及从事医学电子专业的工程技术人员的参考书。

图书在版编目(CIP)数据

生物医学电子学：医疗诊断/永远，常向荣，韩奎著. —北京：科学出版社，2014.7（2021.1重印）

卓越工程师系列教材

ISBN 978-7-03-041315-4

Ⅰ.①生… Ⅱ.①永…②常…③韩… Ⅲ.①生物工程-医学工程-医用电子学-高等学校-教材 Ⅳ.①R312

中国版本图书馆CIP数据核字（2014）第143948号

责任编辑：杨 岭 于 楠／封面设计：墨创文化

责任校对：贺江艳／责任印制：余少力

科学出版社出版

北京东黄城根北街16号

邮政编码：100717

http://www.sciencep.com

成都锦瑞印刷有限责任公司印刷

科学出版社发行 各地新华书店经销

*

2014年7月第 一 版 开本：787*1092 1/16

2021年1月第三次印刷 印张：19 3/4

字数：470 000

定价：48.00元

“卓越工程师系列教材”编委会

前　　言

《生物医学电子学——医疗诊断》是利用电子学方法及其相关仪器解决生物医学问题，从生命体本身的特殊性出发，来研究生物医学信号检测、处理、变换、显示与记录原理和方法的课程，是生物医学工程专业的必修科目。

本书共分为7章。

第1～3章为医学电子学通用理论基础。本书从人体测量安全性和有效性考虑，在第1章着重强调测量时各物理量与人体的相互作用，它是完成生物体测量的依据。从生物医学信号的特殊性和对仪器的安全标准出发，在第2章介绍了医用电子仪器通用单元电路设计。第3章讲述了生物医学测量中的干扰和噪声，以及对应的处理方法。

第4～7章介绍常规生物医学电子仪器，分别从仪器的测量原理、测量电路、关键技术及产品应用方面进行详细讲解。第4章从电偶理论出发探讨心电图产生、心电放大电路、走纸控制电路图和常用的心电图机，并介绍了心电向量图机。第5章讲述脑电图测量，在传统脑电测量基础上增加了脑磁图、脑－计算机接口技术。第6章详细介绍人体生理参数的测量原理、多参数监护仪，以及可扩展接口技术。第7章讲解信号发射与传输技术，并延伸至现代物联网技术及其在远程心电监护中的应用。

本书编写的思路和特点在于：

(1)贯彻“理论、技术、应用、产品”主线。本书是在《传感器原理与检测技术》(永远著)的基础上，立足生物医学电子学教学、研究和产业化，系统地阐述医学电子学基础理论与应用技术，从仪器原理讲解延伸到产业化的商品作为典型范例的应用。各高校可根据各自专业的特色与特点，将本书作为基础课、专业必修课或选修课的教材。

(2)强调专业基础知识。尽管生物医学电子仪器更新换代很快，但我们相信电子仪器检测原理和基本电路设计是医学电子设计的基础，所以本书用了较大篇幅讲述各种测量基础和单元电路设计。

(3)紧密联系实际，注重能力的培养。本书对每种仪器精选实际案例，从电路原理到实际应用，使读者在整个生物医学电子仪器的掌握上能有一个完整体系。

(4)紧抓科学技术发展前沿知识。随着科技的发展，生物医用电子仪器可开发的功能越来越多，应用范围越来越广，本书引用大量的参考文献，对新方法与技术在仪器上的进一步开发前景进行展望。

编者有二十多年从事本专业研究的基础，先后在澳大利亚联邦科技与工业研究院、新西兰皇家研究院工业研究所以及西南交通大学工作，对生物医学电子学的发展有一定深度的了解。其他参编人员都是从事一线教学的老师，有着丰富的经验。西南交通大学(生物)

传感及微机电一体化系统团队研究生们(李继、陈巧莹、魏登勇、王欣、宁文双、宿惠妮)在搜集资料和文字编辑过程中付出了辛勤的劳动，在此表示衷心感谢!

本书在编写过程中，参阅和引用了大量的著作和期刊论文，在此谨向这些参考文献的作者表示衷心感谢!

由于时间仓促，教材中难免有不成熟和欠妥当的地方，恳请广大读者批评、指正，反馈信息请发送电子邮件到 mems@swjtu. edu. cn。

永远

2013 年秋于成都

目　　录

第 1 章　生物医学电子学基础

生物医学电子学是综合运用现代自然科学及工程技术的相应理论和方法，从工程学的角度深入研究人体结构功能及其相互关系，以解决医学与工程相关问题的一门新兴的交叉科学。它涉及生物、医学、电子学及工程技术相关领域，将电子学及工程学融入临床诊断与治疗中，在减轻医生负担及病患痛苦的同时，提高了诊断和治疗的效率、效果、准确性、实时性及安全性，更全面有效地保障人类健康。

本章为对生物医学电子学应用于疾病诊断与治疗的基本原理及测量信息的介绍。

1.1　概　　述

生物医学电子学是一门新兴的交叉学科，采用电子学及工程学的理论与方法，与生物医学的研究相结合；其研究对象涉及各类生物的不同器官和组织，且已深入到某些神经系统的精细结构。它使医学这一古老的学科步入了新的历史时期，即现代医学时期。在此基础上，研制出了一大批医疗电子仪器，大大推动了临床医学的发展，为许多疾病的早期诊断、监护和治疗提供了有效的工具。

生物医学电子学的研究范围主要包括：①生物医学信息的检测、处理和控制；②探索生命活动的机理、生物信息的特征与规律；③研究开发为防病治疗等医学应用服务的设备与系统。

本书中涉及的内容重点是系统阐述生物医学电子学中的医疗测量原理与技术，为探索生命活动的机理提供有效的依据，从而进一步开发为医疗服务的电子仪器设备与系统。

1.2　人体生物物理特性及其基本信息

生物医学电子学的技术成果转化即为各类医疗设备，现阶段越来越多的电子类医疗器械介入疾病的治疗和防护中，使得医生对病患的诊断更加快速准确，监护更加全面便捷，同时也使患者减轻了很多不必要的痛苦。而各类医疗器械对人体进行的信号测量及监护是基于人体各项基本生物医学特性，并对其进行分析提取，以此得到医疗诊断所需要的信息。因此，在进行各类医疗器械设计及应用之前，首先应该了解人体生物医学特征等基本信息，而这正是本节所要介绍的内容。

1.2.1　人体的电学特性

医学检测及诊断主要依靠对提取出的生物电信号进行相关分析，因此应了解电荷等相关的物理量与人体生理效应的相互作用，及对生物电信号测量的影响。

类似于物质的电特性，其包括导电性和介电性两方面。导电性是指物体传导电流的能力；介电性是指在电场作用下表现出对静电能的储蓄和损耗的能力，通常用介电常数和介质损耗来表示。两者均是基于生物电现象而产生。本节简要介绍细胞电学特性、生物组织的电学特性，以及皮肤电阻法。

1. 细胞电学特性

生物电现象是以细胞为单位产生，其基础为细胞膜两侧带电离子(如 Na^+、K^+)的不均匀分布和选择性离子跨膜转运(图 1-1)，研究生物体的电特性(介电性和导电性)，就相当于研究细胞的电特性及由带电离子转运引起的细胞兴奋与兴奋的传导。

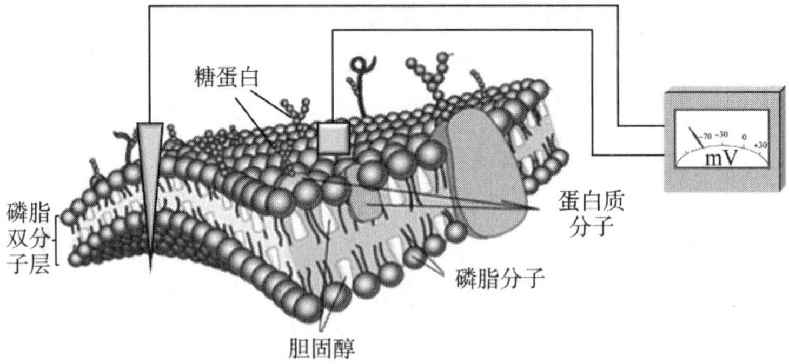

图 1-1 细胞膜及其静息电位示意图

最早被人注意到的生物电现象是电鳗鱼放电。公元前 4 世纪，亚里士多德(Aristotle)提出了电鳗鱼的“震击”作用，在公元 1 世纪，古罗马医生就曾用电鳐的放电来治疗痛风。1678 年，荷兰生物学家斯威莫尔登用蛙的肌肉做肌肉的收缩实验，但未引起关注。从 1780 年开始，意大利学者伽尔伐尼(Galvani)用蛙和蛙的肌肉标本研究神经与肌肉的生物电现象，于 1791 年发表著作，并于 1794 年做出了决定性实验，发现了神经和肌肉的损伤电位，确定了神经和肌肉的放电作用。随后，与伽尔伐尼同时代的物理学家伏特(Volt)发明了电位计，客观记录了新鲜蛙肌的损伤电位为 50～80 mV。

经研究得知，细胞水平的生物电现象主要有两种表现形式，即安静时(细胞未受刺激时)的静息电位和受刺激时产生的动作电位。生物体内各种器官或多细胞结构所表现出的多种形式的生物电现象，都可以依据细胞水平的这种基本表现来解释。器官或多细胞结构受到刺激，本质上为其基本构成单位，即细胞受到刺激。受激后细胞膜由静息电位变为动作电位，细胞的电位发生变化的同时完成细胞间生物电信号的传导，从而实现信号的传递。由此多细胞组成的组织或器官在电信号作用下实现了受激及响应，表现出整体的生物电现象并实现对应功能。因此静息电位和动作电位是生物电现象的基本形式，此部分内容对于了解生物体的电特性，提供了前期理论基础。

下面将系统阐述生物体的几大电特性，并给出神经传导的事例说明。

1)静息电位

静息电位是指细胞未受刺激时存在于细胞膜内、外两侧的电位差。细胞膜处于静息电位时，膜内侧聚集负电荷，带负电；膜外侧聚集正电荷，带正电，细胞膜两侧保持稳定的电位差，无电荷流通。

因细胞膜同时具有电阻和电容的特性，在直流和极低频的情况下，细胞膜基本上是绝缘的，整个细胞可以看作是一种绝缘层包围的导电区。不同组织的电导率和介电常数有所不同，血液电导率大，皮肤电导率小。

以心肌细胞为例，心肌细胞膜内外两侧的溶液都是电解质溶液，且各种带电离子的浓度差别较大。静息时，K^+的膜内浓度比膜外高30倍，Na^+的膜外浓度比膜内高10～15倍，Cl^-的膜外浓度比膜内高4～7倍，Ca^{2+}的膜外浓度比膜内高10^4倍，蛋白质阴离子的膜内浓度比膜外高等。膜内外的各个带电离子之间各有一定的浓度差形成浓度梯度。细胞在静息状态时，仅有K^+通道开放，允许K^+在浓度梯度作用下发生跨膜扩散，即向膜外扩散。它们总体构成了如图1-2所示的膜内外电位差(外负内正)，即心肌细胞的静息电位，等于K^+外流的平衡电位。实验证明，不同肌肉组织的静息电位不同，但大致都在50～100 mV之间。

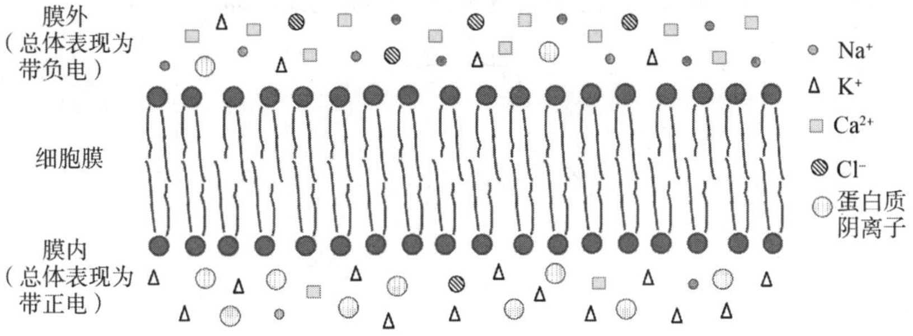

图1-2　静息状态时的细胞膜电位示意图

(1)能斯特方程。

细胞处于静息电位时，由于细胞膜的半透性使内外离子存在如图1-2所示的浓度差。假设离子带正电的话，存在浓度高的C_1向浓度低的C_2的扩散现象，如图1-3(a)所示，最终正负电荷聚集在膜两边形成了阻碍离子进一步扩散的电场，达到如图1-3(b)所示的动态平衡。

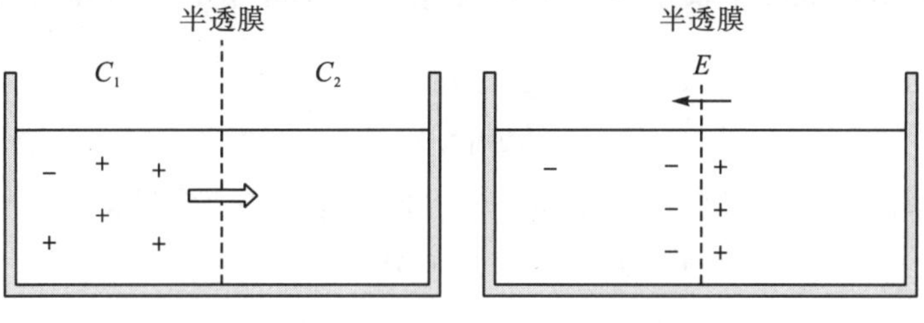

(a)离子扩散前　　(b)动态平衡时

图1-3　扩散形成的能斯特电动势

浓度差引起的扩散所产生的电动势E可用玻尔兹曼能量分布定理计算，即温度一定时，电动势E与离子平均密度n有如下关系：

$$n = n_0 \exp\left(-\frac{E}{kT}\right) \tag{1-1}$$

式中，n_0为电动势为零处的离子密度；k为玻尔兹曼常量，T为热力学温度。

如果半透膜两边离子密度分别为n_1和n_2，电位为V_1和V_2，离子价数为Z，电子电量

e，则两侧离子电动势分别为

$$E_1 = ZeV_1 \qquad E_2 = ZeV_2 \tag{1-2}$$

将式(1-2)代入式(1-1)得

$$n_1 = n_0 \exp\left(-\frac{ZeV_1}{kT}\right)$$

$$n_2 = n_0 \exp\left(-\frac{Z\exp V_2}{kT}\right) \tag{1-3}$$

$$\frac{n_1}{n_2} = \exp\left(-\frac{Ze(V_1 - V_2)}{kT}\right)$$

将式(1-3)取自然对数得到式(1-4)：

$$\ln\frac{n_1}{n_2} = \frac{Ze}{kT}(V_1 - V_2) \tag{1-4}$$

因为膜两侧的浓度 C_1和 C_2与离子密度 n_1和 n_2成正比，即

$$\frac{C_1}{C_2} = \frac{n_1}{n_2}$$

所以有

$$\ln\frac{C_1}{C_2} = \frac{Ze}{kT}(V_1 - V_2) \tag{1-5}$$

$$\varepsilon = V_1 - V_2 = \frac{kT}{Ze}\ln\frac{C_1}{C_2}$$

或者

$$\varepsilon = 2.3\frac{kT}{Ze}\lg\frac{C_1}{C_2} \tag{1-6}$$

式(1-6)即为能斯特(Nernst)方程，其中 ε 为扩散电位差，生理学上为膜两边的跨膜电位。

(2)细胞膜的静息电位数值运算

假设静息时细胞内外 K^+的有效浓度分别为 C_{KI}和 C_{KO}(单位：mol/L 或 mmol/L)，根据式(1-6)可计算出扩散的平衡电位 ε_K，考虑到细胞膜静息电位为外正内负，在此取负号，为

$$\varepsilon_K = -2.3\frac{kT}{Ze}\lg\frac{C_{KI}}{C_{KO}} \quad (\text{单位:mV}) \tag{1-7}$$

若取人的体温为 37 ℃，则 $T=273+37=310$(K)，玻尔兹曼常量 $k=1.38\times10^{-23}\,\mathrm{J\cdot K^{-1}}$，电子电量 $e=1.6\times10^{-19}$ C，离子价数为 $Z=+1$，代入式(1-7)得

$$\varepsilon_K = -61.496\lg\frac{C_{KI}}{C_{KO}} \quad (\text{单位:mV}) \tag{1-8}$$

由此即可算出人体相应细胞膜的静息电位。以人的神经细胞为例，已知人的神经细胞 K^+内液浓度 C_{KI}为 141 mmol/L，外液浓度 C_{KO}为 5 mmol/L，则由式(1-8)可算得 $\varepsilon_K=-89$ mV，与实际测量值−86 mV 很接近。因实际参与跨膜运动的还有其他多种离子，若要精确计算则需将所有参加跨膜运动的离子全部包括在内，但此处已可实现对静息电位的粗略估算。

2)动作电位

细胞膜受到刺激时，表现出细胞兴奋的过程即为动作电位的过程。动作电位是膜受刺

激后，在原有的静息电位基础上发生的膜两侧电位的快速而可逆的翻转和复原。例如，当神经纤维在安静情况下受到一次短促的刺激时，膜内原来存在的负电位将迅速消失，并且进而变成正电位，即膜内电位在短时间内可由原来的－70～－90 mV 升至 20～40 mV 的水平，由原来的内负外正变为内正外负。

(1)动作电位产生的基础——Na^{+}-K^{+}泵。

从生物学角度来解释，动作电位即为细胞膜对带电离子的跨膜转运。而实现跨膜转运是动作电位产生的基础，即为细胞膜泵，由此造成细胞膜内外的电位差变化，形成动作电位。

细胞膜可以把 Na^{+} 排出细胞膜外，把 K^{+} 吸到细胞膜内，即为细胞膜泵，也称为 Na^{+}-K^{+}交换泵(简称 Na^{+}-K^{+}泵)。前面已提及细胞膜两侧存在大量离子，而细胞外液的主要阳离子是 Na^{+}，细胞内液的主要阳离子是 K^{+}。虽细胞内、外液中 Na^{+}、K^{+}的分布不均衡，但并不会产生明显的顺浓度梯度扩散。此现象即为在 Na^{+}-K^{+}泵吸 K^{+}排 Na^{+}的作用下形成的离子间的动态平衡。因 Na^{+}－K^{+}泵引起的 Na^{+}、K^{+}离子流动增大了细胞内外液体中带电离子内低外高的浓度差，细胞膜产生的电位差可相当于一个 70～100 mV 的电池。

同时，Na^{+}-K^{+}泵将 Na^{+}、K^{+}沿逆浓度梯度运输，为主动运输，因此又可称为主动交换泵。此为主动转运过程，需要不断消耗腺嘌呤核苷三磷酸(ATP)，目前认为细胞膜上存在和 Na^{+}、K^{+}转运相关的 ATP 酶，此酶横跨细胞膜，与细胞外的 K^{+}作用后，K^{+}即被带入膜内，同时，ATP 酶被细胞内的 Na^{+}所活化，将钠送出膜外。钠泵所需的能量即来自 ATP 酶的作用，它使 ATP 水解成二磷酸腺苷(ADP)和无机磷酸，同时释放出所需能量，如图 1-4 所示。

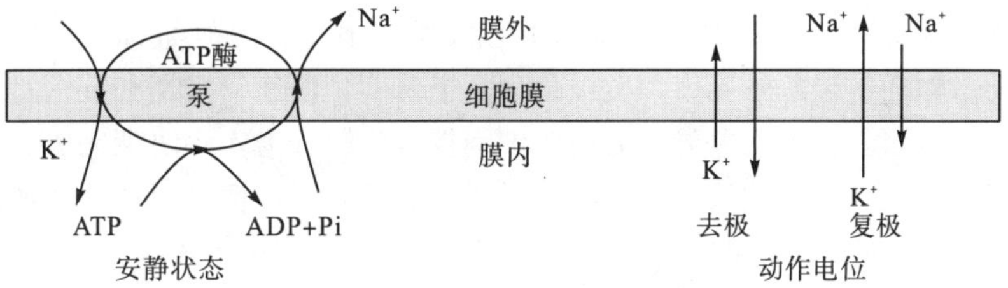

图 1-4　Na^{+}-K^{+}泵工作模式示意图

在细胞膜的离子转运过程中，Na^{+}-K^{+}泵和离子扩散同时存在的。与 Na^{+}-K^{+}泵不同，离子扩散称为被动转运。离子扩散过程进行得相当缓慢。但是，动作电位的发生仅在几毫秒之内，故认为发生动作电位时，K^{+}、Na^{+}离子进出膜的过程不单纯是被动的扩散作用，而是在某种载体参与下进行的，因此上述被动转运也是相对而言的。在 Na^{+}-K^{+}泵和离子扩散的共同作用下，在受刺激时完成离子的迅速转运，从而实现动作电位的产生。

(2)动作电位产生机制。

下面通过离子转运过程详细讲述动作电位的产生。

以某种方法使膜电位发生较大变化(相当于细胞受到刺激或通入电流)，改变膜的电容性质，膜对 Na^{+}的通透性是电压的函数，因此产生急剧的膜电位变化(即图 1-5 中的锋电位)。Na^{+}进入细胞导致膜电位的变化作用，在某点膜电位自动地发生大的变化，此现象即为细胞兴奋。这里以神经纤维为例，动作电位一般在 0.5～2.0 ms 内完成，使得它的描记图形表现为短促而尖锐的脉冲样式变化，即急剧的膜电位变化，因此被称为锋电位。下面具体讲述每阶段的离子转运过程和膜电位变化。

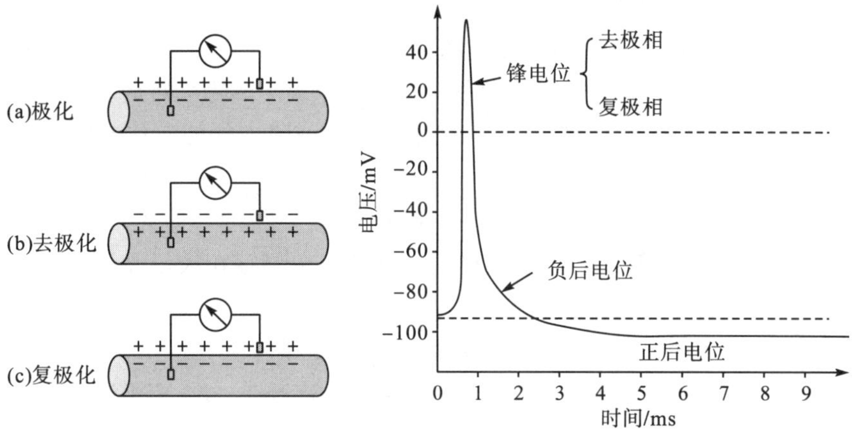

图 1-5 神经细胞兴奋时的膜电位变化模型(左)及波形图(右)

①极化及去极化。细胞在静息状态时为如图 1-5(a)所示的极化状态，当细胞受到刺激时，膜的电容性质改变，对 Na^+ 的通透性增强细胞外的 Na^+ 顺浓度梯度流入细胞内，导致膜内负电位减小。当膜内负电位减小到某一临界值(阈电位)时，Na^+ 通道全部开放。随着 Na^+ 通道全部开放，Na^+ 顺浓度梯度大量内流，细胞内正电荷逐渐增加，由此导致膜内负电位逐渐减小直至消失，进而出现膜内正电位，当膜内正电位增大到足以对抗由浓度差所致的 Na^+ 内流时，跨膜离子移动和膜两侧电位达到一个新的平衡点，膜内电位由－90 mV 上升到＋30 mV，形成如图 1-5 右图波形图所示的锋电位的上升支，即去极化时相[与图 1-5(b)所示去极化示意图对应]，该过程主要是 Na^+ 内流形成的平衡电位，故称 Na^+ 的平衡电位。

②复极化。对于神经纤维而言，负极化分两个时期，快速复极期和缓慢复极期。不同细胞复极化的过程可能会有所差异，如心肌细胞复极化则分为 4 个时期完成。此处仅以神经纤维的复极化为例。去极化后，Na^+ 通道逐渐失活而关闭，膜对 Na^+ 的通透性逐渐减小至停止 Na^+ 内流。同时对 K^+ 的通透性增加，因为此时膜外带有负电，有助于 K^+ 向膜外扩散，在浓度差和电位差的双重作用下，K^+ 迅速外流。膜内电位随之迅速下降，直至恢复到接近静息状态(接近 K^+ 外流的平衡电位，即静息电位)。膜内电位由＋30 mV 降到－90 mV，形成如图 1-5 右图波形图所示的锋电位的下降支，即复极化时相[与图 1-5(c)所示复极化示意图对应]，为快速复极期。此时膜内外的离子分布与静息时相比，膜内 Na^+ 有所增加，而 K^+ 有所减少。因此膜上的 Na^+-K^+ 泵开始主动将膜内的 Na^+ 泵出膜外，同时把流失到膜外的 K^+ 泵回胞内，Na^+、K^+ 的转运是耦联进行的，以恢复兴奋前的离子分布的浓度。由此膜两侧电位显示出一些微小而缓慢的波动，即后电位。一般先出现的持续 5～30 ms 的负后电位，后出现一段延续时间更长的正后电位(如图 1-5 右图波形图所示)，形成缓慢复极期，并最终膜电位在与兴奋前相近的数值(即静息电位)处达到稳定。由此完成整个动作电位发生过程。

(3)动作电位传递机制。

动作电位在受激部位发生后(内正外负)，还会沿邻近静息区(内负外正)传播。仍以神经纤维为例，由于动作电位产生的脉冲波状的膜电位变化，细胞膜层产生局部电流。此电流使邻近部分膜电位发生变化，并使该部分兴奋，产生前述的动作电位发生过程并进一步向前传播产生的局部电流。如此循环往复，于是兴奋状态在细胞膜上以脉冲波形式逐渐传递下去(图1-6)，最终通过轴突末端把信号传递给下一个细胞。

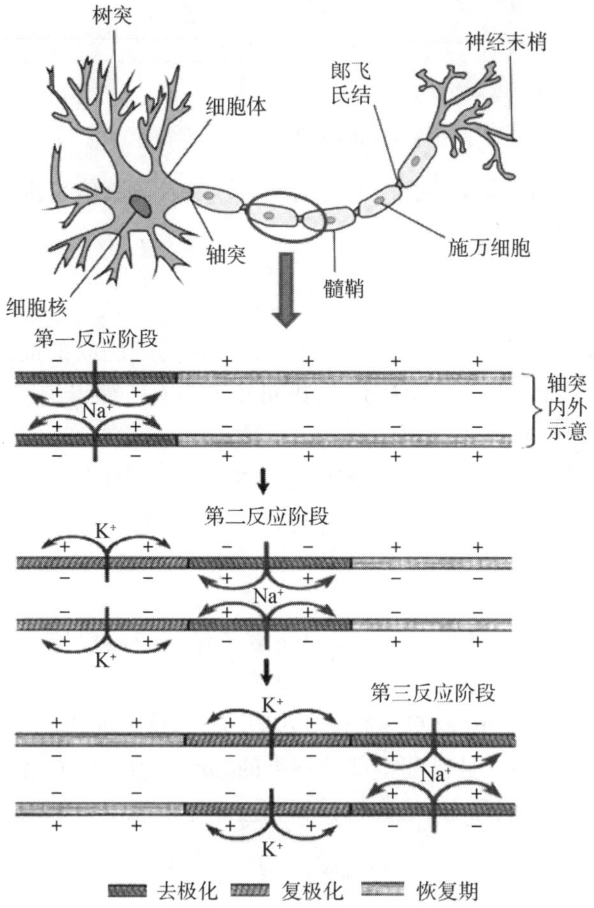

图1-6　神经细胞模式图及轴突中的信号传递

感觉或肌肉细胞的兴奋与之类似。考虑电安全性时，心脏的意义最为重大。心肌兴奋与上述神经细胞兴奋类似，其传递过程为从窦房结开始，使相邻细胞依次兴奋，把兴奋传递下去，并和谐地保持两个心房和心室收缩的时间关系。如有电流流过心肌，就会失去同步收缩功能，心肌细胞则随意收缩，血液就射不出去，造成颤动。这也是研究心电图及作心电检查的重要意义所在。

3)细胞膜的电阻和电容特性

前面已提及，细胞膜同时具有电阻和电容特性。位于细胞膜内的细胞液和膜外的细胞外液均为含有多种带电离子的导电性良好的溶液，而细胞膜两侧存在稳定的电位差(静息电位)，且对某些带电离子不通透，此种情况下细胞膜近似于已充电的电容(因两侧已聚集电荷)。对于其他可通透的带电离子，如 Na^+、K^+，相当于有电流通过，此时细胞膜相当于电阻。由此膜电阻和膜电容同时存在，成并联关系，细胞膜的等效电路即如图1-7(a)

所示。

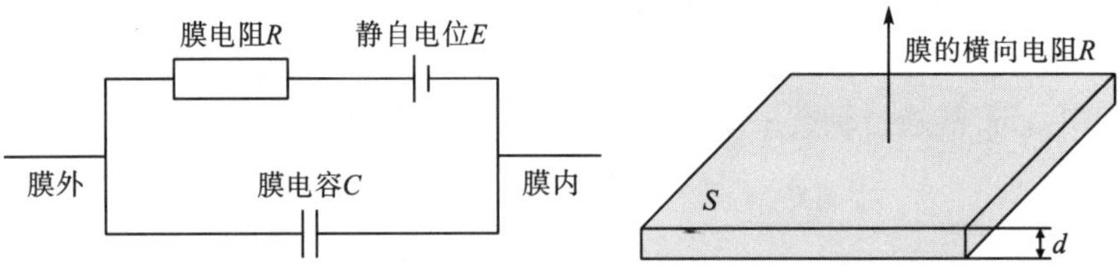

(a)细胞膜等效电路　(b)膜电阻示意图

图 1-7　细胞膜的电阻和电容特性

膜电容可表示细胞膜的绝缘及储存电荷的能力，其具体数值可由平行板电容器的电容量计算公式(1-9)算得

$$C = \frac{\varepsilon S}{4\pi d} \tag{1-9}$$

式中，ε 为介电常数，细胞膜的介电常数约为 3.26；S 为细胞膜的面积；d 为细胞膜的厚度。若可知膜电位 V(膜的静息电压大小)，则可由 $Q=CV$ 算得细胞膜两侧所带的电量，进而可得到在此面积内细胞膜两侧的带电离子总数。

对于膜电阻 R 而言，一般指的是细胞膜的横向电阻[图 1-7(b)]，表示带电离子透过细胞膜的能力。膜电阻值同样可由通用的电阻决定式计算得出，即

$$R = \frac{\rho d}{S} \tag{1-10}$$

式中，S 为细胞膜的面积；d 为细胞膜的厚度；ρ 为细胞膜的单位长度电阻率，不同的组织细胞 ρ 值大小不同。

现常用细胞膜的单位面积电容 C_m(单位：$\mu F/cm^2$)和单位面积电阻 R_m(单位：$\Omega \cdot cm^2$)来分别描述膜电容和膜电阻，且已测得部分种类的细胞或组织的 C_m值和 R_m值，其值各不相同。也可用已测得的 C_m值和 R_m值直接计算相应细胞的膜电容和膜电阻，即

$$C = C_m S \qquad R = \frac{R_m}{S}$$

当细胞处于静息状态时，只有极少的带电离子进行跨膜运输，膜电位稳定，此时细胞膜主要表现出电容特性，电阻特性微乎其微，此时的细胞膜可认为是绝缘体。而细胞膜的去极化、复极化过程相当于膜电容的充放电过程，因此膜的电容性质在此过程中对应改变。膜电阻也在此过程中随细胞膜通透性的改变发生相应变化，表现为细胞膜的变阻性。

2. 生物组织电学特性

在交流电作用下，生物整体结构表现出的电阻性质却非常复杂，具有十分明显的频率特性、方向性和温度特性，离体组织还有时间性。不同的生物组织或结构可能会表现出不同的电阻性质，如对人体各种离体组织进行测定时测得的电阻率和电导率各不相同。同一组织器官在不同功能状态下的电阻抗也可能不同，如肺泡的电阻率会随着呼吸而发生规律性变化。但各种组织也可表现出相同趋势的电学特性，如很多组织的电阻抗会随频率增加而减小。生物体的这些电学特性与很多生理研究都是密切相关的，如神经的兴奋和传导、心电的发生及导联、生物体的电刺激与电气安全等，因此生物体的电特性是生物医学工程

的一项基础且重要的研究内容。

3. 皮肤的电阻抗

一般来说，血清、血浆、汗液等为良导体，神经、肌肉、内脏等次之，结缔组织、干燥的皮肤、脂肪等为不良导体，干燥的头发、指甲等为绝缘体。因从人体获取生物电信号时，首先要通过皮肤进行测量，而之前已提出干燥的皮肤是一种不良导体，所以对皮肤阻抗的讨论尤为重要。

人体的皮肤阻抗较高，使通过的电流很小，具有天然的保护作用。人体每一肢体内的电阻为 200～500 Ω，躯干内的电阻为 25～100 Ω。所以任意两肢体内的电阻为 500～1000 Ω。肥胖病人由于脂肪层的增厚，电阻稍大一些。一般以两肢体内电阻为 500 Ω 作为电击时估计流过电流的标准。但是很多情况致使皮肤阻抗大大下降，因而也就失去了对电极的自然保护作用。例如，手术室里的病人，衣服或皮肤上渗有生理盐水或血液；心脏病监护系统中的病人，皮肤表面常因使用电极胶而导致皮肤阻抗大大下降。

皮肤可分为表皮、真皮、皮下三层，具体结构如图 1-8 所示。皮肤电阻基本上集中在表皮层，特别是角质层，皮脂(皮脂腺分泌)次之；真皮与皮下层的电阻较小。人体皮肤有角质层时，单位长度电阻率 ρ 高达几十万欧・厘米(Ω・cm)；但无角质层时，ρ 降至 800～1000 Ω・cm。因此，人体的皮肤电阻，主要取决于上皮角质层。

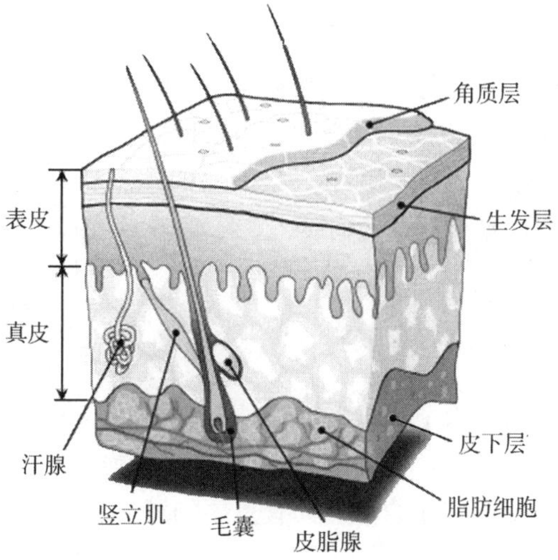

图 1-8　皮肤结构示意图

上皮角质层本身导电性差，但是其上布满的汗腺孔分泌汗水，汗水由水和电解质组成，因此是导电的。不同部位皮肤电阻差别很大。干燥的皮肤为 100～300 Ω/cm^2，而潮湿皮肤的电阻只有干燥皮肤的 1%。汗腺的分泌可以大大降低角质层电阻。所以环境、生理和心理条件都可影响皮肤电阻。

为了减小皮肤电阻对测量的影响，在进行人体电信号测量时，通常要先将皮肤表层的角质层和皮脂去除，其常用方法为用酒精或细砂纸擦洗皮肤表面或在皮肤表面涂抹导电膏。

对于涂敷导电膏的情况，因角质层中存在的主要是死亡的角质细胞，当表面电极通过导电膏和皮肤接触时，角质层此时充当离子半透膜。因导电膏中有些体积较大的离子无法通过角质层，在角质层两边即会产生由离子浓度不同引起的电位差，称为浓差电动势。同时，在电极和皮肤之间存在由电偶极层产生的电容，因此导电膏与皮肤接触时的等效电路即可表示为图 1-9。图中，E 为浓差电动势，C 为导电膏与皮肤形成的电容(类似膜电容)，R_C为其漏电电阻(类似膜电阻)，R 为皮肤其他组织的电阻。

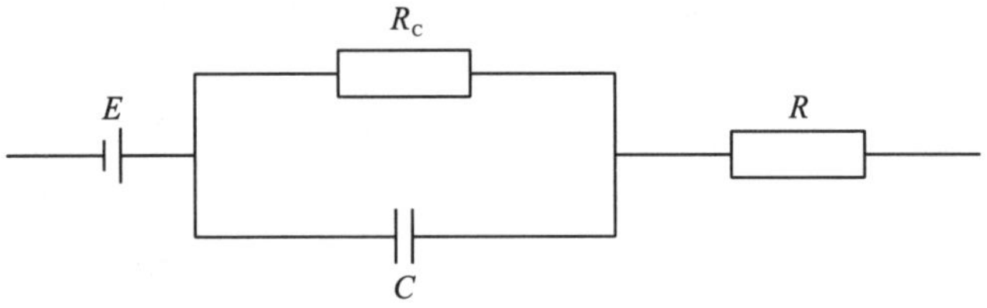

图 1-9 导电膏与皮肤接触时的等效电路

由于电容 C 的存在，皮肤阻抗显示出较为明显的随电流频率变化的特征，在高频范围内，皮肤阻抗主要是电容 C 的容抗，且容抗远远大于 R_C，可将 R_C的影响忽略，此时皮肤阻抗 Z 与 R 及容抗的关系为

$$|Z| = \sqrt{R^2 + \frac{1}{(2\pi fC)^2}} \tag{1-11}$$

式中，R 不随频率 f 变化，仅 C 的容抗 $1/(2\pi fC)$随频率变化，因此与 R 相比，容抗在皮肤阻抗中起主导作用。在理疗学中，常采用中频(1～100 kHz)的电流对病人进行治疗，即利用了中频下容抗较低的特性，可使电流顺利通过皮肤进入人体，实现进一步深入治疗。

除此之外，皮肤阻抗还与皮肤的干湿程度和部位、人体衣着、个体特征等有关。例如，人穿皮鞋时的接地电阻为 $1.5\times10^4\,\Omega$，穿干燥的塑料鞋时为 $10^8\,\Omega$；女性阻抗比男性低，儿童比成人低等，因此具体测量时有换衣着、躺在绝缘床上等不同测量准备要求。

1.2.2 人体的磁场特性

电与磁相伴而生，生物体除了具有电特性外同样也具有与电特性相关的磁效应。虽然人体的磁场信号非常微弱，又常常处于周围环境的磁场噪声中，但人体磁场信号对临床多种疾病的诊断及推进一些疑难病症的治疗具有重要的意义。

1. 生物体的磁性来源

经研究得知，大多数生物大分子是各向异性反磁性，少数为顺磁性，极少数为铁磁性。同时，绝大多数的有机材料和生物材料只有微弱的抗磁性。人体中有 13 种金属元素，其中 8 种是 3d 或 4d 族过渡金属离子，具有顺磁性。例如，进行氧化输送的血红蛋白含有铁离子；脱氧核糖核酸(DNA)生物合成需要的核糖核苷酸还原酶，氨基酸代谢需要的谷氨酸变位酶含有钴离子；磷酸转移需要的己糖激酶含有锰离子等。这些过渡金属元素的 d 轨道含不成对电子，使得含此类元素的组织或生物体在一定条件下的外加磁场中，呈现出各向异性的顺磁性。如与氧结合前，血红蛋白为顺磁性(含不成对电子)，结合后变为抗磁性(不成对电子已结合)。

对于生物体整体而言，以人体为例，正常人体组织是非磁性的，磁化率小且无剩余磁矩。一方面是由于体内的顺磁性物质与反磁性物质抵消，另一方面是由于磁性离子浓度很低，作用很弱，所以整体表现为非磁性。虽人体磁场非常微弱，但对诊断和检查某些疾病仍有一定意义。通常人体磁性来源于以下几个方面：

①各种生命活动。例如，当细胞、组织受到刺激时兴奋性的传导形成了生物电流，而根据毕奥－萨伐尔(Biot-Savart)定律，产生生物电流的部位必然会产生生物磁场。

②含过渡金属元素的生物大分子可在外磁场作用下产生感应磁场。

③由于环境污染，由气管或食道进入人体的强磁性物质在人体内产生剩余磁场，如肺磁场，这也是做人体磁场检测的原因之一。

④人体本身也具有非常微弱的磁场，如心磁场、脑磁场、肌磁场等。

虽然生物磁场远低于地磁场，难以测定，但人体磁场所反映出的信号对某些疾病诊断、预防、治疗等意义重大，对人体磁场的研究及检测日益增多。在对人体磁场进行检测时，常采用铁磁屏蔽技术和空间鉴别技术，同时运用高灵敏度的磁强计进行测量。

2. 各类人体磁场

人体磁场包括心磁场、脑磁场、肺磁场、眼磁场、肌磁场、人体穴位磁场等，这里简要介绍下前三种磁场。

1)心磁场

心肌受到动作电位的刺激，进而生物电信号逐步传导，由此产生心肌纤维中的电流流动(心电流)，产生心脏的收缩活动。获取这些微弱的心电流信号即可得到心电图。同时生物电信号的传导必然导致电荷的运动，由此产生磁场，即心磁场。在体外测定胸部周围的磁场变化，记录下来的即为心磁场的变化。心磁场随时间变化的曲线称为心磁图(magnetocardiogram，MCG)。

Baule 和 McFee 于 1963 年用线圈式磁量计首次测得心脏的磁场。1970 年前后由于超导量子干涉仪(superconducting quantum interference device，SQUID)的发明，Cohen 开始用 SQUID 在磁场屏蔽室内首次记录到了良好的心磁图，由此推动了心磁图的临床应用。1986 年中国科学技术大学研制成功了我国第一台心磁图仪。现阶段已有一定数量的心磁图测量设备问世且投入临床应用，如美国 CMI 公司九通道心磁图仪、德国 SQUID 公司心磁图仪等(图 1-10)。

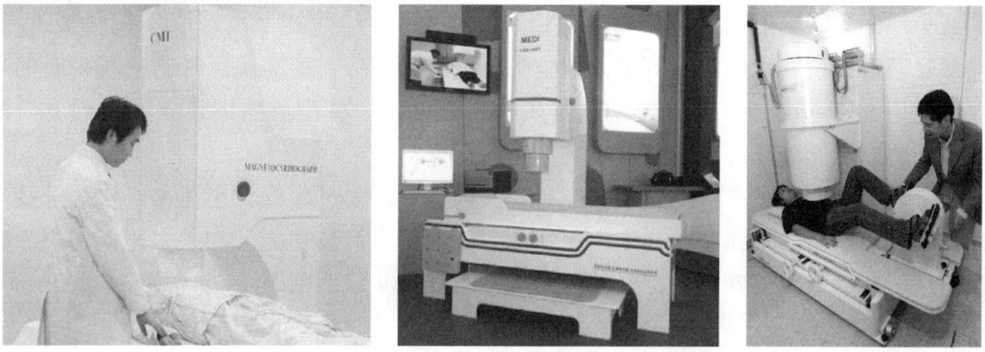

图 1-10　各类心磁图仪

因心磁场由心电场得来，心磁图与心电图(electrocardiograph，ECG)相对应，显示的波群与心电图类似，也是由P波、QRS波群、T波和S-T段构成(图1-11)。

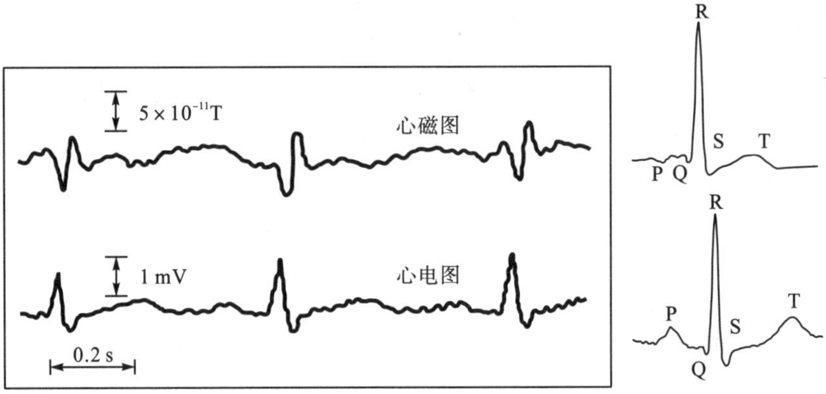

图1-11 心磁图与心电图的比较

心磁图比心电图信号更微弱，但是更加稳定，空间灵敏度更高，因采用非接触记录，可不受肺、胸壁、肋骨等介质的干扰，获取的信号和信息更加真实、准确，且心磁图能比心电图提供更多的信息。但心磁图测量仪器相较于心电测量而言体积庞大、价格昂贵，目前尚无法替代心电图，仅作为心电图的辅助手段以弥补其不足。

根据上述心磁图的特点，心磁图在临床上的主要应用包括以下几个方面：心肌损伤或心肌梗死的诊断和监测、胎儿先天性心脏病的诊断、心律失常介入治疗的辅助、心电图T波倒置患者的诊断和其他心电图无法确认的病情诊断等。

2)脑磁场

神经冲动的传输同样由生物电信号的传导实现，即产生动作电位的变化，继而产生微弱的脑电流。脑电流的存在也必然引起脑磁场的存在。1968年科恩(Cohen)博士在美国麻省理工学院磁场研究所磁屏蔽室内首次进行了脑磁场图像测量，并成功记录脑磁图(magnetoencephalography，MEG)。随后，超导量子干涉仪的发明更加促进了脑磁图的应用发展和测量精度的提高。

脑磁图是通过研究脑磁场信号，对脑功能进行定位及评价分析的图像技术。脑磁场现阶段研究较多，不但测出了正常人的脑磁场、癫痫病人的脑磁场，还研究了视觉、听觉及躯体等方面的诱发脑磁场。具体脑磁图的原理、产品及应用详见第5章。

最早期的测量脑磁图的设备为单通道，20世纪90年代初期出现了全头型脑磁图仪，此设备只需要经过一次测量就可采集到全头的脑磁场信号，能准确反映脑磁场瞬时的功能状况，使用方便、快捷。21世纪初，胎儿脑磁图仪在全身型脑磁图设备的基础上研制成功，可实施对胎儿脑及心脏等脏器磁场信号的检查。

现阶段脑磁图仪已广泛应用于神经科学、神经外科学、癫痫、小儿神经疾病等临床学科的研究和诊断，而其典型的临床应用实例如颅脑手术前脑功能区和手术靶点定位、癫痫病灶定位、脑功能损害判定、神经精神疾病诊断和胎儿脑磁图等。

3)肺磁场

肺磁图(magnetopneumography，MPG)首先是由Cohen于1973年探测出来的，虽然

它的发现较脑磁场迟了 5 年，较心磁场迟了 10 年，但进展较快，并且已取得了一些重要研究成果，有些国家已开始应用于临床。我国南开大学也于 1981 年开始了关于肺磁场的研究，并且已取得了一定的研究成果。与传统的 X 射线胸片、肺功能状况检测相比，肺磁场测量具有无损伤、灵敏度高、可重复性好等优点。但肺磁场的强度低，为 $10^{-11}\sim10^{-8}$ T，虽然肺磁场在人体磁场中是比较强的，但仍较弱于地磁场、交流磁噪声，测量干扰大，不易测量。

肺磁场的产生不同于脑磁场、心磁场，它不是由于体内生物电流产生的，而是由侵入肺中的强磁性物质(肺滞留尘)产生的。在某些工作环境的空气含有较多的强磁性微粒，那里工人的肺中强磁性微粒多于一般人，如电焊工人、石棉工人、钢铁工人等。进入人体肺中的强磁性微粒在地磁场与其他外加磁场的作用下被磁化，而产生剩余磁场。从体外用磁化器将肺磁化使肺内粉尘带上磁性，在中断磁化之后，通过测定前面提到的剩余磁场即可知道其肺内蓄积的粉尘量及其分布情况(图 1-12)，此即为肺磁场的测定原理。而其测定装置主要由磁化器、磁强计、抗扰装置、测定台、测点方位显示器、记录器等构成。

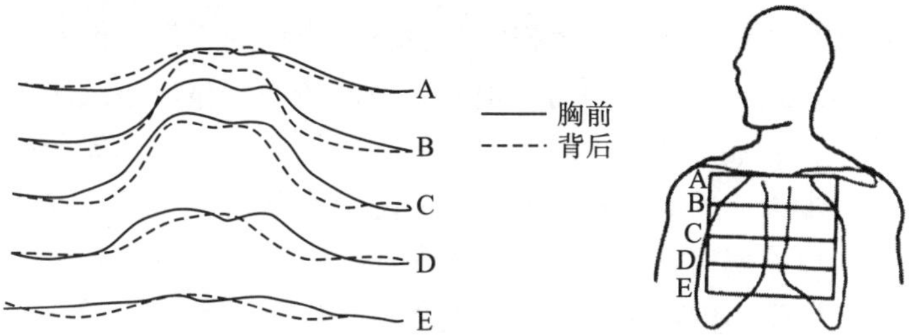

图 1-12　电焊工人的肺部剩余磁场扫描分布图

根据肺磁场的上述特点，肺磁图具体在医学领域的应用包括：肺内粉尘含量的测定、胸部慢性疾病的鉴别、肺部组织功能状况的检查、气道排尘净化功能(清除率)的评价和尘肺健康管理和作业环境粉尘卫生标准的制定等。

1.2.3　人体的其他特性

人体的电特性和磁特性是对医学成像、生物测量及临床治疗影响较大的两大特性。除此之外，人体本身的温度及 pH、人体各组织器官的组成成分及密度、血液等的流动性、人体骨骼的力学特性等均对人体的健康、防护、治疗等有一定影响。

1. 人体的 pH 特性

氢离子浓度指数是指溶液中氢离子的总数和总物质的量的比，简称 pH，是表示溶液酸性或碱性程度的数值，即所含氢离子浓度的常用对数的负值。pH 一般为 0～14，7 为中性，小于 7 为酸性，大于 7 为碱性。

人体组成中水约占 65％，同时体液中存在多种离子成分，共同构成了人体微妙的体液环境，因此人体在正常生理状态下，各个组织器官的 pH 保持在某一特定范围内，即维持着酸碱平衡。人体内部分细胞外液的 pH 正常范围如表 1-1 所示。

表 1-1　不同细胞外液的 pH 正常范围

细胞外液名称	pH 正常范围
血液	7.35～7.45
骨骼液	7.30～7.50
唾液	6.50～7.50
胃液	0.80～1.50
十二指肠液	4.20～8.20
粪便	4.60～8.40
尿液	4.80～8.40
胆汁	7.10～8.50
胰液	8.00～8.30

由此可知，人体内酸性部分和碱性部分是同时存在的，但绝大部分的器官及组织偏碱性，如血液、骨骼、肌肉、脑、心脏、胰脏等，因此人体在正常情况下应为整体偏碱性。而若 pH 处于正常范围之外，人体就会相应产生不同症状的疾病。因在弱碱性的体液环境下，细胞能正常工作，运转生命的活力。但若体液的酸碱度超出了细胞的容忍范围，细胞的正常生理功能就难以为继，细胞机能的缺失导致了器官和组织功能的受损，继而引发疾病。根据此特性，可由人体的 pH 来检测人体的健康状况，第 8 章将给出应用实例。

以血液为例，若血液偏离正常 pH，将导致血液的供氧能力下降，从而造成组织缺氧等不良状态。再以糖尿病为例，某些情况下的糖尿病胰脏细胞并未病变或损伤，而是因血液和体液的酸碱度变化，pH 偏离正常值，胰脏细胞环境变化诱发胰脏细胞功能减弱，胰岛素分泌效率下降，从而造成了糖尿病。同时，青少年脑部体液的 pH 还影响着智力的发育，大于 7.0 情况下的青少年智商水平会比小于 7.0 的稍高。因此人体 pH 的检测对某些疾病的诊断及预防也是十分重要的。

2. 人体的力学特性

人体的力学特性包括血液流动性及软组织和骨的弹性、刚性、黏性、应力、应变等，属于生物力学范畴，是进行某些生理分析、医疗防护、疾病治疗等研究的先决内容和基础知识。

以弹性和黏性为例，弹性是指外力加于物体时，物体可发生形变，除去外力后物体会恢复原形的特性。对生物体而言，弹性问题存在于诸多组织或器官中。以血管为例，血管具有弹性，若发生血管硬化、血管栓塞等疾病都会引起血管弹性的变化，如何预防血管弹性减弱及发生病变后如何治疗而不至于损伤血管，这些均与血管弹性的研究息息相关。此外，随着人体年龄的增长，骨质弹性降低，刚性增加，且伴随着骨质疏松、骨钙等矿物流失等问题，老年人由此易造成骨折。对此方面的研究或可减缓骨质老化或增强老年人体质，以减少随之伴随的其他老年病的发生，也可在发生病情时做出合理安全的治疗方案。

黏性是指流体具有的可黏附于同它接触并有相对运动的固体的表面的性质，如血液等非均匀结构流体即具有黏性。生物体是由高分子组成的材料，黏性和弹性都存在，称为黏弹性。对人体软骨的研究与黏弹性有关。例如，研究软骨在不同加载模式下的变形特征、软骨滑动和摆动的摩擦行为特征、模拟软骨液体的渗流特征等，由此可获知软骨的生理特征及功能信息，为进一步关节疾病的机理研究和人工关节的研制改进提供理论依据。

1.3　人体生理信息及测量

生物医学电子学的目的为提取出有用的生物医学信息，并根据这些信息做出相应的诊断及治疗。因此，了解这些信息的含义及测量过程是必要的，也是各种生物医学仪器的理论基础。只有充分了解各个参数的特点及测量特点，才能正确运用工程技术和电子技术实现生物医学信号的准确获取。

1.3.1　人体测量的特点

人体包括各种生物电信号和其他物理化学信息，即所谓的常见生理参数。这些生理参数可分为两类，即电量参数和非电量参数。电量参数包括心电、脑电、肌电等各种生物电参数，而体温、血压、呼吸、血流量、脉搏、心音等均属于非电量参数，实质上即为温度、压力、流量、频率、力、位移等常见非电量物理参数测量的延伸。

1. 常见生理参数

因人体生理参数本身具有显著的离散性，被测量的人体系统处在某种特定的状态，某一生理参数的范围也有可能出现很大的变化。此外，同一生理参数在用于不同测量目的时也会有所不同，因此这些生理参数的测量范围较宽且有一定变动。因此，表1-2列出的只是常见的、有一定共性的数据，仅为了使人们对人体医学参数的测量范围有个初步概念，为生物医学类仪器的设计提供一定的参考依据。

表1-2　人体生理信息测量范围表

生理信号类型	所用传感器	典型幅值范围	典型频率范围
心电图(ECG)	体表电极	50μV～5 mV	0.05～100 Hz
脑电图(EEG)	头皮电极	2～200 mV	0.5～100 Hz
肌电图(EMG)	针电极	20μV ～1 mV	10～2 kHz
眼电图(EOG)	接触电极	10μV ～4 mV	0.1～100 Hz
视网膜电流图(ERG)	接触电极	0～1 mV	0～50 Hz
胃电图(EGG)	表面电极	10μV ～1 mV	0～1 Hz
皮肤电反射(GSR)	皮肤电极	1～500 kΩ	0.01～1 Hz
脉搏波	压力传感器		0.1～50 Hz
血压间接测量	听诊法	3.33～53.33 kPa	0～50 Hz
血压直接测量	应变仪	1.33～53.33 kPa	0～60 Hz
血流量	超声流量计	1～300 ml/s	1～20 Hz
心音(PCG)	压电传感器	可变	2～2 kHz
呼吸速率	鼻热敏电阻	2～100 次/min	0.1～10 Hz

续表

生理信号类型	所用传感器	典型幅值范围	典型频率范围
潮气量	应变仪	50～1000 ml/次	0.1～10 Hz
体温	热敏电阻	32～40℃	0～0.1 Hz
胃酸碱度	pH 电极	pH 3～13	0～1 Hz

需要注意的是，测量人体生理信息虽都可分为电量和非电量测量，但人体生理信号有自己特有的特征且非常微弱，同时测量对象为人体，在测量方法与安全方面有很多需注意的方面，具体如下所示：

(1)强噪声背景。与工程上的大多数物理测量相比，对人体进行测量时最显著的特点就是强噪声背景，而其强噪声背景来自外部环境和人体自身两方面。外部环境是主要来源，详细内容将在本书第 3 章具体阐述。

(2)其他生理参数及生命活动干扰。人体可以分为神经系统、循环系统、呼吸系统等子系统，各子系统有时外在表现互不相关、各自独立，但每一个子系统之间保持着有机的联系，用以维持生命。从一种生理参数测量的角度看，它受到多种其他参数(如血压、呼吸、体温等)的影响，对被测参数而言，可被看做噪声或者干扰，有时能将被测信号淹没。人体的正常活动和肌体的运动也无时不成为测量系统的机械性外部干扰。在各个生理系统之间存在的许多反馈环路和内部关系，都是未知的影响因素。对被测的某种生理参数，要完全消除别的系统影响很难实现。与工程系统不同，人体系统在测量过程中显然不能随意停止生命活动，也不能暂时拆除某些部分，这种情况表明某些器官或组织的参数可能难以直接测量。

(3)个体差异。此外，人体个体的差异十分明显，每个个体的外部形态不同，其内部组织也有许多差别，生理参数值的分布范围很广。也为测量过程和测量结果的提取与分析造成了阻碍。

总之，在人体测量中要同时面对多方面复杂因素的影响，要正确设计测量方案，进行繁琐的数据统计处理工作，采用经验的或统计的分布函数作为标准，然后把实际测量结果和标准进行比较。这便是人体测量的一般过程及方式。

2. 人体测量中的特点

为了用电子仪器获取人体信息或施加于人体某种物理作用，必须要把仪器与人体紧密连接在仪器，因此人体测量的安全性是最需要优先考虑的问题，是生物医学测量的限制性条件。人体测量，尤其是包含几种参数测量的复杂系统的安全，是一个复杂、有待深入研究的课题。生物医学测量不同于工业测量需要考虑的以下几个方面：

(1)电流防护问题。因医学测量、临床诊断、仪器治疗等大多为电子类器械，且仪器与人体之间存在电流回路，因此仪器的电流防护是最重要的安全性问题。防止电击及漏电的发生是优先考虑的安全隐患，需高度注意并及时有效地解决。

(2)不同能量的安全性问题。各种能量对人体的作用不同，本章 1.2.2 小节中已简要叙述，除了电流较为特殊需在全部测量中注意外，磁场、辐射、超声等能量的生物效应也是重要的安全性问题，应在相应诊断及治疗中做出相应防护。根据能量的种类、施加部位、强度、作用时间，以及诸如频率、波形等各种参数对人体产生不同的影响。此方面的安全性考虑应将不同能力作用于人体的特性及生物体的物理性质结合分析研究。

(3)测量本身准确性及可靠性问题。面对生命体的测量，精确度和可靠性的要求是非常重要的，误差的存在可能引起严重的安全性问题。例如，心电图是根据波形诊断疾病，因此波形的失真、测量精度不够或由于可靠性差而产生的误差，在诊疗上将造成很大的危害。又如，心脏手术中，人工心肺机停止工作、心脏起搏器没有刺激脉冲输出等，可造成致命的事故。

(4)有创测量的安全性问题。体内测量或有创测量，比体外测量需要更加细致考虑其安全性。例如，用于体内的医用遥测胶囊，各种体内的电极、导管、探头等，一旦在测量过程中发生问题，其后果相当严重。因为它们能同生物组织发生反应，引起溶血、破坏组织等；其次容易造成细菌感染，探头损伤造成出血等，会产生生物学危险和化学性危险。

1.3.2　人体生理信息测量模式

对这些人体生理信息进行测量，其目的为诊断和治疗疾病，这一过程可以看做控制系统，其模式有开环和闭环两种，具体模式的医疗仪器组成框图如图 1-13 所示。

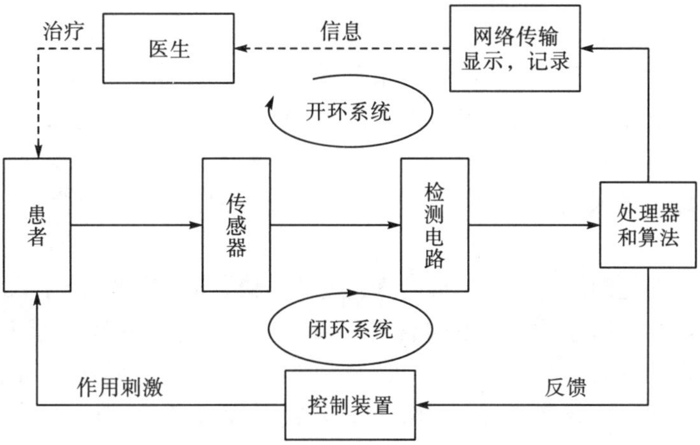

图 1-13　医疗仪器组成框图

大部分的医疗仪器属于开环系统，生理信号通过传感器变成电信号，通过检测电路放大并且转换成数字信号，供计算机处理和计算，最后显示和打印结果。医生读取信息，仪器帮助医生对患者进行诊断和治疗疾病。现代医疗仪器属于闭环系统，医生的作用由控制装置实现，即根据信息反馈由控制装置提供诊断和治疗疾病的作用，闭环控制系统自动完成诊断和治疗疾病的全部过程。例如，安置在患者身上的心脏起搏器，早期属于开环系统，现在的则已变为闭环系统。

1.4 生物医学电子学关键技术与发展方向

1.4.1 现代生物医学电子学关键技术

生物医学电子学是一门交叉学科，因此诸如电子学、工程学等很多新技术的发展与进步也推动着生物医学电子学的发展。本节简要介绍几类现代技术的发展对其的大力推动及其他影响。

1. 晶体管、集成电路与计算机

晶体管发明于1947年，集成电路产生在1958年，第一篇激光经典论文发表在1966年。半个世纪来的电子科学世界已发生了天翻地覆的变化，如今世界上集成度最高的集成电路芯片上已集成了2000万个晶体管，最先进的微处理器上集成了1000万个器件。

目前的中央微处理(CPU)的主频已至1GHz(每秒振荡10亿次)；美国IBM公司的第6代巨型计算机G6，每秒钟可运算16.14亿次；日本理化研究所研制出的超级并行计算机WINE2的运算速度已达到10万亿次/s。且基于电子类产品更新换代的高效速率，以上数字正在不断变化。

多年来的实践证明，集成电路一直遵循着著名的摩尔定律，即每隔18个月，芯片的集成度和性能都会增加一倍。随着制造工艺的不断改进，使得集成电路芯片的线宽不断下降(即将低于100 nm的宽度)，集成度和性能还将不断提高。电子专家们预见：越过传统的半导体芯片，即将进入以nm(尺寸)、nA(电流)、nA(反应时间)为单位的纳米器件新时代。

集成电路芯片性能的提高、计算机运算速度的加快，都会给医学影像的数字化技术带来强有力的促进，每一帧医学影像都包含着大量的数据，随着对医学影像的解像力、像素数目和精度需求的提高，要求计算机的影像处理速度更要大大增加，而新型影像后处理软件的开发应用，如螺旋计算机断层成像(CT)和磁共振成像(MRI)中的3维、4维重建，动态实时显示和功能测定等技术软件，都必须借着高速计算机处理才能实现。而巨大的医学影像数据也对网络传输速度和存储介质的容量提出了更高的要求。

2. 网络通信与信息技术

摩尔定律被称为信息科学的发展规律，相对应的为梅特卡夫定律，被称为网络技术发展规律，即网络价值等于网络节点数的平方，网络的价值与联网的用户数的平方成正比。由此可见网络通信的重要性。

网络对于生物医学电子学的影响主要集中在医学影像方面，在数字化、信息化和智能化的基础上，使得远程诊断、影像信息共享等成为现实，更便于病患的快速及时救治。

光纤通讯网络从初始的窄带低效走进了现在的宽带高速化，并且将由多色(多种波长的激光复合)宽带网取代单色(单一激光波长，如1310 nm红外激光)传输网。现代超级“密集波分复用”技术，可在几十种波长的复合激光中取某一个波长窗口，再划分成100

个以上的波段，单波段分别以每秒几十个吉（$1G=1\times10^9$ B）比特的速率传输信息。这使得相关信息的传递更加快捷，更快速地传递病患信息及征集医护资源，实现资源共享。

3. 激光与存储技术

激光技术在医学影像学中的应用是多方面的，除激光成像机、激光调制网络（光缆）通信外，医学影像还是存储的重要介质。光盘的应用也离不开激光技术，光盘的存储容量，目前以 650 Mbit 为基本标准，在光盘尺寸不变的情况下，增大存储容量的主要方法是提高存储密度，而达到这一目的的根本手段是降低所采用激光的波长数值。所使用激光的波长越短，光盘的凹坑便可以制作得越小，单位面积上便可以容纳更多的信息。由此在节约空间的同时，更便于医疗信息的储存和资料的查找。

4. 超导与量子计算机

前面提到的现代集成电路的集成度，正随着线路宽度的降低和晶体管尺寸的缩小而迅速提高，但是集成度的继续提高将面临一些较大的障碍：①随着芯片上晶体管的数量增加，金属连线的数量及长度大大增加，使得信号延迟和干扰更严重；②芯片散热问题更加严重；③严重的量子隧道效应使得晶体管关闭时仍有漏电。

现阶段提出的或可替代集成电路的有两类，即超导计算机和量子计算机。超导计算机的实现取决于超导技术的改进，现在的材料学技术正在试验高温超导方法，使超导材料脱离液氦的工作温度，进入液氮或更高的工作温度。

量子计算机的理论在 20 世纪 90 年代初开始研究，量子计算机主要具有以下优点：

①具有并行计算的功能，可进行超快速运算。量子计算机的超凡能力在于量子能够同时处在多个状态，即一种叠加状态。对量子叠加状态的操作，意味着对多个数字同时进行多路操作运算，这样量子计算机通过一个处理器就能同时进行多种运算，即具有量子并行计算的功能，从而大大提高了量子计算机的运算速度。

②用量子位存储信息，使存储能力大大提高。在现有的计算机中数据是用二进制位存储，每位只能存储一个数据，即“0”或“1”。量子计算机中数据是用量子位存储的，由于它具有量子叠加效应，一个量子位既可以是“0”或“1”，也可以是“0”和“1”的叠加。因此，同样长度的存储位，量子计算机的存储量比普通计算机的存储量大许多。

③可大幅度缩小体积。由于组成量子计算机的各元件是由一些很小的原子构成的，其体积不到现有同类元件的 1%，因此量子计算机的体积将大大减小。

5. 分子影像新探索

尽管近 20 年以来，医学影像诊断出现了 X 射线计算机断层成像（X-CT）、磁共振成像（MRI）、单光子发射计算机断层成像（SPECT）、驾驶安全预警与导航系统（DSA）、正电子发射计算机断层显像（PET）等新型成像手段，它们可以从不同角度去分辨人体内的形态结构，但诊断的基础仍然是人体解剖学和病理学，依然难以对人体细胞的良性与恶性病变做出早期的准确判断，往往还要通过光学显微镜（LM）或电子显微镜（EM）做离体细胞学或病理学上的诊断才可能最后确认。

目前的肿瘤治疗主要有外科手术、介入手术、放射治疗和药物治疗，每种方法各有利弊，均不够完善。尤其在人们所期望的早期诊断治疗方面，更大的希望寄托在基因的表达和治疗方法上，而分子影像的尝试为基因表达建立了一条新的途径。

所谓分子影像是采用某种分子探针插入人体细胞内，在遇到特定分子或特定基因产物后，能发射出可以被正电子发射计算机断层显像、磁共振成像或红外线探测器接收的特殊信号，间接地显示出分子影像、代谢影像或者基因转变影像。分子探针有多种形式，可以是某种酶或其他示踪标记物。目前尚处在实验研究阶段，如能走向成熟，有可能会给目前概念上的影像诊断学带来新的革命。

1.4.2 生物医学测量与控制技术的发展方向

生物医学测量与控制是生物医学工程乃至整个生命科学及医疗技术中最基础最经典、应用最广的学科分支之一。随着生命科学、医疗技术(包括诊断、治疗、康复与保健)和工程技术(尤其是电子－信息技术)的发展与交叉，生物医学测量与控制技术在以下几个方面引起了广大生物医学工程研究人员的高度重视：

①无创及微创测量技术。这是一个永恒的研究课题。由于无创及微创测量方法及其派生的诊断和监护仪器最易被临床所采用，在研究无创及微创测量技术时，应突出体内信息(通常用直接有创测量方法)与体表信息的相关性研究，建立必要的数学模型，然后建立无创及微创测量的物理模型(包括传感技术和测量电路)，以及采用相关的信号分析处理方法。

②体内植入式测量。随着生命科学研究的深入，以及人工器官和辅助设备的演进，体内植入系统将与日俱增。微型化、低功耗、长期化、高可靠性、与人体的相容性、体内供电技术、体内外信息双向传送技术等一系列要求正推动体内植入式测量技术向前发展。21世纪初期，微机电子一体化系统(MEMS)将在体内植入式(包括各类测量与控制系统)电子系统中扮演重要角色。

③全方位发展。生物医学测量系统正在向自动、实时、连续、长期、智能化、远距离、非接触、图像化等方向发展。尤其是在对运动、行走、伤残人康复等场合，极需要使测量对象处在无拘束的自然状态下；而采用非接触、远距离、实时、连续、长期的测量技术，更能评估和反映生命体在各种生活状态、各种意识状态下的实际生理和生化指标。

④生物医学传感器的开发与利用。尤其需要注意生物传感器的开发与利用，因为以生物物质作为接收器的生物传感器，与物理传感器和化学传感器相比，具有高度的特异选择性和灵敏度。利用酶、细胞内小器官、细胞、组织等具有辅酶特性物质的生物催化传感器(酶传感器、微生物传感器、组织传感器属于这一类)，以及利用抗体、结合蛋白质、激素受体、DNA、RNA等具有亲和性物质的生物吸附传感器(免疫传感器、受体传感器、DNA传感器属于这一类)均以极快的速度向前发展。生物传感器的长期稳定性是各类生物传感器进入临床的前提。目前，生物传感器已在离体测量中，尤其是在微量、超微量元素和激素的高精度分析中发挥了极大的威力。要使生物传感器应用于体测量中，也许要做长期、艰苦的努力。

⑤在细胞和分子水平上实现高精度多参数测量。随着细胞、分子生物学的研究进展，极需要开发各种分子级和细胞级水平上的检测技术，尤其是近年来对细胞信息传导研究的深入，对细胞信号(包括生物大分子的结构信号、物理信号和化学信号)在三个层次(即细胞间、细胞内、细胞核内)上的研究极需要各种测量方法与手段，这方面的研究成果已使科学家获得了多项诺贝尔奖。研究在外界刺激下各类细胞信号(胞间信使，即第一信使；胞内信使，即第二信使；核内信使，即第三信使)的动态、实时变化，是一个十分艰难而又重要的生物医学测量课题。目前，细胞染色体的自动分类、DNA 的自动分析、聚合酶链式反应(PCR)技术、癌细胞的自动识别技术已经在科学研究和临床上发挥了重要作用，这类技术也正在有关新科技的推动下不断演进之中。

⑥测量与控制相结合的闭环系统。在生物医学中，测量的目的是为人工干预(控制、给药、治疗、调节、报警、指令)提供科学依据。各类生物医学测量-控制系统，无论是由人工干预的还是全自动化的，均将向临床诊断-治疗一体化方向发展。以人工胰为例，血糖的测量(含无创测量和有创测量，在体测量或离体测量)与按需(因人、因时、因饮食习惯)释放胰岛素的研究，包括内分泌系统模型的研究必须同步进行，缺一不可，体外的闭环系统与体内(埋植式)闭环系统的研究也必须平行发展。人们期望在 21 世纪前叶，各类具有闭环测控功能的人工器官(如人工肢体、人工胰、人工心脏等)均将有智能化的产品问世。微机电一体化系统(MEMS)出于集微型化及智能化于一体，目前植入式微系统内部已具有自测试、自校正、数字补偿和高速数字通信等多重功能，作为测量与控制结合的闭环系统未来还可能会延伸至在血管内实现细胞级操作(感知与调控)。目前，各类自动化治疗装置正在逐步实现替代医生的功能。以自动除颤器(AID)为例，已发展了多种室颤的高精度、高可靠性自动检测方法与技术，这就为自动除颤(施放高能量脉冲)提供了前提。

⑦生物医学测量与控制技术中的新理论、新方法与新思维。向生命体自身的功能(自我调节、自我诊断、自我恢复、自我修理、自我监控、灵敏、简单、稳定与耐久)学习，形成新思路，使生物医学测量与控制技术向未知领域延伸，使生物医学测控系统实现生物体自身的多种功能。在近期，人工视觉、听觉、味觉、嗅觉方面的研究正在引起包括生物医学测量与控制、电子与信息系统、仿生学、生物材料、神经生物学及细胞生物学等众多学科的科学家的广泛兴趣。因此在这个领域中，尤其需要通过组织与协作进行多学科的交叉研究。

主要参考文献

程光，章翔. 2002. 脑磁图的发展及应用研究 [J]. 中华神经外科疾病研究杂志，1(3)：277−279.

胡洁，胡净，黄定君. 2003. 脑磁图研究进展 [J]. 生物医学工程与临床，7(3)：181−184.

黄峥嵘. 2003. 心磁图检测技术及其临床应用进展 [J]. 心血管病学进展，24(5)：372−374.

李津荣，翁铭庆. 2000. 人工心脏研究进展 [J]. 国外医学生物医学工程分册，23(2)：103−106.

李龄，等. 2002. 脑磁图在神经外科中的应用 [J]. 中华神经外科疾病研究杂志，1(2)：132−135.

李勇，石曦，陈伟宁. 2008. 心磁图原理及最新进展 [J]. 中国医疗设备，23(8)：46−48.

陆颂芳，杨子彬. 1998. 人工心脏及心室辅助研究的进展 [J]. 国外医学生物医学工程分册，21(5)：280−287.

宁新宝. 1988. 生物医学电子学 [M]. 长沙：湖南人民出版社：1−28.

潘仕荣，王琴梅. 1998. 美国 90 年代的人工心脏 [J]. 国外医学生物医学工程分册，21(5)：288−294.

千代谷・庆三. 1981. 肺磁图 [J]. 日本胸部临床，40(10)：811.
秦娅楠，等. 2010. 肺磁图的研究进展 [J]. 现代科学仪器，8(4)：129－134.
孙吉林，吴育锦，王宝山. 2009. 脑磁图 [J]. 现代电生理学杂志，16(1)：52－62.
陶长生. 1984. 心磁图 [J]. 心电学杂志，3(3)：192.
王成. 2008. 医疗仪器原理 [M]. 上海：上海交通大学出版社：34－65，185－242.
武文芳，吴兵. 2008. 人工心脏的历史及研究进展 [J]. 中国医学装备，5(3)：55－58.
杨虎. 2001. 心磁图检测技术进展 [J]. 医疗设备信息，3：1－4.
杨玉星. 2009. 生物医学传感器与测量技术 [M]. 北京：化学工业出版社：1－19.
佘学飞，等. 2007. 现代医学电子仪器原理与设计 [M]. 广州：华南理工大学出版社：87－155，191－201.
袁支润. 2006. 生物医学信号数字化 [M]. 成都：四川大学出版社：1－9.
张唯真. 1990. 生物医学电子学 [M]. 北京：清华大学出版社：1－27.
Baule G M，McFee R. 1963. Detection of the magnetic field of the heart [J]. American Heart Journal，66：95－96.
Cohen D. 1968. Magnetoencephalography：evidence of magnetic fields produced by alpha-rhythm currents [J]. Science，161：784－786.
Cohen D. 1973. Ferromagnetic contamination in the lungs and in other organs of the human body [J]. Science，180：745－748.

第 2 章　生物测量电路与信号处理

2.1　信 号 放 大

生物医学信号属于低频微弱信号，在强噪声的背景下，要对其进行提取及处理，必须将信号放大到要求的程度。放大电路是现代测量仪器中的基本电路。越灵敏的仪器，越需要高增益、高性能的放大器。放大器的主要作用是将输入信号进行不失真地放大。放大器的核心是前置放大，所以前置放大是本节的重点。

2.1.1　基本线性运放电路

在讨论生物电前置放大器之前，先讨论同相输入和反相输入两种最基本的放大电路，许多由运放组成的功能电路都是在这两种放大电路的基础上组合或演变而来的。

1. 同相放大电路

1)基本电路

同相放大电路电路图如图 2-1(a)所示，输入信号电压 $u_i(=u_p)$加到运放的同相输入端“+”和地之间，输出电压 u_o通过 R_2和 R_1的分压作用，得 $u_n=R_1u_o/(R_1+R_2)$，作用于反相输入端“−”。由于 u_n是由输出电压 u_o经反馈元件 R_1、R_2送回到运放的反相输入端“−”，所以 u_n在此称为反馈电压。

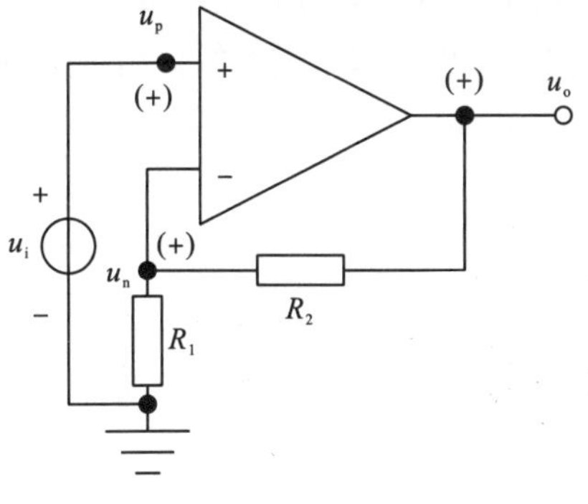

(a)电路图

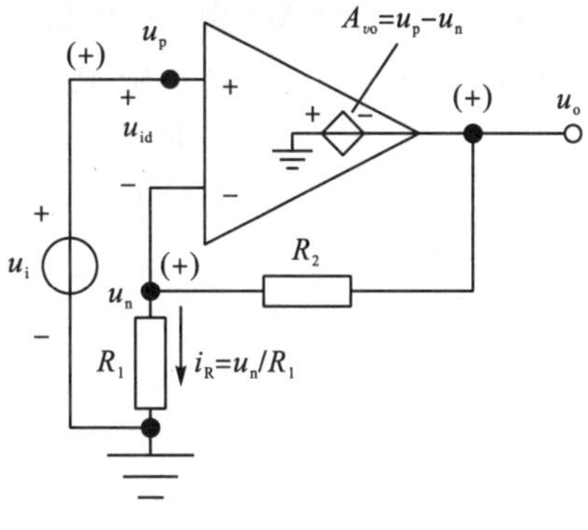

(b)小信号电路模型

图 2-1　同相放大电路

接下来分析图 2-1(a)中引入负反馈的基本概念。当输入信号电压 u_i的瞬时电位变化极性如图中的(+)号所示，由于输入信号电压 $u_i(u_p)$加到同相端，输出电压 u_o的极性与 u_i相同。反相输入端的电压 u_n为反馈电压，其极性亦为（+），而净输入电压($u_{id}=u_p-u_n$)比无反馈时减小了，即 u_n抵消了 u_i的一部分，使放大电路的输出电压 u_o减小了，放大电路

的电压增益 $A_v \approx u_c/u_i$ 也减小，因而这时引入的反馈是负反馈。这个过程可表示为

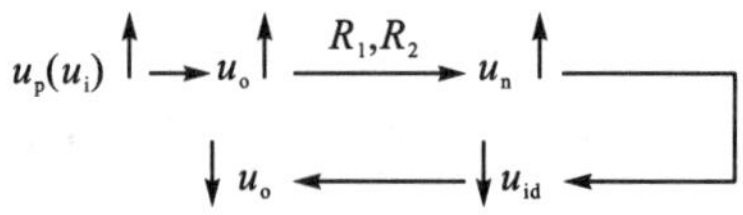

由上述过程可看出，负反馈作用是利用输出电压 u_o 通过反馈元件(R_1、R_2)对放大电路起自动调整作用，从而牵制了 u_o 的变化，最后达到输出稳定平衡。

2)几项技术指标的近似计算

首先，画出图 2-1(a)的以理想运放电路模型为基础的小信号电路模型如图 2-1(b)所示。

(1)电压增益 A_v。根据虚短和虚断的概念有：$u_n = u_p$，$i_p = i_n \approx 0$，由图 2-1(b)可知

$$u_i = u_p \approx u_n = \frac{R_1}{R_1 + R_2} u_o \tag{2-1}$$

从而可得电压增益为

$$A_v = \frac{u_o}{u_i} = \frac{R_1}{R_1 + R_2} \tag{2-2}$$

式中，A_v 为接入负反馈后的电压增益，称为闭环电压增益。A_v 为正值，表示 u_o 与 u_i 同相，并且总是不小于 1。由式(2-1)可知，由于电路中引入负反馈，A_v 的值只取决于运放外部电路的元件阻值 R_1 和 R_2，而与运放本身的 A_{vo}、r_i 和 r_o 无关。

(2)输入电阻 R_i。根据放大电路输入电阻的定义有

$$R_i = \frac{u_i}{i_i} \tag{2-3}$$

式中，$u_i = u_p$，因 r_i 若趋于∞，必有 i_i 趋于 0，故从放大电路输入端口看进去的电阻为

$$R_i = \frac{u_i}{i_i} \to \infty \tag{2-4}$$

(3)输出电阻 R_o。根据求输出电阻的方法，将信号源 u_i 置零，则运放内的受控电压源也为零。同时因为理想运放的输出电阻 $r_o = 0$。但从输出端口看进去的输出电阻为

$$R_o = r_o \parallel [(R_i \parallel r_i) + R_2]$$

故有

$$R_o \to 0 \tag{2-5}$$

3)电压跟随器

在图 2-1(a)中，令 $R_i = \infty$，$R_2 = 0$，则得如图 2-2 所示的电压跟随器电路。

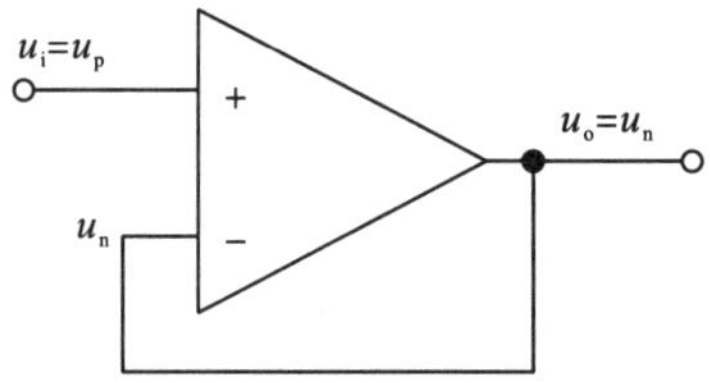

图 2-2 电压跟随器电路

由于输出电压 u_o 就是反馈电压，利用虚短的概念，得到

$$u_o = u_n \approx u_p = u_i$$

$$A_v = \frac{u_o}{u_i} \approx 1 \tag{2-6}$$

由式(2-6)可知，输出电压 u_o 与输入电压 u_i 大小相等，相位相同。因此，该电路称为电压跟随器电路。虽然电压跟随器的电压增益等于 1，仿照分析同相放大电路的方法，可知它的输入电阻 $R_i \to \infty$，输出电阻 $R_o \to 0$，故它在电路中常作为阻抗变换电路或缓冲器。例如，当具有内阻为 $R_s=100\ \text{k}\Omega$ 的信号源 u_s 直接驱动负载时，如图 2-3(a)所示，它的输出电压 u_o 为

$$u_o = \frac{R_L}{R_L + R_L} u_s = \frac{1}{1+100} u_s \approx 0.01 u_s \tag{2-7}$$

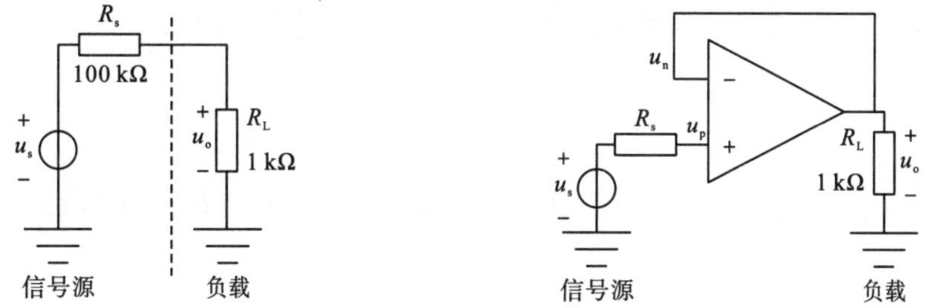

(a)具有内阻 $R_s=100\ \text{k}\Omega$ 的信号源 u_s 驱动 $R_L=1\ \text{k}\Omega$ 的电路　　(b)具有内阻 $R_s=100\ \text{k}\Omega$ 的信号源 u_s 和负载 $R_L=1\ \text{k}\Omega$ 间接电压跟随器

图 2-3　电压跟随器对电路的影响

从式中看出输出电压 u_o 很小。如将电压跟随器接在高内阻的信号源与负载之间，如图 2-3(b)所示。因电压跟随器的输入电阻 $R_i \to \infty$，该电路几乎不从信号源吸取电流，故 $u_p=u_s$，而 $R_o \to 0$，由图可知 $u_o=u_n=u_p=u_s$，因此，当负载变化时，输出电压 u_o 几乎不变，从而消除了负载变化对输出电压 u_o 的影响。

2. 反相放大电路

1)基本电路

反相放大电路的电路图如图 2-4(a)所示，输入电压 u_i 通过 R_1 作用于运放的反相端，R_2 跨接在运放的输出端和反相端之间，同相端接地。由虚短的概念可知，$u_n \approx u_p = 0$，因此反相输入端的电位接近于地电位，故称虚地，如图 2-4(b)所示，虚地的存在是反相放大电路在闭环工作状态下的重要特征。

2)几项技术指标的近似计算

(1)电压增益。反相端为虚地点，即 $u_n=0$，由虚断的概念 $i_p=i_n=0$ 可知，$i_1=i_2$，故有

$$\frac{u_i - u_n}{R_1} = \frac{u_n - u_o}{R_2} \text{或} \frac{u_i}{R_1} = \frac{u_n}{R_2} \tag{2-8}$$

由此得

$$A_v = \frac{u_o}{u_i} = -\frac{R_2}{R_1} \tag{2-9}$$

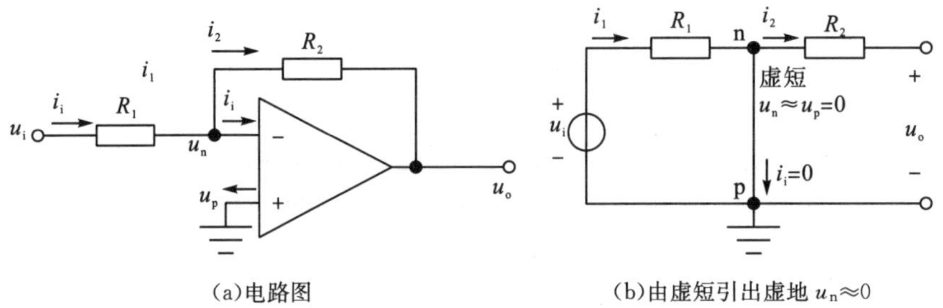

图 2-4　反相放大电路

上式表明，该电路的电压增益是电阻 R_2 与 R_1 的比值。负号表明输出电压 u_o 与输入电压 u_i 相位相反，当 $R_2=R_1$ 时为反相电路，即 $u_o=-u_i$。

(2)输入电阻 R_i 和输出电阻 R_o。输入电阻 R_i 为从电路输入端口看进去的电阻，由图 2-4(b)可知

$$R_i = \frac{u_i}{i_1} = \frac{u_i}{u_i/R_1} = R_1 \tag{2-10}$$

由于理想运放的输出电阻 $r_o \to 0$，因此，与同相放大电路类似，输出电阻 $R_o \to 0$。

2.1.2　生物电前置放大

生物电是反应人体各种生理状态的重要信息之一，是生物医学检测中的主要信息源。对人体电信号进行测量时，常常要求在若干个测量点中对任意两点间的电位差做多种组合测量，即对两点间的电位差进行放大。因此，生物电放大器前置级通常采用差动电路结构。

1. 基本要求

根据生物电信号的特点及通过电极的提取方式，对生物电放大器前置级提出下述要求。各项要求的实际数值范围由所检测的参数确定。

1)高输入阻抗

生物信号源本身是高内阻的微弱信号源，通过电极提取又呈现出不稳定的高内阻源性质。信号源阻抗不仅因人而异、因生理状态而异，而且在测量时与电极的安放位置、电极本身的物理状态都有密切关系，源阻抗的不稳定性将使放大器电压增益不稳定。再者，理论上源阻抗是信号频率的函数，电极阻抗也是频率的函数，变化规律都是随频率的增加而下降。如果放大器输入阻抗不够高(与源阻抗相比)，则造成信号的低频分量的幅度减小，产生低频失真。电极阻抗还随电极中电流密度的大小而变化。小面积电极(如脑电测量的头皮电极，眼电的接触电极)在信号幅度变化时，电极电流密度变化比较明显，相应的电极阻抗会随信号幅度的变化而不同，即低幅度信号的电流密度小，电极阻抗大。如果人体是在运动的情况下，电极和皮肤接触压力有变化，人体组织液和导电膏中的离子浓度也有变化，都导致电信号在放大器输出端产生极大的干扰。

图 2-5 表示包括电极系统的信号源和差动放大器输入回路的等效电路。图中各符号的定义和数值范围如下：

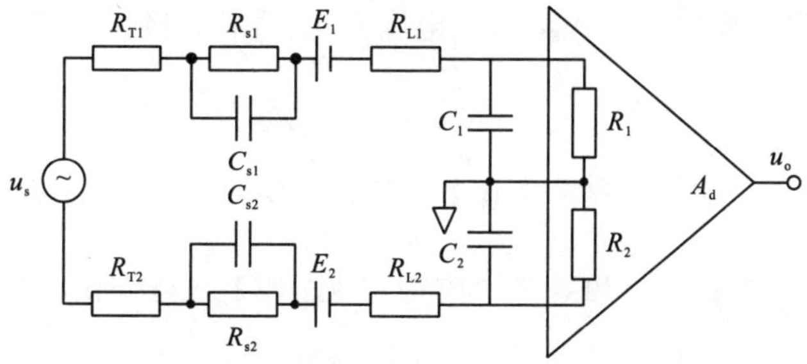

图 2-5　生物电放大器的输入回路

u_s：生物信号电压源。

R_{T1}、R_{T2}：人体电阻，数十欧［姆］至数百欧［姆］。

R_{s1}、R_{s2}：电极与皮肤接触电阻，数千欧至 150 kΩ。与皮肤的干湿、清洁程度及皮肤角质层的厚薄有关。

E_1、E_2：电极极化电位，数毫伏至数百毫伏。

C_{s1}、C_{s2}：电极与皮肤之间的分布电容，数皮法至数十皮法。

C_1、C_2：信号线对地电容，长 1 m 的电缆线为数十皮法。

R_{L1}、R_{L2}：信号线和放大器输入保护电阻，通常小于 30 kΩ。

R_1、R_2：放大器输入电阻。

图 2-5 进一步简化为图 2-6。

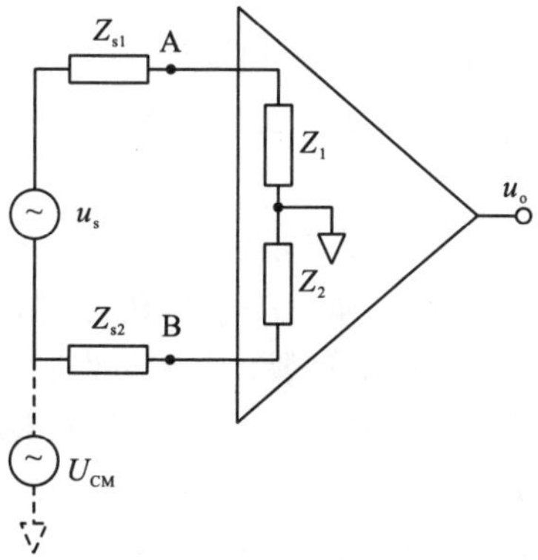

图 2-6　生物电放大器的输入回路简化图

其中，

$$Z_{s1} = R_{T1} + \frac{R_{s1}}{1 + j\omega R_{s1} C_{s1}} + R_{L1} \approx R_{T1} + R_{s1} + R_{L1} \tag{2-11}$$

$$Z_{s2} = R_{T2} + \frac{R_{s2}}{1 + j\omega R_{s2} C_{s2}} + R_{L2} \approx R_{T2} + R_{s2} + R_{L2} \tag{2-12}$$

$$Z_1 = R_1 \parallel C_1 \tag{2-13}$$

$$Z_2 = R_2 \parallel C_2 \tag{2-14}$$

粗略估计，与放大器输入端相连接的信号源内阻高达约 100 kΩ。这样，放大器的输入阻抗应至少大于 1 MΩ。如果设计的放大器输入阻抗为 10 MΩ，信号源内阻与放大器输入阻抗相比为 1/100，上述各种因素造成的失真和误差均可减小到忽略不计。

例如，设放大器差模增益为 A_d，输出电压为 u_o，由图得到

$$u_o = \frac{Z_1 + Z_2}{Z_1 + Z_2 + Z_{s1} + Z_{s2}} u_s A_d \tag{2-15}$$

假设 $Z_{s1}=Z_{s2}=Z_s$；$Z_1=Z_2=Z_i$，且 $Z_s \ll Z_i$，并令 $A'_d=\frac{u_o}{u_s}$，A'_d 表示对生物信号 u_s 的电压增益，则 $A'_d=\frac{Z_i}{Z_i+Z_s}A_d$，如果 Z_s 的值从 2 kΩ 到 15 kΩ 变化，在 $Z_i=1$ MΩ 时，得到 A'_d 的不稳定性变动 $\frac{\Delta A'_d}{A'_d}=12.8\%$；而在 $Z_i=5$ MΩ 时，A'_d 的不稳定性变动下降为 2.8%。

用于 ECG、EEG、视觉诱发电位(VEP)、EMG 电位测量的放大器输入阻抗指标，可参考表 2-1。

表 2-1　部分生物电放大器参数

放大器名称	参数			
	输入阻抗/MΩ	输入端短路噪声/μV	共模抑制比/dB	频带/Hz
ECG	>1	≤10	≥60	0.05～250
EEG	>10	≤3	≥80	0.5～70
VEP	>200	≤0.7	≥100	0.5～3000
EMG	>100	≤8	≥80	2～10000

用于细胞电位测量的微电极放大器的输入阻抗高达 $10^9\,\Omega$ 量级。高输入阻抗同时也是放大器高共模抑制比的必要条件，这将在下面的分析中说明。

2)高共模抑制比

为了抑制人体所携带的工频干扰，以及所测量的参数外的其他生理作用的干扰，共模抑制比(*CMRR*)是放大器的主要指标。*CMRR* 被定义为放大器差模增益 A_d 和放大器共模增益 A_c 的比，即 $K=A_d/A_c$，如果使用对数，共模抑制比可用分贝值来表示：

$$CMRR = 20\lg(A_d/A_c) \quad (\text{dB})$$

生物电放大器的共模抑制比一般要求 60～80 dB，高性能放大器的共模抑制比达 100 dB。生物医学测量中当差动放大电路完全对称时，共模信号电压放大倍数 $A_c=0$，则 $CCMR\to\infty$，差动放大电路的实际共模抑制能力受电路的不对称等因素的影响，使得共模抑制比不可能趋于无穷。例如，通过两个电极提取生物电位时，等效源阻抗 Z_{s1} 和 Z_{s2} 一般不完全相等，其数值大小与人体汗腺分泌情况、皮肤清洁程度有关。各个电极处的皮肤接触电阻是不平衡的，而且因人而异，加之两个电极本身的物理状态可能存在不完全对称，这样使得与差动放大器两个输入相连的源阻抗 Z_{s1} 和 Z_{s2} 实际变得十分复杂。不平衡是绝对的，这种不平衡造成的危害是共模干扰向差模干扰的转化，从而造成共模干扰以差模形式输出。对于这种转化，放大器本身的共模抑制能力再高也将无济于事。但是，提高放大器的输入阻抗，则会减小这一转化。如图 2-6 所示，设 u_{CM} 为共模干扰电压（虚线所示），则放大器输入端 A、B 两点的电压分别为

$$u_A = u_{CM}\frac{Z_i}{Z_i + Z_{s1}},\quad u_B = u_{CM}\frac{Z_i}{Z_i + Z_{s2}} \tag{2-16}$$

则共模电压转化为差模电压，即

$$u_A - u_B = u_{CM} Z_i \left(\frac{1}{Z_i + Z_{s1}} - \frac{1}{Z_i + Z_{s2}} \right) \tag{2-17}$$

通常 Z_i 远大于 Z_{s1} 及 Z_{s2}，则

$$u_A - u_B \approx u_{CM} \frac{Z_{s2} - Z_{s1}}{Z_i} \tag{2-18}$$

如果 Z_{s1} 和 Z_{s2} 相差 5 kΩ(典型值)，对于 10 mV 的共模干扰电压，若打算限制在 10 μV 以下，则放大器输入阻抗应在 5 MΩ 以上。

3)低噪声、低漂移

相对于幅度仅在微伏、毫伏数量级的低频生物电信号而言，放大器前置级的这一项要求是重要的。高阻抗源本身就带来相当可观的热噪声，影响输入信号的质量。所以，为了获得一定信噪比的输出信号，对放大器的低噪声性能有严格的要求。理想的生物电放大器能够抑制外界干扰，使其减弱到和放大器的固有噪声同一数量级。这样，放大器的内部噪声实际上使放大器能够放大的信号具有一个下限，也就是说放大器的噪声电平成为放大器设计的限制性条件。放大的低噪声性能主要取决于前置级，正确设计放大器的增益分配，在前置级的噪声系数较小时，可以获得良好的低噪声性能。前置级的低噪声设计，是整个放大器设计的主要任务，除了按照低噪声设计的原则正确进行设计外，常采用严格的装配工艺，对前置级电路加以特殊的保护。

除了肌电和神经动作电位外，绝大多数的生物电信号都具有十分低的频率成分，如心电、自发脑电、胃电、眼电、细胞内外电位等都具有 1 Hz 以下的分量。但通常采用的直流放大器的零点漂移现象限制了直流放大器的输入范围，使得微弱的缓变信号无法被放大，尤其在进行较长时间的记录、观察、监护时，基线漂移对测量带来严重的影响，常使测量不能正常进行。所以，对放大器的零点漂移的限制措施，应认真加以研究。采用差动输入电路形式，利用了电路的对称结构并对元器件参数进行严格挑选，能有效地抑制放大器的温度变化造成的零点漂移。为了放大微伏数量级的直流信号，还用到调制式直流放大器，它把直流信号转换成交流信号，利用交流放大电路各级零点漂移不会逐级放大的基本思路进行设计，便能够有效地改善直流放大器的低漂移性能。

4)设置保护电路

作为生物医学测量的生物电放大器，应在前置级设置保护电路，包括人体安全保护电路和放大器输入保护电路。任何出现在放大器输入端的电流或电压，都可能影响生物电位，使人体遭受电击。保护电路使通过电极的电流保持在安全水平。在进行人体生物电检测时，应考虑到同时作用于人体的其他医学检测设备或可能存在的某种干扰对放大器的破坏作用。在前置级的输入回路设置保护电路，以保证放大器的正常工作。

2. 差动放大电路分析

生物电放大器的前置级通常采用差动放大电路结构。基本差动放大电路有较好的共模抑制能力，通过对电路的分析，讨论如何提高差模信号的放大能力，以及如何提高共模抑制比。

图 2-7 所示为用线性集成器件构成的差动放大电路。两输入端信号 u_{i1} 和 u_{i2} 由共模电

压 u_{ic} 和差模信号 u_{id} 组成，其中，

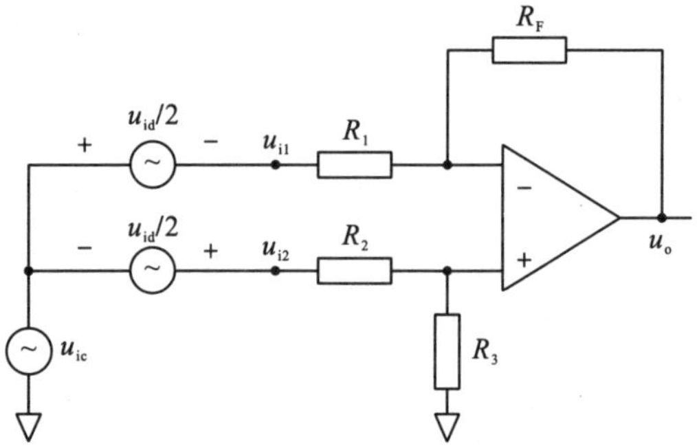

图 2-7 差动放大电路

$$u_{ic} = \frac{u_{i1} + u_{i2}}{2} \tag{2-19}$$

$$u_{id} = u_{i2} - u_{i1} \tag{2-20}$$

则

$$u_{i1} = u_{ic} - \frac{1}{2}u_{id} \tag{2-21}$$

$$u_{i2} = u_{ic} + \frac{1}{2}u_{id} \tag{2-22}$$

应用理想运算放大器的条件为 $u_+ = u_-$，$I_+ = I_- = 0$，由流过 R_1 和 R_F 电流相等得

$$\frac{u_{i1} - \dfrac{R_3}{R_2 + R_3}u_{i2}}{R_1} = \frac{\dfrac{R_3}{R_2 + R_3}u_{i2} - u_o}{R_F} \tag{2-23}$$

所以，

$$\begin{aligned} u_o &= \left[\left(1 + \frac{R_F}{R_1}\right)\frac{R_3}{R_2 + R_3} - \frac{R_F}{R_1}\right]u_{ic} + \left[\left(1 + \frac{R_F}{R_1}\right)\frac{R_3}{R_2 + R_3} + \frac{R_F}{R_1}\right]\frac{u_{id}}{2} \\ &= u_{oc} + u_{od} \end{aligned} \tag{2-24}$$

其中，u_{oc} 是共模输出，u_{od} 是差模输出。它们的数值均由外回路电阻决定，如果选择外回路的各电参数，使得

$$\left(1 + \frac{R_F}{R_1}\right)\frac{R_3}{R_2 + R_3} - \frac{R_F}{R_1} = 0 \tag{2-25}$$

即共模输入 u_{ic} 完全被抑制。

此外，为了补偿放大器输入平均偏置电流及其漂移的影响，外部回路电阻还应满足平衡对要求，即 $R_1 \parallel R_F = R_2 \parallel R_3$，则

$$R_1 = R_2, \quad R_3 = R_F \tag{2-26}$$

此时得理想闭环差模增益为

$$A_d = \frac{u_o}{u_{id}} = \frac{u_o}{u_{i2} - u_{i1}} = \frac{R_F}{R_1} \tag{2-27}$$

由于共模增益 $A_{cl} = 0$，所以放大器的共模抑制比为无穷大。

以上是理想情况，而在实际上，绝对地满足式(2-26)的条件是不可能的。各个外回路电阻必然存在阻值误差，外回路不可能达到完全的对称平衡。在精确匹配电阻之后，可能

使 u_{oc}很小，但绝对不是零。所以，放大器的共模抑制比实际上不能达到∞。另一方面，共模输入电压加到放大器的(−)端和(+)端，由于放大器所用的集成器件本身的共模抑制比是有限的，也会影响整个大器的共模抑制能力。我们定义由外回路电阻匹配精度所限定的放大器的共模抑制比为 $CMRR_R$；所用的集成器件本身的共模抑制比为 $CMRR_D$。那么整个放大器的 $CMRR$ 将取决于 $CMRR_R$ 和 $CMRR_D$。

先分析外回路电阻匹配精度形成的共模输出 u_{oc}。由式(2-24)可知，放大器的共模增益为

$$A_{cl}=\frac{u_{oc}}{u_{ic}}=\left(1+\frac{R_F}{R_1}\right)\frac{R_3}{R_2+R_3}-\frac{R_F}{R_1} \tag{2-28}$$

设各电阻的匹配误差分别为

$$R_1=R_1(1\pm\delta_1),\quad R_2=R_2(1\pm\delta_2),\quad R_3=R_3(1\pm\delta_3),\quad R_F=R_F(1\pm\delta_F) \tag{2-29}$$

将式(2-29)代入式(2-28)，整理后得

$$A_{cl}=\frac{\pm\delta_1\mp\delta_F\mp\delta_2\pm\delta_3\pm\delta_1\delta_2\mp\delta_2\delta_F}{(1\pm\delta_1)(1\pm\delta_2)+\dfrac{R_1}{R_F}(1\pm\delta_1)(1\pm\delta_2)} \tag{2-30}$$

因为各项误差 δ_1、δ_2、δ_3、δ_4 通常均远小于 1，所以上式可近似为

$$A_{cl}\approx\frac{\delta_1+\delta_F+\delta_2+\delta_3}{1+\dfrac{R_1}{R_F}} \tag{2-31}$$

设各误差是相等的，即

$$\delta_1=\delta_F=\delta_2=\delta_3=\delta \tag{2-32}$$

则

$$A_{cl}\approx\frac{4\delta}{1+\dfrac{1}{A_d}} \tag{2-33}$$

这样，由外电路电阻失配限定的放大器的共模抑制比为

$$CMRR_R=\frac{A_d}{A_{cl}}=\frac{1+A_d}{4\delta} \tag{2-34}$$

式(2-34)表明，由电阻失配所造成的 $CMRR_R$ 与电阻匹配误差 δ 有关，且与放大器的闭环差模增益 A_d 有关。电阻匹配误差越小，闭环差模增益越大，放大器的共模抑制能力越大。为了研究器件本身的共模抑制比($CMRR_D$)对整个放大器的共模抑制比的影响，须首先推导出由于 $CMRR_D$ 的存在所产生的共模输出电压。

由共模抑制比的定义可知，$CMRR_D$ 即放大器开环差动增益 A'_o 与共模增益 A'_c 之比，即

$$CMRR_D=\frac{A'_o}{A'_c} \tag{2-35}$$

式中，共模增益为共模输出电压与共模输入电压之比，即

$$A'_c=\frac{u_{oc}}{u_{ic}} \tag{2-36}$$

而共模输出电压 u'_{oc}折合到放大器输入端的共模误差电压，即 u'_{ic}为

$$u'_{ic} = \frac{u'_{oc}}{A'_o} \tag{2-37}$$

由式(2-35)、式(2-36)和式(2-37)得

$$u'_{ic} = \frac{u_{ic}}{CMRR_D} \tag{2-38}$$

这说明共模输入电压因为转化成差模电压而形成共模干扰电压，造成这种转化的原因，是放大器的运算放大器件本身的 $CMRR_D$ 不为∞。所以共模输出 u_{oc} 实际是由于 $CMRR_D$ 有限而产生的共模误差电压，折合到输入端，相当于一差模电压 u'_{ic}，它与差动信号一起被放大 A_d 倍。这样，由外回路电阻失配和器件本身的 $CMRR_D$ 有限，在放大电路输出端产生共模误差电压总共为

$$u_{oc} = A_{c1} u_{ic} + \frac{u_{ic}}{CMRR_D} A_d \tag{2-39}$$

由此，放大电路的总的共模增益可表述为

$$A_c = \frac{u_{oc}}{u_{ic}} = A_{c1} + \frac{1}{CMRR_D} A_d \tag{2-40}$$

整个放大电路的总共模抑制比为

$$CMRR = \frac{A_d}{A_c} = \frac{CMRR_D \cdot CMRR_R}{CMRR_D + CMRR_R} \tag{2-41}$$

式(2-41)表明，在同时考虑电阻失配和器件本身的 $CMRR_D$ 的影响时，放大器的总的共模抑制比将进一步下降。

例如，差动放大电路所用的集成电路(IC)器件的共模抑制比 $CMRR_D=100$ dB，放大电路闭环差动增益 $A_d=20$，电阻误差 $\delta=\pm 0.1\%$。因电阻失配造成放大器的共模抑制比为 $CMRR_R=(1+A_d)/4\delta=5250$，约为 74.4 dB。放大器的总共模抑制比 $CMRR=\frac{CMRR_D \cdot CMRR_R}{CMRR_D+CMRR_R}=\frac{5250\times 100000}{5250+100000}\approx 4988$，约为 74 dB。比 IC 器件的共模抑制比小了 26 dB。而当 $A_d=1$ 时，放大电路的共模抑制比进而下降为 53.9 dB。

综上所述，差动放大电路的共模抑制能力受到放大电路的闭环增益、外电路电阻匹配精度，以及放大器件本身的 $CMRR_D$ 等诸多因素的影响。在设计过程中，为实现一定的共模拟制比值，应根据被放大的信号、所采用的电路结构予以综合考虑。

差动放大电路是生物电放大器前置级设计中通常采用的基本结构，为了提高放大器的共模抑制能力，应掌握限制共模抑制比提高的各种因素的分析方法。

作为生物电放大器前置级，必须具有高输入阻抗。在符合匹配条件下[见式(2-26)]，由 $u_+=u_-$ 的理想状态可知，输入阻抗 r 为

$$r \approx 2R_1 \tag{2-42}$$

这样，为了提高输入电阻，必须加大 R_1。但是加大 R_1，失调电流及其漂移的影响必将加剧。如果选用具有场效应输入级的运放器件来组成放大电路，由于它的失调电流及其漂移会小一些，则可以采用较大的 R_1，但是这样做的结果，至少会增加输入级的噪声，降低信号质量，进而还会遇到高阻问题。在低噪声设计中，这是不允许的。一般 R_1 只能限定在 100 kΩ 以内。这样基本差动放大电路的输入阻抗 r 仅为 200 kΩ，而生物电放大器的输

入阻抗应取 1 MΩ 以上(如体表心电放大器)。所以，基本差动放大电路的输入阻抗不能满足生物电放大器前置级的要求，应在电路结构上加以改造。

3. 同相并联差动放大电路

上述基本差动放大电路输入电阻不够高的根本原因在于差动输入电压是从放大器同相端和反相端两侧同时加入的。如果把差动输入信号都从同相侧送入，则能大大提高电路的输入阻抗。采用同相输入结构，输入阻抗可高达 10 MΩ 以上。图 2-8 所示为同相并联结构差动放大电路。

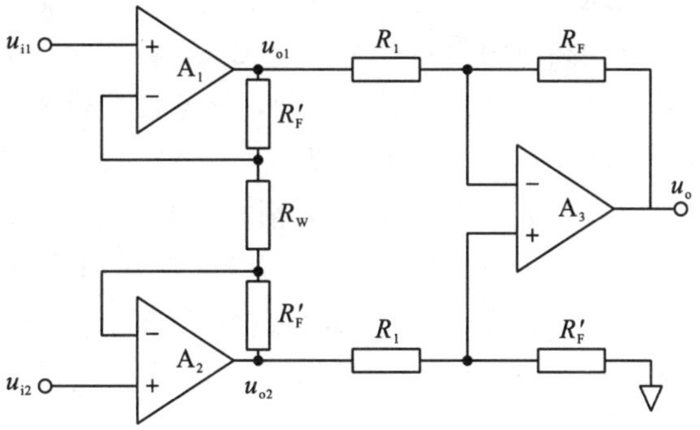

图 2-8　同相并联差动放大电路

1)差模放大倍数

图 2-8 中，A_1、A_2组成同相并联输入第一级放大，以提高放大器的输入阻抗。A_3为差动放大，作为放大器第二级，具有共模抑制能力。设差动输入 $u_{id}=u_{i2}-u_{i1}$，第一级输出分别为 u_{o1}和 u_{o2}，根据 A_1、A_2和 A_3的理想特性，R'_F 与 R_W 中的电流相等，得

$$\frac{u_{o2}-u_{i2}}{R'_F}=\frac{u_{i2}-u_{i1}}{R_W}=\frac{u_{i1}-u_{o1}}{R'_F} \tag{2-43}$$

整理得

$$u_{o2}=\left(1+\frac{R'_F}{R_W}\right)u_{i2}-\frac{R'_F}{R_W}u_{i1} \tag{2-44}$$

$$-u_{o1}=\frac{R'_F}{R_W}u_{i2}-\left(1+\frac{R'_F}{R_W}\right)u_{i1} \tag{2-45}$$

式(2-44)与式(2-45)相加，得第一级放大的输出电压

$$u'_o=u_{o2}-u_{o1}=\left(1+\frac{2R'_F}{R_W}\right)(u_{i2}-u_{i1}) \tag{2-46}$$

则第一级差模电压增益

$$A_{d1}=1+\frac{2R'_F}{R_W} \tag{2-47}$$

但仅仅用 A_1和 A_2构成前置级是不足的。因为只看 A_1和 A_2的输出端，它们仍然存在与输入端相同的共模电压。共模电压在输出端占用了一定的工作范围，致使差动信号的有效工作范围变小。为了割断共模电压在电路中的传递，最简单、有效的方法是在 A_1和 A_2并联电路的后边接入一级差动放大，构成两级放大电路。

对于差动放大级，前面已求的差动增益为 $A_{d2}=R_F/R_1$，则两级放大电路的差动增

益为

$$A_d = A_{d1}A_{d2} = \left(1 + \frac{2R'_F}{R_W}\right)\frac{R_F}{R_1} \tag{2-48}$$

2)共模抑制比

在第一级电压输出的表达式(2-46)中，并没有共模电压成分。与基本差动放大电路的输出电压表达式(2-24)相比，同相并联的第一级电路并不要求外回路电阻有任何形式的匹配来保证它的共模抑制能力。因此也就避免了电阻精确匹配的麻烦。实质上，第一级的输出回路里不产生共模电流，加在电位器 R_W 上的差动电压决定了整个电路的工作电流，而加在这个电位器上的共模电压对此电流毫无影响，不论电位器、电阻取何阻值均如此。所以电路的共模抑制能力与外回路电阻是否匹配完全无关。与图 2-7 所示的差动放大电路相比，这种并联结构的电路能方便地实现增益的调节，这给使用带来很大便利。第一级电路具有完全对称形式，这种对称结构有利于克服失调、漂移的影响。选择 A_1、A_2的性能参数，使之彼此精确匹配，就可以充分发挥对称电路误差电压互相抵消的优点。

进一步的分析可以看到，A_1和 A_2本身各自对共模电压的抑制能力上的差异，将造成第一级电路的共模抑制比的降低。设 A_1、A_2器件的共模抑制比分别为 $CMRR_1$、$CMRR_2$，且均为有限值，则共模输入电压 u_{ic}使 A_1在它的输入端存在共模误差电压 $u_{ic}/CMRR_1$，使 A_2在它的输入端存在共模误差电压 $u_{ic}/CMRR_2$。因而在第一级输出端存在共模误差的输出电压

$$u_{oc} = \left(\frac{u_{ic}}{CMRR_2} - \frac{u_{ic}}{CMRR_1}\right)A_{d1} \tag{2-49}$$

而

$$A_{c1} = \frac{u_{oc}}{u_{ic}} = \left(\frac{1}{CMRR_2} - \frac{1}{CMRR_1}\right)A_{d1} \tag{2-50}$$

定义第一级电路的共模抑制比为 $CMRR_{12}$，则

$$CMRR_{12} = \frac{A_{d1}}{A_{c1}} = \frac{1}{\dfrac{1}{CMRR_2} - \dfrac{1}{CMRR_1}} = \frac{CMRR_1 \cdot CMRR_2}{CMRR_1 - CMRR_2} \tag{2-51}$$

由此可见，第一级放大电路的共模抑制能力取决于运放器件 A_1和 A_2本身的共模抑制的差异。为了使第一级放大电路获得高共模抑制比，A_1和 A_2器件本身的共模抑制比的数值是否高并不重要，重要的是它们的对称性。例如，设 $CMRR_1$和 $CMRR_2$ 分别为 80 dB、90 dB，则第一级放大电路的 $CMRR_{12}$只有 83 dB。而如果严格挑选 A_1和 A_2，使其共模抑制比分别为 80 dB 和 80.5 dB，则第一级放大电路的 $CMRR_{12}$可高达 160 dB，所以实现第一级放大电路的高共模抑制比并不困难，通常可达到 100 dB 以上。

两级放大电路的总的共模抑制能力与两级单独时的共模抑制能力相比将要下降。两级放大电路的共模抑制比由两级产生的共模误差决定。用与前面相同的分析方法，首先第一、二级各自的共模抑制比有限，共同造成了整个放大电路的共模输出电压，应用叠加原理，设差动放大级共模抑制比为 $CMRR_3$，放大器的总的共模输出为

$$u_{oc} = \frac{u_{ic}}{CMRR_{12}}A_d + \frac{u_{ic}}{CMRR_3}A_{d2} \tag{2-52}$$

由此得到共模增益为

$$A_c = \frac{u_{oc}}{u_{ic}} = A_d\left(\frac{1}{CMRR_{12}} + \frac{1}{CMRR_3} \cdot \frac{1}{A_{d1}}\right) \tag{2-53}$$

两级放大电路的总共模抑制比为

$$CMRR = \frac{A_d}{A_c} = \frac{A_{d1} \cdot CMRR_{12} \cdot CMRR_3}{A_{d1} \cdot CMRR_3 + CMRR_{12}} \tag{2-54}$$

式中，$CMRR_3$ 由式(2-41)确定，$CMRR_{12}$由式(2-50)确定。

由式(2-54)可以看到，同相并联差动放大电路构成生物电前置级时，其共模抑制能力取决于 A_1和 A_2运放器件的 $CMRR_1$和 $CMRR_2$ 的对称程度，A_3运放器件的共模抑制比，差动放大级的闭环增益以及 R_F、R_1 的匹配精度，同相并联的第一级差动增益等诸多因素。在严格挑选 A_1和 A_2运放器件的 $CMRR_1$和 $CMRR_2$ 参数时，第一级具有较好的对称性，因而

$$CMRR_{12} \gg A_{d1} CMRR_3 \tag{2-55}$$

这样，式(2-54)近似为

$$CMRR \approx A_{d1} CMRR_3 \tag{2-56}$$

即两级放大电路的共模抑制比主要取决于第一级的差动增益和第二级的共模抑制能力。

通过以上对同相并联差动放大电路共模抑制能力的诸限制因素的分析，得到这种结构电路作为生物电放大器前置级的设计步骤如下：

(1)器件选择。通过测量，确定共模抑制比严格对称的 A_1、A_2(通常相差不应超过 0.5 dB)，和高共模抑制比参数的 a_3(通常大于 100 dB)。在进行这样的挑选之后，器件本身将不成为放大电路的共模抑制比的限制因素。

(2)电阻的匹配精度选择。在影响共模抑制能力的诸因素中，第二级差动放大电路中电阻的匹配精度是主要的。典型设计中，电阻精度 δ 从 0.2%提高到 0.1%时，对于两级差模增益的各种不同分配，总的共模抑制比都有 6 dB 的改善。通常用精密电桥选择高精度、高稳定性的电阻，先确定 R_1 和 R_2，再由 A_{d2}的设计值确定 R'_F。

(3)各放大器增益选择。前置级增益，以及组成前置级的两级放大电路的增益分配，都影响总的共模抑制比值。在前置级增益确定之后，A_{d1}与 A_{d2}互相制约，但 A_{d1}取得较高一些，是有利于总的共模抑制能力的提高的。而 A_{d2}相应减小虽然会造成 $CMRR_R$ 的下降，但对总的共模抑制比的影响相对比较小。在总的电压增益为 20 或 30 时，A_{d1}与 A_{d2}的不同分配使总的共模抑制比有大约 2 dB 的差异。

4. 前置级共模抑制能力的提高

除了上述正确设计电路参数以提高共模抑制比之外，还可通过电路技术使放大器获得更高的共模抑制能力。这样也相对降低了对器件参数的苛刻要求。

1)屏蔽驱动

从与人体接触的电极到测量系统，通常有大于 1 m 的距离。例如，心电图和脑电图体表电极到前置放大器之间有数根约 1 m 的导联引线。导联引线用屏蔽电缆，这样，信号通过电缆传输时，在信号线(芯线)和电缆屏蔽层之间将有可观的分布电容。屏蔽层接地时，分布电容变为放大器输入端对地的寄生电容 C_1和 C_2(图 2-9)。实际上，两根导联线的分布电容不可能是完全相等的，加之电极阻抗 R_s的不平衡，则 $R_{s1}C_1 \neq R_{s2}C_2$，从而造成共

模电压的不等量的衰减，使放大器的共模抑制比下降。

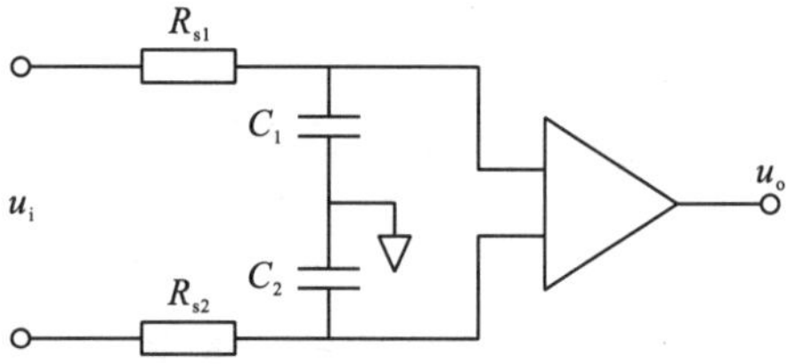

图 2-9　导连线分布电容的影响

对于共模电压输入端造成的差模转化，即使放大器的共模抑制比为无穷大，也必将产生共模误差输出。实质上，是由于这种阻抗的不对称，导致了包括输入回路在内的整个放大系统的共模抑制能力降低。消除屏蔽层电容的不良影响是容易设计的，使屏蔽层电容不起衰减作用的措施就能够消除屏蔽层电容的影响。例如，导联线的屏蔽层不予接地，而接到与共模输入信号相等的电位点上，则共模电压就能不衰减地传送到差动放大器输入端，从而不会产生共模量不等量衰减形成的共模误差。从这个观点出发，取出放大电路的共模电压用以驱动屏蔽层，使分布电容 C_1 和 C_2 的端电压保持不变，即 C_1 和 C_2 对共模电压不产生分流，产生在共模电压作用下电缆屏蔽层分布电容不复存在的等效效果。图 2-10 所示为共模电压驱动电缆引线屏蔽层的一种电路设计。

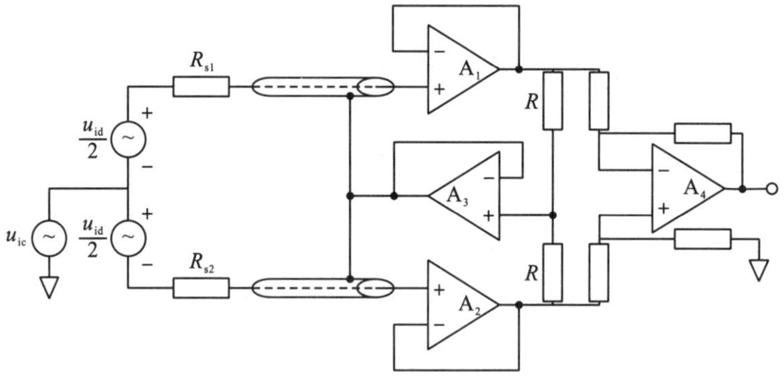

图 2-10　共模电压驱动电缆引线屏蔽层的一种电路设计

A_1 和 A_2 构成缓冲级，其输出分别为 $u_{ic}+\frac{1}{2}u_{id}$，$u_{ic}-\frac{1}{2}u_{id}$。用一个简单的电阻网络 R-R 接在 A_1 和 A_2 的输出端，在此网络的中点取出 A_1 和 A_2 输出电压的平均值，这一平均电压即等于 u_{ic}。经过缓冲放大器 A_3 驱动屏蔽层，从而消除共模电压由 C_1 和 C_2 引起的不均衡衰减。屏蔽驱动电路的目的是使引线屏蔽层分布电容的两端电压保持相等。

2)右腿驱动

右腿驱动是降低共模干扰的另一种方法，该技术用于将人体的共模信号反馈给人体以抵消共模干扰的影响。其原理如图 2-11 所示。

右腿驱动短路是在放大器前置缓冲级用一组等值电阻取出共模电压，然后经过一个高增益反相放大器将倒相的共模信号反馈给人体来抵消共模干扰的影响。这是一种有效的共模反馈抵消法，其等效电路如图 2-12 所示。

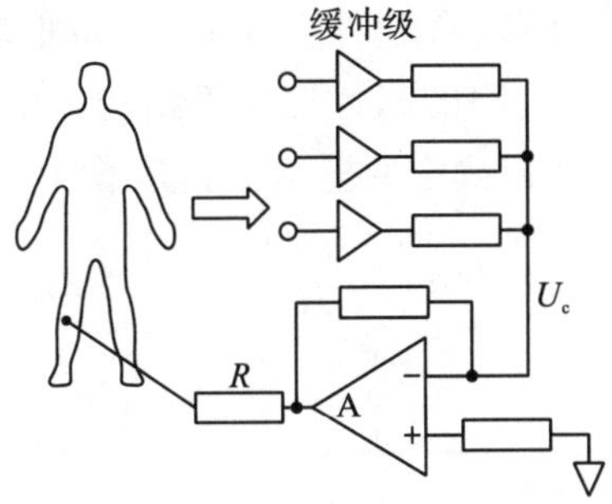

图 2-11　右腿驱动原理

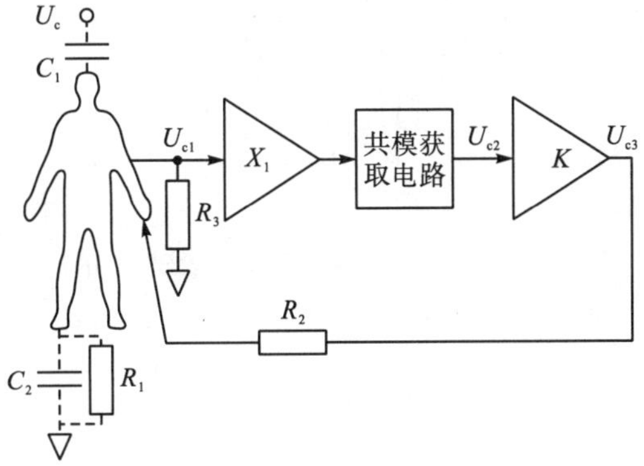

图 2-12　右腿驱动等效电路原理

假设人体周围干扰源为 U_c，C_1 为干扰源对人体分布电容，C_2 为人体对地的分布电容，R_1 为人体对地的电阻，R_2 为反馈电阻，即右腿驱动限流电阻，R_I 为前置缓冲级输入阻抗，U_{c1} 为测量电极处实际共模电压，U_{c2} 为共模获取电路的输出共模电压，且 $U_{c1}=U_{c2}$，共模驱动放大器增益为 K，其输出为

$$U_{c3}=-KU_{c1} \tag{2-57}$$

$$(U_c-U_{c1})\mathrm{j}\omega C_1=U_{c1}\left(\mathrm{j}\omega C_2+\frac{1}{R_1}+\frac{1}{R_I}\right)+(U_{c1}+KU_{c1})\frac{1}{R_2} \tag{2-58}$$

$$U_{c1}=\frac{U_c\mathrm{j}\omega C_1}{\mathrm{j}\omega(C_1+C_2)+\dfrac{R_1+R_I}{R_1R_I}+\dfrac{1+K}{R_2}} \tag{2-59}$$

通常，共模驱动放大器增益 K 取值最大，式(2-59)的分母中 $\left|\dfrac{1+K}{R_2}\right|$ 远远大于前面两项，则式(2-59)的模可简化为

$$|U_{c1}|\approx\frac{U_c\omega C_1R_2}{1+K} \tag{2-60}$$

式(2-60)表明，加入右腿驱动后，人体共模信号 U_{c1} 和共模驱动放大器增益 K 成反比，K 值一般都很大。人体共模信号 U_{c1} 还和右腿驱动限流电阻 R_2 成正比，所以 R_2 值越小越好，但为防止驱动电流故障而造成人体被电击，R_2 值不能太小。R_2 可选 100 kΩ 或更大。

5. 集成仪表放大器 AD620

AD620 是一款单芯片仪表放大器，采用经典的三运放改进设计。通过调整片内电阻的绝对值，用户只需一个电阻便可精确确定增益 G(G=100 时精度可达 0.15%)。单芯片结构和激光晶圆校准技术可确保此电路的高性能。其结构及引脚图如图 2-13 所示。使用时只需在 1 脚与 8 脚间接入电阻 R_G以确定所需增益。其增益计算公式为

$$G=\frac{49.4\ \text{k}\Omega}{R_G}+1$$

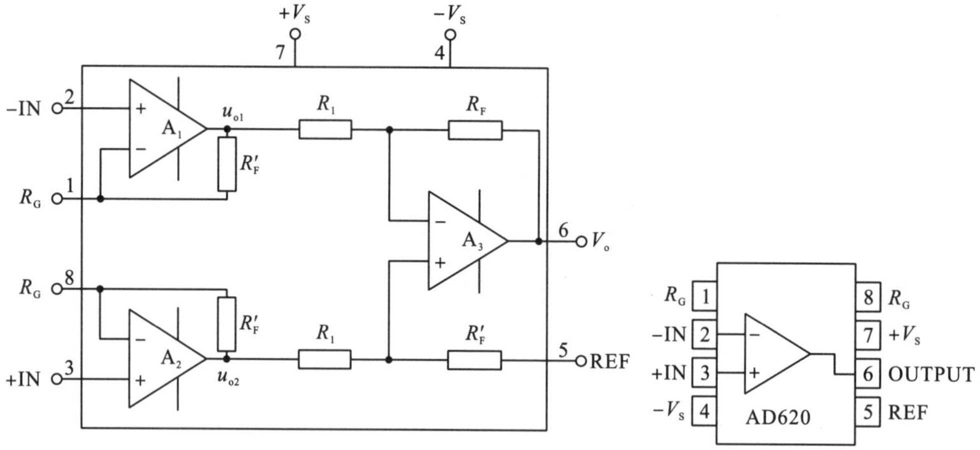

图 2-13　AD620 芯片结构及引脚图

AD620 具有低噪声、低输入偏置电流和低功耗等特性，非常适合于医疗仪器的应用系统，如 ECG 放大和血压测量设备等。

1)压力测量

图 2-14 中显示了一个 3 kΩ 压力传感器电桥，它采用 5 V 电源供电，电桥功耗仅为 1.7 mA。增加 AD620 和缓冲分压器后便可对信号进行调理，总电源电流仅 3.8 mA。

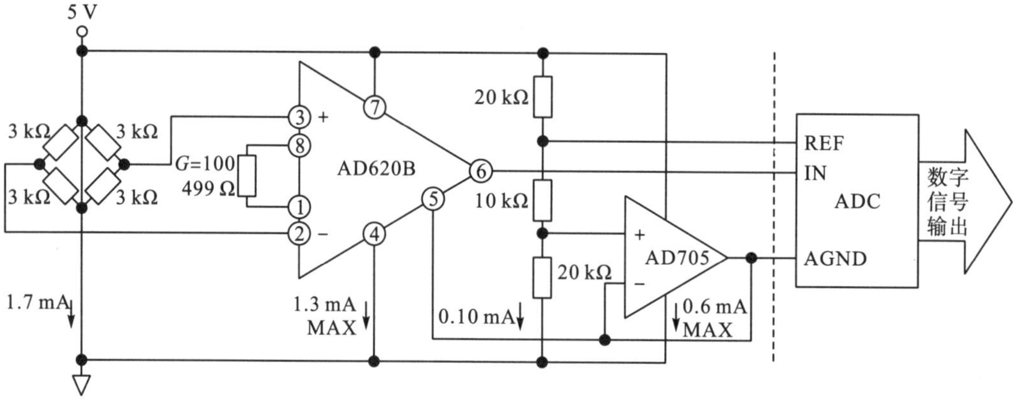

图 2-14　压力监测仪电路

2)医用心电图监测

AD620 具有低电流噪声特性，因此可用于信号源电阻常常高达 1 MΩ 乃至更大的心电图监测仪，如图 2-15 所示。AD620 的功耗和电源电压均可很低，并且采用节省空间的 8 引脚微型双列直插式(DIP)封装和小外形集成电路(SOIC)封装，因而很适用于电池供电式数据记录器。此外，AD620 的低偏置电流和低电流噪声特性与低电压噪声特性相结合，可

提高动态范围，确保获得更好的性能。适当选择电容 C_1 的值，则可使右腿驱动环路保持稳定。此电路须增加绝缘等适当的安全措施，以避免患者可能受到伤害。

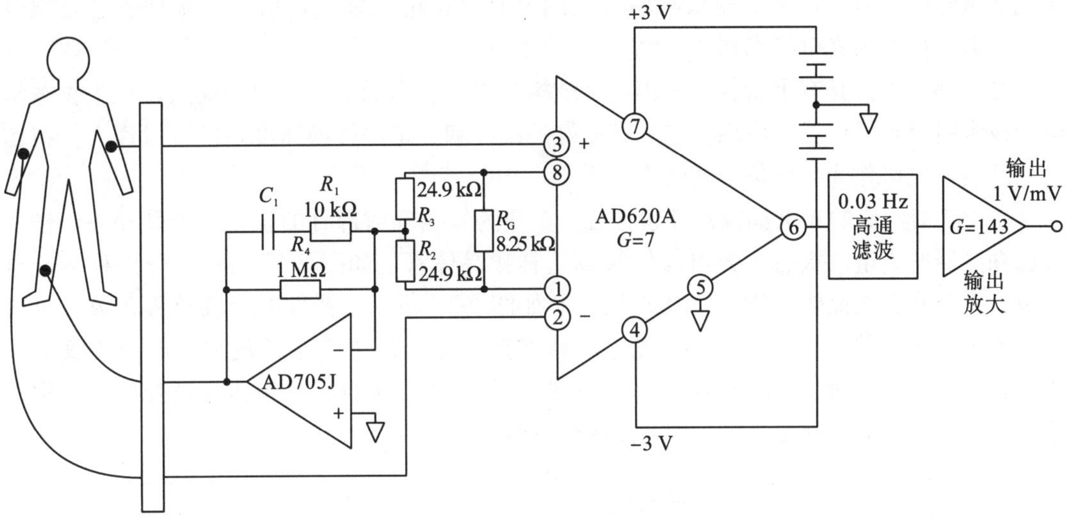

图 2-15　医用心电图监测仪电路

2.1.3　光电耦合隔离

为了人体安全的，生物电信号测量通常采用浮地形式，以便实现人体与电气设备的隔离，同时提高放大器抑制干扰能力。所谓浮地(或浮置)，即信号在传递的过程中，不是利用一个公共的接地点逐级地往下面传送，如我们所熟知的阻容耦合、直接耦合等，而是利用诸如电磁耦合或光电耦合等隔离技术。信号从浮地部分传递到接地部分，两部分之间没有电路上的直接联系，通过地线产生的漏电流完全被抑制。电气隔离原理如图 2-16所示。隔离级不但保障了人体的绝对安全，而且消除了地线中的干扰电流。

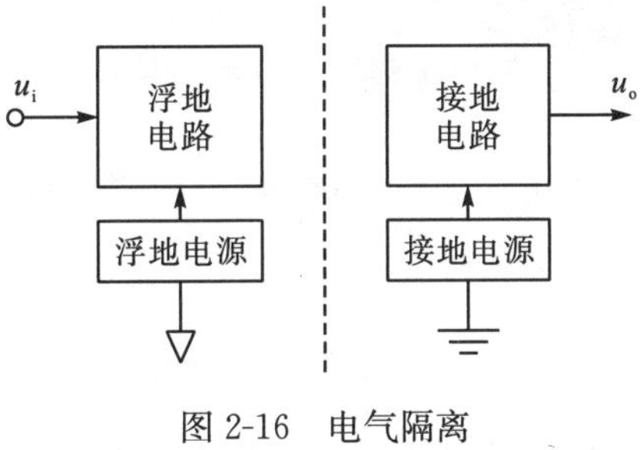

图 2-16　电气隔离

实现电气隔离，即隔离级设计，通常采用两种方案：一是通过电磁耦合，经变压器传递信号：二是通过光电耦合，用光电器件传递信号，这是目前采用最多的方案，具有广阔的发展前途。本节主要介绍光电耦合隔离级设计。

光电耦合器是将发光二极管(LED)和光敏元件(光敏电阻、光电二极管、光电三极管等)组装在同一密闭的壳体内，彼此间用透明绝缘体隔离而形成的二端口器件。发光源的引脚为输入端，受光器的引脚为输出端。

发光元件为输入回路，使用时将电信号送入输入侧的发光器件，将电信号转换成光信号，由输出侧的光敏器件(又称受光器件)接收并再转换成电信号。光敏元件作为输出回路将光能再转换成电能，由于输出与输入之间没有直接电气联系，信号传输是通过光耦合的，所以也被称为光电隔离器。

光电耦合器件具有重量轻、应用电路结构简单、成本低廉等突出的优点，在生物医学电子技术中得到了广泛的应用。它具有良好的线性和一定的转换速度，既可以作为模拟信号的转换，也可作为数字信号的转换。

由 PN 结构成的光电耦合器件包含有一个作为发送辐射部件的发光二极管和一个作为辐射探测器的光电二极管、光电晶体管或达林顿晶体管，如图 2-17 所示，分别称为光电二极管耦合和光电晶体管耦合，其常见外形如图 2-18 所示。器件的电流转移系数或电流变换比可以从有关的资料上查阅。光电晶体按照晶体管的电流增益放大光电二极管的电流，具有 0.1～0.5 的电流转移系数。为了提高电流转移系数，改用达林顿管形式，构成达林顿光电管，可以获得 1～10 的电流转移系数。

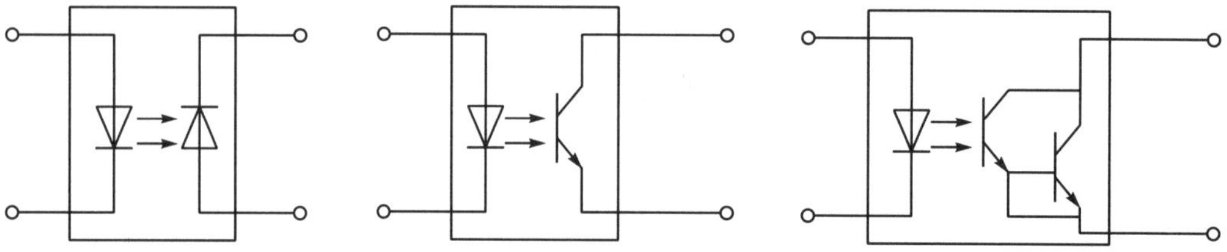

(a)二极管光耦　　(b)晶体管光耦　　(c)达林顿晶体管光耦

图 2-17　光电耦合器件

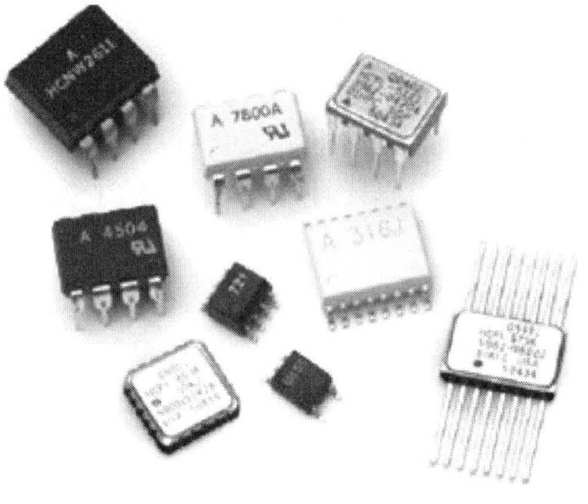

图 2-18　常用光电耦合器件外形

光电耦合器件的工作频率受光电晶体管基极和集电极之间的电容的影响，不加补偿改进的简单应用电路的频率上限为 100 kHz，而光电二极管耦合器可以获得 1 MHz 的工作频率。

图 2-19 所示为互补形式的耦合级电路，它利用两个光电器件特性的对称性提高耦合级电路的线性度。

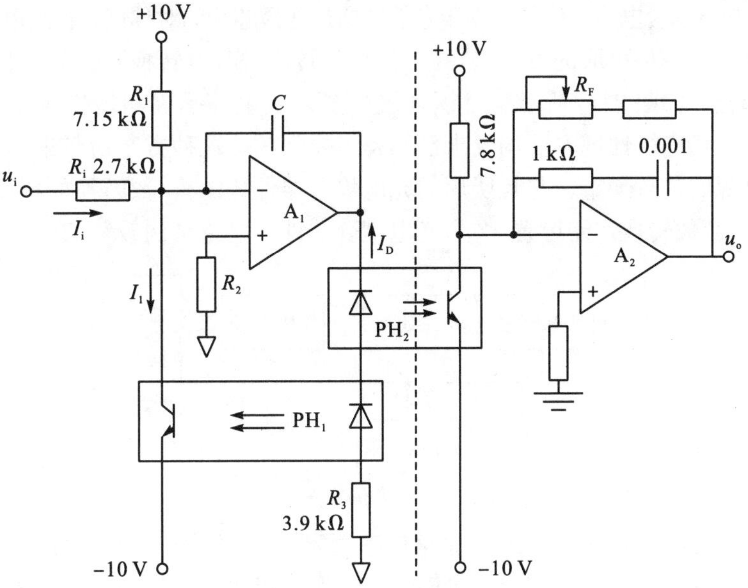

图 2-19　互补式光电耦合电路

PH_1和 PH_2是经过严格挑选的特性对称的两个光电耦合器，运放 A_1和运放 A_2工作在线性状态。A_1通过 PH_1形成负反馈。PH_1和 PH_2的电流转移系数分别是β_1 和β_2，在静态时，根据运算放大器的理想特性及电路的结构可知 $I_i=I_1$，电容 C 中的电流为 0。当信号 u_i 到达平衡时($\Delta I_c=0$)不难导出

$$\Delta I_1 = \Delta I_i = \frac{u_i}{R_i},\quad \Delta I_1 = \beta_1 \Delta I_D$$

相应地，对于耦合输出级 A_2，$\Delta I_2=\beta_2\Delta I_D=\Delta I_F$，输出 $\Delta u_o=R_F I_F$。由于 PH_1和 PH_2的对称性，对应某确定的 I_D 值，$\beta_1=\beta_2$，所以，$\Delta u_o=\dfrac{R_F}{R_i}\Delta u_i$，$\dfrac{R_F}{R_i}$为电路的电压转换比率。

在电路设计中，R_3和 C 的设置是很重要的，其作用是改善电路的稳定性和频率特性。光电耦合器件的工作速度远远低于运放器件的工作速度。在 A_1进入工作状态的瞬间，光电耦合形成的负反馈环路是断开的，负反馈过程来不及建立，造成 A_1输出端电压的过冲，在负反馈环内引入 R_3之后，反馈系数变小，从而增加了电路的稳定性。电容 C 的引入为 A_1提供了一个快速反馈环路。这样，A_1组成的浮地部分通过电容 C 和光电耦合器件 PH_1构成两条反馈支路。图 2-19 所示互补式光电耦合电路参数的设计如下：

(1)静态工作电流 I_1的设计值取 1～2 mA，在其动态范围之内，I_1值较大时，噪声明显增加。

(2)R_3取值应满足$\dfrac{I_{1\max}}{\beta}R_3+2U_D<U_c$。其中，$U_D$为发光二级管导通电压；$U_c$ 为电容 C 的电压。在最大输入信号下，R_3的值应符合运放 A_1的动态范围。

(3)$R_i\approx 0.5u_{i\max}/(I_1-0.5\ \mathrm{mA})$。

(4)C 通常取 1500 pF 左右。

(5)R_F由 R_i和所要求的电压转换比确定，$\Delta u_o=\dfrac{R_F}{R_i}\Delta u_i$。

互补方式光电耦合电路的优点，在于它能够通过选择芯片的对称性，提高电路的线性度。

实现隔离的另一种可取的方案是在经过 A/D 转换(模/数转换)之后，对量化的数字信号进行光电耦合，如图 2-20 所示。对耦合级的要求，主要是提高转换速度，展宽光电耦合级的频带；而相应线性度方面的要求已不是主要问题。这种方案所带来的问题是隔离级之前的浮地电源的负载加重，并且所用的光电耦合器件数随模/数转换的精度提高而增加。如对 12 bit 的模/数转换，需设置 12 个光电耦合器件。电路结构较复杂，用的器件较多。

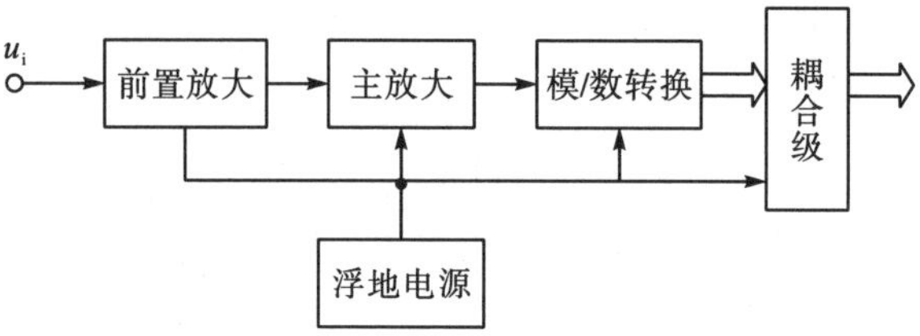

图 2-20　数字信号光电耦合

数字信号的光电耦合级可以采用简单的单级耦合电路(图 2-21)。浮地电源通过 R 为发光二极管提供静态工作电流，使光电耦合器工作在线性区。光电三极管中的信号电流经 R_L 送入同相放大器 A，作为耦合输出。R_L 与光电耦合器件的结电容形成的时间常数 τ_p，将影响耦合级的工作速度。当 R_L 增大时，频率响应变差。R_L 的阻值在几百欧左右，选用快速光电耦合器件 6N137 可以获得更宽的通频带，6N137 的响应时间为 50 ns，这一技术参数是真实放大变化信号成分所必需的。

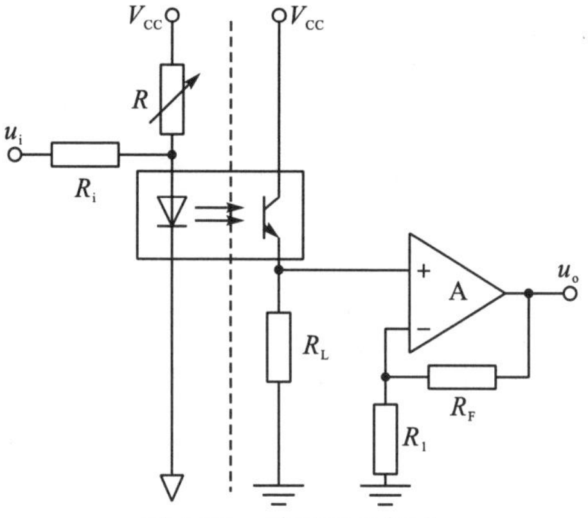

图 2-21　单级光电耦合

下面介绍一种集成光电隔离放大器 ISO130。ISO130 是一种抗干扰能力很强的隔离运算放大器，可在强噪声环境中保持较高的线性度及稳定性。其结构原理图如图 2-22 所示。

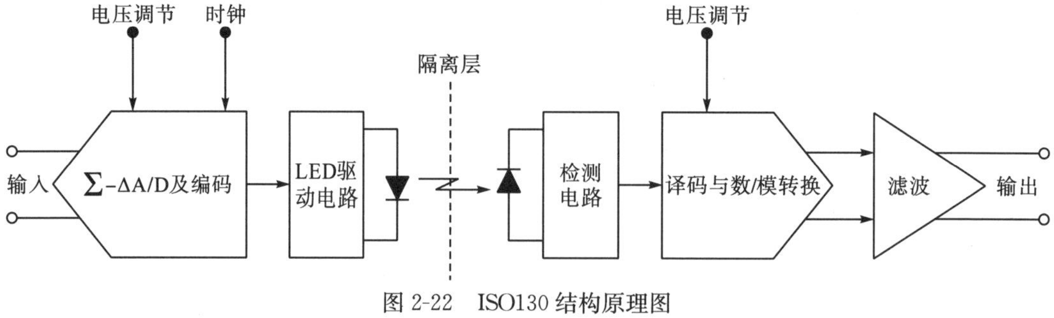

图 2-22　ISO130 结构原理图

ISO130 引脚图如图 2-23 所示。

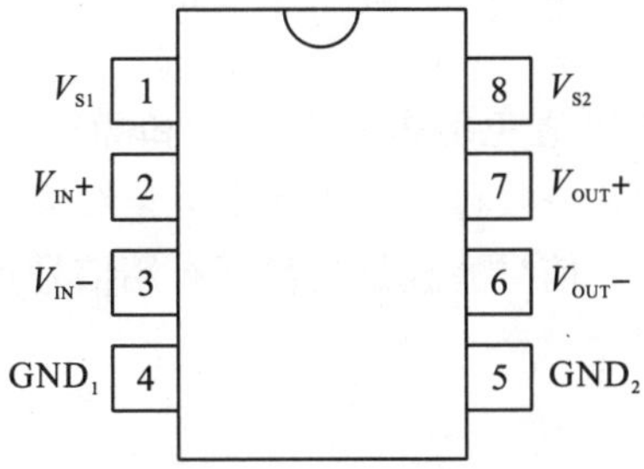

图 2-23　ISO130 引脚图

ISO130 采用塑料封装中的一个高速光隔离层，把输入部分和输出部分从电气上隔离开。输入信号通过一个 $\Sigma-\Delta A/D$ 转换器后，变成一个时间平均的串行位序列，这组数字信号再以光电形式通过隔离层。输出部分得到数字信号并把它转换成模拟电压，然后再通过滤波器产生输出信号。内部的放大器是削波器漂移补偿放大器，使器件的精度不受温度和时间影响。编码电路发出一个脉冲，作为每个被传输的转换数据的起始端，从而抵消光电传输数据的脉宽失真。这种编码设计减小了 LED 的某些不理想的特性的影响，如非线性和随时间、温度发生漂移。

采用 ISO130 线性集成光电隔离放大器的 ECG 电路如图 2-24 所示。

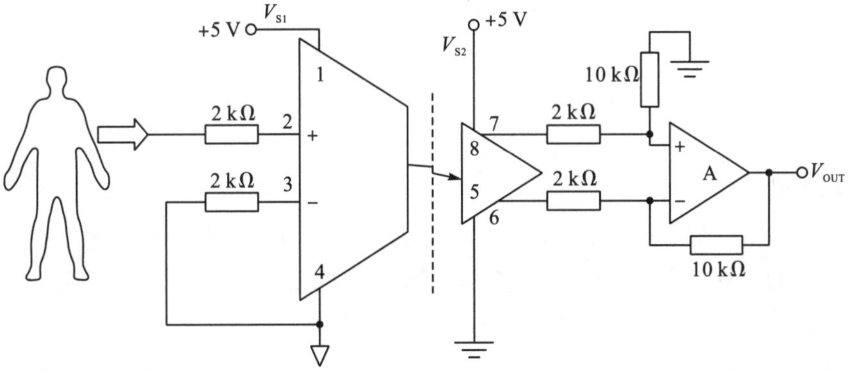

图 2-24　采用 ISO130 的 ECG 放大电路

输入端的心电信号先放大到不超过 200 mV 的电平，通常为 50 mV。ISO130 的输出端 6、7 为双端差分信号，通过一个运算放大器 TL084 组成的差动放大器，将双端信号变为单端信号输出，同时差动放大器提供一定增益，$10k/2k=5$。为了改善线性和减小非线性温度漂移，ISO130 的 3 号引脚接前级浮地，输入端 2 脚的输入电压变化范围不应超过 200 mV。此外，电源电压的波动会影响 ISO130 的性能，要使用稳压性能良好的隔离电源装置。

2.2 信号滤波

从传感器中获取的信号不可避免地携带有干扰和噪声，尤其在生物医学信号的测量中，在相当微弱的有用信号中，一般存在高出几个数量级的干扰和噪声。为了得到有用信号，需要将干扰和噪声分离开。信号滤波是在保证有用信号正常传递的情况下，将噪声对测量的影响减少到所允许的程度。

2.2.1 基本概念

滤波器是对波进行过滤的器件。“波”是一个非常广泛的物理概念，在电子技术领域，“波”被狭义地局限于特指描述各种物理量的取值随时间起伏变化的过程。该过程通过各类传感器的作用，被转换为电压或电流的时间函数，被称为各种物理量的时间波形或者信号。因为自变量时间是连续取值的，所以称之为连续时间信号，又习惯地称之为模拟信号。随着数字式电子计算机(一般简称计算机)技术的产生和飞速发展，为了便于计算机对信号进行处理，产生了在抽样定理指导下将连续时间信号变换成离散时间信号的完整的理论和方法。也就是说，可以只用原模拟信号在一系列离散时间坐标点上的样本值表达原始信号而不丢失任何信息，即

$$f(t)\xrightarrow{\text{抽样}}f(n\Delta t)\qquad n=0,1,2,\cdots \tag{2-61}$$

事实上，为真正适合于计算机的处理，还必须把抽样值(幅度)量化为数字。Δt 的实际大小对量化以后的处理过程无关紧要，于是模拟信号最终被处理成一个数字序列，即

$$f(n\Delta t)\xrightarrow{\text{量化}}x(n)\qquad n=0,1,2,\cdots \tag{2-62}$$

该序列即称为数字信号。

既然波、波形、信号这些概念表达的是客观世界中各种物理量的变化，自然就是现代社会赖以生存的各种信息的载体。信息需要传播，靠的就是波形信号的传递。信号在它的产生、转换、传输的每一个环节都可能由于环境中干扰的存在而畸变。有时，甚至是在相当多的情况下，这种畸变还很严重，以至于信号及其所携带的信息被深深地埋在噪声当中了。即

$$f'(t)=\alpha(t)f(t)+\beta(t) \tag{2-63}$$

或

$$x'(n)=a(n)x(n)+b(n) \tag{2-64}$$

滤波，本质上是从被噪声畸变和污染了的信号中提取原始信号所携带的信息的过程。

如果滤波处理是针对模拟信号进行的，也就是说是以模拟信号通过用模拟元器件构造的网络，或者对模拟信号进行模拟量的计算，可以称为模拟滤波。模拟器件网络往往被称为模拟滤波器。

如果滤波处理的主要过程是针对数字信号进行的，也就是说让数字信号通过由数字元器件或数字信号处理器(digital signal processing ，DSP)构造的网络，或者对数字序列直接在计算机中进行运算的，可以称为数字滤波。照理说，与模拟滤波器相对，存在由数字

器件构成的数字滤波器硬件。但由于超大规模集成器件技术的发展，当今的数字滤波几乎无一例外地是作为整个数字信号处理过程的一个环节，在以 DSP 为核心器件的硬件系统（板、卡等），以及它的宿主计算机系统构成的处理平台上计算完成的。其中数字信号处理的主要运算是在特别为这种运算特点所设计和发展起来的 DSP 中完成。

另外，从滤波器所负有的“从噪声中恢复信息”使命的角度看，整个数字信号处理系统就是一个数字滤波器，或者说，数字信号处理的核心就是数字滤波。在这一点上与模拟滤波器有很大的差异。到目前为止，模拟滤波器一般还是指一个完成波形过滤、规模不大、用有源元件（受控电压源、电流源、特别是运算放大器等）和（或）无源元件（R、L、C）构成的电路部件。含有源器件的称为有源模拟滤波器，在最近二三十年内，它已实现了集成化，并且商业型号不断增多，一般表现为一个引脚数不超过 24 的小规模模拟集成电路。单纯由 R、L、C（电阻、电感和电容器件）构成的滤波器称为无源滤波器。

数字系统要比模拟系统有更加强大的功能，可以实现一些十分复杂的处理，且精度高、稳定性好、信号可传输性强、功能灵活、系统集成性、拓展性强等。虽然处理速度不及模拟系统快（后者除了电路延迟，可以说处理时间趋于零），但处理速度的发展提高很快，越来越好地满足了众多信息处理领域对处理速度的要求。数字滤波器与模拟滤波器相比有类似的优点和特长，但为什么数字滤波器并不能完全取代模拟滤波器呢？其主要原因如下：

（1）所有数字系统的前端，一般需要一个对微弱信号预处理的部分；在抽样之前，还需要一个对信号最高频率进行限制的处理等。这些都只能使用模拟滤波器。

（2）数字处理系统，结构复杂、代价高，并且不是万能的。在那些只需要或只能够使用模拟系统的情况下，模拟滤波器依然是电路的重要组成部分。总之，模拟滤波器是模拟电子设备的基础性电路，到目前为止，仍有着广泛的应用。

（3）模拟滤波器作为一个二端或四端网络，有着悠久的历史，完整的理论和方法，是学习和研究数字滤波器的基础；数字滤波器所表达的网络特性、一些设计方法都源自模拟滤波器并借用模拟滤波器的方法。

2.2.2　滤波器的种类

滤波器的通频带（简称通带）是指信号中的频率分量可以顺利通过的频率范围。滤波器的截止频带（简称止带）是指信号中的频率分量被有效地扼制或衰减的频率范围。对一个实际的而不是理想的滤波器，这两个频带之间的变化不是突然的，而只能是渐变的，我们称之为过渡带。过渡带越窄，止带内的衰减越大、滤波器的频率选通特性越好，滤波效果越好。

根据通带的频率范围，滤波器可以分为以下几个种类：

1. 低通滤波器

图 2-25(a)所示为一个理想的低通滤波器（low pass filter，LPF）的幅频特性曲线。在 $0 \leqslant \omega \leqslant \omega_p$ 频率范围内，滤波器增益为 K；而当 $\omega > \omega_p$ 时，增益为 0。低通滤波器的低端频率一定是 $\omega=0$，即包括直流这一点，否则不是严格意义上的低通滤波器。低通滤波器有广泛的用途，因为无论是原始的语音、数据信号，还是工业过程的控制参数，都集中在从直

流到某一个频率范围之内。低通滤波器还是许多信号处理过程中的一个必要环节。它必须在信号数字化之前进行，用模拟滤波器实现。例如，典型的就是信号取样之前，为限制信号的最高频率的“抗折叠滤波器”。另外，低通滤波器还是滤波器设计的基础，别的滤波器设计可以从低通滤波器中变换求得。

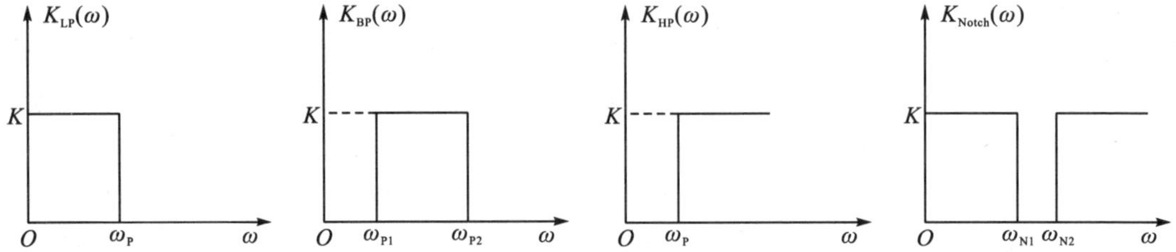

(a)低通滤波器 (b)带通滤波器 (c)高通滤波器 (d)带阻滤波器

图 2-25 滤波器分类

2. 带通滤波器

图 2-25(b)所示为一个理想带通滤波器(band pass filter，BPF)的幅频特性曲线。在 $\omega_{P1} \leqslant \omega \leqslant \omega_{P2}$ 频率范围内，滤波器的增益为 K，当 $\omega < \omega_{P1}$ 及 $\omega > \omega_{P1}$ 时，$K_{BP}(\omega)=0$。低通信号往往必须被调制才能传递，调制之后即变成带通信号；当然自身就是带通信号的信号形式也很多，如各种形式的声呐发射信号。往往其本身就是一个带通型信号。另外，当 $\Delta\omega = \omega_{P2} - \omega_{P1}$ 非常小时，实际上滤波器是选出某一频率的单个谱线，这种带通滤波器往往被称为选频放大器，带通滤波器也是用途非常广泛的滤波器。

3. 高通滤波器

图 2-25(c)所示一个理想高通滤波器(high pass filter，HPF)的幅频特性曲线。在 $\omega > \omega_P$ 频率范围内，滤波器的增益为 K；而当 $\omega < \omega_P$ 时，增益 $K_{HP}(\omega)=0$。

4. 带阻滤波器

图 2-25(d)所示为一个理想带阻滤波器(band resisted filter，BRF)的幅频响应曲线，在 $\omega_{N1} \leqslant \omega \leqslant \omega_{N2}$ 频率范围内，$K(\omega)=0$，而在其他范围内，$K(\omega)=K$。当 $\Delta\omega = \omega_{N2} - \omega_{N1}$，$M$ 非常小时，滤波器起阻止某单个线谱分量通过的作用，特别地称为陷波器。一个典型的用途是滤除 50 Hz 工频(或二倍频 100 Hz)对系统的干扰。在许多应用场合，观察频率范围要低到 50 Hz 或 100 Hz 以下，这时高通滤波器无能为力，只有使用 50 Hz 或(和)100 Hz 滤波器。另外，带阻滤波器也是若干近代信号处理过程中的一个环节，不过用模拟滤波器实现的机会较少。

5. 全通滤波器

“全通”是表示滤波器的幅频响应与频率无关。全通滤波器(all pass filter，APF)的作用仅表现在 $\varphi(\omega)$，因而在时延电路、相移均衡电路中被广泛使用。这里顺便指出一点，线性相移 $\varphi(\omega)=k\omega$ 是低通滤波器、带通滤波器、高通滤波器和带阻滤波器所希望的，但是对于这几种模拟滤器，我们无法实现；当过渡带越窄时，实际的 $\psi(\omega)$ 就越是偏离 $k\omega$，且呈现更大的非线性。当系统对信号频率分量通过滤波器之后的相移有要求时，设计者必须充分注意这一点。

6. 组合滤波器

不同种类的滤波器串、并联，可以获得一些单个滤波器不易做到的频率特性，使滤波器的各项参数达到折中要求，降低单个滤波器的设计难度。例如，我们可以用一个低通滤波器和一个高通滤波器串联形成一个相对带宽 $\Delta f/\Delta f_0$ 很大，而选择性又较好的带通滤波器；用两个或三个带通滤波器以不同的中心频率 f_0 形成所谓参差调谐，获得 $\Delta f/\Delta f_0$ 大、选择性好的带通滤波器；用多个带通滤波器和带阻滤波器并联，形成多频段的或多频点的带通滤波器或带阻滤波器。

2.2.3　滤波器主要技术参数

滤波器作为一个四端网络有一系列的网络参数，本节所涉及的内容是与滤波器功能及其使用性能有关的技术参数。图 2-26 以低通滤波器为例标出了有关参数。

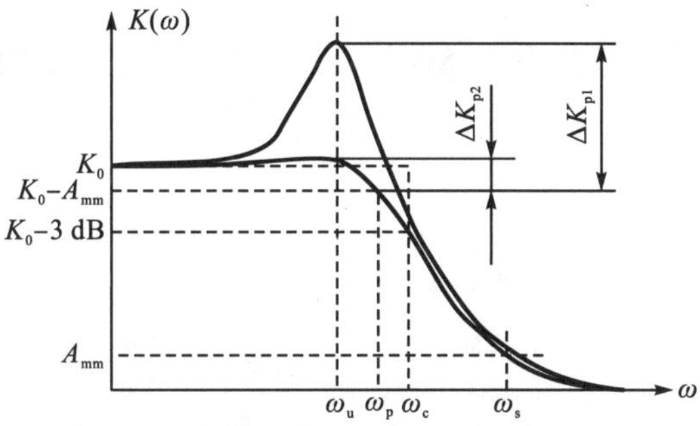

图 2-26　低通滤波器特性

1. 谐振频率 ω_0

谐振频率是滤波器自身的固有频率，一般情况下，它就是带通滤波器的中心频率。但它并不是带通滤波器专有的，只不过其意义不像带通滤波器那么明确和重要。任何一个系统都有其固有频率，而任何等于固有频率的外加激励都会有更强的响应，这是由滤波器类型、结构及其元件参数决定的。

2. 转折频率 ω_C

转折频率又称截止频率，它指幅频特性下降到 3 dB 点上的频率。但是，要注意 0 dB 点的选择问题。对于低通滤波器，0 dB 对应 $K(\omega=0)$；对于带通滤波器，0 dB 对应真 $K(\omega)=K(\omega_0)$；而对于高通滤波器和带阻滤波器来说，其定义的随意性较大。

3. 通带增益 $K(\omega)$ 和 K_0

对于非理想特性，通带内的增益实际上不是固定的，而是 ω 的函数。但对低通滤波器，一般用 K_0 特指 $\omega=0$ 处的直流增益；对带通滤波器，K_0 往往指 $\omega=\omega_0$ 处的增益。

4. 带宽 $\Delta\omega$

对于低通滤波器和带通滤波器，$\Delta\omega$ 是指通带宽度；对于高通滤波器和带阻滤波器，$\Delta\omega$ 是指阻带宽度。至于在图 2-26 中哪一个频率点上或在带通滤波器的哪两个频率点之间计测 $\Delta\omega$，是一个规定颇为多样的问题，与滤波器的种类、特性曲线的样子有关。

5. 品质因数 Q 和阻尼系数 α

品质因数 Q 和阻尼系数 α 是一对衡量滤波器对频率选择性的指标。品质因数是指谐振频率与带宽之比，即

$$Q=\frac{\omega_0}{\Delta\omega} \tag{2-65}$$

称阻尼系数则为

$$\alpha=Q^{-1}=\frac{\Delta\omega}{\omega_0} \tag{2-66}$$

6. 矩形系数 S

矩形系数 S 是衡量滤波器频率选择性的另一个指标，比品质因数更讲究对滤波器幅频特性形状的描述及控制：

$$S_\delta=\frac{\Delta\omega_\delta}{\Delta\omega_{-3\text{dB}}} \tag{2-67}$$

例如，$\delta=-20$ dB 和 $\delta=-40$ dB，则

$$S_{-20\text{dB}}=\frac{\Delta\omega_{-20\text{dB}}}{\Delta\omega_{-3\text{dB}}},\quad S_{-40\text{dB}}=\frac{\Delta\omega_{-40\text{dB}}}{\Delta\omega_{-3\text{dB}}}$$

显然 S_δ 越接近 1，滤波器的选择性越佳，即在保证一定带宽 $\Delta\omega_{-3\text{dB}}$ 的条件下，过渡带越窄外信号受到的衰减越大。

7. 通带内增益波动 ΔK_1 和带外波动 ΔK_2

图 2-26 中只画出了带内的一次波动，实际上可以存在多次波动；带外也可能存在一次或多次波动。ΔK_1 给系统的传递系数造成误差，ΔK_2 恶化了带外的衰减特性。

8. 滤波器参数的元件变化灵敏度 S_x^y

滤波器由多个元件构成，每一个元件的值都会因电压、温度、时间(老化)的变化而改变，从而改变了滤波器的设计参数。由不同的电路、元件构成的滤波器，这种参数改变是不同的，通常用灵敏度来衡量其影响程度：

$$S_x^y=\frac{\dfrac{\mathrm{d}y}{y}}{\dfrac{\mathrm{d}x}{x}} \tag{2-68}$$

式中，y 和 $\mathrm{d}y$ 分别为滤波器参数及其增量；x 和 $\mathrm{d}x$ 为元件参数及其增量。我们在设计或

选用滤波器时，要非常注意S_x^y，视不同运用场合，妥善处理与其他技术指标的折中和协调。

2.3　信号线性变换

在信号的测量、处理、传输、记录与显示及控制等领域中，为了抗干扰、提高传输效率和满足不同设备及电路连接等需要，会广泛地应用各类信号变换技术。按变换的方式分类，信号变换可分线性变换与非线性变换两大类。线性变换是采用线性电路来完成的，只能改变信号频谱分量的相对大小，而不会产生新的频率成分，某些波形变换、电压/电流变换可依靠线性变换电路来完成。非线性变换是采用非线性电路来完成的，利用非线性电路可以实现频率变换，如混频、分频和倍频，都必须采用非线性变换技术。信号的非线性变换主要应用于信号的传输，特别是信号的远距离传输。这里主要介绍信号线性变换。

2.3.1　电流/电压变换

1. 电压/电流变换电路

电压/电流变换电路(voltage to current convertor，VCC)用来将电压信号变换为与电压成正比的电流信号。电压/电流变换电路按负载接地与否可分为负载浮地型和负载接地型两类。

1)负载浮地型电压/电流变换电路

负载浮地型电压/电流变换电路常见的形式如图 2-27 所示，其中，图 2-27(a)是反相式，图 2-27(b)是同相式，图 2-27(c)是电流放大式。反相式负载浮地型电压/电流变换电路中，输入电压 V_i 加在反相输入端，负载阻抗 Z_L接在反馈支路中，故输入电流 i_i 等于反馈支路中的电流 ，即

$$i_i = i_L = \frac{V_i}{R_1} \tag{2-69}$$

式(2-69)表明，负载阻抗中的电流 i_L 与输入电压 V_i 成正比，而与负载阻抗 Z_L无关，从而实现了电压与电流变换。

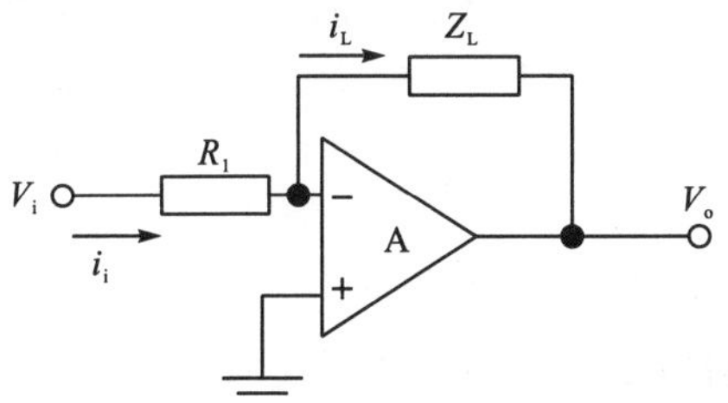

(a)反相式

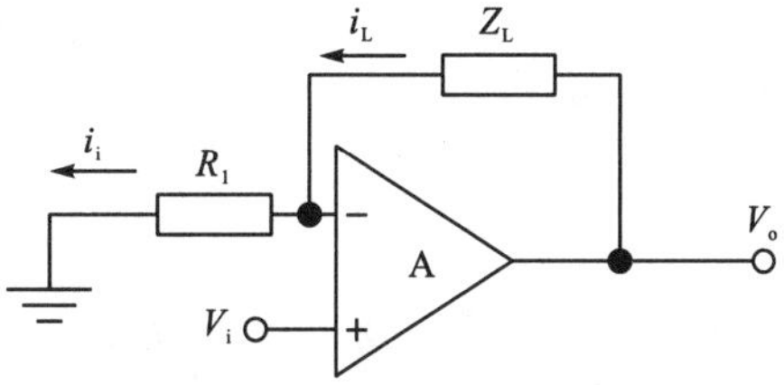

(b)同相式

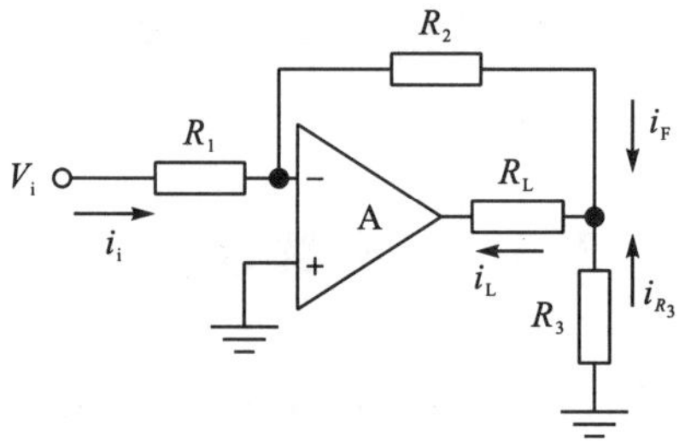

(c)电流放大式

图 2-27 负载浮地型电压/电流变换电路

这个电路的缺点是，要求信号源和运算放大器都能给出要求的负载电流值，这是由于信号 V_i 加于运算放大器反相输入端所造成的。图 2-27 (b)所示的同相式负载浮地型电压/电流变换电路中，信号接于运算放大器的同相端，由于同相端有较高的输入阻抗，因而信号源只需提供很小的电流。不难得出：负载电流 $i_i=i_L=\frac{V_i}{R_1}$，即负载电流 i_L 与输入电压 V_i 成正比，且与负载阻抗无关。图 2-27(c)所示为电流放大式负载浮地型电压/电流变换电路，在这个电路中，负载电流 i_L 大部分由运算放大器提供，只有很小一部分由信号源提供，且有

$$i_L = i_F + i_R \tag{2-70}$$

式中，反馈电流 i_F 和电阻 R_3 中的电流 i_{R_3} 为

$$i_F = i_i = \frac{V_i}{R_1} \tag{2-71}$$

$$i_{R_3} = \frac{-V_o}{R_3} = \frac{V_i\dfrac{R_2}{R_1}}{R_3} \tag{2-72}$$

将 i_F 和 i_{R_3} 分别代入式(2-70)中，则有

$$i_L = \frac{V_i}{R_1} + \frac{V_iR_2}{R_1R_3} = \frac{V_i}{R_1}\left(1+\frac{R_2}{R_3}\right) \tag{2-73}$$

由式(2-73)可知，调节 R_1、R_2 和 R_3 都能改变变换电路的变换系数，只要合理地选择参数，电路在较小的输入电压 V_i 作用下，就能给出较大的与 V_i 成正比的负载电流 i_L。但该电路要求运算放大器给出较高的输出电压。

当需要较大的输出电流，或较高的输出电压(负载 Z_L 有较大的阻抗值)时，普通的运放可能难以满足要求。图 2-27 所示为大电流和高电压输出电压/电流变换电路。对图 2-27 (a)所示的电路，不难得出

$$i_L = i_i = \frac{V_i}{R_1} \tag{2-74}$$

由于采用了晶体管 T 来提高驱动能力，其输出电流可高达几安［培］，甚至于几十安［培］。当负载 Z_L 的阻抗值较高时，图 2-28(a)所示的电路中的运放仍然需要输出较高的电压。普通运算放大器的输出最高幅值不超过±18 V。即使是高压运算放大器，其输出最高幅值一般不超过±40 V，而且价格昂贵。采用图 2-28(b)所示的电路可以满足负载 Z_L 的阻抗值较高时需要较高输出电压的要求，该电路同时也能给出较大的负载电流。由于采用同

相输入方式，也具有很高的输入阻抗。对图 2-28(b)所示的电路可有

$$i_{\mathrm{L}} = \frac{\beta}{1+\beta} i_{\mathrm{I}} = \frac{\beta}{1+\beta} \frac{V_{\mathrm{i}}}{R} \tag{2-75}$$

式中，β 为晶体管 T 的直流电流增益。选用 β 值较大的晶体管，可有 $\beta \gg 1$，则

$$i_{\mathrm{L}} = \frac{V_{\mathrm{i}}}{R} \tag{2-76}$$

所以，对图 2-28(b)所示的电路应选用 β 值较大的晶体管才能得到较高的精度。应该指出的是，图 2-28 所示的电路只能用于 $V_{\mathrm{i}}>0$ 的信号。

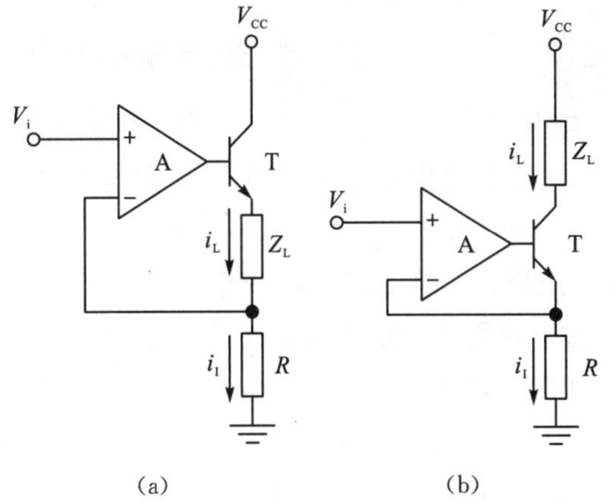

图 2-28　大电流和高电压输出电压/电流变换电路

2)负载接地型电压/电流变换电路

图 2-29(a)所示为一种典型的负载接地型电压/电流变换电路。

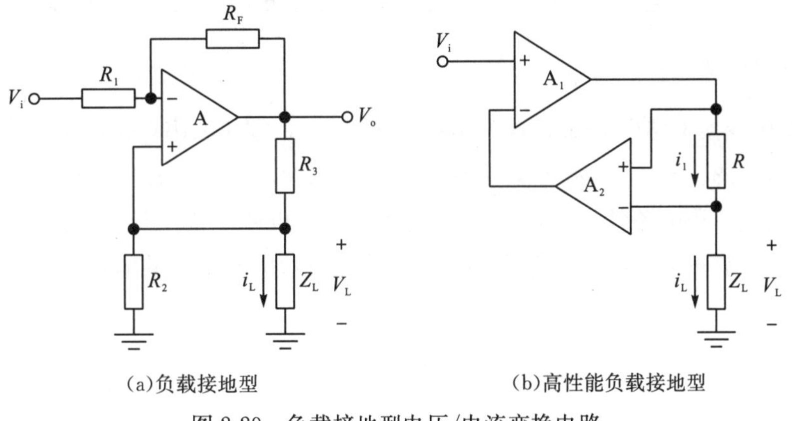

图 2-29　负载接地型电压/电流变换电路

利用叠加原理，可以写出

$$V_{\mathrm{o}} = -V_{\mathrm{i}} \frac{R_{\mathrm{F}}}{R_1} + V_{\mathrm{L}} \left(1 + \frac{R_{\mathrm{F}}}{R_1}\right) \tag{2-77}$$

式中，V_{L}为负载阻抗 Z_{L} 两端的电压，它也可看成是运算放大器输出电压 V_{o} 分压的结果，即

$$V_{\mathrm{L}} = i_{\mathrm{L}} Z_{\mathrm{L}} = V_{\mathrm{o}} \frac{R_2 \parallel Z_{\mathrm{L}}}{R_3 + (R_2 \parallel Z_{\mathrm{L}})} \tag{2-78}$$

由式(2-77)和式(2-78)可解得

$$i_L = \frac{-V_i \frac{R_F}{R_1}}{\frac{R_3}{R_2}Z_L - \frac{R_F}{R_1}Z_L + R_3} \tag{2-79}$$

若取$\frac{R_3}{R_2} = \frac{R_F}{R_1}$，有

$$i_L = -\frac{V_i}{R_2} \tag{2-80}$$

该式表明：只要满足$\frac{R_3}{R_2} = \frac{R_F}{R_1}$，该电路便能给出与输入电压 V_i 成正比的电流 i_L输出，而且与负载阻抗无关。该电路的输出电流 i_L 将会受到运算放大器输出电流的限制，负载阻抗 Z_L的大小也受到运算放大器输出电压 V_o 的限制，在最大输出电流 i_{Lmax}时，应满足

$$V_{omax} \geqslant V_{R3} + L_{Lmax}Z_L \tag{2-81}$$

为了减小电阻 R_3上的压降，应将 R_3和 R_F取小一些，而为了减小信号源的损耗，应选用较大的 R_1和 R_2值。该电路最大的缺点是引入了正反馈，使得电路的稳定性降低。

图 2-29(b)所示为高性能负载接地型电压/电流变换电路，既可以在负载接地的情况下得到很高的变换精度，又具有很高的工作稳定性。电路中 A_1为普通运算放大器，A_2为仪器放大器(如 AD620)。假定 A_2的增益为 K，则有

$$V_i = KRi_1 = KRi_L \tag{2-82}$$

$$i_L = \frac{V_i}{KR} \tag{2-83}$$

所以，电压/电流变换电路常用作传感器或其他检测电路中的基准(参考)恒流源。

2. 电流/电压变换电路

电流/电压变换电路(current to voltage convertor，CVC)用来将电流信号变换为成正比的电压信号。图 2-30 所示为电流/电压变换电路原理图。图中 i_s 为电流源，R_s为电流源内阻。理想的电流源的条件是输出电流与负载无关，也就是说电流源内阻 R_s应很大。若将电流源接入运算放大器的反相输入端，并忽略运算放大器本身的输入电流 i_B，则有

$$i_F = i_s - i_B \approx i_s \tag{2-84}$$

即输入电流 i_s 全部流过反馈电阻 R_F，电流 i_s 在电阻 R_F上的压降就是该电路的输出电压

$$V_o = -i_s R_F \tag{2-85}$$

式(2-85)表明，输出电压 V_o 与输入电流 i_s 成正比，即实现了电流/电压的变换。若运算放大器的输出阻抗很低，那么可用一般的电压表在输出端直接测定输入电流值大小，其变换系数就是 R_F值。若被测电流 i_s 很小，为了要有一定的输出电压数值，应该取较大的 R_F值，但 R_F值越大，必然带来两个问题：一是大阻值的电阻不容易找到，精度也差；二是输出端的噪声也越大。在实用上，一是采用“T”型电阻网络替代大阻值电阻，这时可采用较小阻值的电阻；二是为了要降低噪声，可在电阻 R_F的两端并接一个小电容来解决，该电容本身的漏电流应足够小。

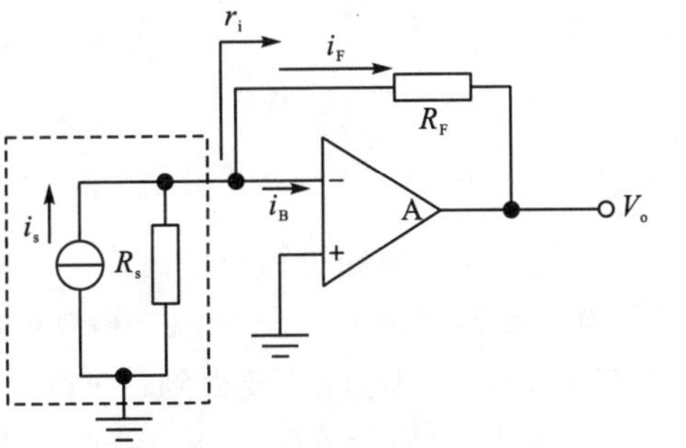

图 2-30　电流/电压变换电路原理图

图 2-31 给出了测量微弱电流信号的电流/电压变换电路。

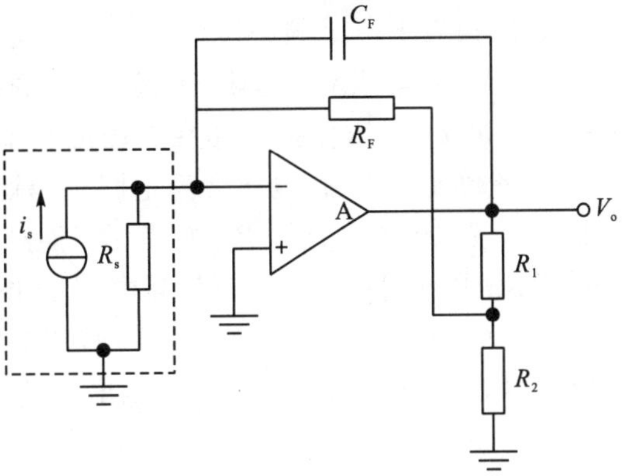

图 2-31　测量微弱电流信号的电流/电压变换电路

由式(2-84)可知，测量电流 i_s 的下限值受运算放大器本身的输入电流 i_B所限制，i_B值越大，则带来的测量误差也越大，通常希望 i_B的数值应比被测电流 i_s 低 1～2 个数量级以上。一般通用型集成运算放大器本身的输入电流在数十至数百纳安(nA)的量级，因此只适宜用来测量微安(μA)级电流，若需测定更微弱的电流，可采用 CMOS 场效应管作为输入级的运算放大器，该运算放大器的输入电流 i_B可降至数皮安(pA)级以下。

图 2-32 所示的两个电路按照一定的规则可以相互等效。

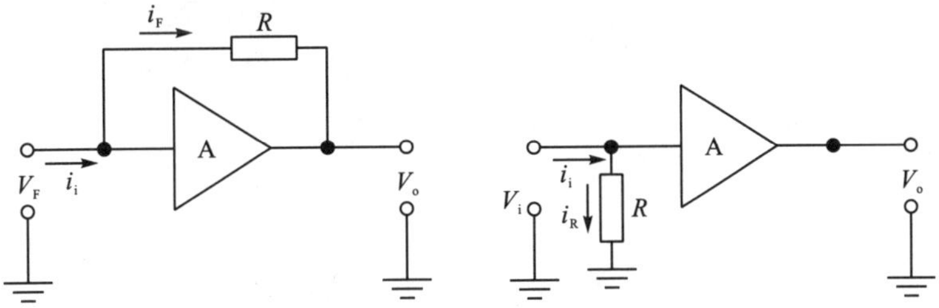

图 2-32　密勒定理对应的电路图

图中 A 为一理想的放大器(输入阻抗无限大)，其增益为 A。两个电路相互等效的含义是在输入信号相同的情况下，输入电流和输出电压均对应相同。因而有

$$V_o = AV_i \tag{2-86}$$

和

$$\frac{V_i - V_o}{R} = \frac{V_i}{R'} \tag{2-87}$$

将式(2-86)代入式(2-87)可得

$$R' = \frac{R}{1-A} \tag{2-88}$$

式(2-88)就是密勒定理的结论。

下面利用密勒定理对电流/电压变换电路进行一些讨论。

实际上，最简单的电流/电压变换电路是一只电阻，根据欧姆定律，流过电阻的电流会在电阻两端产生压降。但在测量微弱的电流或要得到较大的灵敏度时，则需要采用较大阻值的电阻，而较大阻值的电阻又反过来会改变被测电路的状态，即影响了精度。因此，采用这种最简单的电流/电压变换电路很难在灵敏度和精度之间平衡。于是人们根据密勒定理引入运算放大器。由于运算放大器有极高的增益，在上述电路中虽然采用了很大阻值的反馈电阻，但等效到输入端仅相当于一个很小阻值的电阻。比如，运放的开环增益为 1×10^5，反馈电阻为 1 MΩ，则等效到输入端的电阻(也就是图 2-30 中的 r_i)仅有 10 Ω。显然，由于运放的引入，使得上述电流/电压变换电路在灵敏度和精度上得到很好的统一。上述讨论也为设计高精度、高灵敏度的电流/电压变换电路选择运算放大器指明了方向：不仅要求运放的输入阻抗高、偏置电流小，还要求运放有尽可能高的增益。

电流/电压变换电路可作为微电流测量装置来测量漏电流，或用在使用光敏电阻、光电池等恒电流传感器的场合，是一个常见的光检测电路。电流/电压变换电路也可作为电流信号的相加器，这在数字/模拟转换器中是一种常见的输出电路形式。

2.3.2 波形变换

方波、三角波和正弦波是测控系统中常见的波形，也经常需要在它们之间进行变换(图 2-33)。以三角波/正弦波的变换为例，仅采用非线性变换的方法就有二极管折线近似电路、模拟近似计算法、利用场效应管等元器件的非线性，等等，这些方法只能对特定幅值的波形进行变换，超过或小于设定的幅值将不能进行变换。即便如此，波形变换的方法仍然有很多有实用价值的方法，本节介绍几种经典的变换方法。

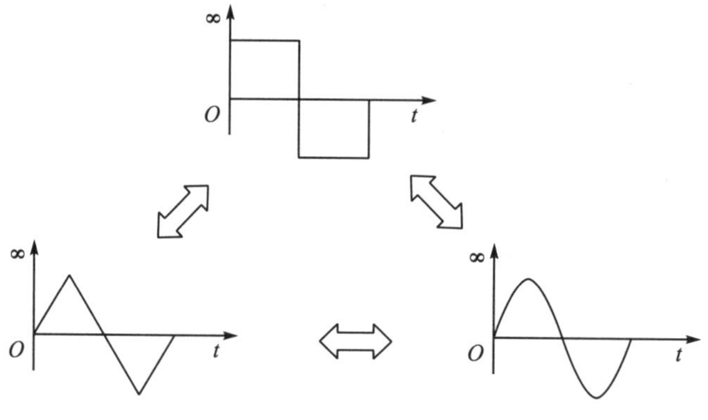

图 2-33 波形变换

1. 三角波/正弦波的变换方法

对于周期性的三角波，按傅里叶级数展开时，有

$$u(\omega t) = \frac{8}{\pi^2}U_m(\sin\omega t + \frac{1}{3!}\sin3\omega t + \frac{1}{5!}\sin5\omega t + \cdots) \tag{2-89}$$

若用低通滤波器(积分电路)将滤除三次以上的高次谐波，则可获得正弦信号输出。

2. 三角波或正弦波/方波的变换方法

三角波或正弦波/方波的变换只需采用输出箝位(限幅)的过零比较器即可，按照需要的方波幅值设计相应的箝位电路。

3. 方波/三角波或正弦波的变换方法

对于周期性的方波变换成三角波，可以直接采用图 2-34 所示的积分器。为了准确地实现变换，应该使图中元件的参数满足下式：

$$RC \gg \frac{1}{f} \tag{2-90}$$

式中，f 为方波的频率。RC 乘积(即积分常数 τ)越大，变换精度越高，但三角波的输出幅值越小。

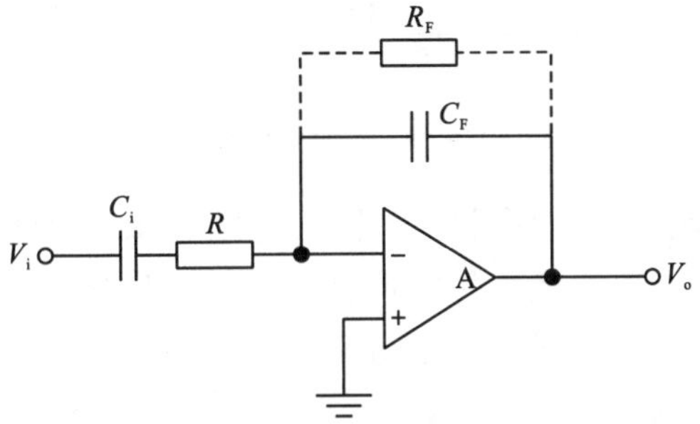

图 2-34　方波/三角波变换电路(积分器)

图中的电阻 R_F是为了提供直流负反馈而加上的。若没有 R_F，则电路的输出基线会随着时间越来越偏离零点。但它的取值应该尽量大。

同样，C_i也是为了消除输入方波中的直流分量，避免电路的输出基线随着时间越来越偏离零点而加的。C_i的取值也应该尽量地大，同时要选用漏电小的电容。

对于周期性的方波变换成正弦波，也可以像三角波/正弦波的变换一样，采用低通滤波器滤除方波中三次以上的高次谐波，就可获得正弦信号输出。但应注意的是，由于方波中的高次谐波的幅值比三角波中的要高不少，为了得到较好的变换效果，应该采用更高阶数的低通滤波器。对有较大直流分量的方波，甚至是单向的方波，也要采用隔直电路(高通滤波)以避免输出基线偏离零点。

2.3.3　电压/频率变换

电压/频率变换电路在不同的应用领域有不同的名称：在无线电技术中，它被称为频率调制(frequency modulation，FM)；在信号源电路中，它被称为压控振荡器(voltage cortrolled oscillator，VCO)；在信号处理与变换电路中，它又被称为电压/频率变换电路和模

/数转换电路。电压/频率变换电路有这么多的称呼，说明电压/频率变换电路的应用十分广泛。电压/频率变换电路与频率/电压变换电路是一对变换电路，经常相伴出现。相对应的频率/电压变换电路也有几种不同的名称：鉴频器，数/模转换电路和频率/电压变换电路。

与其他线性变换电路一样，电压/频率变换与频率/电压变换电路的主要技术指标也是线性度和灵敏度。稍微不同的是，由于不存在负频率，因此，电压/频率变换电路只能在第Ⅰ象限和第Ⅱ象限。

1. 电压/频率变换

绝大多数的电压/频率变换电路都可以采用图 2-35 所示的原理框图来说明。

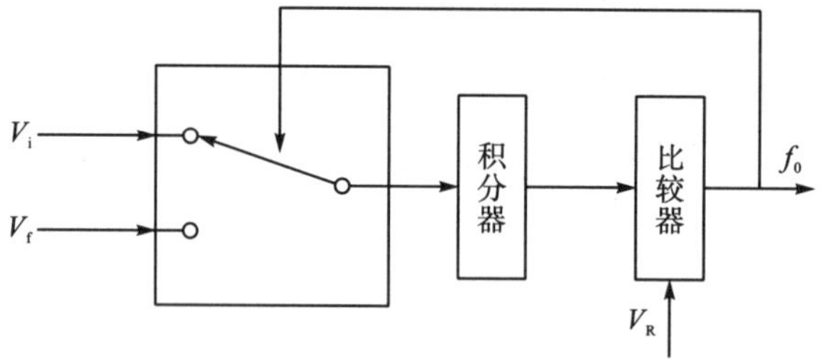

图 2-35 电压/频率变换电路的原理框图

图中模拟开关在比较器输出的控制下将输入信号 V_i 输入到积分器，积分器通常采用线性积分电路，积分器的输出与参考电压 V_R相比较，当积分器的输出达到 V_R时，比较器翻转，其输出控制模拟开关切换到 V_f，是与 V_i 相反的电压，且幅值较高，或者模拟开关把积分器短路，使积分器的输出迅速回零。

假定 $V_i>0$，在对 V_i 积分时积分器的输出为

$$V_C = \frac{1}{\tau}\int V_i \mathrm{d}t \tag{2-91}$$

式中，τ 为积分器的时间常数。假定在积分期间内 V_i 保持不变，在经过 T_1时间后，$V_C=V_R$，比较器翻转，此时有

$$V_C = \frac{1}{\tau}V_i T_1 = V_R \tag{2-92}$$

比较器翻转后控制模拟开关使积分器迅速回零，这期间需时为 T_2。在设计电路时使 $T_2=T_1$，则比较器输出的频率为

$$f_0 = \frac{1}{T_1+T_2} \approx \frac{1}{T_1} \approx \frac{1}{\tau V_R}V_i \tag{2-93}$$

可见电路的输出频率 f_0 与输入信号 V_i 的幅值成正比。

图 2-36 所示为一实际电压/频率变换电路。电路由积分器，电压比较器和恢复单元(模拟开关)等部分组成。

当电源接通后，比较器 A_2的反相端加有电压$+V_B$，所以输出电压 $V_{o2}=-V_{o2max}$，它使电压输出级处于截止状态，V_o 为负值$-V_{omax}$，同时由于 V_{o2} 为负值，所以二极管 D 导通，负电压使作为开关的场效应晶体管(FET)处于截止状态。当加入输入电压 V_i(假设 $V_i>0$)

后，A_1反相积分，输出电压V_{o1}负向增加，当V_{o1}略小于$-V_B$值时，比较器A_2翻转，输出电压V_{o2}由$-V_{o2max}$跳变至$+V_{o2max}$，该电压使输出级 T 饱和导通，V_o为$+V_{omax}$。同时$+V_{o2max}$使二极管 D 截止，FET 导通，积分器中的电容C_1通过 FET 迅速放电至零，此时比较器A_2的反相端的电压又恢复为$+V_B$，使比较器的输出电压再次变为$-V_{o2max}$，并再度进行反相积分，只要输入电压维持在某一电平，上述过程将持续不断地进行，从而产生一定频率的脉冲振荡。

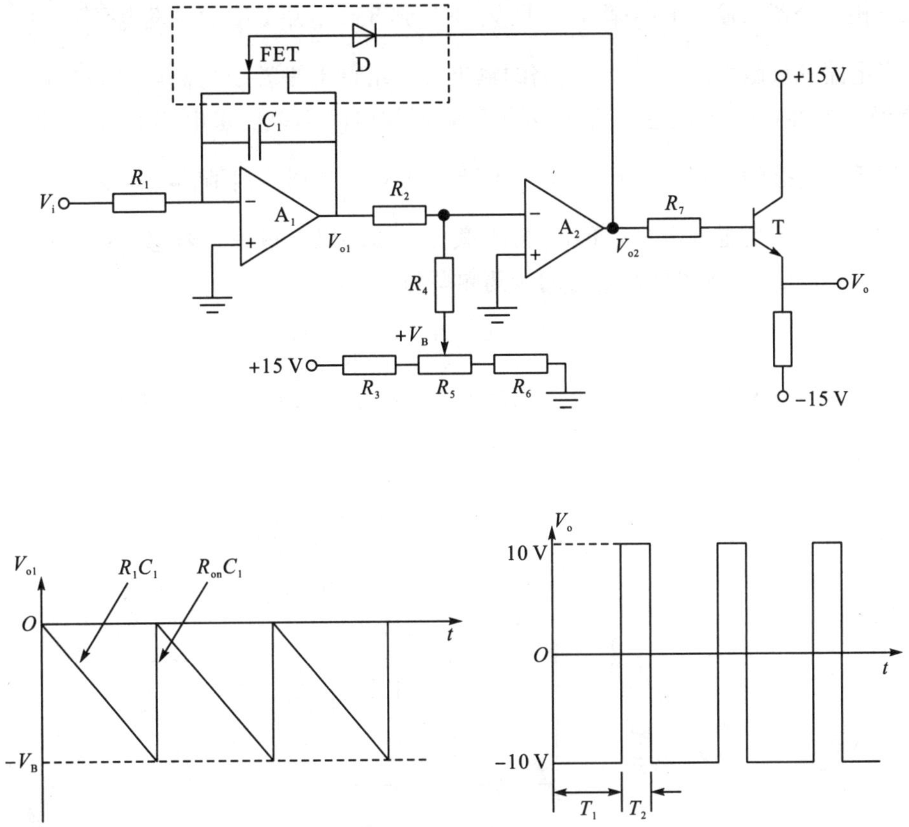

图 2-36　恢复型电压/频率变换电路

由于该电路的积分器放电时间常数$R_{on}C_1$(R_{on}是 FET 的导通电阻，阻值很小)很小，所以该电路的振荡周期 T 主要取决于反相积分的时间 T_1，该时间发生在V_{o1}下降到$-V_B$时，故振荡周期可由下式计算：

$$T = T_1 + T_2 \approx T_1 = \frac{C_1}{I}V_B \tag{2-94}$$

式中，I 为电容C_1的充电电流值，由图可知，$i = \frac{V_i}{R_1}$，因此振荡周期为

$$T \approx R_1 C_1 \frac{V_n}{V_i} \tag{2-95}$$

振荡频率为

$$f_0 = \frac{1}{T} = \frac{V_i}{R_1 C_1 V_B} \tag{2-96}$$

由式(2-96)可知，该恢复型电压/频率变换电路的输出频率 f_0 与输入电压 V_i 有较好的线性关系，调节电阻 R_1、电容 C_1 和基准电压 V_B，可以调整该电压/频率变换电路的输出频率和变换灵敏度。

采用集成时基电路(如555集成电路)可构成定恢复时间的恢复型电压/频率变换，其电路形式如图2-37所示。集成时基电路555工作在单稳态工作状态，3端处于低电平(接近 $-V_{CC}$)，场效应晶体管FET截止。当输入电压 V_i($V_i>0$)加至运算放大器的反相输入端时，该反相积分器的输出 V_A 下降，一旦 V_A 下降到555电路2端的触发电平 $V_A=\frac{2}{3}V_{CC}$ 时，该单稳态电路就被触发翻转，555电路的输出端3由低电平转换为高电平(接近0 V)，使FET导通，电容 C_1 迅速放电，V_A 恢复为零，回程时间不单决定电容 C_1 的放电时间，而且还取决于单稳态的时间常数 R_2C_2，只有当电容 C_2 上的电压下降至 $\frac{1}{3}V_{CC}$ 时，555电路的输出端才从高电平变至低电平，FET再次截止，循环以上过程。若忽略由单稳宽度决定的回程时间，该电压/频率变换电路的振荡频率为

$$f_0=\frac{1}{R_1C_1V_A}V_i=\frac{3V_i}{2R_1C_1} \tag{2-97}$$

由此可见，该恢复型电压/频率变换电路的输出频率 f_0 与输入电压 V_i 有较好的线性关系。

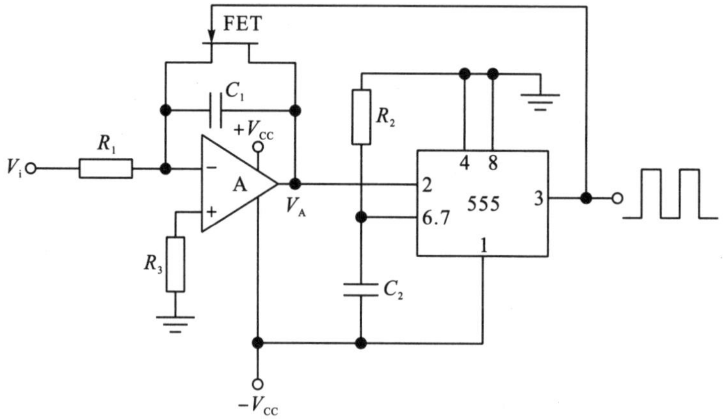

图2-37 采用555的恢复型变压/频率变换电路

AD650是美国Analog Devices公司推出的高精度电压/频率转换器，它由积分器、比较器、精密电流源、单稳多谐振荡器和输出晶体管组成。该电路在±15 V电源电压下，功耗电流小于15 mA，满刻度为1 MHz时其非线性度小于0.07%。AD650既能用作电压频率转换器，又可用作频率电压转换器。

2. 频率/电压变换

与电压/频率变换相反，频率/电压变换用来将输入信号的频率 f_i 变换成与之成比例的电压 V_o 输出，若令 k 为频率－电压变换系数，则有

$$V_o=kf_i \tag{2-98}$$

调频(FM)的解调过程实质上是将频率变换为电压输出的过程。但是，一般FM解调

电路对输入频率的响应范围较窄，而对于频率/电压变换，则要求在较宽的频率范围内具有良好的线性。图 2-38 给出了采用模拟变换方式的频率/电压变换电路及工作波形。该电路首先将输入信号用过零比较器变换成脉冲信号，然后去触发单稳态电路，从而得到宽度为 T_1，幅度为 V_R 的恒压定时脉冲(即各个脉冲的面积恒定，即 $S=T_1V_R$)，再通过低通滤波器得到输出电压 V_o，对于频率为 f_i 的输入信号来说，其输出电压 V_o 为

$$V_o = T_1 V_R f_i \tag{2-99}$$

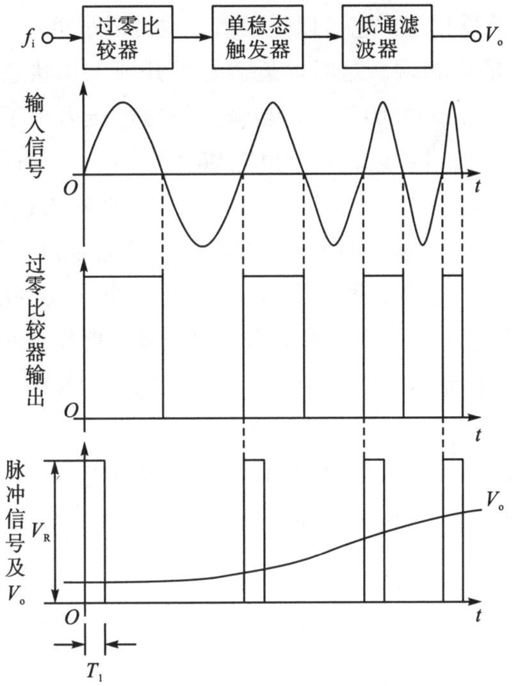

图 2-38　模拟变换式频率/电压变换

如输入频率 f_i 是变化的，那么输出电压 V_o 也跟随着发生变化。这里采用低通滤波器的截止频率 f_c 应比最低输入信号的频率还低，以保证输出电压只反映由于 f_i 变化而引起的直流变化。模拟变换方式电路简单，但变换精度较低。

不管是电压/频率变换还是频率/电压变换，一般情况下应采用集成器件，这样可以使电路精度高，结构简单，工艺性好，调整方便等特点。

2.4　电压比较器

在生物医学信号的各种处理电路中，经常利用电压比较器判断两电位信号的相对大小。比较器输出只有两个电位，以门限电位作为基准，超过或低于门限电位时，比较器的输出电位即发生转换。所以电压比较器可以作为模拟电路与数字电路进行联系的桥梁，其应用更加广泛。应用中，对比较器性能主要有两方面要求：一是响应时间，通常应低于 10～20 ns，用通用运放组成比较器时，应选择上升速率高而且增益也高的器件；二是抗干扰性能，比较器阈值电平附近电压的波动、变化、造成信号变换过程中的误动作，为此常用正反馈加以改善。

2.4.1 单门限电压比较器

比较器是一种用来比较输入信号 u_i 和参考电压 V_{REF} 的电路。图 2-39(a)为其基本电路，符号 C 表示比较器，它在实际应用时最重要的两个动态参数是灵敏度和响应时间(或响应速度)，因此可以根据不同要求选用专用集成比较器或运放。现假设 C 由运放组成，参考电压 V_{REF} 加于运放的反相端，它可以是正值，也可以是负值，图中给出的为正值。而输入信号 u_i 则加于运放的同相端。这时，运放处于开环工作状态，具有很高的开环电压增益。电路的传输特性如图 2-39(b)所示，当输入信号电压力小于参考电压 V_{REF} 时，即差模输入电压 $u_{id}=u_i-V_{REF}<0$ 时，运放处于负饱和状态，$u_o=V_{OL}$；当输入信号电压 u_i 升高到略大于参考电压 V_{REF} 时，即 $u_{id}=u_i-V_{REF}>0$，运放立即转入正饱和状态，$u_o=V_{OH}$，如图 2-39(b)的实线所示(图中 u_o 跳变时的斜率画得较倾斜，实际由于运放的开环增益很大，u_o 几乎是突变的)，它表示 u_i 在参考电压 V_{REF} 附近有微小的减小时，输出电压将从正的饱和值 V_{OH} 过渡到负的饱和值 V_{OL}；若有微小的增加，输出电压又将从负的饱和值 V_{OL} 过渡到正的饱和值 V_{OH}。把比较器输出电压 u_o 从一个电平跳变到另一个电平时相应的输入电压 u_i 值称为门限电压或阈值电压 V_T，对于图 2-39(a)所示电路，$V_T=V_{REF}$。由于 u_i 从同相端输入且只有一个门限电压，故称为同相输入单门限电压比较器。反之，当 u_i 从反相端输入，V_{REF} 改接到同相端，则称为反相输入单门限电压比较器。其相应传输特性如图 2-39(b)中的虚线所示。

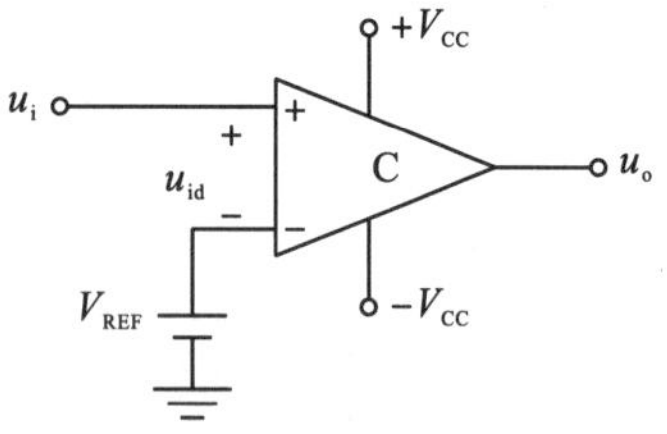

(a)电路图

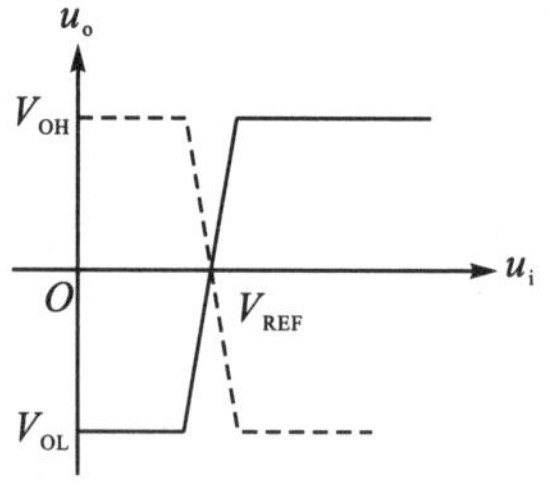

(b)传输特性

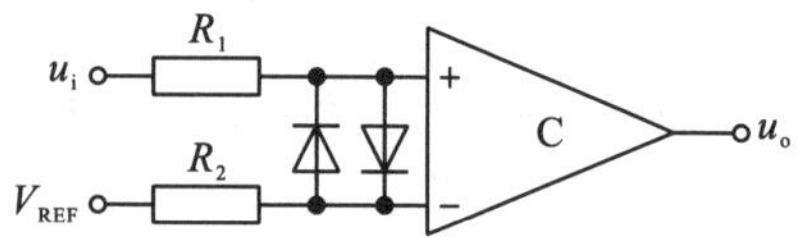

(c)提高响应速度的限幅电路

图 2-39 同相输入单门限电压比较器

如果参考电压 $V_{REF}=0$，则输入信号电压每次过零时，输出就要产生突然的变化。这种比较器称为过零比较器。

2.4.2 迟滞比较器

单门限电压比较器虽然有电路简单、灵敏度高等特点，但其抗干扰能力差。例如，图 2-39(a)所示单门电压比较器，当 u_i 中含有噪声或干扰电压时，其输入和输出电压波形如图 2-40 所示。由于在 $u_i=V_T=V_{REF}$ 附近出现干扰，u_o 将时而为 V_{OH}，时而为 V_{OL}，导致比较器输出不稳定。如果用这个输出电压 u_o 去控制电机，将出现频繁的起停现象，这种情况是不允许的。采用迟滞比较器则可以提高抗干扰能力。

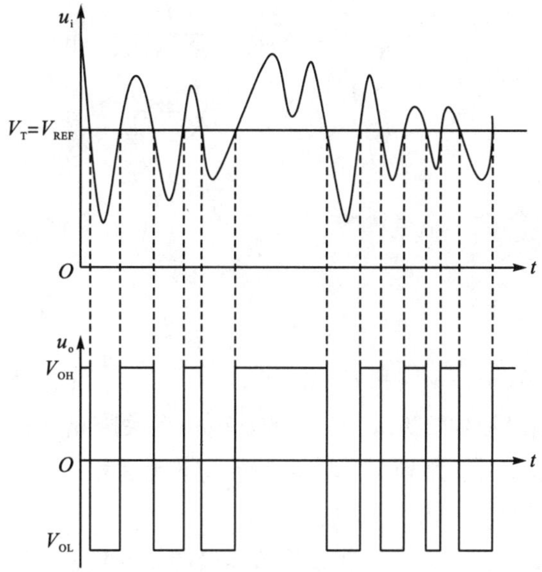

图 2-40　比较器输入和输出电压波形

1. 电路组成

迟滞比较器是一个具有迟滞回环传输特性的比较器。为了获得图 2-42 所示的传输特性，在反相输入单门限电压比较器的基础上引入了正反馈网络，如图 2-41 所示，就组成了具有双门限值的反相输入迟滞比较器。如将 u_i 与 V_{REF} 位置互换，就可组成同相输入迟滞比较器。由于正反馈作用，这种比较器的门限电压是随输出电压的变化而改变的。它的灵敏度低一些，但抗干扰能力却大大提高了。

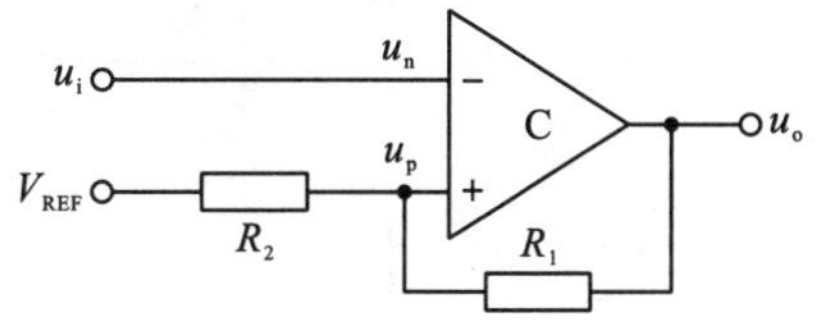

图 2-41　反相输入迟滞比较器

2. 门限电压的估算

由于比较器中的运放处于正反馈状态，因此一般情况下，输出电压 u_o 与 输入电压 u_i 不成线性关系，只有在输出电压 u_o 发生跳变瞬间，集成运放两个输入端之间的电压才可近似认为等于零，即 $u_{id}\approx 0$ 或 $u_p\approx u_n=u_i$ 是输出电压 u_o 转换的临界条件，当 $u_i>u_p$，输出电压 u_o 为低电平 V_{OL}；反之，u_o 为高电平 V_{OH}。显然，这里的 u_p 实际就是门限电压 V_T。设运放是理想的，利用叠加原理有

$$u_p = V_T = \frac{R_1}{R_1+R_2}V_{REF} + \frac{R_2}{R_1+R_2}u_o \tag{2-100}$$

根据输出电压 u_o 的不同值(V_{OH} 或 V_{OL})，可分别求出上门限电压 V_{T+} 和下门限电压 V_{T-} 分别为

$$V_{T+} = \frac{R_1}{R_1 + R_2} V_{REF} + \frac{R_2}{R_1 + R_2} V_{OH} \tag{2-101}$$

$$V_{T-} = \frac{R_1}{R_1 + R_2} V_{REF} + \frac{R_2}{R_1 + R_2} V_{OL} \tag{2-102}$$

门限宽度或回差电压为

$$\Delta V_T = V_{T+} - V_{T-} = \frac{R_2}{R_1 + R_2}(V_{OH} - V_{OL}) \tag{2-103}$$

3. 传输特性

设初始条件为 $u_i=0$，$u_o=V_{OH}$和 $u_p=V_{T+}$。

当 u_i由零向正方向增加到接近 $u_p=V_{T+}$前，u_o一直保持 $u_o=V_{OH}$不变。当 u_i增加到略大于 $u_p=V_{T+}$，则 u_o由 V_{OH}下跳到 V_{OL}，同时使 u_p下跳到外 $u_p=V_{T-}$，u_i再增加，u_o保持 $u_o=V_{OL}$不变，其传输特性如图 2-42(a)所示。

若减小 u_i，只要 $u_i > u_p=V_{T-}$，则 u_o将始终保持 $u_o=V_{OL}$不变，只有当 $u_i < u_P=V_{T-}$时，u_o才由 V_{OL}跳变到 V_{OH}，其传输特性如图 2-42(b)所示。把图 2-42(a)和图 2-42(b)的传输特性结合在一起，就构成了如图 2-42(c)所示的完整的传输特性。根据 V_{REF}的正、负和大小，V_{T+}、V_{T-}可正可负。

具有迟滞特性的比较器在控制系统、信号甄别和波形产生电路中应用广泛。

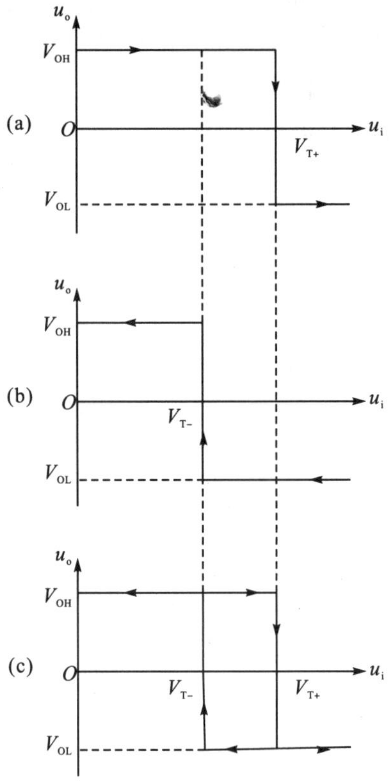

(a)u_i增加时的传输特性；(b)u_i减小时的传输特性；(c)输入－输出传输特性

图 2-42　反相输入迟滞比较器的传输特性

2.5　模拟信号与数字信号转换

随着数字技术，特别是计算机技术的飞速发展与普及，在现代医学仪器、控制、通信及监测领域中，普遍使用计算机作为系统的控制核心。由于系统的实际对象往往都是一些模拟量(如温度、压力、位移、图像等)，要使计算机或数字仪表能识别、处理这些信号，必须首先将这些模拟信号转换成数字信号；而经计算机分析、处理后输出的数字量也往往需要将其转换为相应模拟信号才能为执行机构所接收。这样，就需要一种能在模拟信号与数字信号之间起桥梁作用的电路——模/数转换器和数/模转换器。

能将模拟信号转换成数字信号的电路称为模/数转换电路，而将能把数字信号转换为模拟信号的电路称为数/模转换电路，模/数转换电路和数/模转换电路已成为数字计算机系统中不可缺少的接口电路。

为确保系统处理结果的精确度，模/数转换器和数/模转换器必须具有足够的转换精度；如要实现对快速变化的信号的实时控制与监测，模/数转换器与数/模转换器还被要求具有较高的转换速度。转换精度与转换速度是衡量模/数转换器与数/模转换器的重要技术指标。

随着集成电路技术的发展，现已研制和生产出许多单片的和混合集成型的模/数转换器和数/模转换器，它们具有越来越先进的技术指标。在本节中，将介绍几种常用模/数转换器与数/模转换器的电路结构和工作原理。

2.5.1　数/模转换电路

1. 数/模转换器的基本原理

任何一个二进制数 $D_{n-1}D_{n-2}\cdots D_1D_0$ 都可通过下式转换为十进制数：

$$(N)_B = D_{n-1}\times 2^{n-1} + D_{n-2}\times 2^{n-2} + \cdots + D_1\times 2^1 + D_0\times 2^0 \qquad (2\text{-}104)$$

式中，2^{n-1}、2^{n-2}、…、2^1、2^0 为各数位的权。将输入二进制数中为 1 的每一位代码按其权的大小转换成模拟量，然后将这些模拟量相加，结果就是与数字量成正比的模拟量，如此便实现了数字－模拟转换。这就是组成数/模转换器的基本指导思想。

n 位数/模转换器的工作原理方框图如图 2-43 所示。

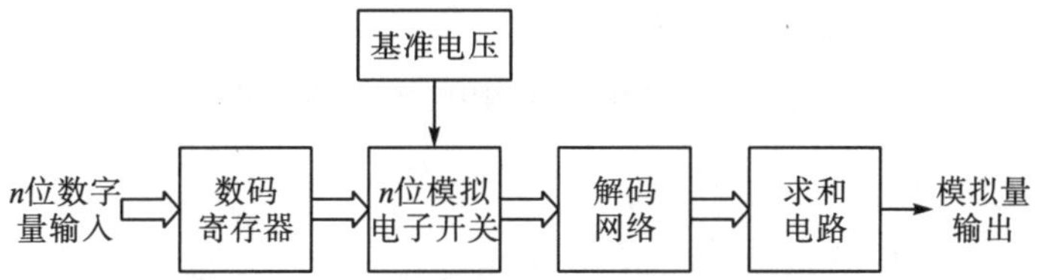

图 2-43　n 位数/模转换器工作原理方框图

数/模转换器由数码寄存器、几位模拟电子开关、解码网络、求和电路及基准电压几部分组成。数字量以串行或并行方式输入并存储于数码寄存器中，寄存器输出的每位数码驱动对应数位上的电子开关将在电阻解码网络中获得的相应数位权值送入求和电路。求和电路将各位权值相加便得到与数字量对应的模拟量。

数/模转换器按解码网络结构不同分为T形电阻网络数/模转换器、倒T形电阻网络数/模转换器、权电流数/模转换器及权电阻网络数/模转换器等。按模拟电子开关电路的不同，数/模转换器又可分为CMOS开关型和双极型开关数/模转换器，其中，双极型开关数/模转换器又分为电流开关型和发射极耦合逻辑电路(emitter-coupled logic，ECL)电流开关型两种，在速度要求不高的情况可选用CMOS开关型数/模转换器。如要求较高的转换速度，则应选用双极型电流开关数/模转换器或转换速度更高的ECL电流开关型数/模转换器。

2. 倒T形电阻网络数/模转换器

在单片集成数/模转换器中，使用最多的是倒T形电阻网络数/模转换器。下面以4位倒T形电阻网络数/模转换器为例说明其工作原理。

4位倒T形电阻网络数/模转换器的原理图如图2-44所示。图中MSB为最高有效位，LSB为最低有效位。S_0～S_3为模拟开关，电阻解码网络呈倒T形，运算放大器A组成求和电路。模拟开关S_i由输入数码控制，当$D_i=1$时，S_i接运算放大器反相端，电流流入求和电路；当$D_i=0$时，S_i接地。根据运算放大器线性运用时虚地的概念可知，无论模拟开关S_i处于何种位置，与S_i相连的$2R$电阻均将接“地”(或虚地)。这样，流经$2R$电阻的电流与开关位置无关，为确定值。分析R-$2R$电阻网络可以发现，从每个节点向左看的二端口网络等效电阻均为R，流入每个$2R$电阻的电流从高位到低位按2的整数倍递减。设由基准电压源提供的总电流为$I(I=V_{REF}/R)$，则流过各开关支路(从右到左)的电流分别为$I/2$、$I/4$、$I/8$和$I/16$。

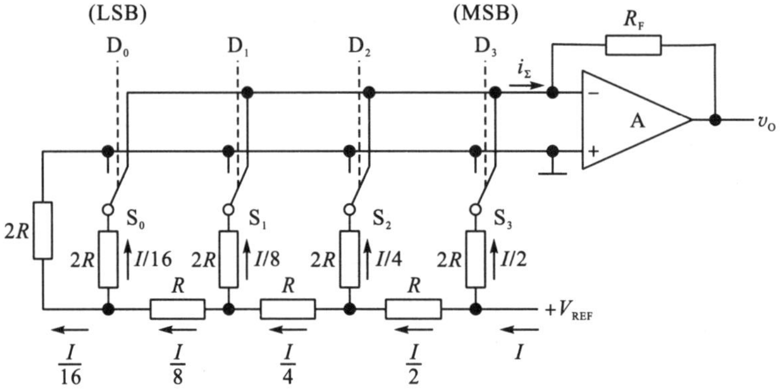

图2-44 4位倒T形电阻网络数/模转换器

于是可得总电流为

$$
\begin{aligned}
I_\Sigma &= I_0 + I_1 + I_2 + I_3 \\
&= \frac{I}{2^4}\cdot D_0 + \frac{I}{2^3}\cdot D_1 + \frac{I}{2^2}\cdot D_2 + \frac{I}{2^1}\cdot D_3 \\
&= \frac{V_{REF}}{R}\left(\frac{D_0}{2^4} + \frac{D_1}{2^3} + \frac{D_2}{2^2} + \frac{D_3}{2^1}\right)
\end{aligned}
$$

$$= \frac{V_{\mathrm{REF}}}{2^4 \times R}\sum_{i=0}^{3}(D_i \cdot 2^i) \qquad (2\text{-}105)$$

输出电压为

$$v_o = -i_\Sigma R_F = -\frac{R_F}{R} \cdot \frac{V_{\mathrm{REF}}}{2^4}\sum_{i=0}^{3}(D_i \cdot 2^i) \qquad (2\text{-}106)$$

将输入数字量扩展到 n 位，可得 n 位倒 T 形电阻网络数/模转换器输出模拟量与输入数字量之间的一般关系式

$$v_o = -\frac{V_{\mathrm{REF}}}{2^n} \cdot \frac{R_F}{R}\left[\sum_{i=0}^{n-1}(D_i \cdot 2^i)\right] \qquad (2\text{-}107)$$

若将上式中$\frac{V_{\mathrm{REF}}}{2^n} \cdot \frac{R_F}{R}$用 K 表示，中括号内的 n 位二进制数 $\sum_{i=0}^{n-1}(D_i \cdot 2^i)$用 N_B表示，则式(2-107)可改为

$$v_o = -KN_B \qquad (2\text{-}108)$$

式(2-108)表明，对于在图 2-44 所示电路中输入的每一个二进制数，均能在其输出端得到与之成正比的模拟电压 v_o。

通过以上分析看到，要使数/模转换器具有较高的精度，对电路中的参数有以下要求：①基准电压稳定性好；②倒 T 形电阻网络中 R 和 $2R$ 电阻比值的精度要高；③每个模拟开关的开关电压降要相等。为实现电流从高位到低位按 2 的整数倍递减，模拟开关的导通电阻也相应地按 2 的整数倍递增。

由于在倒 T 形电阻网络数/模转换器中，各支路电流直接流入运算放大器的输入端，它们之间不存在传输上的时间差。电路的这一特点不仅提高了转换速度，而且减小了动态过程中输出端可能出现的尖脉冲。

3. 权电流型数/模转换器

尽管倒 T 形电阻网络数/模转换器具有较高的转换速度，但由于电路中存在模拟开关电压降，当流过各支路的电流稍有变化时，就会产生转换误差。为进一步提高数/模转换器的精度，可采用权电流型数/模转换器。4 位权电流数/模转换器原理电路如图 2-45 所示。电路中，用一组恒流源代替了图 2-44 中的倒 T 形电阻网络。这组恒流源从高位到低位电流的大小依次为 $I/2$、$I/4$、$I/8$ 和 $I/16$。

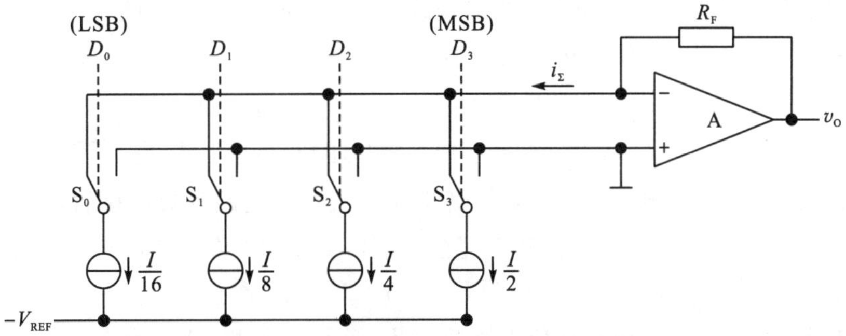

图 2-45　4 位权电流数/模转换器的原理电路

在图 2-45 所示电路中，当输入数字量的某一位代码 $D_i=1$ 时，开关 S_i 接运算放大器

的反相端，相应权电流流入求和电路；当 $D_i=0$ 时，开关 S_i 接地。分析该电路，可得出

$$\begin{aligned} v_o = i_\Sigma R_F &= R_F\left(\frac{I}{2}D_3 + \frac{I}{4}D_2 + \frac{I}{8}D_1 + \frac{I}{16}D_0\right) \\ &= \frac{I}{2^4} \cdot R_F(D_3 \cdot 2^3 + D_2 \cdot 2^2 + D_1 \cdot 2^1 + D_0 \cdot 2^0) \\ &= \frac{I}{2^4} \cdot R_F \sum_{i=0}^{3} D_i \cdot 2^i \end{aligned} \tag{2-109}$$

采用了恒流源电路后，各支路权电流的大小均不受开关导通电阻和压降的影响，这就降低了对开关电路的要求，提高了转换精度。

如将图 2-45 中所示恒流源采用具有电流负反馈的双极结型晶体管(BJT)恒流源电路，即可得如图 2-46 所示的实际的权电流数/模转换器电路。

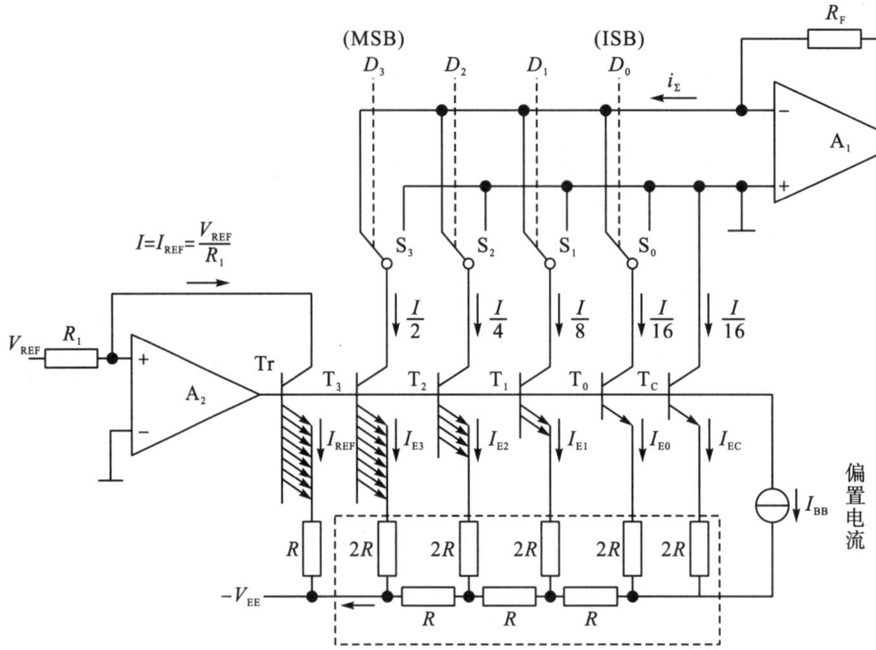

图 2-46 实际的权电流数/模转换器电路

为消除因各 BJT 发射结电压 V_{BE}的不一致性对数/模转换精度的影响，图中 $T_3 \sim T_0$均采用了多发射极晶体管，其发射极个数分别是 8、4、2、1，即 $T_3 \sim T_0$发射极面积之比为 8∶4∶2∶1。这样，在各 BJT 电流比值为 8∶4∶2∶1 的情况下，$T_3 \sim T_0$的发射极电流密度相等，可使各发射结电压 V_{BE}相同。由于 $T_3 \sim T_0$的基极电压相同，所以它们的发射极 E_3、E_2、E_1、E_0就为等电位点。在计算各支路电流时将它们等效连接后，可看出电路中的倒 T 形电阻网络与图 2-44 中工作状态完全相同，流入每个 2R 电阻的电流从高位到低位依次减少 1/2，各支路中电流分配比例满足 8∶4∶2∶1 的要求。

基准电流 I_{REF}产生电路由运算放大器 A_2、R_1、Tr、R 和 $-V_{EE}$组成，A_2和 R_1、Tr 的 CB 结组成电压并联负反馈电路，以稳定输出电压，即 Tr 的基极电压。Tr 的 BE 结，电阻 R 到 $-V_{EE}$为反馈电路负载，由于电路处于深度负反馈，根据虚短的原理，其基准电流为

$$I_{REF}=\frac{V_{REF}}{R_1}=2I_{E3} \tag{2-110}$$

由倒 T 形电阻网络分析可知，$I_{E3}=I/2$，$I_{E2}=I/4$，$I_{E1}=I/8$，$I_{E0}=I/16$，于是可得输出电压为

$$v_o=i_\Sigma R_F=\frac{R_F V_{REF}}{2^4 R_1}(D_3\cdot 2^3+D_2\cdot 2^2+D_1\cdot 2^1+D_0\cdot 2^0) \tag{2-111}$$

可推得 n 位倒 T 形权电流数/模转换器的输出电压为

$$v_o=\frac{V_{REF}}{R_1}\cdot\frac{R_F}{2^n}\sum_{i=0}^{n-1}D_i\cdot 2^i \tag{2-112}$$

式(2-112)表明，基准电流仅与基准电压 V_{REF} 和电阻 R_1 有关，而与 BJT、R、$2R$ 电阻无关。这样，电路降低了对 BJT 参数及 R、$2R$ 取值的要求，对于集成化十分有利。

4. 数/模转换器的输出方式

常用的数/模转换器绝大部分是数字电流转换器，输出量是电流。如要实现电压输出，在实际应用时还需增加输出电路将电流转换成电压。使用数/模转换器，正确选择和设计输出电路是非常重要的，下面来讨论数/模转换器的输出方式。

在前面介绍的数/模转换器中，输入的数字均视为正数，即二进制数的所有位都为数值位。根据电路形式或参考电压的不同极性，输出电压或为 0 V 到正满度值，或为 0 V 到负满度值，数/模转换器处于单极性输出方式。采用单极性输出方式时，数字输入量采用自然二进制码，8 位数/模转换器单极性输出时，输入数字量与输出模拟量之间的关系如表 2-2所示。

表 2-2　8 位数/模转换器在单极性输出时的输入/输出关系

数字量								模拟量
D_7	D_6	D_5	D_4	D_3	D_2	D_1	D_0	
1	1	1	1	1	1	1	1	$\pm V_{REF}\left(\frac{255}{256}\right)$
			……					⋮
1	0	0	0	0	0	0	1	$\pm V_{REF}\left(\frac{129}{256}\right)$
1	0	0	0	0	0	0	0	$\pm V_{REF}\left(\frac{128}{256}\right)$
0	1	1	1	1	1	1	1	$\pm V_{REF}\left(\frac{127}{256}\right)$
			……					⋮
0	0	0	0	0	0	0	1	$\pm V_{REF}\left(\frac{1}{256}\right)$
0	0	0	0	0	0	0	0	$\pm V_{REF}\left(\frac{0}{256}\right)$

倒 T 形电阻网络数/模转换器单极性电压输出的电路分别如图 2-47(a)、(b)所示。其中，图 2-47(a)为单极性反相电压输出电路：

$$v_o=-i_\Sigma R_F \tag{2-113}$$

图 2-47(b)为同相电压输出电路，此时，

$$v_o = i_{\Sigma} R(1 + R_2/R_1) \tag{2-114}$$

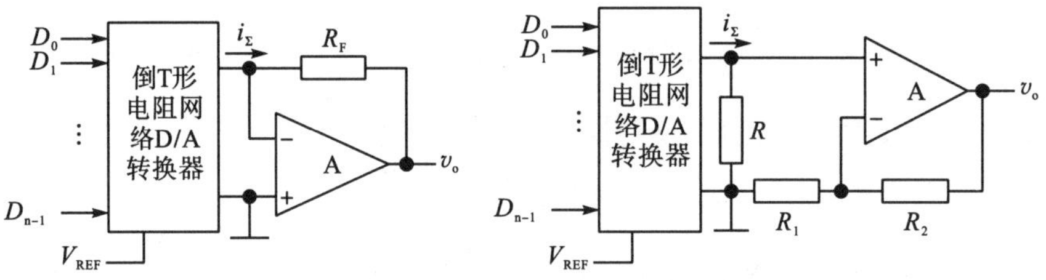

(a)反相输出 (b)同相输出

图 2-47 数/模转换器的单极性电压输出

在实际应用中，数/模转换器输入的数字量有正极性也有负极性。这就要求数/模转换器能将不同极性的数字量对应转换为正、负极性的模拟电压，工作于双极性方式。双极性数/模转换常用的编码有：2 的补码、偏移二进制码及符号－数值码(符号位加数值码)等。表 2-3 列出了 8 位 2 的补码、偏移二进制码及模拟量之间的对应关系。

由表 2-3 可见，偏移二进制码与无符号二进制码形式相同，它实际上是将二进制码对应的模拟量的零值偏移至 80H，使偏移后的数中，只有大于 128 的才是正数，而小于 128 的则为负数。所以，若将单极性 8 位数/模转换器的输出电压减去 $V_{REF}/2$(80H 所对应的模拟量)，就可得到极性正确的偏移二进制码输出电压。

表 2-3 常用双极性及输出模拟量

十进制数	2 的补码								偏移二进制码								模拟量
	D_7	D_6	D_5	D_4	D_3	D_2	D_1	D_0	D_7	D_6	D_5	D_4	D_3	D_2	D_1	D_0	v_o/V_{LSB}
127	0	1	1	1	1	1	1	1	1	1	1	1	1	1	1	1	127
126	0	1	1	1	1	1	1	0	1	1	1	1	1	1	1	0	126
⋮				……								……					⋮
1	0	0	0	0	0	0	0	1	1	0	0	0	0	0	0	1	1
0	0	0	0	0	0	0	0	0	1	0	0	0	0	0	0	0	0
−1	1	1	1	1	1	1	1	1	0	1	1	1	1	1	1	1	−1
⋮				……								……					⋮
−127	1	0	0	0	0	0	0	1	0	0	0	0	0	0	0	1	−127
−128	1	0	0	0	0	0	0	0	0	0	0	0	0	0	0	0	−128

注：表中 $V_{LSB}=V_{REF}/256$。

若数/模转换器输入数字量是 2 的补码，那么，需先将它转换为偏移二进制码，然后输入到上述数/模转换电路中就可实现其双极性输出。比较表 2-3 中 2 的补码与偏移二进制码可以发现，若将 8 位 2 的补码加 80H，并舍弃进位就可得偏移二进制码。实现 2 的补码加 80H 很简单，只需将高位求反即可。这样，可得到采用 2 的补码输入的 8 位双极性输出数/模转换电路，如图 2-48 所示。

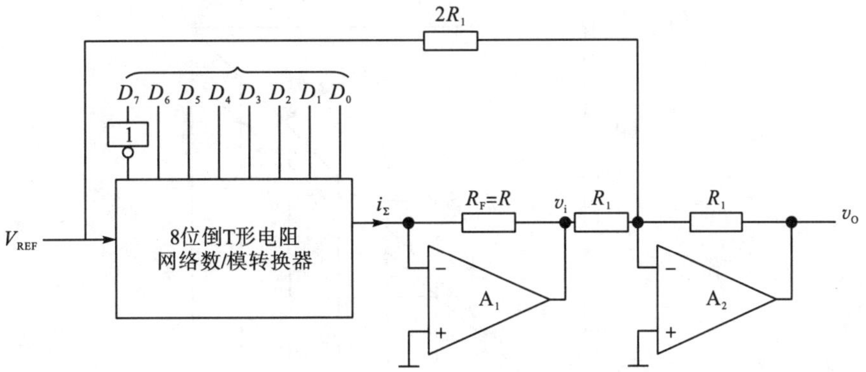

图 2-48　双极性输出数/模转换器

图 2-48 中，输入 N_B是原码的 2 的补码，最高位取反(加 80H)变为偏移二进制码后送入数/模转换器，由数/模转换器输出的模拟量 v_i经 A_2组成的第二个求和放大器减去 $V_{REF}/2$ 后，得到极性正确的输出电压 v_o，即

$$v_o = -v_i - \frac{1}{2}V_{REF} = \left(\frac{N_B V_{REF}}{2^8} + \frac{V_{REF}}{2}\right) - \frac{V_{REF}}{2} = V_{REF} \cdot \frac{N_B}{256} \tag{2-115}$$

5. 数/模转换器的主要技术指标

数/模转换器的主要技术指标有转换精度、转换速度和温度特性等

1)转换精度

数/模转换器的转换精度通常用分辨率和转换误差来描述。分辨率用于表征数/模转换器对输入微小量变化的敏感程度。其定义为数/模转换器模拟输出电压可能被分离的等级数。输入数字量位数越多，输出电压可分离的等级越多，即分辨率越高。所以在实际应用中，往往用输入数字量的位数表示数/模转换器的分辨率。此外，数/模转换器也可以用能分辨最小输出电压与最大输出电压之比给出。n 位数/模转换器的分辨率可表示为 $1/(2^n-1)$。它表示数/模转换器在理论上可以达到的精度。

由于数/模转换器中各元件参数值存在误差，基准电压不够稳定和运算放大器的零漂等各种因素的影响，使得数/模转换器实际精度还与一些转换误差有关，如比例系数误差、失调误差和非线性误差等。

(1)比例系数误差是指实际转换特性曲线的斜率与理想特性曲线斜率的偏差。如在 n 位倒 T 形电阻网络数/模转换器中，当 V_{REF}偏离标准值 ΔV_{REF}时，就会在输出端产生误差电压 Δv_o。由式(2-107)可知

$$\Delta v_o = \frac{\Delta V_{REF}}{2^n} \cdot \frac{R_F}{R} \sum_{i=0}^{n-1} D_i \cdot 2^i \tag{2-116}$$

由 ΔV_{REF}引起的误差属于比例系数误差。3 位数/模转换器的比例系数误差如图 2-49 所示。

(2)失调误差由运算放大器的零点漂移引起，其大小与输入数字量无关，该误差使输出电压的转移特性曲线发生平移，3 位数/模转换器的失调误差如图 2-50 所示。

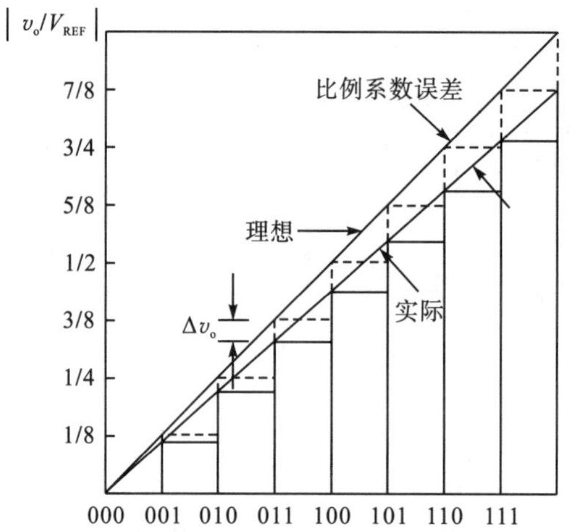

图 2-49 3 位数/模转换器的比例系数误差

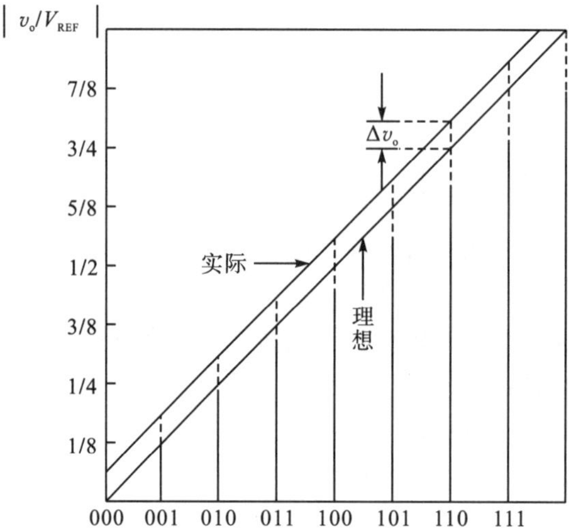

图 2-50 3 位数/模转换器的失调误差

(3)非线性误差是一种没有一定变化规律的误差，一般用在满刻度范围内，用偏离理想的转移特性的最大值来表示。引起非线性误差的原因较多，如电路中的各模拟开关不仅存在不同的导通电压和导通电阻，而且每个开关处于不同位置(接地或接 V_{REF})时，其开关压降和电阻也不一定相等。又如，在电阻网络中，每个支路上电阻误差不相同，不同位置上的电阻的误差对输出电压的影响也不相同等，这些都会导致非线性误差。

综上所述，为获得高精度的数/模转换器，不仅应选择位数较多的高分辨率的数/模转换器，还需要选用高稳定度的 V_{REF} 和低零漂的运算放大器等器件与之配合才能达到要求。

2)转换速度

当数/模转换器输入的数字量发生变化时，输出的模拟量并不能立即达到所对应的量值，它需要一段时间。通常用建立时间和转换速率两个参数来描述数/模转换器的转换速度。

(1)建立时间(t_{set})指输入数字量变化时，输出电压变化到相应稳定电压值所需时间。一般用数/模转换器输入的数字量 N_B 从全 0 变为全 1 时，输出电压达到规定的误差范围($\pm LSB/2$)时所需时间表示。数/模转换器的建立时间较快，单片集成数/模转换器建立时间最短可达 0.1 μs 以内。

(2)转换速率用大信号工作状态下模拟电压的变化率表示。一般集成数/模转换器在不包含外接参考电压源和运算放大器时，转换速率比较高。实际应用中，要实现快速数/模转换不仅要求数/模转换器有较高的转换速率，而且应选用转换速率较高的集成运算放大器与之配合使用才行。

3)温度系数

温度系数是指在输入不变的情况下，输出模拟电压随温度变化产生的变化量，一般用满刻度输出条件下温度每升高 1 ℃，输出电压变化的百分数作为温度系数。

2.5.2　模/数转换电路

为将时间连续、幅值也连续的模拟量转换为时间离散、幅值也离散的数字信号，模/数转换一般要经过取样、保持、量化及编码 4 个过程。在实际电路中，这些过程有的是合并进行的。例如，取样和保持量化和编码往往都是在转换过程中同时实现。

1. 模/数转换的一般工作过程

1)取样与保持

取样是将随时间连续变化的模拟量转换为时间离散的模拟量。取样过程示意图如图 2-51所示。图 2-51(a)中，传输门 TG 受取样信号 $S(t)$控制，在 $S(t)$的脉宽 τ 期间，传输门导通，输出信号为 $v_o(t)$等于输入信号 $v_i(t)$，而在$(T_s-\tau)$期间，传输门关闭，输出信号 $v_o(t)=0$。电路中各信号波形如图 2-51(b)所示。

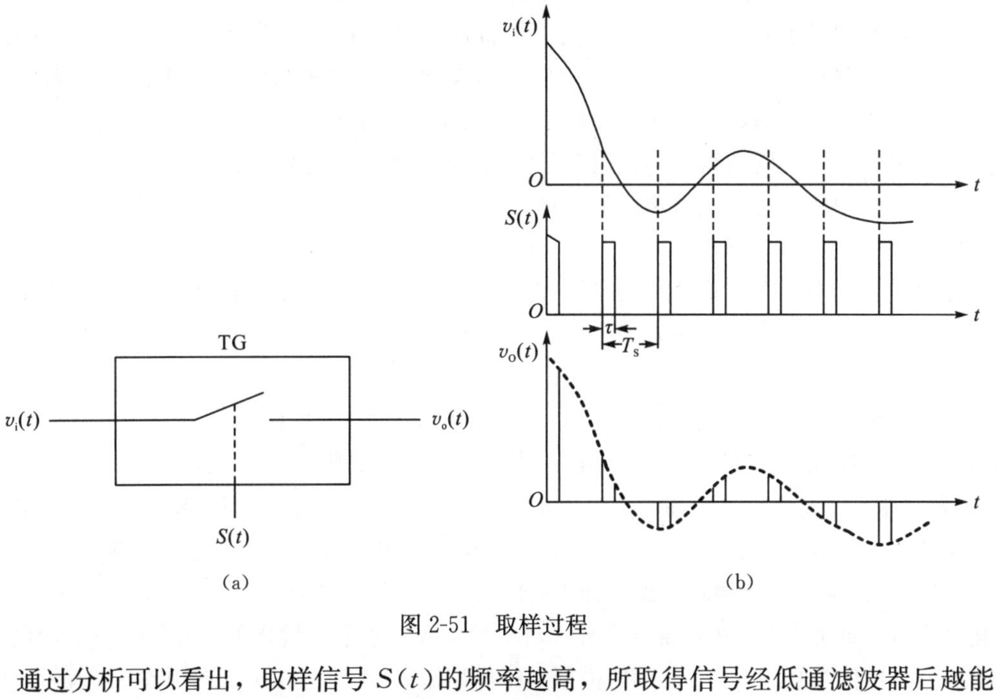

图 2-51　取样过程

通过分析可以看出，取样信号 $S(t)$的频率越高，所取得信号经低通滤波器后越能真实地复现输入信号。合理的取样频率由取样定理确定。

取样定理：设取样信号 $S(t)$ 的频率为 f_s，输入模拟信号 $v_i(t)$ 的最高频率分量的频率为 f_{max}，则 f_s 与 f_{max} 必须满足下面的关系，即

$$f_s \geqslant 2f_{max} \tag{2-117}$$

式中，一般取 $f_s > 2f_{max}$。

将取样电路每次取得的摸拟信号转换为数字信号都需要一定时间，为了给后续的量化编码过程提供一个稳定值，每次取得的模拟信号都必须通过保持电路保持一段时间(图 2-52)。取样－保持电路由输入放大器 A_1、输出放大器 A_2、保持电容 C_H 和开关驱动电路组成。电路中要求 A_1 具有很高的输入阻抗，以减小对输入信号源的影响。为使保持阶段上 C_H 所存电荷不易泄放，A_2 也应具有较高输入阻抗，A_2 还应具有低的输出阻抗，这样可以提高电路的带负载能力。一般还要求电路中 $A_{v1} \cdot A_{v2}=1$，其中，A_{v1}、A_{v2} 分别为 A_1 和 A_2 的电压放大倍数。

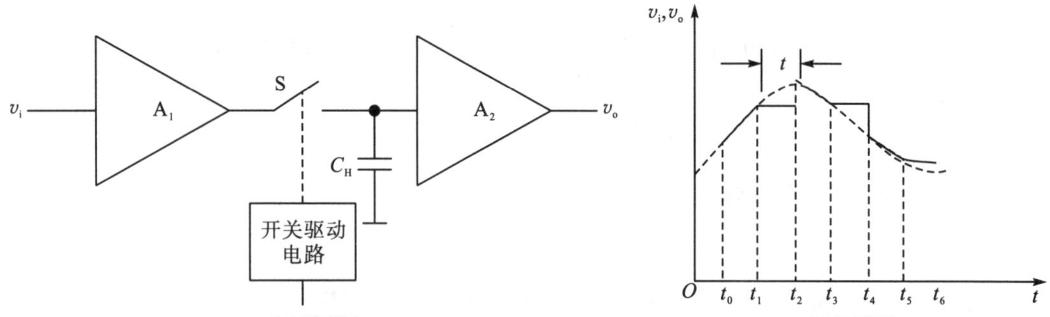

(a)原理图 (b)波形图

图 2-52 取样－保持电路

2)量化与编码

数字信号不仅在时间上是离散的，在幅值上也是不连续的。任何一个数字量的大小只能是某个规定的最小数量单位的整数倍。为将模拟信号转换为数字量，在模/数转换过程中，还必须将取样－保持电路的输出电压，按某种近似方式归化到与之相应的离散电平上。这一转化过程称为数值量化，简称量化。量化后的数值最后还须通过编码过程用一个代码表示出来。经编码后得到的代码就是模/数转换器输出的数字量。

量化过程中所取最小数量单位称为量化单位，用 Δ 表示。它是数字信号最低位为 1 时所对应的模拟量，即 $1LSB$。

在量化过程中，由于取样电压不一定能被 Δ 整除，所以量化前后不可避免地存在误差，此误差称为量化误差，用 ε 表示。量化误差属原理误差，它是无法消除的。模/数转换器的位数越多，各离散电平之间的差值越小，量化误差越小。

量化过程常采用两种近似量化方式：只舍不入量化方式和四舍五入量化方式。以 3 位模/数转换器为例，设输入信号 v_i 的变化范围为 0～8 V。采用只舍不入量化方式时，取 $\Delta=1$ V，量化中把不足量化单位部分舍弃，如数值在 0～1 V 之间的模拟电压都当作 $0 \cdot \Delta$，用二进制数 000 表示，而数值在 1～2V 之间的模拟电应都当作 $1 \cdot \Delta$，用二进制数 001 表示，这种量化方式的最大量化误差为 Δ。而采用四舍五入量化方式时，则取量化单位 $\Delta=8$ V/15，量化过程将不足半个量化单位部分舍弃，对于等于或大于半个量化单位部分按一个量化单位处理。它将数值在 0～4 V/15 之间的模拟电压都当作 $0 \cdot \Delta$ 对待，用二进制数 000 表示，而数值在 4 V/15～12 V/15 之间的模拟电压均当作 $0 \cdot \Delta$，用二进制数 001 表示等。不难看出，采

用前一种只舍不入量化方式最大量化误差 $|\varepsilon_{max}|=1LSB$，而采用后一种有舍有入量化方式 $|\varepsilon_{max}|=LSB/2$，后者量化误差比前者小，故大多数模/数转换器都采用四舍五入量化方法。

模/数转换器的种类很多，按其工作原理不同分为直接模/数转换器和间接模/数转换器两类。直接模/数转换器可将模拟信号直接转换为数字信号，这类模/数转换器具有较快的转换速度，其典型电路有并行比较型模/数转换电路、逐次比较型模/数转换电路。而间接模/数转换器则是先将模拟信号转换成某一中间量(时间或频率)，然后再将中间量转换为数字量输出。此类模/数转换器的速度较慢，典型电路是双积分型模/数转换电路、电压频率转换型模/数转换电路。下面将详细介绍这几种模/数转换器的电路结构及工作原理。

2. 并行比较型模/数转换器

3 位并行比较型模/数转换器原理电路如图 2-53 所示。它由电阻分压器、电压比较器、寄存器及编码器组成。图中的 8 个电阻将参考电压 V_{REF} 分成 8 个等级，其中，7 个等级的电压分别作为 7 个比较器 $C_1 \sim C_7$ 的参考电压，其数值分别为 $V_{REF}/15$，$3V_{REF}/15$，…，$13V_{REF}/15$。输入电压为它的大小决定各比较器的输出状态。例如，当 $0 \leqslant v_i < V_{REF}/15$ 时，$C_7 \sim C_1$ 的输出状态都为 0；当 $3V_{REF}/15 \leqslant v_i < 5V_{REF}/15$ 时，比较器 C_6 和 C_7 的输出 $C_{o6}=C_{o7}=1$，其余各比较器的状态均为 0，根据各比较器的参考电压值，可以确定输入模拟电压值与各比较器输出状态的关系。比较器的输出状态由 D 触发器存储，经优先编码器编码，得到数字量输出。优先编码器优先级别最高 I_7，最低 I_1。

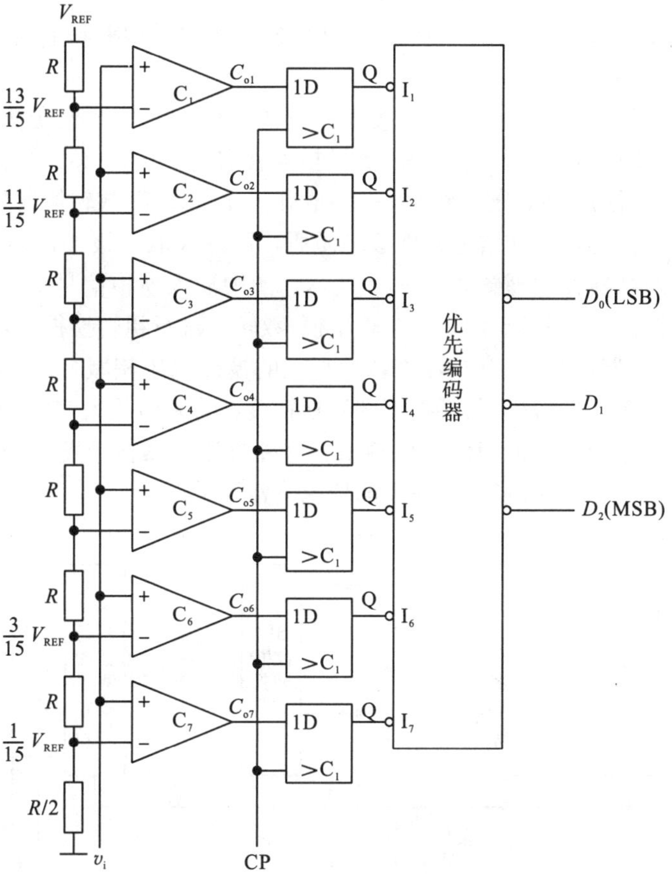

图 2-53　3 位并行模/数转换器原理电路

设 v_i 变化范围是 $0\sim V_{REF}$，输出 3 位数字量为 D_2、D_1、D_0，3 位并行比较型模/数转换器的输入、输出关系如表 2-4 所示。

表 2-4　3 位并行模/数转换器输入与输出关系对照表

模拟输入	比较器输出状态							数字输出		
v_i	C_{o1}	C_{o2}	C_{o3}	C_{o4}	C_{o5}	C_{o6}	C_{o7}	D_2	D_1	D_0
$0\leqslant v_i<V_{REF}/15$	0	0	0	0	0	0	0	0	0	0
$V_{REF}/15\leqslant v_i<3V_{REF}/15$	0	0	0	0	0	0	1	0	0	1
$3V_{REF}/15\leqslant v_i<5V_{REF}/15$	0	0	0	0	0	1	1	0	1	0
$5V_{REF}/15\leqslant v_i<7V_{REF}/15$	0	0	0	0	1	1	1	0	1	1
$7V_{REF}/15\leqslant v_i<9V_{REF}/15$	0	0	0	1	1	1	1	1	0	0
$9V_{REF}/15\leqslant v_i<11V_{REF}/15$	0	0	1	1	1	1	1	1	0	1
$11V_{REF}/15\leqslant v_i<13V_{REF}/15$	0	1	1	1	1	1	1	1	1	0
$13V_{REF}/15\leqslant v_i<V_{REF}$	1	1	1	1	1	1	1	1	1	1

在并行比较型模/数转换器中，输入电压 v_i 同时加到所有比较器的输入端，从 v_i 加入到 3 位数字量稳定输出所经历的时间为比较器、D 触发器和编码器延迟时间之和。如不考虑上述器件的延迟，可认为 3 位数字量是与 v_i 输入时刻同时获得的。所以它具有最短的转换时间。

并行比较型模/数转换器具有如下的特点：

(1)由于转换是并行的，其转换时间只受比较器、触发器和编码电路延迟时间的限制，因此转换速度最快。

(2)随着分辨率的提高，元件数目要按几何级数增加。一个 n 位转换器，所用比较器的个数为 2^n-1，如 8 位的并行比较型模/数转换器就需要 $2^8-1=255$ 个比较器。由于位数越多，电路越复杂，因此制作分辨率较高的集成并行比较型模/数转换器是比较困难的。

(3)为了解决提高分辨率和增加元件数的矛盾，可以采取分级并行转换的方法。10 位分级并行比较型模/数转换原理图如图 2-54 所示。图中输入模拟信号 v_i，经取样－保持电路后分两路，一路先经第一级 5 位并行比较型模/数转换进行粗转换得到输出数字量的高 5 位，另一路送至减法器，与高 5 位数/模转换得到的模拟电压相减。由于相减所得差值电压小于 $1V_{LSB}$，为保证第二级模/数转换器的转换精度，将差值放大 $2^5=32$ 倍，送第二级 5 位并行比较型模/数转换器，得到低 5 位输出。这种方法虽然在速度上做了牺牲，却使元件数大为减少，在需要兼顾分辨率和速度的情况下常被采用。

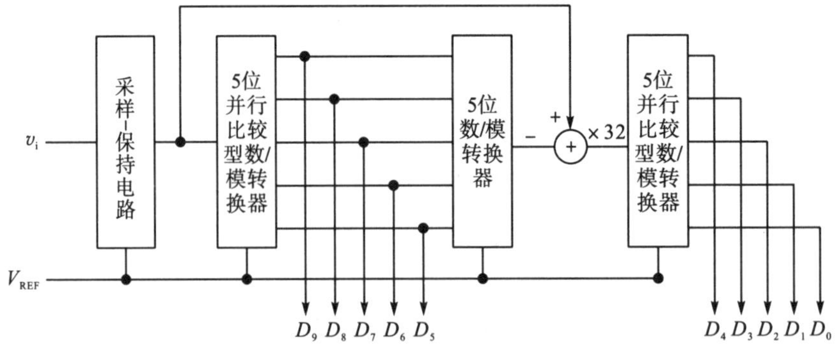

图 2-54　10 位分级并行比较型模/数转换原理图

3. 逐次比较型模/数转换器

在直接模/数转换器中，逐次比较型模/数转换器是目前采用最多的一种。逐次逼近转换过程与用天平称物重非常相似。天平称重过程是从最重的砝码开始试放，与被称物体行进比较，若物体重于砝码，则该砝码保留。再加上第二个次重砝码，由物体的重量是否大于砝码的重量决定第二个砝码是留下还是移去。照此一直加到最小一个砝码为止。将所有留下的砝码重量相加，就得物体重量。仿照这一思路，逐次比较型模/数转换器就是将输入模拟信号与不同的参考电压作多次比较，使转换所得的数字量在数值上逐次逼近输入模拟量对应值。

n 位逐次比较型模/数转换器原理框图如图 2-55 所示。它由控制逻辑电路、数据寄存器、移位寄存器、数/模转换器及电压比较器组成，其工作原理为：电路由启动脉冲启动后，在第一个时钟脉冲作用下，控制电路使移位寄存器的最高位置为 1，其他位置为 0，其输出经数据寄存器将 1000…0 送入数/模转换器。输入电压首先与数/模转换器输出电压 $(V_{REF}/2)$ 相比较，如 $v_i \geqslant V_{REF}/2$，比较器输出为 1，若 $v_i < V_{REF}/2$，则为 0。比较结果存于数据寄存器的 D_{n-1} 位。然后在第二个 CP 作用下，移位寄存器的次高位置 1，其他低位置 0。如最高位已存 1，则此时 $v_o' = (3/4)V_{REF}$。于是 v_i 再与 $(3/4)V_{REF}$ 相比较，如 $v_i \geqslant (3/4)V_{REF}$，则次高位 D_{n-2} 存 1，否则 $D_{n-2}=0$；如最高位为 0，则 $v_o' = V_{REF}/4$，v_i 与 v_o' 比较，如 $v_i \geqslant V_{REF}/4$，则 D_{n-2} 位存 1，否刚存 0。依此类推，逐次比较得到输出数字量。

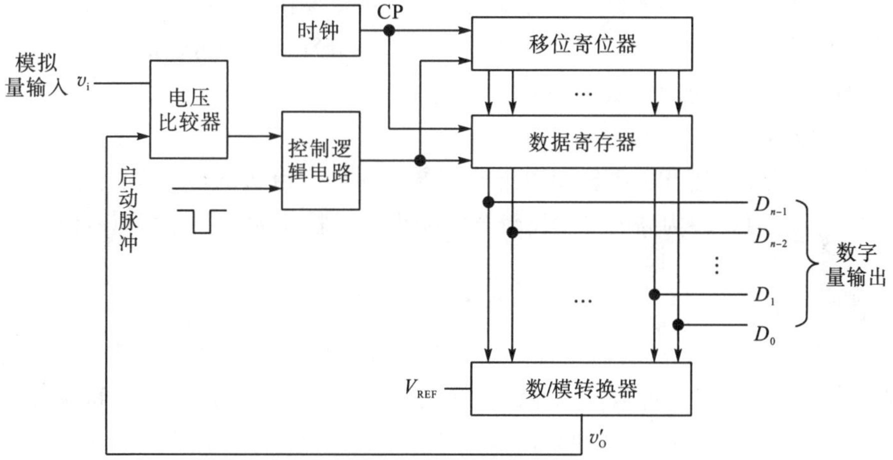

图 2-55　n 位逐次比较型模/数转换器原理框图

4. 双积分型模/数转换器

双积分转换器是一种间接模/数转换器。它的基本原理是，对输入模拟电压和参考电压分别进行两次积分，将输入电压平均值变换成与之成正比的时间间隔，然后利用时钟脉冲和计数器测出此时间间隔，进而得到相应的数字量输出。由于该转换电路是对输入电压的平均值进行变换，所以它具有很强的抗工频干扰能力，在数字测量中得到广泛应用。

图 2-56 是这种转换器的原理电路图，它由积分器(由集成运放 A 组成)、过零比较器(C)、时钟脉冲控制门(G)、计数器和定时器($FF_0 \sim FF_n$)等几部分组成。

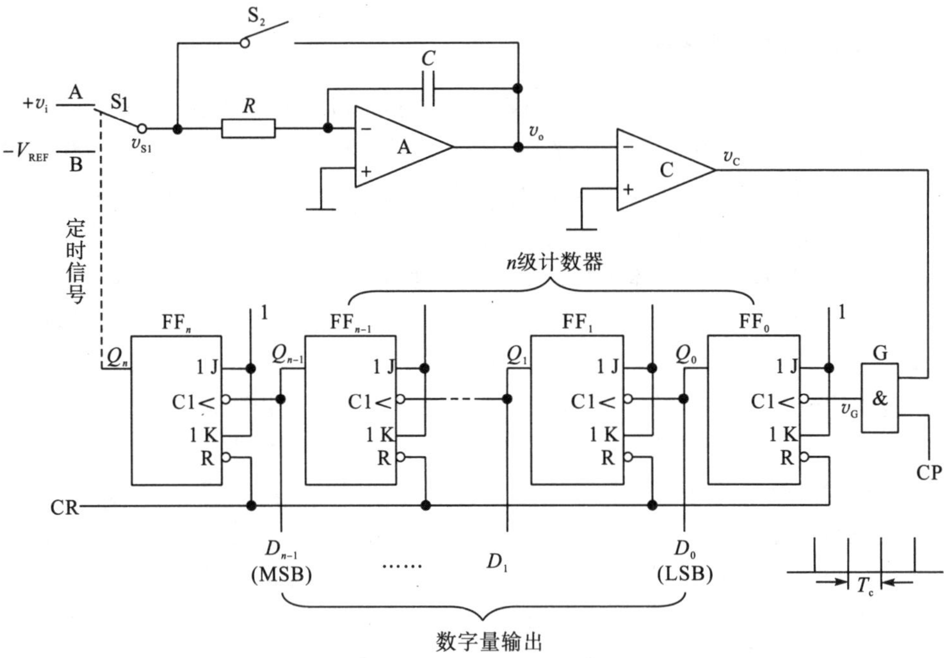

图 2-56　双积分型模/数转换器原理电路图

1)积分器

积分器是转换器的核心部分，它的输入端所接开关 S_1 由定时信号 Q_n 控制。当 Q_n 为不同电平时，极性相反的输入电压 v_i 和参考电压 V_{REF} 将分别加到积分器的输入端，进行两次方向相反的积分，积分时间常数 $\tau=RC$。

2)过零比较器

过零比较器用来确定积分器输出电压 v_o 过零的时刻。当 $v_o\geqslant0$ 时，比较器输出 v_C 为低电平；当时 $v_o<0$ 时，v_C 为高电平。比较器的输出信号接至时钟控制门(G)作为关门和开门信号。

3)计数器和定时器

它由 $n+1$ 个接成计数型的触发器 $FF_0\sim FF_n$ 串联组成。触发器 $FF_0\sim FF_{n-1}$ 组成 n 级计数器，对输入时钟脉冲 CP 计数，以便把与输入电压平均值成正比的时间间隔转变成数字信号输出。当计数到 2^n 个时钟脉冲时，$FF_0\sim FF_{n-1}$ 均回到 0 态，而 FF_n 翻转为 1 态，$Q_n=1$ 后开关 S_1 从位置 A 转接到 B。

4)时钟脉冲控制门

时钟脉冲源标准周期 T_C 作为测量时间间隔的标准时间。当 $v_C=1$ 时，门打开，时钟脉冲通过门加到触发器 FF_0 的输入端。

下面以输入正极性的直流电压 v_i 为例，说明电路将模拟电压转换为数字量的基本原理。电路工作过程分为以下几个阶段进行，工作波形如图 2-57 所示。

(1)准备阶段。

首先控制电路提供 CR 信号使计数器清零，同时使开关 S_2 闭合，待积分电容放电完毕后，再使 S_2 断开。

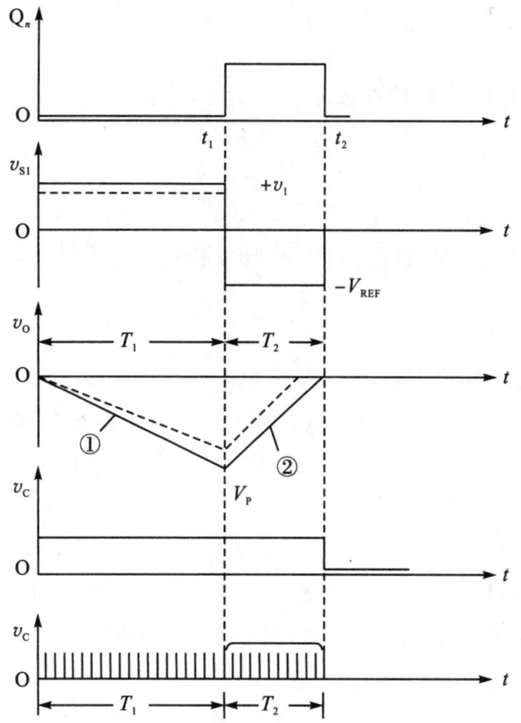

图 2-57　双积分模/数转换各处工作波形

(2)第一次积分阶段。

在转换过程开始时($t=0$)，开关 S_1 与 A 端接通，正的输入电压 v_i 加到积分器的输入端。积分器从 0 V 开始对 v_i 积分。其波形如图 2-57 中①段所示。根据积分器的原理可得

$$v_o = -\frac{1}{\tau}\int_0^t v_i \mathrm{d}t \tag{2-118}$$

如 $v_o<0$，过零比较器输出为高电平，时钟控制门 G 被打开。于是，计数器在 CP 作用下从 0 开始计数，经 2^n 个时钟脉冲后，触发器 FF_0～FF_{n-1} 都翻转到 0 态，而 $Q_n=1$，开关 S_1 由 A 点转接到 B 点，第一次积分结束。第一次积分时间为

$$t = T_1 = 2^n T_C \tag{2-119}$$

令 v_1 为输入电压在 T_1 时间间隔内的平均值，则由式(2-118)可得第一次积分结束时积分器的输出电压为 V_P，即

$$V_P = -\frac{T_1}{\tau}v_1 = -\frac{2^n T_C}{\tau}v_1 \tag{2-120}$$

(3)第二次积分阶段。

当 $t=t_1$ 时，S_1 转接到 B 点，具有与 v_1 相反极性的基准电压 V_{REF} 加到积分器的输入端；积分器开始向相反方向进行第二次积分；当 $t=t_2$ 时，积分器输出电压 $v_o\geqslant 0$，比较器输出 $v_C=0$，时钟脉冲控制门 G 被关闭，计数停止。在此阶段结束时 v_o 的表达式可写为

$$v_o(t_2) = V_P - \frac{1}{\tau}\int_{t_1}^{t_2}(-V_{REF})\mathrm{d}t = 0 \tag{2-121}$$

设 $T_2=t_2-t_1$，于是有

$$\frac{V_{REF}T_2}{\tau}=\frac{2^nT_C}{\tau}V_I \tag{2-122}$$

设在此期间计数器所累计的时钟脉冲个数为 λ，则

$$T_2=\lambda T_C \tag{2-123}$$

$$T_2=\frac{2^nT_C}{V_{REF}}V_I \tag{2-124}$$

可见，T_2与 V_I成正比，T_2就是双积分型模/数转换过程中的中间变量。而 λ 为

$$\lambda=\frac{T_2}{T_C}=\frac{2^n}{V_{REF}}V_I \tag{2-125}$$

式(2-125)表明，在计数器中所计得的数 λ($\lambda=Q_{n-1}\cdots Q_1Q_0$)与在取样时间 T_1内输入电压的平均值 V_I成正比。只要 $V_I<V_{REF}$，转换器就能正常地将输入模拟电压转换为数字量，并能从计数器读取转换的结果。如果取 $V_{REF}=2^nV$，则 $\lambda=V_I$，计数器所计的数在数值上就等于被测电压。

由于双积分型模/数转换器在 T_1时间内采的是输入电压的平均值，因此具有很强的抗工频干扰的能力。尤其对周期等于 T_1或几分之一 T_1的对称干扰(指整个周期内平均值为零的干扰)，从理论上来说，有无穷大的抑制能力。即使当工频干扰幅度大于被测直流信号，使得输入信号正负变化时，仍有良好的抑制能力。由于在工业系统中经常碰到的是工频(50 Hz)或工频的倍频干扰，故通常选定取样时间 T_1总是等于工频电源周期的倍数，如 20 ms 或 40 ms 等。另一方面，由于在转换过程中，前后两次积分采用同一积分器，因此，在两次积分期间(一般在几十至数百毫秒之间)，R、C 和脉冲源等元器件参数的变化对转换精度的影响均可以忽略。

最后必须指出，在第二次积分阶段结束后，控制电路又使开关 S_2闭合，电容 C 放电，积分器回零。电路再次进入准备阶段，等待下一次转换开始。

5. 模/数转换器的主要技术指标

模/数转换器的主要技术指标有转换精度、转换速度等。选择模/数转换器时，除考虑这两项技术指标外，还应注意满足其输入电压的范围，输出数字的编码、工作温度范围和电压稳定度等方面的要求。

1)转换精度

单片集成模/数转换器的转换精度是用分辨率和转换误差来描述的。

(1)分辨率。模/数转换器的分辨率以输出二进制(或十进制)数的位数表示。它说明模/数转换器对输入信号的分辨能力。从理论上讲，n 位输出的模/数转换器能区分 2^n 个不同等级的输入模拟电压，能区分输入电压的最小值为满量程输入的 $1/2^n$。在最大输入电压一定时，输出位数越多，量化单位越小，分辨率越高。例如，模/数转换器输出为 8 位二进制数，输入信号最大值为 5 V，那么这个转换器应能区分出输入信号的最小电压为 19.53 mV。

(2)转换误差。转换误差通常是以输出误差的最大值形式给出。它表示模/数转换器实际输出的数字量和理论上的输出数字量之间的差别。常用最低有效位的倍数表示。例如，给出相对误差小于等于$\pm LSB/2$，这就表明实际输出的数字量和理论上应得到的输出数字量之间的误差小于最低位的半个字。

2)转换时间

转换时间是指模/数转换器从转换控制信号到来开始，到输出端得到稳定的数字信号所经过的时间。模/数转换器的转换时间与转换电路的类型有关。不同类型的转换器转换速度相差甚远。其中，并行比较型模/数转换器的转换速度最高，8 位二进制输出的单片集成模/数转换器转换时间可达到 50 ns 以内；逐次比较型模/数转换器次之，它们多数转换时间在 10～50 μs 之间，也有达几百纳秒的。间接模/数转换器的速度最慢，如双积分型模/数转换器的转换时间大都在几十毫秒至几百毫秒之间。在实际应用中，应从系统数据总的位数、精度要求、输入模拟信号的范围及输入信号极性等方面综合考虑模/数转换器的选用。

2.6　数字信号基本变换

生物医学信号处理的另一个重要方面是数字信号处理，是将模拟信号数字化后，由数字系统进行处理，得到数字信号输出，它可直接记录，也可再转换为模拟信号记录。由于数字信号处理的理论性较强，数学推导和运算很多，本节将只对确定性信号中常用的基本变换做些介绍，不做严格的推导和论证。这方面的参考书很多，读者可自行查阅。

2.6.1　周期信号的傅里叶级数

周期信号是定义在$(-\infty,\ \infty)$区间，每隔一定时间 T，按相同规律重复变化的信号。一般表示为

$$f(t+T)=f(t)\qquad(-\infty<t<\infty)\tag{2-126}$$

式中，T 为该信号的重复周期，其倒数称为该信号的频率，记为

$$f=\frac{1}{T}\tag{2-127}$$

或角频率，即

$$\Omega=\frac{2\pi}{T}=2\pi f\tag{2-128}$$

1. 三角傅里叶级数

设 $f(t)$是基本周期为 T 的周期信号，则可表示为

$$f(t)=a_0+\sum_{n=1}^{\infty}(a_n\cos n\omega_0 t+b_n\sin n\omega_0 t)\qquad(-\infty<t<\infty)\tag{2-129}$$

式(2-129)称为周期信号 $f(t)$的三角函数形式傅里叶级数。式中，ω_0 是基波角频率；a_0、a_n、b_n 为傅里叶级数的系数，都是实数。其中，a_0 为常数，或者说是 $f(t)$的直流分量。$a_1\cos\omega_0 t+b_1\sin\omega_0 t$ 称为 $f(t)$的基波(一次谐波)项，$a_2\cos 2\omega_0 t+b_2\sin 2\omega_0 t$ 称为二次谐波项，$a_n\cos n\omega_0 t+b_n\sin n\omega_0 t$ 称为 n 次谐波项。可见组成 $f(t)$的谐波频率是 ω_0 的整数倍，这是周期信号的重要特征。式(2-129)表明一个周期为 T 的周期信号可以表示为角频率为 ω_0 的全部谐波的正弦信号之和。

傅里叶级数的系数可通过下式来计算：

$$a_0 = \frac{1}{T}\int_0^T f(t)\mathrm{d}t \tag{2-130}$$

$$a_n = \frac{2}{T}\int_0^T f(t)\cos n\omega_0 t\mathrm{d}t \quad (n = 1,2,\cdots) \tag{2-131}$$

$$b_n = \frac{2}{T}\int_0^T f(t)\sin n\omega_0 t\mathrm{d}t \quad (n = 1,2,\cdots) \tag{2-132}$$

上面给定的 a_n 及 b_n 可在任意整周期内积分计算出来，即积分上下限为一个周期即可，如(0，T)、($-T/2$，$T/2$)、($T/2$，$3T/2$)等。所以，对任意实数 t_0，有

$$a_n = \frac{2}{T}\int_{t_0}^{t_0+T} f(t)\cos n\omega_0 t\mathrm{d}t \quad (n = 1,2,\cdots) \tag{2-133}$$

由三角函数的性质，式(2-129)也可以写成余弦函数的形式：

$$f(t) = c_0 + \sum_{n=1}^{\infty} c_n \cos(n\omega_0 t + \varphi_n) \quad (-\infty < t < \infty) \tag{2-134}$$

式中，$c_0 = a_0$；$c_n = \sqrt{a_n^2 + b_n^2}$；$\varphi_n = \arctan\left(\frac{-b_n}{a_n}\right)$；$a_n = c_n\cos\varphi_n$；$b_n = -c_n\sin\varphi_n$。

一个周期信号必须满足狄利克雷(Dirichlet)条件才具有傅里叶级数：①一个周期内仅有有限个间断点；②一个周期内仅有有限个极值；③一个周期内绝对可积，即 $\int_{t_0}^{t_0+T} |f(t)|\mathrm{d}t < \infty$。通常遇到的周期信号都满足此条件。

如图 2-58 所示，用一些长度不同的线段来分别代表基波、二次谐波、三次谐波等的振幅，然后将这些线段按照频率高低依次排列起来，这种图就称为频谱图。其中每一条谱线代表一个谐波分量，谱线的高度代表这一正弦分量的振幅，谱线所在的横坐标的位置代表这一正弦分量的频率，这种频谱，因为它只表示出了各分量的振幅，所以称为幅度频谱。有时把分量的相位用一个个线段代表并且排列成谱状，这样的频谱就称为相位频谱，如图 2-59 所示。可见周期信号具有离散性、谐波性、收敛性的特点。

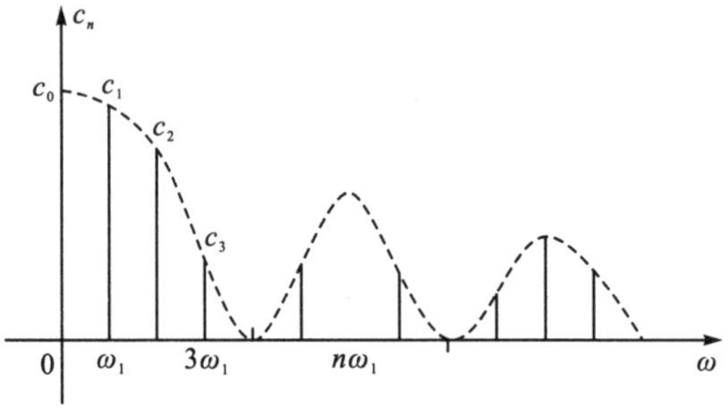

图 2-58 信号的幅度频谱

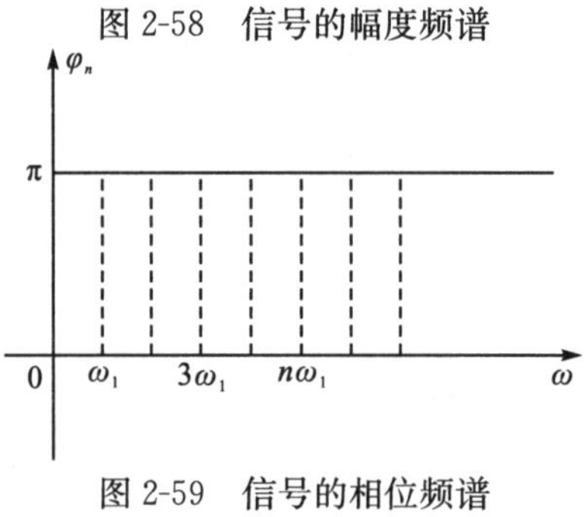

图 2-59 信号的相位频谱

(1)离散性。谱线是离散的而不是连续的，谱线之间的间隔为 $\omega_1=\frac{2\pi}{T}$。这种频谱常称为离散频谱。

(2)谐波性。谱线在频率轴上的位置是基频的整数倍。任意两条相邻谱线间不可能再出现其他的频率分量。

(3)收敛性。各谱线振幅尽管不一定随谐波次数的增高单调地减小，中间可能有些参差起伏，但它们的总趋势仍是随着谐波次数的增高而逐渐减小的，当谐波次数无限增高时，谱线的高度也无限减小。

2. 指数傅里叶级数

设 $f(t)$为任意周期信号(周期 T)，则其可展开为指数形式的傅里叶级数：

$$f(t)=\sum_{n=-\infty}^{\infty}F_n\exp(\mathrm{j}n\omega_0 t) \tag{2-135}$$

其中，

$$F_n=\frac{1}{T}\int_{t_0}^{t_0+T}f(t)\exp(-\mathrm{j}n\omega_0 t)\mathrm{d}t \tag{2-136}$$

以周期性矩形脉冲的幅度频谱[图 2-60(a)]和相位频谱[图 2-60(b)]为例来看看它的特点。由于 F_n 一般是复函数，所以称这种频谱为复数频谱。它同样反映了周期信号频谱具有离散性、谐波性和收敛性的特点。

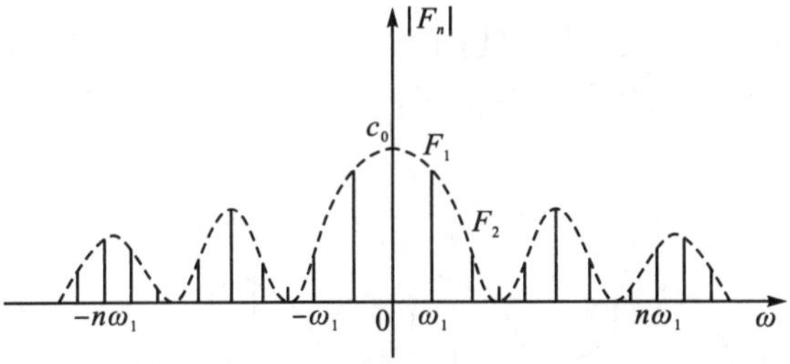

(a)幅度频谱

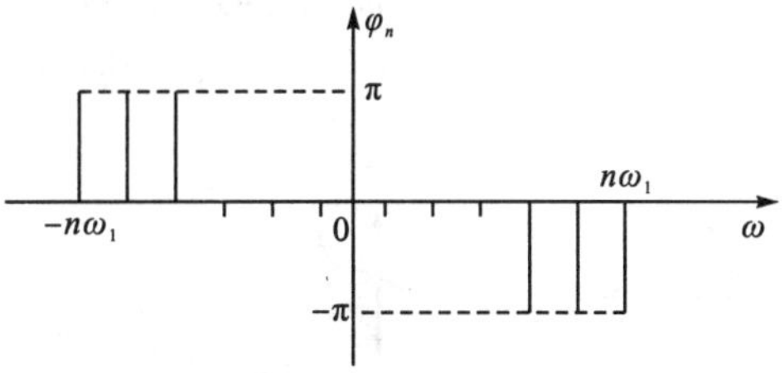

(b)相位频谱

图 2-60 周期性矩形脉冲的幅度频谱和相位频谱

3. 三角函数形式傅里叶级数与指数形式傅里叶级数的关系

由欧拉公式知，三角函数与虚指数函数有如下密切的关系：

$$\cos n\omega_0 t=\frac{\exp(\mathrm{j}n\omega_0 t)+\exp(-\mathrm{j}n\omega_0 t)}{2},\quad \sin n\omega_0 t=\frac{\exp(\mathrm{j}n\omega_0 t)-\exp(-\mathrm{j}n\omega_0 t)}{2\mathrm{j}} \tag{2-137}$$

故三角函数形式傅里叶级数和指数形式傅里叶级数实质上是同一种级数的两种不同的表现形式，故可将式(2-137)代入式(2-129)展开并合并同类项得

$$\begin{aligned}f(t)&=a_0+\sum_{n=1}^{\infty}a_n\frac{\exp(\mathrm{j}n\omega_0 t)+\exp(-\mathrm{j}n\omega_0 t)}{2}+\sum_{n=1}^{\infty}b_n\frac{\exp(\mathrm{j}n\omega_0 t)-\exp(-\mathrm{j}n\omega_0 t)}{2\mathrm{j}}\\&=a_0+\sum_{n=1}^{\infty}\frac{a_n-\mathrm{j}b_n}{2}\exp(\mathrm{j}n\omega_0 t)+\sum_{n=1}^{\infty}\frac{a_n+\mathrm{j}b_n}{2}\exp(-\mathrm{j}n\omega_0 t)\end{aligned}$$

$$= F_0 + \sum_{n=1}^{\infty} F_n \exp(\mathrm{j}n\omega_0 t) + \sum_{n=1}^{\infty} F_n^* \exp(-\mathrm{j}n\omega_0 t) \tag{2-138}$$

式中，$F_0 = a_0$，$F_n = \dfrac{a_n - \mathrm{j}b_n}{2}$，$F_n^* = \dfrac{a_n + \mathrm{j}b_n}{2}$。$F_0$ 是实数，F_n 和 F_n^* 是一对关于变量 $n\omega_0$ 的共轭复数。由式(2-129)中的各项系数 a_0、a_n 及 b_n 的表达式可知，当 $f(t)$ 为实信号时，$a_n = a_{-n}$，$b_n = -b_{-n}$，故有

$$F_n^* = \frac{a_{-n} - \mathrm{j}b_{-n}}{2} = F_{-n} \text{ 或 } F_{-n}^* = F_n$$

将 F_n 和 F_n^* 代入式(2-138)，则

$$f(t) = F_0 + \sum_{n=1}^{\infty} F_n \exp(\mathrm{j}n\omega_0 t) + \sum_{n=1}^{\infty} F_n^* \exp(-\mathrm{j}n\omega_0 t)$$

$$= F_0 + \sum_{n=1}^{\infty} F_n \exp(\mathrm{j}n\omega_0 t) + \sum_{n=-1}^{-\infty} F_n \exp(\mathrm{j}n\omega_0 t)$$

由于 $F_0 = F_n \exp(\mathrm{j}n\omega_0 t)\mid_{n=0}$，于是可将上式写为

$$f(t) = \sum_{n=-\infty}^{\infty} F_n \exp(\mathrm{j}n\omega_0 t) \tag{2-139}$$

这就变成了指数形式的傅里叶级数表达式。

2.6.2 非周期信号的傅里叶变换

实际上，一个非周期信号可以看成是周期信号当其周期趋于无穷大时的极限情况。设 $f_T(t)$ 是周期为 T 的信号，当然其每一个周期内的波形都相同，设为 $f(t)$，如图 2-61 所示。

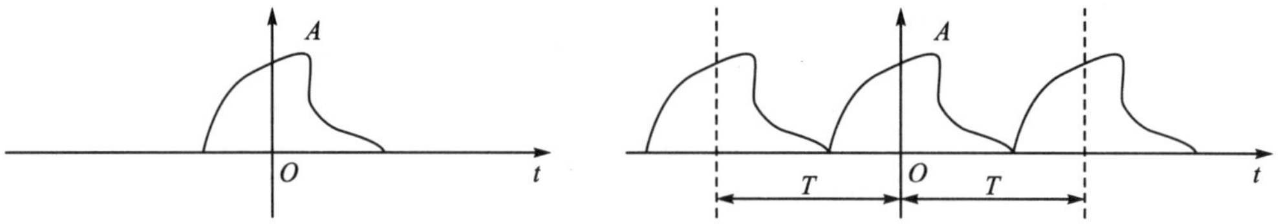

图 2-61 $f(t)$ 与 $f_T(t)$ 的波形

因此，

$$f_T(t) = \sum_{k=-\infty}^{\infty} f(t - kT), \quad f(t) = \lim_{T\to\infty} f_T(t) \tag{2-140}$$

既然 $f_T(t)$ 是周期信号，那它可分解为傅里叶级数如下：

$$f_T(t) = \sum_{n=-\infty}^{\infty} F_n \exp(\mathrm{j}n\omega_0 t) \tag{2-141}$$

式中，

$$F_n = \frac{1}{T}\int_{-\frac{T}{2}}^{\frac{T}{2}} f_T(t) \exp(-\mathrm{j}n\omega_0 t)\,\mathrm{d}t \tag{2-142}$$

将式(2-142)代入式(2-141)中得

$$f_T(t) = \sum_{n=-\infty}^{\infty} \left[\frac{1}{T}\int_{-\frac{T}{2}}^{\frac{T}{2}} f_T(t) \exp(-\mathrm{j}n\omega_0 t)\,\mathrm{d}t\right] \exp(\mathrm{j}n\omega_0 t)$$

$$= \sum_{n=-\infty}^{\infty} \left[\frac{\omega_0}{2\pi} \int_{-\frac{T}{2}}^{\frac{T}{2}} f_T(t) \exp(-jn\omega_0 t) dt \right] \exp(jn\omega_0 t) \tag{2-143}$$

当 $T \to \infty$ 时，有 $\omega_0 = \frac{2\pi}{T} \to 0$，用更加近似的符号 $\Delta\omega$ 代替 ω_0，所以 $n\omega_0$ 由离散间隔转换为连续变量 ω，记为 $\omega = n\omega_0$；$\sum_{n=-\infty}^{\infty} \to \int_{-\infty}^{\infty}$，即求和趋于积分；再由 $f_T(t) = \sum_{k=-\infty}^{\infty} f(t-kT)$，则式(2-143)变为

$$f(t) = \frac{1}{2\pi} \int_{-\infty}^{\infty} \left[\int_{-\infty}^{\infty} f(t) \exp(j\omega t) dt \right] \exp(j\omega t) d\omega \tag{2-144}$$

上式方括号中的部分是参变量 ω 的函数，记为 $F(j\omega)$，即

$$F(j\omega) = \int_{-\infty}^{\infty} f(t) \exp(j\omega t) dt \tag{2-145}$$

则

$$f(t) = \frac{1}{2\pi} \int_{-\infty}^{\infty} F(j\omega) \exp(j\omega t) d\omega \tag{2-146}$$

式中，$F(j\omega)$称为$f(t)$的变换函数；$f(t)$称为$F(j\omega)$的原函数。由$f(t)$求$F(j\omega)$称为傅里叶正变换，由$F(j\omega)$求$f(t)$称为傅里叶逆变换。简记为

$$F[f(t)] = F(j\omega), F^{-1}[F(j\omega)] = f(t)$$

$$f(t) \Leftrightarrow F(j\omega)$$

从理论上讲，非周期信号也应满足一定条件才存在傅里叶变换。非周期信号 $f(t)$的傅里叶变换存在的充分条件为 $f(t)$绝对可积，即

$$\int_{-\infty}^{\infty} |f(t)| dt < \infty \tag{2-147}$$

这一条件是傅里叶变换存在的充分条件，不是必要条件，一些不满足该条件的函数也可以有傅里叶变换。

式(2-146)说明非周期信号 $f(t)$可以表示成复指数 $\exp(j\omega t)$的连续和，振幅为$\frac{1}{2\pi}F(j\omega)d\omega$，对任一 ω，因为 $d\omega$ 为无穷小，所以 $\exp(j\omega t)$的绝对振幅$\left|\frac{1}{2\pi}F(j\omega)d\omega\right| \to 0$，也是无穷小，虽然各频谱幅度无限小，但相对大小仍有区别。

由式(2-145)有

$$F(j\omega) = \int_{-\infty}^{\infty} f(t) \exp(j\omega t) dt = \lim_{T\to\infty} TF_n = \lim_{\omega_0 \to 0} \frac{2\pi F_n}{\omega_0} = \lim_{f\to 0} \frac{F_n}{f} \tag{2-148}$$

可知 $F(j\omega)$是一个密度的概念，其量纲为单位频率的振幅，因此称 $F(j\omega)$为频谱密度函数，或简称频谱函数、频谱。$F(j\omega)$一般是复函数，可记为

$$F(j\omega) = |F(j\omega)| \exp(j\varphi(\omega)) \tag{2-149}$$

式中，$|F(j\omega)|$为 $F(j\omega)$的模，代表信号 $f(t)$中各频率分量的相对大小；$\varphi(\omega)$为 $F(j\omega)$的相位，代表各频率分量的相位。与周期信号的频谱相对应，习惯上将$|F(j\omega)|$-ω 曲线称为非周期信号的幅度频谱，而将 $\varphi(\omega)$-ω 曲线称为非周期信号的相位频谱，它们都是 ω 的连续函数。

但频域分析也存在一些不足。首先，某些信号不存在傅里叶变换，因而无法利用频域

分析法；其次，系统频域分析法只能求解系统的零状态响应，系统的零输入响应仍按时域方法求解；再者，频域分析法中，傅里叶逆变换一般较为复杂。为此，下面介绍另一种连续时间信号的分析方法，这种方法是以拉普拉斯(Laplace)变换为工具，将时间域映射到复频域，在复频域进行连续时间信号的分析。复频域分析是频域分析的推广，更具有一般性。

2.6.3 拉普拉斯变换

1. 拉普拉斯正变换

已知连续时间信号 $f(t)$的傅里叶变换定义为

$$F(\mathrm{j}\omega)=\int_{-\infty}^{\infty}f(t)\exp(\mathrm{j}\omega t)\mathrm{d}t \tag{2-150}$$

许多常用信号不满足傅里叶变换条件，在常用函数意义上没有傅里叶变换，为了扩展常用函数进行频域表示的信号种类，引入拉普拉斯变换。它本质上是信号$f(t)\exp(-\sigma t)$的傅里叶变换，即信号 $f(t)$乘以衰减因子 $\exp(-\sigma t)$(σ 为任意实数)后容易满足绝对可积条件，根据傅里叶变换定义，则

$$\begin{aligned}F_1(\mathrm{j}\omega)&=F[f(t)\exp(-\sigma t)]=\int_{-\infty}^{\infty}[f(t)\exp(-\sigma t)]\exp(-\mathrm{j}\omega t)\mathrm{d}t\\&=\int_{-\infty}^{\infty}f(t)\exp(-(\sigma+\mathrm{j}\omega)t)\mathrm{d}t=F(\sigma+\mathrm{j}\omega)\end{aligned} \tag{2-151}$$

令 $\sigma+\mathrm{j}\omega=s$，$s$ 称为复频率，则

$$F(s)=\int_{-\infty}^{\infty}f(t)\exp(-st)\mathrm{d}t \tag{2-152}$$

式(2-152)称为 $f(t)$的双边拉普拉斯变换。由于 $F(s)=F[f(t)\exp(-\sigma t)]$，所以拉普拉斯变换是对傅里叶变换的推广，$f(t)$的拉普拉斯变换就是 $f(t)\exp(-\sigma t)$的傅里叶变换。只要有合适的 σ 存在，就可以使某些本来不满足狄利克雷条件的信号在引入 $\exp(-\sigma t)$后满足该条件，即有些信号的傅里叶变换不收敛而它的拉普拉斯变换存在。这表明拉普拉斯变换具有更广泛的适用性。

由式(2-152)及 $\sigma+\mathrm{j}\omega=s$，若 $\sigma=0$，$s=\mathrm{j}\omega$，则有 $f(t)$的傅里叶变换：

$$F(\mathrm{j}\omega)=\int_{-\infty}^{\infty}f(t)\exp(-\mathrm{j}\omega t)\mathrm{d}t \tag{2-153}$$

需要注意的是，只有在假设 $\mathrm{j}\omega$ 轴属于拉普拉斯变换的收敛域情况下，才可以从拉普拉斯变换复原傅里叶变换，只要在相应的拉普拉斯变换的表达式中简单地设定 $s=\mathrm{j}\omega$ 即可。这表明了连续时间傅里叶变换是双边拉普拉斯变换在 $\sigma=0$ 或在 $\mathrm{j}\omega$ 轴上的特例。

2. 拉普拉斯逆变换

由前面推导知，

$$F(\sigma+\mathrm{j}\omega)=\int_{-\infty}^{\infty}f(t)\exp(-(\sigma+\mathrm{j}\omega)t)\mathrm{d}t \tag{2-154}$$

可见 $f(t)\exp(-\sigma t)$是 $F(\sigma+\mathrm{j}\omega)$的傅里叶逆变换，根据傅里叶逆变换的定义，有

$$f(t)\exp(-\sigma t)=\frac{1}{2\pi}\int_{-\infty}^{\infty}F(\sigma+\mathrm{j}\omega)\exp(\mathrm{j}\omega t)\mathrm{d}\omega \tag{2-155}$$

上式两边同时乘以 $\exp(\sigma t)$，得

$$f(t)=\frac{1}{2\pi}\int_{-\infty}^{\infty}F(\sigma+\mathrm{j}\omega)\exp((\sigma+\mathrm{j}\omega)t)\mathrm{d}\omega \tag{2-156}$$

令 $s=\mathrm{j}\omega$，若 σ 取常数，则 $\mathrm{d}s=\mathrm{j}\mathrm{d}\omega$，相应的积分上下限对于积分变量 ω 是 $(-\infty,\ \infty)$，对于 s 为 $(\sigma-\mathrm{j}\infty,\ \sigma+\mathrm{j}\infty)$，则拉普拉斯逆变换的定义为

$$f(t)=\frac{1}{2\pi \mathrm{j}}\int_{\sigma-\mathrm{j}\infty}^{\sigma+\mathrm{j}\infty}F(s)\exp(st)\mathrm{d}s \tag{2-157}$$

式(2-152)及式(2-157)这对方程称为双边拉普拉斯变换对，其中，$F(s)$是 $f(t)$的拉普拉斯正变换，而 $f(t)$是 $F(s)$的拉普拉斯逆变换。用符号表示为 $F(s)=L[f(t)]$和 $f(t)=L^{-1}[F(s)]$。通常采用双向箭头表示一对拉普拉斯变换对 $f(t)\leftrightarrow F(s)$。$F(s)$称为 $f(t)$的象函数，$f(t)$称为 $F(s)$原函数。

3. 单边拉普拉斯变换

单边拉普拉斯变换是双边拉普拉斯变换的一种特殊情况。考虑到实际信号的情况，将式(2-152)中的积分限取为 $0_-\sim\infty$。这样，信号 $f(t)$的单边拉普拉斯变换的定义为

$$F(s)=\int_{0_-}^{\infty}f(t)\exp(-st)\mathrm{d}t$$

选择 0_- 作为积分下限，不仅保证了在 $t=0$ 时包含一个冲激函数，而且也便于在分析和计算时直接利用 0_- 初始条件。

基本函数的拉普拉斯变换如表 2-5 所示。

表 2-5　基本函数的拉普拉斯变换

序号	$f(t)(t>0)$	$F(s)$
1	$\delta(t)$	1
2	$\delta(t-t_0)$	$\exp(-st_0)$
3	$u(t)$	$\frac{1}{s}$
4	t	$\frac{1}{s^2}$
5	t^n	$\frac{n!}{s^{n+1}}$
6	$\exp(-at)u(t)$	$\frac{1}{s+a}$
7	$t\exp(-at)$	$\frac{1}{(s+a)^2}$
8	$t^n\exp(-at)$	$\frac{n!}{(s+a)^{n+1}}$
9	$\sin\omega_0 t$	$\frac{\omega_0}{s^2+\omega_0^2}$
10	$\cos\omega_0 t$	$\frac{s}{s^2+\omega_0^2}$

续表

序号	$f(t)(t>0)$	$F(s)$
11	$\exp(-at)\sin\omega_0 t$	$\frac{\omega_0}{(s+a)^2+\omega_0^2}$
12	$\exp(-at)\cos\omega_0 t$	$\frac{s+a}{(s+a)^2+\omega_0^2}$

主要参考文献

蔡建新，张唯真. 1997. 生物医学电子学［M］. 北京：北京大学出版社：80－100.
董作霖. 2010. 信号与系统［M］. 北京：北京理工大学出版社：64－131.
康华光. 2006. 电子技术基础数字部分［M］. 北京：高等教育出版社：430－459.
康华光. 2006. 电子技术基础模拟部分［M］. 北京：高等教育出版社：22－43，412－466.
李刚，张旭. 2008. 生物医学电子学［M］. 北京：电子工业出版社：43－159.
林志琦，蒋惠萍. 1010. 信号发生电路原理与实用设计［M］. 北京：人民邮电出版社：155－173.
刘光祜，饶妮妮. 2005. 模拟电路基础［M］. 成都：电子科技大学出版社：239－269.
森荣二. 2006. LC 滤波器设计与制作［M］. 薛培鼎译. 北京：科学出版社：1－8.
王昊，李昕. 2007. 集成运放应用电路设计 360 例［M］. 北京：电子工业出版社：1－20.
王颖民，郭爱. 2009. 信号与系统［M］. 成都：西南交通大学出版社：86－200.
阎石. 1998. 数字电子技术基础［M］. 北京：高等教育出版社：456－492.
远坂俊昭. 2006. 测量电子电路设计——滤波器篇［M］. 彭军译. 北京：科学出版社：1－20.
Kleitz W. 2008. 数字电子技术：从电路分析到技能实践［M］. 陶国彬，赵玉峰译. 北京：科学出版社：347－367.
Neamen D A. 2007. 电子电路分析与设计：模拟电子技术［M］. 北京：清华大学出版社：329－376.
Williams A B，Taylor F J. 2008. 电子滤波器设计［M］. 宁彦卿，姚金科译. 北京：科学出版社：66－202.

第 3 章　生物医学测量中的干扰和噪声

生物医学信号测量的条件很复杂，生物体的电特性和被测对象所处环境的复杂性会对生物医学测量产生干扰和噪声。讨论这个问题时暂且将所测量某一种生理参数的特性忽略，重点关注生物医学测量的干扰和噪声问题，这是因为以下三点：

(1)生物医学信号一般都很微弱，所以测试系统必须具有较高灵敏度，而灵敏度越高，也就越容易把干扰引入测试系统。

(2)交流电工频 50 Hz 干扰落在所有生物电信号频带范围之内，而 50 Hz 干扰又是处处存在。

(3)生物体本身属于电的良导体，且“目标”大，难以屏蔽，很容易受外部干扰。尤其是 50 Hz 工频干扰为所有生物体所携带，完全可以淹没微弱的生物电信号。在强大的外部干扰和内部噪声背景下，生物医学测量往往无法进行。

干扰和噪声是两个不同的概念，干扰是描述一个系统受另一个系统的影响而在该系统中产生误差电压和电流的现象。外部干扰最严重的是工频干扰，采取的消除措施有合理的电路设计和良好的屏蔽接地等。噪声是被测信号中混入随机扰动，来自于测量系统的内部，是由构成测量系统材料及元器件所产生。对于噪声，虽然不能精确预测，也不能完全消除，但可以适当加以控制。总之，生物医学信号测量的两个基本条件是在强干扰和噪声背景下的微弱信号测量。

本章在分析干扰和噪声的基础上，介绍生物医学测量系统的抗干扰和噪声的方法。生物医学信号的微弱性也使得干扰和噪声更加突出，成为生物医学电子设计时必须予以优先考虑的问题。

3.1　干　　扰

干扰由外部引入，最严重的是 50 Hz 工频干扰。干扰的形成可从三个方面进行分析：干扰源、耦合引入方式与接受干扰的敏感电路。

3.1.1　干扰源

干扰源是指能对测量电路正常工作造成影响的电磁能量源。它包括自然界宇宙射线和太阳辐射产生的周期电扰动；周围普通电气电子设备产生的放电现象，如发动机点火、继电器触点引起电弧、照明电灯的辉光放电、电容电感瞬变过程，以及各种变压器、广播、电视、雷达等传播的电磁能等。生物电信号和干扰源频率分布如图 3-1 所示，周围 50 Hz 交流电源的干扰源与大多数生物电信号频率重叠，对测量电路的影响最大。

虽然表面上 50 Hz 干扰源和测量电路没有直接连接，但是干扰依然存在，它通过各种耦合途径进入测量电路。

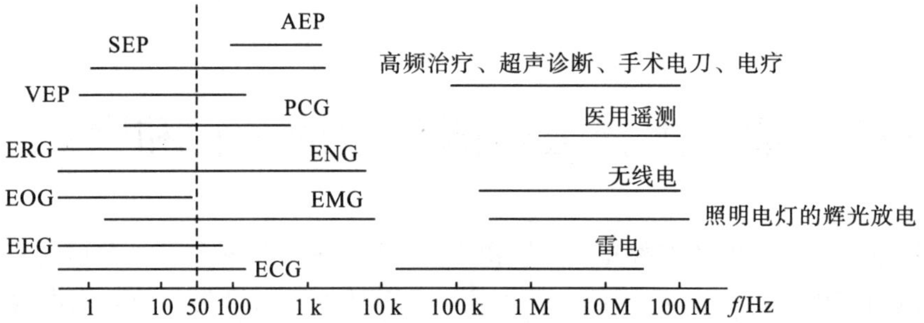

英文缩写名称	英文全称	中文名称
AEP	auditory evoked potential	听觉诱发电位
SEP	somatosensory evoked potential	体感诱发电位
VEP	visual evoked potential	视觉诱发电位
PCG	phonocardiogram	心音图
ERG	electroretinogram	视网膜电图
ENG	electronystagmography	眼震电图
EOG	electro-oculogram	眼电图
EMG	electromyography	肌电图
EEG	electroencephalo-graph	脑电图
ECG	electrocardiograph	心电图

图 3-1　生物电信号和干扰源频率分布

3.1.2　干扰耦合引入方式

干扰的耦合引入方式主要包括内部相互耦合和外部电磁场辐射两种。

1. 内部相互耦合

测量系统本身不同部分造成互相干扰的电磁环境，解决办法是进行电磁兼容性(electromagnetic compatibility，EMC)设计，即在电子系统之间，实现不互相干扰、协调共同工作的设计考虑。例如，某系统由于各种原因造成系统内部各单元电路之间形成公共阻抗耦合，如图 3-2 所示，R_{CE}为公共接地阻抗，R_{cs}为电源内阻及电源线的公共阻抗，一个电路的干扰电流经公共阻抗形成的干扰压降，立刻引入其他电路出现公共阻抗耦合干扰现象。

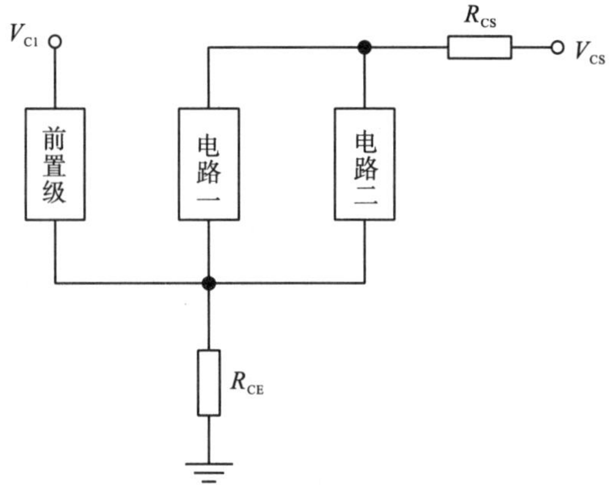

图 3-2　经公共阻抗耦合

2. 外部电磁场辐射

来自外部电磁场辐射的干扰是最常见的干扰，也是危害严重的干扰。人体进行生物电测量时，周围环境存在电磁场辐射的干扰，如图 3-3 所示，干扰耦合途径包括电场和磁场两种。

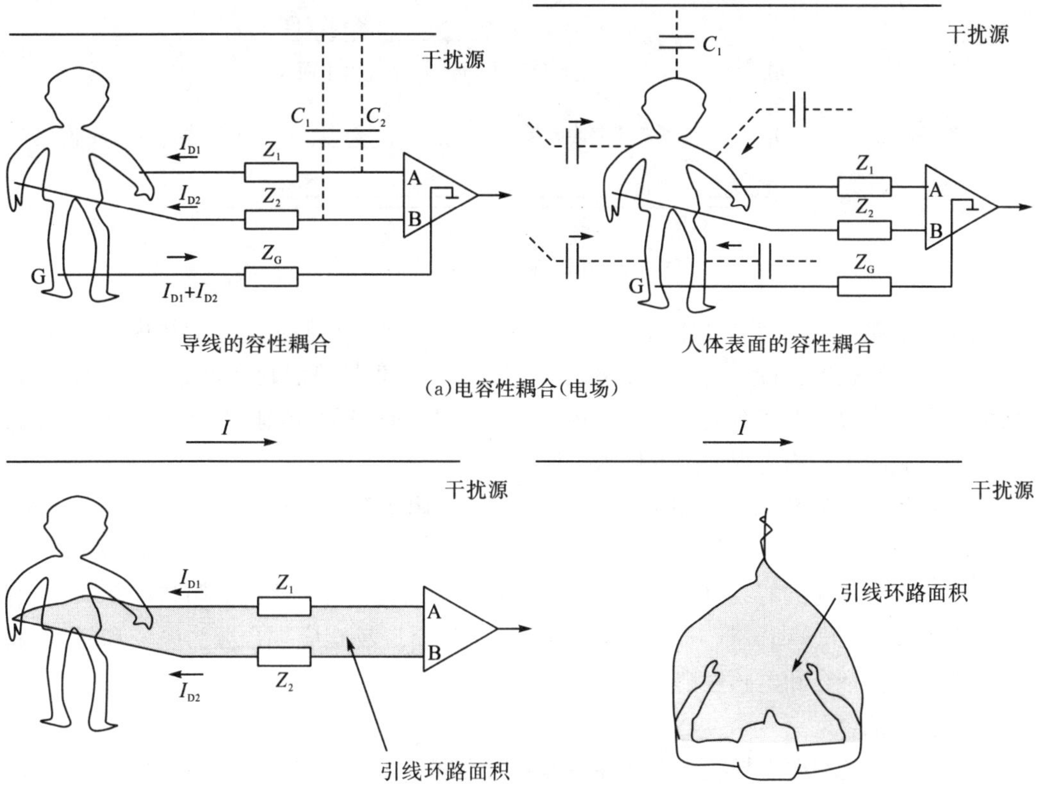

(a)电容性耦合(电场)

(b)电感性耦合(磁场)

图 3-3 生物电测量时电磁场辐射的干扰

1)电场和磁场耦合

场的特性取决于场源的性质、场源周围介质，以及观察点与源之间的距离等。在场源附近，场的特性主要取决于场源的性质；观察点与声源之间的距离为 r，在远离场源的地方，场的性质主要决定于场传播时所通过的介质。设 A 为电磁波的波长，距离场源大于 $\lambda/2\pi$ 的地方(约 1/6 波长)，称为远场或辐射场；距离小于 $\lambda/2\pi$ 的地方，称为近场。用波阻抗描述场源的性质如图 3-4 所示，波阻抗 R_c的定义是电场 E 对磁场 H 的比。远场时，比值 E/H 等于空气介质特性阻抗，此时 $R_c=E/H=377\ \Omega$，为一个常数。近场时，如果场源为大电流低电压特性，则 $R_c=E/H<377\ \Omega$，为磁场性质；反之，如果近场源为小电流高电压，$R_c=E/H>377\ \Omega$，则为电场性质。近场内波阻抗 E/H 的大小决定了场源的性质，在研究电磁场耦合形成干扰时，应把以电场为主和以磁场为主的两种情况分开。因为电场是通过电容性耦合引入干扰，磁场是以电感性耦合引入干扰，如图 3-3 中描述的两种情况。

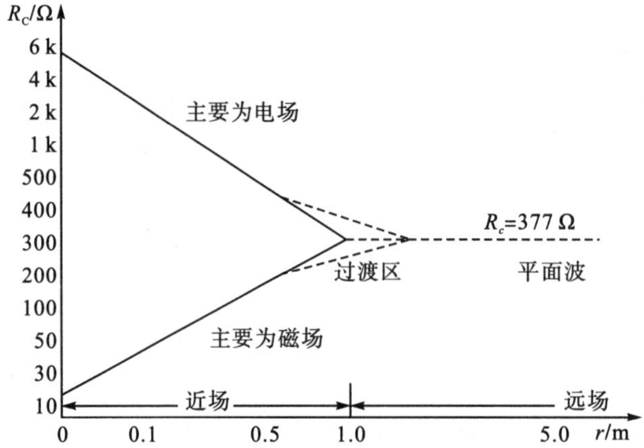

图 3-4 场源性质的波阻抗描述

在远场呈现出阻抗为 377 Ω 的平面波，当讨论平面波时均假定是在远场内；在近场内应当分为电场或磁场进行讨论。当频率低于 1 MHz 时，近场可展延到 300 m，这时测量系统内的耦合大多数由近场造成。讨论的频率为 30 kHz 时，近场展延到 10^4 m。所以由附近源或装置造成的干扰均可视为由近场耦合形成。

图 3-4 中场源性质的波阻抗描述显示，天线场源阻抗为高阻抗，主要产生的是电场耦合干扰。天线的波阻抗则随距离 r 的增加而减少，并渐近趋于远场的自由空间的阻抗。对于环形天线，天线附近的波阻抗为低阻抗，主要产生磁场耦合干扰。波阻抗随距离增加而增加，在距离为 $\lambda/2\pi$ 时，渐近于自由空间的波阻抗。近场感应耦合分为电场和磁场两种形式，即电容性耦合和电感性耦合。

2)电容性耦合

任何电子系统只要有导线，那么导线和导线之间，以及导线与元件、结构件之间都存在着分布电容。干扰通过电容分布引入，或者说干扰是由电场耦合引起。电容性耦合即一个导体上干扰电压通过分布电容使其他导体耦合出干扰电位的现象。图 3-5 所示为平行导线电容性耦合及其等效电路，带有干扰 $U_{1s}(\omega)$ 的导线 1 对另一根导线 2 通过电容性耦合造成干扰。C 为两导线之间的分布电容，两导线对地的分布电容分别为 C_1 和 C_2，若导线 2 为输入信号端 U_{2s}，与前置放大器输入端相连构成敏感电路。在忽略 C_1 时，由电容性耦合形成的干扰为

$$U_{2s}=\left|\frac{j\omega C}{\dfrac{1}{R}+j\omega(C+C_2)}\right|U_{1s} \tag{3-1}$$

在下述两种实际情况下进行讨论：

(1)若 $R\gg l/\omega(C+C_2)$，即高输入阻抗的情况，则

$$U_{2s}\approx\frac{C}{C+C_2}U_{1s} \tag{3-2}$$

式(3-2)表明，耦合到敏感电路的干扰电压大小与频率基本无关，而是正比于 C 和 C_2 的电容分压比，只要使 $C_2\gg C$，就能抑制电容性耦合干扰。实际采用对导线 2 屏蔽的办法减小耦合电容 C，也可以采用移开干扰源导线的办法减少耦合。

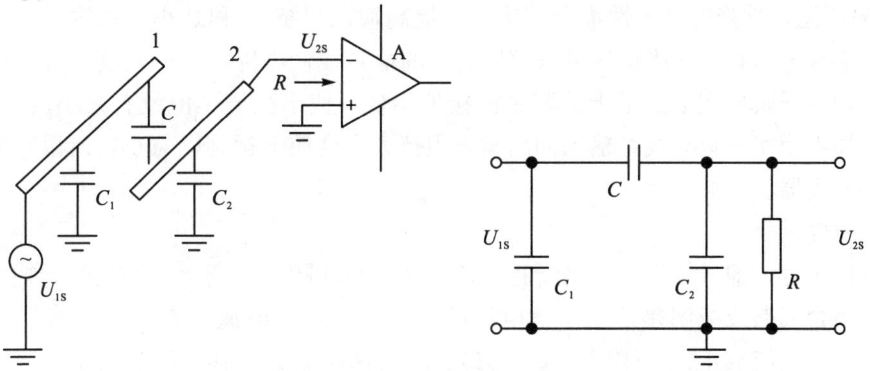

(a)电容性耦合　　(b)等效电路

图 3-5　平行导线电容性耦合及其等效电路

(2)若 $R \ll l/\omega(C+C_2)$则

$$U_{2s} \approx |j\omega RC| U_{1s} \tag{3-3}$$

这时，电容性耦合干扰的大小正比于 C、R，且与干扰源频率有关。这是输入回路的输入阻抗小的情况，造成的干扰比较难以克服。

理论上采用屏蔽导线可以有效地减小电容性耦合干扰。如导线 2 用接地良好的优质屏蔽线，原则上能够完全抑制耦合干扰电压。但是实际上，屏蔽线的中心导线一般都会引出屏蔽体以外，就会存在分布电容 C，中心导线对屏蔽层之间的电容 C_{2s}，以及中心导线对地之间的电容 C_{2G}。

如果导线 2 的屏蔽层良好接地时，屏蔽导线的电容性耦合及其等效电路如图 3-6 所示，干扰源 1 耦合到导线 2 的干扰电压为

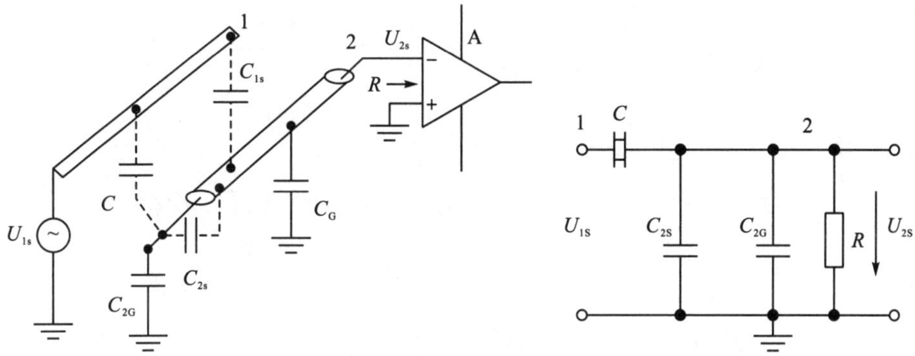

(a)电容性耦合　　(b)等效电路

图 3-6　屏蔽导线的电容性耦合及其等效电路

$$U_{2s} = \left| \frac{j\omega C}{\frac{1}{R} + j\omega(C + C_{2G} + C_{2s})} \right| U_{1s} \tag{3-4}$$

若 $R \gg l/\omega(C+C_{2G}+C_{2s})$，则

$$U_{2s} \approx \frac{C}{C + C_{2G} + C_{2s}} U_{1s} \tag{3-5}$$

当 $R \ll l/\omega(C+C_{2G}+C_{2s})$时，

$$U_{2s} = |j\omega RC| U_{1s} \tag{3-6}$$

由式(3-5)可见，欲降低电容性耦合效应，应提高输入阻抗 R 和减小干扰源导线和屏蔽伸出导线间耦合电容 C。方法是尽量缩短导线 2 的信号线伸出屏蔽层的长度，并使屏蔽层可靠接地。如果屏蔽层网编织不十分紧密或接地不良，使干扰值不但没有减小反而会增大。这样还不如不使用屏蔽导线，输入回路输入阻抗太小会使干扰难以减小，所以宜采用高输入阻抗的放大器。

3)电感性耦合

电感性耦合，即磁场耦合，是干扰电流产生的磁通随时间变化而形成的干扰电压。系统内部的闭合回路或线圈是形成干扰电压的主要原因。当电流 I 在一个闭合回路中流动时，将产生与电流成正比的磁通 $\phi(\phi=LI)$。L 为回路等效电感，L 的大小取决于回路的几何形状及周围介质的磁导系数。若同时存在 1 和 2 两个闭合回路，如图 3-7(a)所示，那么当电路 1 的电流所产生的磁通穿过电路 2 时，这两个电路间存在互感 M_{12}，$M_{12}=\phi_{12}/I_1$，ϕ_{12}表示电路 1 中的电流为 I_1时在电路 2 中产生的磁通。当这个磁通随时间做正弦变化时，则在电路 2 中会感应出电压 U_s，即

$$U_s=\omega BA\cos\theta \tag{3-7}$$

式中，A 为闭合回路 2 所包围的面积，m^2；B 为正弦变化磁通密度的均方根值，T（1T=1Wb/m^2）；ω 为角频率，rad/s；θ 为 B 与面积 A（回路 2)法线的夹角，(°)。闭合回路 2 等效电路如图 3-7(b)所示。用互感形式表示式(3-7)，则

$$U_s=\omega M_{12}I_1\big|_{I_2=0} \tag{3-8}$$

两个回路之间的电感性耦合使得干扰电流耦合到其他回路中形成干扰电压 U_s。

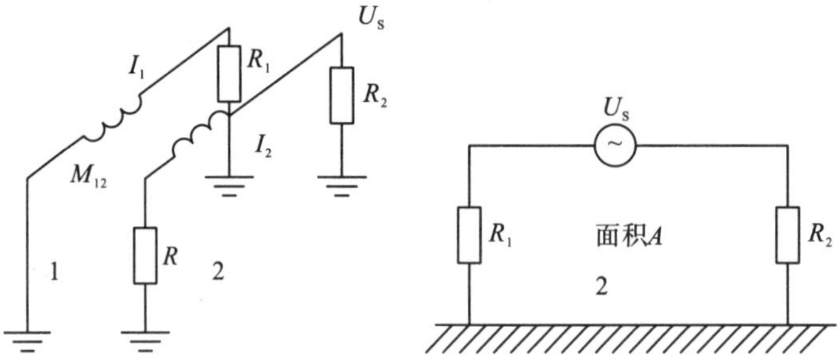

(a)电感性耦合　　(b)等效电路

图 3-7　电感耦合及其等效电路

为了减小 U_s，采取的主要方法有：①采用绞合线方式(图 3-8)，每个绞合微小面积所引起的感应电压大体相等，由于相邻绞合方向相反，使感应电压大小相等方向相反，相互抵消，尽量减小耦合回路面积 A 和两回路夹角 θ，使 $\cos\theta$ 值和 A 减小，例如，可采取尽量使信号回路平面与干扰回路平面垂直，以减小回路的闭合面积等；②尽可能远离干扰源，削弱干扰源的影响。需要注意的是，在电感性耦合中，接地的方法不能抑制磁场的干扰。

对人体进行生物电测量，由于人体是一较大的容积导体，因此不可避免地处于强电磁环境中。特别是 50 Hz 工频交流电，通过电场和磁场两种耦合方式，对生物电测量产生强干扰。这里强干扰是指干扰远大于生物电信号本身，所以生物电测量必须认真对待各种干扰的问题。

实际操作中，假设一个电场干扰的简单估算，如图 3-9 所示。设 C_{D1} 为人体与 50 Hz、

220 V 电源馈电线之间的分布电容，C_{D2} 为人体与大地之间的分布电容，通常 $C_{D1} \ll C_{D2}$。如果取 $C_{D2}=100C_{D1}$，则耦合到人体的 50 Hz 工频电压 U_{CM} 可达 $U_{CM}=C_{D1}\times 220/(C_{D1}+C_{D2})\approx 2$ V。

可见，人体所携带的 50 Hz 工频干扰电压将完全淹没微弱的生物电信号。必须采用一系列措施抑制干扰，提取生物电信号。如心电图测量时，采用右腿接地的办法减弱人体的 50 Hz 干扰电压；脑电、肌电测量时，用屏蔽、合理接地和滤波器等方法消除 50 Hz 工频干扰的不利影响等。

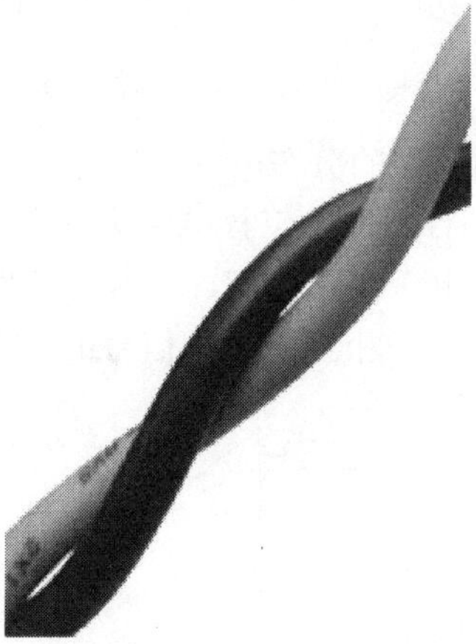

图 3-8　绞合线方式

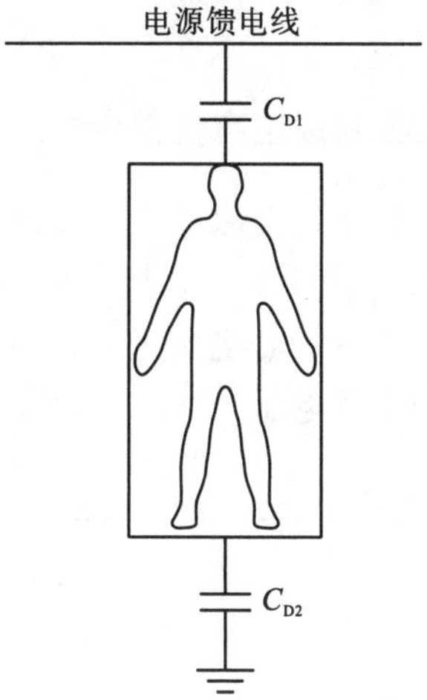

图 3-9　电场容性耦合

3.1.3　接受干扰的敏感电路

接受干扰的敏感电路是干扰的第三个来源，通过合理的设计可以大大衰减这类干扰。敏感电路指输入电路，包括电极连接导线和输入放大器。体表心电信号测量受到的 50 Hz 工频干扰的分析如下。

1. 电极导联线造成电容性耦合干扰

从人体肢体或胸部提取体表心电信号要用约 1 m 以上的导联线，在强电磁场环境中，通过长导联线与干扰源导线之间的分布电容，足以引入 50 Hz 工频干扰，如图 3-10 所示。

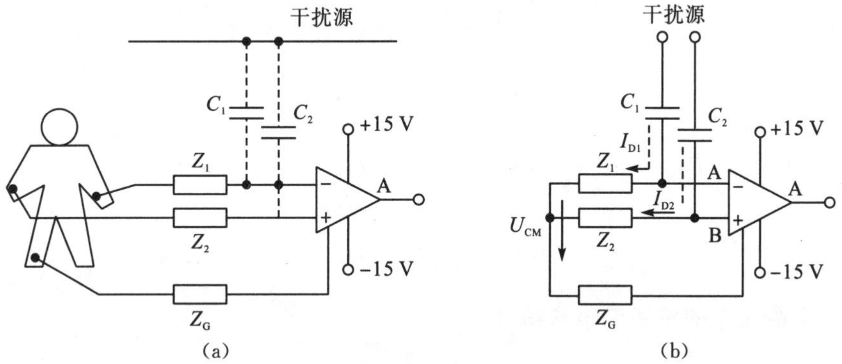

图 3-10　导联线的电容性耦合

图 3-10 中 C_1、C_2表示各导联线与电源馈电线之间的分布电容，右腿通过 Z_G接地，导联线本身的分布电容被忽略。图 3-10 中各阻值范围为：放大器输入阻抗约 10 MΩ，Z_1、Z_2为几千欧至几十万欧，人体手指到肩的电阻约 400 Ω，躯干电阻约 20 Ω。所以导联线分布电容中的位移电流 I_{D1}、I_{D2}不会流入放大器，而是经过电极与皮肤的接触阻抗 Z_1、Z_2进入人体。如果忽略体电阻，假设 $Z_1=Z_2$，$C_1=C_2$，即理想的完全对称导联条件，则各位移电流形成的电压互相抵消，不形成干扰。但实际上不平衡总是存在，即使两个位移电流相等，$I_{D1}=I_{D2}=6$ nA，电极接触阻抗通常都有几千欧的不平衡。取 Z_1、Z_2有 5 kΩ 的不平衡，则放大器输入端有电容性耦合干扰电压，$U_{AB}=I_D(Z_1-Z_2)=30\ \mu V$，约为心电信号的 3%，引入的干扰不能忽视。

2. 人体表面形成电容性耦合

人体是良导体，人体与 50 Hz 电源馈电线之间存在的分布电容，即体表各部分分布电容的总和。如图 3-11 所示，粗略估算通过电容性耦合形成总位移电流 $I_D=\sum I_{Di}=0.2\ \mu A$，在标准肢体 I 导联的心电信号上，每手臂间如果有 400 Ω 的阻抗，不考虑其他因素，因位移电流造成的干扰电压为 $0.2\ \mu A\times 400\ \Omega\times 2=160\ \mu V$，相当于心电信号的 16%。

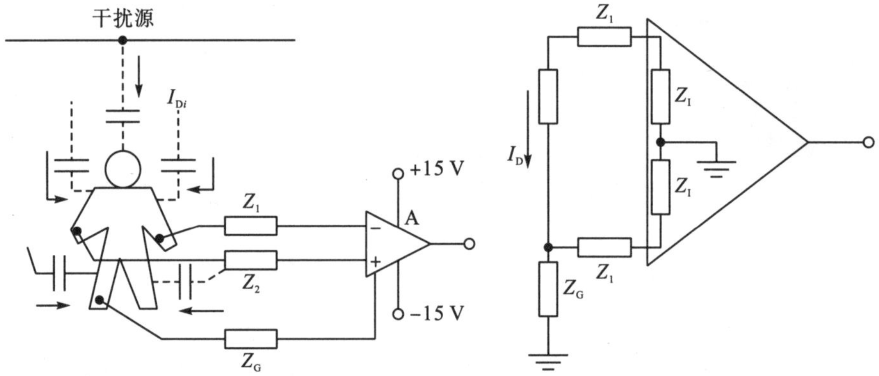

图 3-11 人体表面电容性耦合

如图 3-12 所示，图(a)为实际心电放大器得到的心电图，尽管放大器具有高共模抑制性能，但是 50 Hz 工频干扰仍然很明显，图(b)是消除 50 Hz 工频干扰的心电图。50 Hz 工频干扰是人体位移电流通过右腿接地电阻 Z_G 产生的共模干扰，采用高共模抑制比的放大器可以大大克服共模干扰。

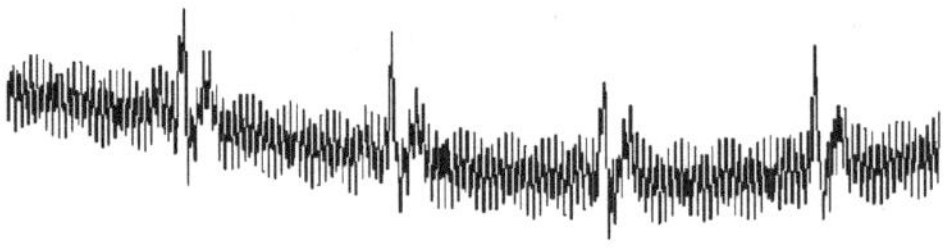

(a)有 50 Hz 工频干扰

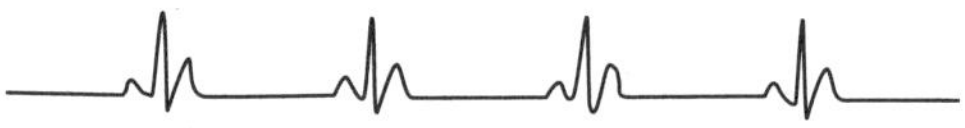

(b)消除 50 Hz 工频干扰

图 3-12 实际测量的心电图

3. 生物电测量中的磁场电感性耦合

生物电测量中也存在磁场电感性耦合产生的干扰，图 3-13(a)所示为体表心电测量时电感性耦合形成干扰的示意图。在人体和输入回路构成环路时，将在环路中感应出干扰电压，其幅度为 $\omega AB\cos\theta$。A 为环路面积图 3-13(a)中阴影部分；θ 是磁场 B 与环路平面法线的夹角。如果回路面积限定在 0.1 m^2以下，磁场 50 Hz 工频干扰电压小于 10 μV，对于脑电测量干扰太大，须在屏蔽条件下进行脑电测量。对于电感性耦合，通常采用不同于电场干扰的消除方法，一般采用电磁屏蔽和减少感应回路面积等方法。

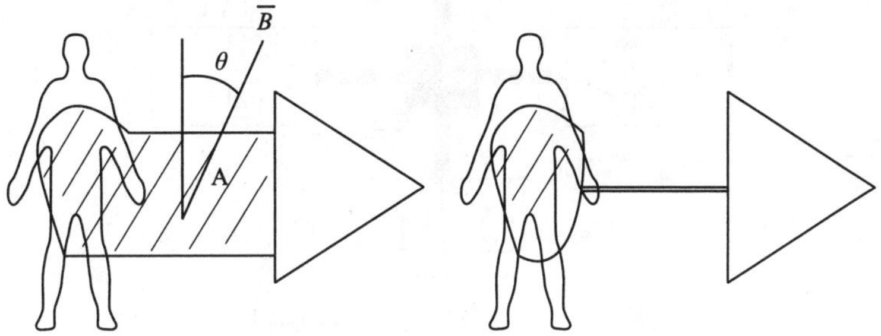

图 3-13　体表心电测量时电感性耦合

3.2　干扰的抑制

电磁场干扰对于任何一种生物电测量都会形成危害，完全避免干扰源和防止电磁场耦合不现实，关键是如何抑制干扰，减小影响。抑制电磁场干扰的主要方法是合理接地与电磁屏蔽两种。应严格遵守电磁兼容性原则来进行各种抗干扰的设计。

3.2.1　接地

合理接地是抑制电场干扰的最好方法，原则就是正确地一点接地。生物医学测量仪器的接地应从三方面考虑：一是仪器供电系统的安全接地，称为保护接地；二是所设计电路系统的工作接地；三是输入回路或敏感回路的接地。接地不正确是生物医学测量失败的主要原因。

1. 安全接地

一般电子设备电器采用 220 V、50 Hz 交流电供电，生物医学测量仪器同样采用这个交流电源。但是为了安全起见，必须有接大地的引线端，将机器外壳和电源地线都接入大地。除此以外，为了更高的安全要求，生物医学测量环境应加设独立的大地引线作为机壳的附加接地，起到保护作用。各个地线在仪器设备处实现一点接地机壳保持零电位，可以防止偶然情况下产生绝缘击穿或者漏电对人体发生宏电击和微电击的伤害。

生物医学测量时常常是数台电子设备作用于人体，这时应特别注意各设备的接地安全，应做到数台设备一点并联接地，应避免各设备单独接地或串联接地。为了做到一点接地，在一个室内应设置接地母线，实现等电位接地。同室多位患者也只能设置一个接地母线。对于大系统，如多病房、多单元(科研组、测量组等)的系统，一点接地原则如图 3-14

所示，各个单元内建立一点接地，然后整个系统一点接地。总接地线最粗为铜条，分支用粗铜线。

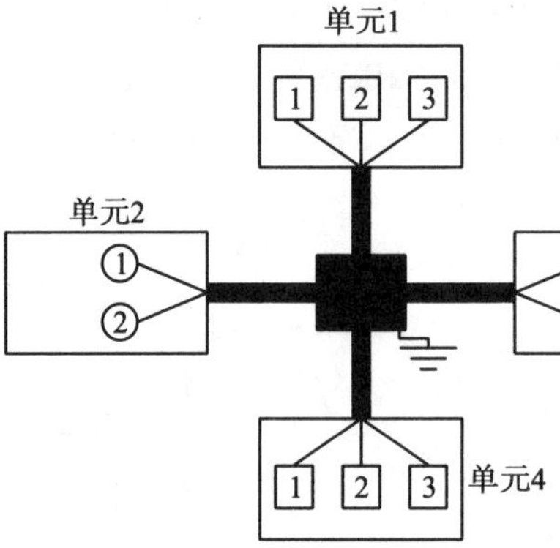

图 3-14　系统分支的一点接地原则

2. 工作接地

工作接地是指电子设备系统的各个电路部分的接地，也应遵循一点接地原则。医学测量电路的一点接地如图 3-15 所示，它可避免造成各个电路的参考零电位的不同。例如，电路 3 是大电流的功率驱动电路，电流 I 很强大，抬高参考电平，对于其他电路影响很大。一点接地原则强，始终保持各个电路同参考零电位。否则参考零电位的差别将引起 50 Hz工频干扰的加强。对于高频电路，由于辐射性强，要求各个引线尽可能缩短，通常优先考虑短引线，其次再考虑一点接地问题。图 3-16 所示为高频电路的多点接地，它首先满足短引线要求。一般生物医学测量属于低频测量范围，首先考虑的是一点接地，保持各个电路同参考零电位。

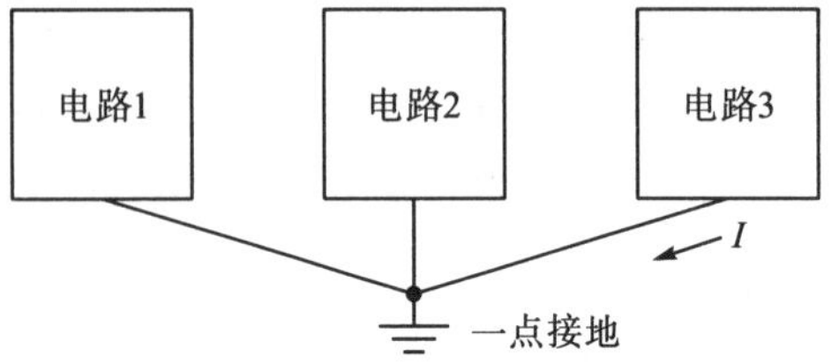

图 3-15　医学测量电路的一点接地

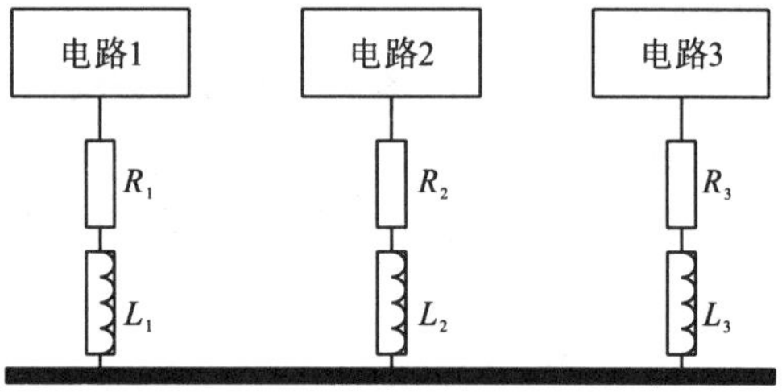

图 3-16　高频电路的多点接地

3. 敏感回路的接地

生物医学测量是微弱信号的测量，输入敏感回路对于干扰十分敏感。此外，生物电放大器必须是浮地工作的隔离状态。对于输入敏感回路必须单独按一点接地原则设计，主要要求有三点。

1)输入回路一点接地原则

输入回路对干扰最敏感，必须符合一点接地的原则。输入回路的接地设计，对系统抑制干扰能力起最为重要的作用。

由于实际生物医学测量和放大电路比较复杂，所用元器件多，从电极到前置放大器一般有大于 1 m 的屏蔽电缆。这样信号源(人体)一侧的地电位和后面放大器的地电位不可能完全相等，不可避免地造成两点接地的情况。其实际电路如图 3-17(a)所示。也就是说两个点不同，两个点之间存在干扰电位差 U_G 叠加在信号电压 U_s 上面。图中 R_1、R_2 为导联线电阻，R_G、U_G 为两个点之间的电阻和电位差(即干扰电压)，R_I 为前置放大器的输入电阻。如果只考虑干扰电位 U_G，其等效电路如图 3-17(b)所示。由于 R_G、R_2 均远小于 $R_s+R_1+R_I$，则到达放大器输入端的干扰电压 U_N 为

$$U_N = \frac{R_I}{R_I + R_1 + R_s} \times \frac{R_2}{R_2 + R_G} U_G \tag{3-9}$$

设典型值 $R_G=0.01\ \Omega$，$U_G=100$ mV，信号源内阻 $R_s=500\ \Omega$，$R_1=R_2=1.0\ \Omega$，$R_I \gg R_1+R_s$，设 $R_I=5\ \text{M}\Omega$，得到 $U_N \approx 99$ mV，即 100 mV 的地干扰电压几乎全部都加到放大器上。由此可见，不满足一点接地将造成很大的干扰。

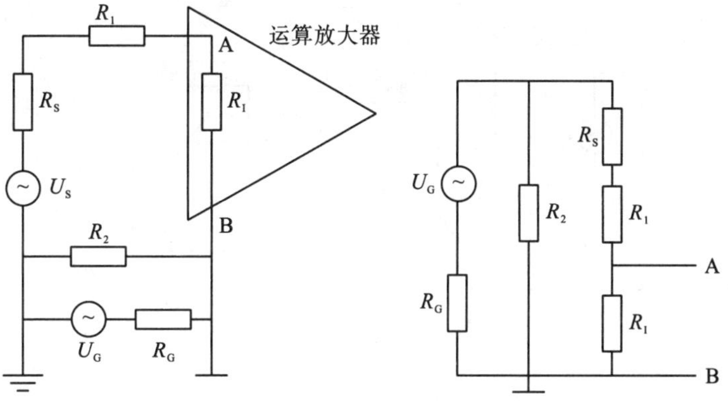

(a)　(b)

图 3-17　输入回路两点接地形成干扰及等效电路

2)信号源与地隔离原则

既然信号源与放大器的地相隔较远会造成不同地的问题，若欲减小上述干扰，可采用把信号侧的地和放大器的地隔离的方法，等效为增加信号源与地之间的漏电阻 R_{SG} 的方法。如图 3-18 所示，由于漏电阻 R_{SG} 为一较大数值。理想时可视为无穷大。实际上仍然有 $R_2 \ll R_s+R_1+R_I$ 和 $R_{SG} \gg R_2+R_G$，则放大器输入干扰电压 U_N 为

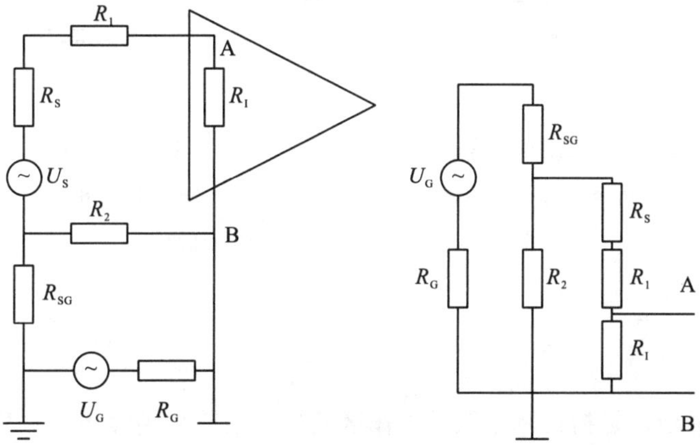

图 3-18　源－地之间高阻抗减小干扰

$$U_N = \frac{R_I}{R_I + R_1 + R_S} \times \frac{R_2}{R_{SG} + R_2 + R_G} U_G \tag{3-10}$$

如果 $R_{SG}=1\ \text{M}\Omega$，则用上述典型值，U_N降为约 0.99 μV。同样条件，加入 R_{SG} 比图 3-17 的情况干扰下降 100 dB。所以输入回路应采用隔离的方法，即采用浮地放大器，其抑制干扰的效果将改善。浮地放大器的等效漏电阻很大，作用类似 R_{SG}。

3)屏蔽线、屏蔽罩的一点接地

生物电测量采用的屏蔽导联线或前置放大器采用的屏蔽罩都是为了减少电磁场干扰而设。屏蔽线、屏蔽罩距离人体较近，必须做到一点接地。否则由于两地电位差将产生很大干扰。图 3-19 所示为屏蔽线、屏蔽罩的一点接地。几乎所有生物电放大器的前置级都有屏蔽导联线和屏蔽罩，在减小干扰方面有十分明显的效果。导联线和屏蔽罩接地的原则是确保屏蔽罩的地电位与输入回路的地电位相等。

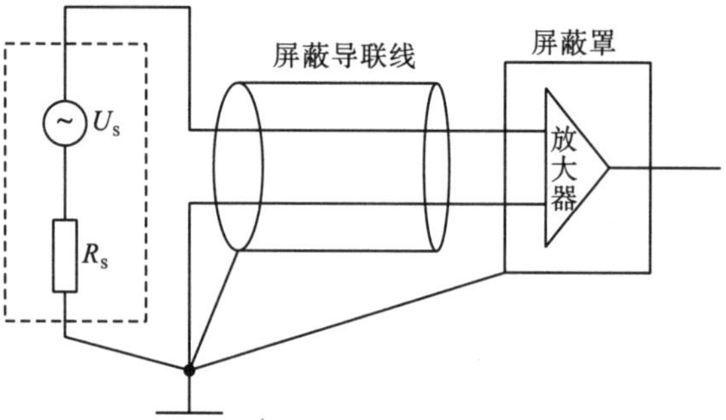

图 3-19 屏蔽线、屏蔽罩的一点接地

需要注意的是，屏蔽线和屏蔽罩如果不接地或接地不良，特别是内部装有前置放大器的屏蔽罩不接地，可能根本无法工作。图 3-20(a)为屏蔽罩接地的等效电路，输入和输出线的寄生电容为 C_{1s}、C_{2s}和 C_{3s}。图 3-20(b)为屏蔽罩不接地的等效电路，寄生电容为 C_{1s}、C_{2s}和 C_{3s}与放大器组成反馈电路，可能使放大器产生振荡而无法工作。

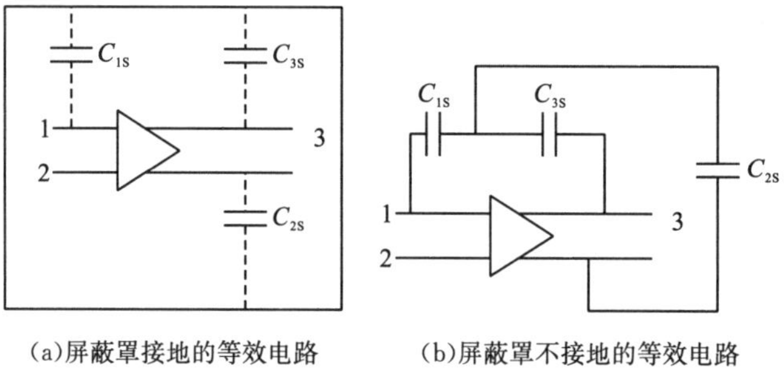

图 3-20 屏蔽罩形成电容反馈通路

3.2.2 电磁场屏蔽

所谓电磁场屏蔽，是指在测量系统工作区域加以金属封闭隔离层，用以屏蔽从其他区域传播来的电场或磁场辐射干扰(图 3-21)。各单元部件或整个系统都可以进行屏蔽，如脑电图测量，人体、电极连接箱及放大处理计算机系统都置于屏蔽室内，为全屏蔽。如果仅仅将电极和前置放大器置于屏蔽盒内，而其他处理记录和电源等则放置在屏蔽室外，为局部屏蔽。

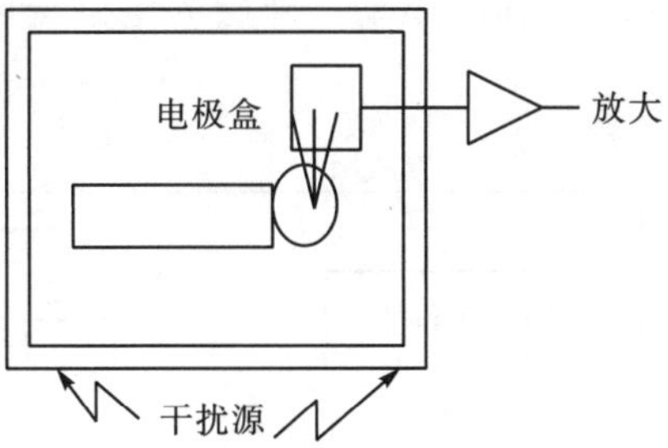

图 3-21　屏蔽方式

电磁场屏蔽分为高频和低频电磁场屏蔽两种。对于高频电磁场，屏蔽原理是基于涡流反磁场作用的电磁场屏蔽。利用高频电磁场对屏蔽金属的电磁感应效应，在屏蔽金属内产生涡流，用涡流产生的磁场抵消或减弱辐射磁场的影响。如图 3-22 所示，设 A 处有高频电磁场，为减小它对 B 处的干扰，在 AB 之间加入垂直于交变磁场方向的金属板，使金属板感应出涡流。当 A 处的高频电磁场增强时，金属板感应出的涡流会产生与原磁场方向相反的反磁场。反磁场将抵消或削弱原磁场对 B 点的影响。

应采用高电导率材料，如良导体金属材料铜、铝等做屏蔽层。考虑高频电磁波的集肤效应，高频涡流仅流过屏蔽层的表面，因此对其厚度没有要求，只要满足机械强度要求就可以。高频电磁场屏蔽基于涡流反磁场作用，从理论上讲与屏蔽层是否接地无关，但是为了防止静电积累，屏蔽层还是要接地。高频电磁场屏蔽主要屏蔽高频电磁场干扰，对于低频干扰抑制作用较小。

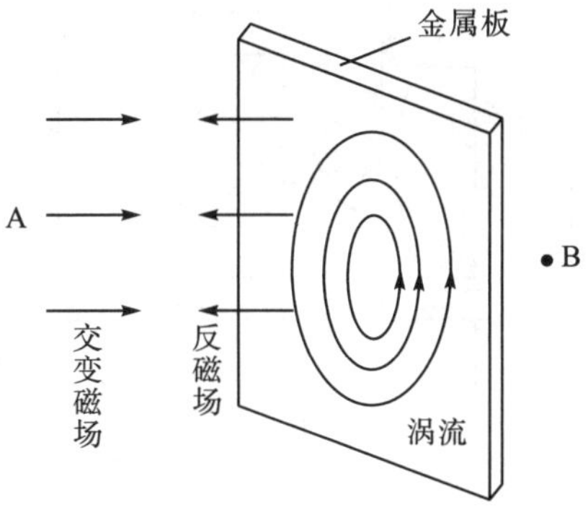

图 3-22　高频电磁场屏蔽原理

对于低频电磁场屏蔽，应采用高磁导率材料，如玻莫合金、锚合金、磁钢、铁等。同时应有一定的厚度以减少磁阻，将干扰磁通限制在磁阻很小的屏蔽体内部，不进入工作区内。设计低频电磁场屏蔽主要从减少磁阻出发。例如，采用两层或多层的结构等屏蔽层必须很好接地，有效地屏蔽低频电磁场干扰。对于屏蔽层撞地而引起的寄生电容效应，有时会影响测量效果，可采用驱动屏蔽的方法。驱动屏蔽原理是将屏蔽层不接地，而接一个干扰电位跟踪器，即增益为 1 的电压跟随器。电压跟随器的输入端接工作体的干扰信号，输出端接屏蔽层，使屏蔽层保持为干扰电位。所以对于干扰信号而言，工作体和屏蔽层处于同电位，不会产生寄生电容(图 3-23)。屏蔽驱动将大大减少寄生电容的影响，抑制由于寄生电容性耦合带来的干扰。有时为了在不减小电磁场屏蔽效果的基础上同时抑制寄生电容，可以采用双层屏蔽，即内层带屏蔽驱动，外层为电磁场屏蔽层，外层接地达到屏蔽效果。

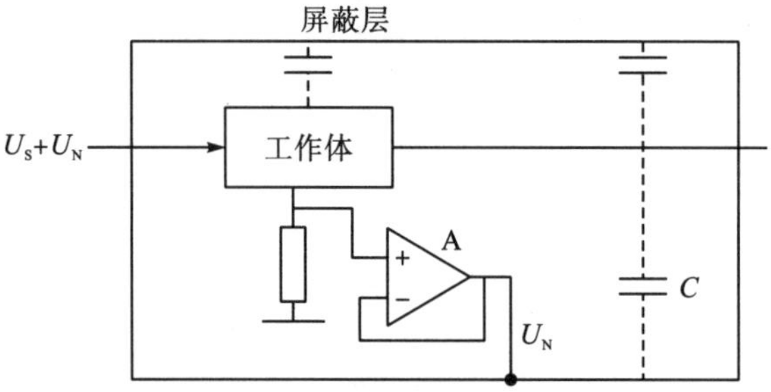

图 3-23　屏蔽驱动消除寄生电容

3.2.3　浮置

浮置又称浮空、浮接。它是指测量仪表的输入信号放大器公共线不接机壳也不接大地的一种抑制干扰的措施。

采用浮置的测量系统如图 3-24 所示。信号放大器有相互绝缘的两层屏蔽，内屏蔽层延伸到信号源处接地，外屏蔽层也接地，但放大器两个输入端既不接地，也不接屏蔽层，整个测量系统与屏蔽层及大地之间无直接联系。这样就切断了地电位差 U_N 对系统影响的通道，抑制了干扰。

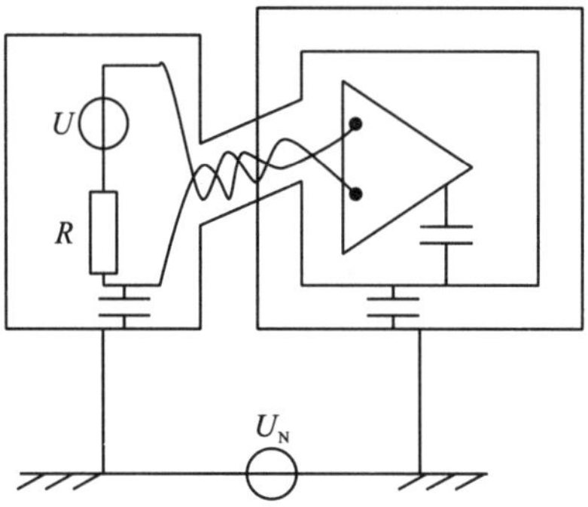

图 3-24　采用浮置的测量系统

浮置与屏蔽接地相反，是阻断干扰电流的通路。测量系统被俘置后，明显地加大了系统的信号放大器公共线与大地(或外壳)之间的阻抗，因此浮置能大大减小共模干扰电流。但浮置不是绝对的，不可能做到完全俘空。其原因是信号放大器公共线与地(或外壳)之间，虽然电阻值很大，可以减小电阻性漏电流干扰，但是它们之间仍然存在着寄生电容，即电容性漏电流干扰仍然存在。

3.2.4 其他抑制措施

干扰是由外部引入的，除了上述接地和电磁场屏蔽外，还必须采取多种方法抑制干扰。

1. 隔离

用隔离的方法使两部分电路互相独立，不构成回路，从而切断从一个电路进入另一个电路的干扰的通路。通常在生物医学信号测量中，采用隔离放大即所谓的浮置放大，是抑制干扰、提高测量系统共模抑制能力的有效方法。通常采用光耦合器和变压器耦合方法实现隔离放大。

2. 电源去耦

为了去除电源线中的干扰经传导耦合进入测量系统，用 *RC* 或 *RL* 滤波环节消除直流电源因负载变化引起的干扰。瞬变电流产生的干扰其频谱范围达几十兆赫，可以用 *RC* 去耦环节抑制高频干扰(0.01～0.047 μF，5～10 Ω)。由于电源内阻和电源线本身分布电容、分布电感的存在，难以保证电源等效内阻是低阻抗，因此在电源端会出现随信号频率变化的干扰电压。这样，就可能在某一合适的频率和相位条件下，引起放大器的低频振荡，尤其对高增益放大器。可以在电源端对地并联一个电容，以保证在放大器的工作频率范围内，对干扰形成低阻抗回路。在多级放大器中，在级间电源供电线上还应加 *RC* 去耦环节，如图 3-25 所示。

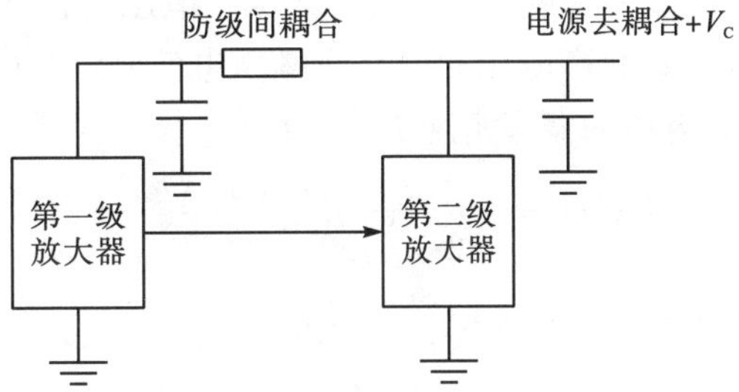

图 3-25　电源的去耦

3. 滤波

滤波包括测量系统所用电源的滤波和测量电路中的滤波部分两种。对于生物医学信号测量电路，必须采用滤波方法。因为信号的干扰严重，系统的信噪比小，通常可以采用一阶或二阶的高、低和带通滤波器实现。

电源中用来抑制干扰的电源滤波器，是一个低通滤波器，可消除频率较高的干扰电压。电源滤波器安装在电源附近，要确保滤波器外壳接地良好，并且使输入输出严格隔离，以防止输入输出之间的耦合。

3.3 噪声的性质

噪声指的是测量系统内部由器件、材料等本身物理因素所产生的自然不稳定扰动(包括电压和电流噪声)。噪声和干扰对于测量系统的危害相同，应该把噪声与外部引入的干扰相区别，噪声是电路内固有的，不能用诸如屏蔽、合理接地等方法予以消除。但是可以通过对噪声的认识，采取一系列方法减小噪声的影响。

此外，对于生物体而言，所测量生物信号以外的其他生物信号引起的作用有时也视为干扰噪声。但是本章所讨论的不是生物体本身的噪声，而是指测量系统内部固有的自然扰动类噪声，其目的是减小噪声的影响，提高测量的信噪比。

在生物信号的提取和处理过程中，噪声叠加在信号上，导致测量精度降低。对于系统而言，内部噪声往往成为测量精度的限制性因素。如生物医学传感器本身噪声决定了传感器最终的分辨率：各种生物电放大器输入端短路噪声，限制了放大器能够检测的最小生物电信号。在控制电路中，随机噪声造成控制失误、测量误差增大等。系统的噪声虽然不可能完全被消除，但是通过对噪声过程的分析，进行合理的低噪声电路设计，可以使噪声降到最低限度，从而使信号在传输过程中保持较高的质量。

3.3.1 噪声的统计特性

噪声电压或噪声电流是随机信号，噪声的随机过程不可能用确定的时间函数来描述。例如，不能准确地预测未来某时刻的噪声电压的幅度或波形。但是它服从于一定的统计规律，能通过表示噪声过程的概率密度 $P(U)$而得知噪声电压落在某一范围内的概率。大多数噪声为一平稳随机过程，其噪声电压 $U(t)$(或噪声电流)的概率密度服从高斯(正态)分布，如图 3-26 所示。噪声电压的概率密度 $P(U)$为

$$P(U) = \frac{1}{\sqrt{2\pi}\sigma}\exp\left(\frac{-(u-\bar{u})^2}{2\sigma^2}\right)$$

式中，$\bar{U}$ 为噪声电压的平均值，一般为零；σ^2 为噪声电压 U 的均方值；σ 为噪声电压的均方根值。在低噪声设计中，σ 是主要的实用参数。

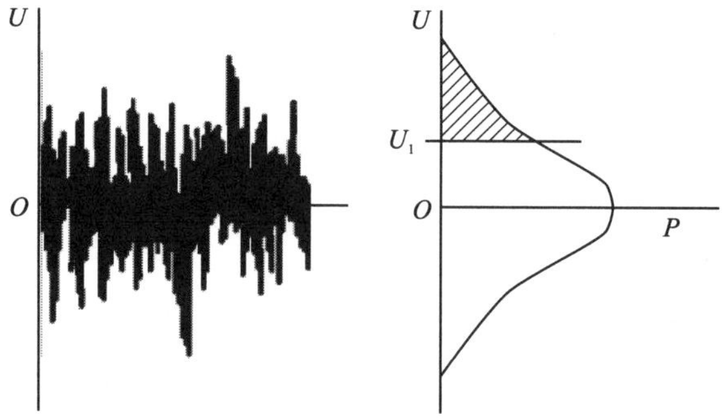

图 3-26 噪声电压概率密度的高斯分布

图 3-26 中高斯曲线所包围的面积，代表不同噪声电压产生的概率，图中表示出某时

刻噪声 U_1，超过 U_1 电平的噪声的概率为如图所示的阴影区面积，概率取值在 0～1 之间，所以总面积为 1。显然，噪声电压集中在零电平附近，高于或低于零电平的噪声电压出现的概率等于 0.50，普通正弦波全波整流的平均值是峰值的 0.636，而其均方根值是峰值的 0.707，所以用交流电压表(平均值电压表)测量正弦波的均方根值，应在电压表读数(平均值)的基础上，再乘以修正系数 1.11。

而噪声是随机信号，波形并不是正弦波而是由大量尖脉冲组成。用交流电压表测量噪声时应注意，噪声电压均方根值是峰值的 0.798，均方根值与平均值之比为 1.255，所以均方根值正弦响应的电压表测量到噪声电压须乘以修正系数 1.13，才能得到噪声电压的均方根值。

3.3.2　噪声带宽

如果已知一个噪声的随机信号，噪声的频率范围的定义是人们所关心的。噪声带宽的定义不同于普通确定的信号。普通线性网络或线性放大器的带宽是 3 dB 处带宽，即半功率(50%)衰减处的频带，也就是电压 0.707 衰减处的频带。

噪声带宽 Δf 的定义是噪声功率增益 K_P 曲线对频率 f 的积分除以最大功率增益 K_{P0}，即

$$\Delta f = \frac{1}{K_{P_0}} \int_0^{\infty} K_P(f) \mathrm{d}f \tag{3-12}$$

因功率增益正比于电压增益 K_U，所以噪声带宽也可以写成

$$\Delta f = \frac{1}{K_{U_0}^2} \int_0^{\infty} K_U^2(f) \mathrm{d}f \tag{3-13}$$

式中，K_{U_0} 为最大噪声电压增益，也就是低频噪声电压增益。噪声带宽如图 3-27 所示。显然噪声电压增益平方曲线下的面积就等于噪声带宽乘以低频噪声电压增益。噪声带宽($0\sim\Delta f$)不同于 3 dB 处带宽($0\sim f_C$)。

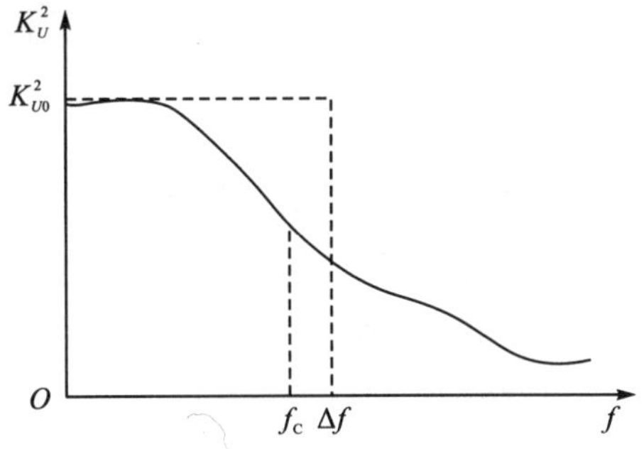

图 3-27　噪声带宽

3.3.3　噪声的功率谱密度

噪声服从一定的统计规律，噪声的频率特性用功率谱描述。用噪声电压(或噪声电流)的均方值在 1 Ω 电阻上产生的平均功率 $\bar{P}$ 表示。平均功率是各频率分量功率之和，即

$$\bar{P} = \int_{-\infty}^{\infty} S(f)\mathrm{d}f \tag{3-14}$$

式中，$S(f)$为功率谱密度，表示单位频带内噪声功率随频率的变化。噪声功率谱密度曲线覆盖的面积在数值上等于噪声的平均总功率。噪声功率谱密度是指 $f \sim (f+\mathrm{d}f)$之间的平均功率，所以功率谱密度的单位是 W/Hz。

如果在很宽的频率范围内，噪声具有恒定的功率谱密度，即 $S(f)$为一常数，那么这种噪声称为白噪声(图 3-28)。其他常见的噪声还有低频($1/f$)噪声，也称为闪烁噪声，其功率谱密度随频率减小而上升，功率谱密度不是常数。

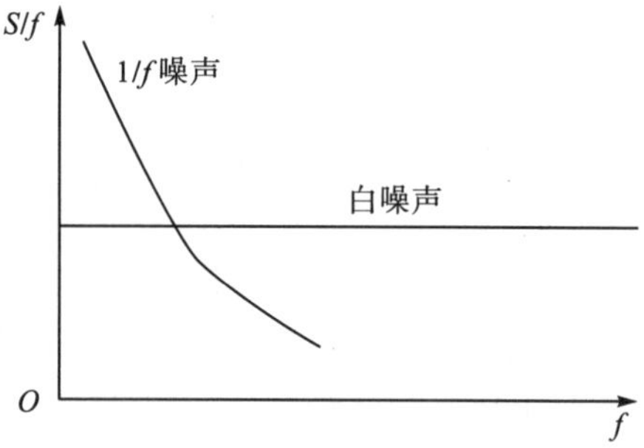

图 3-28　不同噪声的功率谱密度

总之，噪声的基本特性可以用统计平均量来描述，概率密度表示噪声在幅度域里的分布密度，均方值表示噪声的强度，功率谱密度表示噪声在频域里的特性。

两种噪声同时作用于系统时不能简单地用相加减运算。设噪声电压均方值分别为 U_1^2 和 U_2^2，总噪声均方电压 U^2 为

$$U^2 = U_1^2 + U_2^2 + 2CU_1U_2 \tag{3-15}$$

式中，C 为相关系数，为包括零在内的$-1 \sim +1$ 间的任何值。

当 $C=0$ 时，两种噪声源完全不相关，两个噪声电压的瞬时值之间没有关系，总均方电压不等于各噪声源均方电压之和；当 $C=1$ 时，两个噪声电压完全相关，两相关噪声符合线性相加；当 $C=-1$ 时，两个相关噪声相减。C 取某一数值表示两种噪声电压之间的相关程度。一般情况下每种噪声源是不相关的。

3.4　生物医学测量中的主要噪声类型

噪声是元器件本身所具备的，不同的器件有不同的噪声类型。生物医学测量系统中主要噪声类型有低频噪声、热噪声和散粒噪声。

3.4.1　低频噪声

在测量系统中，低频噪声($1/f$ 噪声)普遍存在。两种材料之间不完全接触，形成起伏的电导率便产生 $1/f$ 噪声。通常发生在两个导体连接的地方，如开关、继电器或晶体管、二极管的不良接触，以及电流流过合成碳质电阻的不连续介质等。各种有源器件在制作工艺过程中都存在缺陷，这是 $1/f$ 噪声的主要成因。改善器件制作工艺，会使分立元件 $1/f$

噪声得到明显的降低，集成运算放大器件 $1/f$ 噪声常常高于分立元件。不仅晶体管、集成运算放大器件和电阻中存在 $1/f$ 噪声，而且热敏电阻、光源中也有 $1/f$ 噪声。甚至生物体的膜电位起伏过程中也有 $1/f$ 噪声存在。$1/f$ 噪声是低频噪声，一般为 500～2000 Hz。由于生物信号的频带范围大都属于低频、超低频段，所以 $1/f$ 噪声会造成生物信号提取的困难。

$1/f$ 噪声功率谱密度服从 $1/f^{\alpha}$ 规律。其中，f 是频率；α 是取值范围为 0.8～1.3 的常数，通常取 $\alpha=1$。其噪声电压随频率降低而增加。$1/f$ 噪声的功率谱密度 $S(f)$ 是频率的函数，即

$$S(f) = K/f \tag{3-16}$$

式中，K 为 f 等于 1 Hz 时的谱密度值，是由具体器件决定的常数。在 $f_l \sim f_2$ 带宽内噪声的平均功率，即噪声电压均方值为

$$U_f^2 = \int_{f_1}^{f_2} S(f)\mathrm{d}f = \int_{f_1}^{f_2} \frac{K}{f}\mathrm{d}f = K\ln\frac{f_2}{f_1} \tag{3-17}$$

3.4.2　热噪声

热噪声是由导体中载流子的随机热运动引起的。任何处于绝对零度以上的导体中电子都在做随机热运动，每个电子携带 1.59×10^{-19} C 的电荷。热噪声是无数随机小电流的综合。这些随机波动产生的电流平均值为零，但是每一瞬时在导体两端产生压降形成噪声电压。实验结果发现，热噪声电压均方值频率分布很广，在 $0\sim10^{14}$ Hz 中分布。热噪声的谱密度在各个频率几乎相等，属于白噪声。导体或电阻的电阻值为 R，其热噪声电压均方值 U_t^2 为

$$U_t^2 = 4kTR\Delta f \tag{3-18}$$

式中，k 为玻尔兹曼常量，为 1.38×10^{-23} J/K；T 为热力学温度，K；Δf 为测量的频带宽度，Hz。热噪声的功率谱密度 $S(f)$ 为

$$S(f) = 4kTR \tag{3-19}$$

式(3-18)和式(3-19)表明，热噪声电压均方值与热力学温度 T 成正比，温度越高，导体内自由电子的热运动越激烈，噪声电压也就越高，通常可用降低温度的方法削弱热噪声。在微弱信号检测的低噪声电子设备中，常利用超低温技术来减小噪声。热噪声电压还与工作频带成正比，与电阻阻值成正比。在保证信号不失真的情况下，应尽量减小测量系统的频带宽度，或者选择电阻尽可能小的传感器，避免增加额外的热噪声。

热噪声普遍存在，无源器件的电阻、电容的介质损耗，电感的涡流损耗都会产生热噪声。有源器件如晶体管中热噪声来源于晶体管的基区电阻，结型场效应管多数载流子在沟道中随机热运动形成热噪声。任何一个测量系统其分辨能力的最终限制将是热噪声。

3.4.3　散粒噪声

散粒噪声是由半导体器件中载流子扩散到基区的不一致，使流过的载流子数目发生起伏，从而引起电流的无规则变化所引起的。散粒噪声电流的均方值为

$$I^2 = 2QI_{DC}\Delta f \tag{3-20}$$

式中，Q 为电子电荷，$Q=1.59\times10^{-19}$C；I_{DC}为器件的平均直流电流；Δf 为测量系统的频带宽度。散粒噪声的功率谱密度与热噪声相似，也属于白噪声，其功率谱密度为

$$S(f) = 2QI_{DC} \tag{3-21}$$

散粒噪声与流过半导体 PN 结的电流有关，所以晶体管、二极管和集成运算放大器等都存在散粒噪声。一般的导体没有散粒噪声。

3.5 常规电子器件的噪声

生物医学信号测试系统中各种器件(如电极、二极管、晶体管、运算放大器及电阻等)都会产生噪声，对于信噪比或测量精度的影响与其在系统中的具体位置(或它们的功能)有关系。一般前置级的有源器件和无源器件的噪声要求最高，因为它将随信号一同放大。所以，对运算放大器前置级所用的器件的选择应格外认真。

3.5.1 电阻的噪声

电阻中存在热噪声。电路中的电阻元件可等效成一个无噪声电阻 R 和一个热噪声电压源 $U_N=\sqrt{4kTR\Delta f}$ 相串联，或无噪声电阻 R 和热噪声电流源 $I_N=\sqrt{4kT\Delta f/R}$ 相并联，如图 3-29 所示。用这种等效方法，能够很方便地简化任何复杂电阻网络的噪声。各个电阻的噪声源是互不相关的，所以电阻网络的总噪声电压均方值应等于各个噪声电压均方值之和。在所有电阻温度相同的情况下，串联电阻网络用噪声电压源等效电路比较方便，串联电阻(R_1，R_2，…，R_n)网络的总噪声电压等于电阻值为 $R=\sum R_1$ 的电阻所产生的噪声电压，即

$$\begin{aligned} U_N &= \sqrt{4kT(\sum R)\Delta f} \\ \sum R &= R_1 + R_2 + \cdots + R_n \end{aligned} \tag{3-22}$$

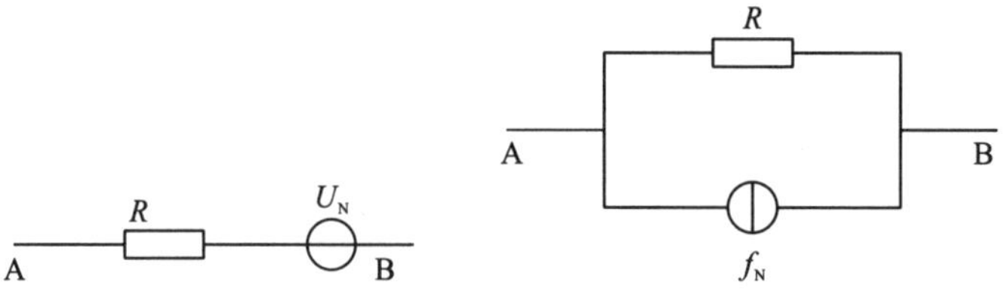

(a)电压源 (b)电流源

图 3-29 电阻热噪声等效电路

而并联电阻网络用噪声电流源等效电路比较方便。温度相同且电阻并联时，其噪声电压等于总并联电阻产生的噪声电压(图 3-30)：

$$\begin{aligned} I_N &= \sqrt{4kT\Delta f/(\sum R)} \\ \sum R &= R_1 \parallel \cdots \parallel R_n \end{aligned} \tag{3-23}$$

有的电阻除热噪声外还存在较大的 $1/f$ 噪声，其均方根噪声电压随频率下降而增加，在低噪声放大系统中是不适用的。合成碳质电阻器 $1/f$ 噪声最大。合金膜、线圈电阻较小。使用中尽可能选择后者。

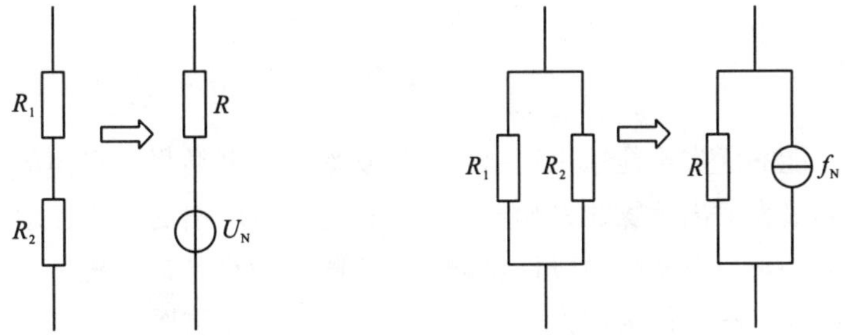

$R=R_1+R_2$

$U_N=\sqrt{4kT(R_1+R_2)\Delta f}$

$R=R_1 \parallel R_2$

$I_N=\sqrt{4kT\Delta f/R}$

图 3-30　并联电阻网络的噪声等效电路

3.5.2　电容的噪声

电容实际存在的介质损耗，即电容的漏电电阻，相当于理想电容两端并联一个大电阻，实际构成电容阻抗的实数分量，成为电容的热噪声源。电容在工作中还存在 $1/f$ 噪声，远比热噪声的影响大，在生物电信号提取的低频放大器中，作为耦合电容尽可能不选择大容量电解电容，因为电解电容噪声较大，大容量耦合电容应选择噪声相对较小的钮电容，或者在保证时间常数不变的条件下提高电阻值，以减小电容的大小。

3.5.3　晶体管和运算放大器的噪声

低噪声的晶体管和运算放大器应选择结型或 MOS 场效应管结构，其噪声水平低于普通双极型的器件。运算放大器一般比其相应的分立器件的噪声大，但是运算放大器放大性能好，可以减少放大级数，降低噪声。集成器件的噪声是组成其各元件噪声的综合，通常以其输入端噪声参数 U_N 和 I_N 表示。运算放大器本身的输入级是确定其噪声性能的关键。大多数运算放大器件的输入级采用差动输入，采用 2 个(或 4 个)输入晶体管，这样等效输入噪声电压就约为单一晶体管的 $\sqrt{2}$ 倍。

3.6　低噪声放大器的设计

与普通放大器设计相比，低噪声放大器的设计特点是以低噪声为关键指标进行分析、计算和电路设计。放大器的增益、频率响应等非噪声质量的指标，则可以在满足噪声要求的基础上进行调整。低噪声放大器设计的一般程序为：①首先根据噪声要求、源阻抗特性确定输入级电路(包括输入耦合网络)；②设计内容包括选择电路结构形式，选用器件、确定低噪声工作点和进行噪声匹配等工作；③根据放大器要求的总增益、频率响应、动态范围、稳定性等指标设计后续电路，决定放大级数及电路结构等，这些设计与一般多级放大器的设计原则相同，但应注意使后续电路不破坏总的噪声性能。

低噪声放大器的设计是一项比较复杂的工作，这里仅讨论低噪声放大器设计的一般原则。

3.6.1 噪声性能指标

放大器噪声性能的优劣不能单用输出的噪声功率大小来衡量，噪声的有害影响是相对于信号而言。得到最大输出信噪比是噪声性能指标之一，输出的信噪比取决于输入信号大小和总输入噪声大小，所以低噪声设计要把总输入噪声减小到最低程度。通常用输入端对地短路时放大器的固有噪声作为放大器的噪声性能指标。生物医学信号应大于放大器的固有噪声，如表 3-1 所示为各种生理信号测量时对放大器的噪声要求。放大器在相应带宽下的噪声指标(U_{ni}值)可以作为低噪声放大器设计的依据，据此合理的选择相应的放大器。

表 3-1 生理信号放大器噪声指标

生理信号	U_{ni}值/μV	频率范围
体表心电图	<10	0～250 Hz
体表希氏束电图	<0.5	80～300 Hz
头皮电极脑电	<1	0～100 Hz
针电极肌电图	<1	2～10 kHz
脑诱发电位	<0.7	0～10 kHz
眼电生理信号	<0.5	0～1 kHz

3.6.2 放大电路的低噪声设计

图 3-31 所示为多级放大电路。每一级的噪声用U_{ni}表示，增益用A_i表示，放大系统的反馈传递函数用β表示。图 3-31 所示的多级放大虽然在多级放大系统中是第一级，噪声是主要的，但后面各级也都贡献噪声。在进行多级放大系统设计时，必须严格考虑各级的噪声，包括偏置元件的噪声。

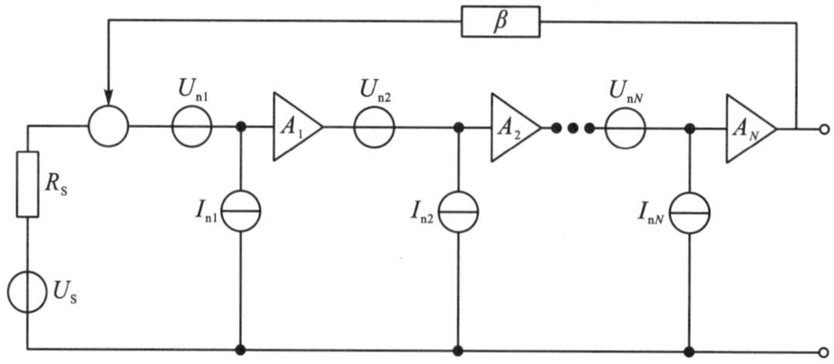

图 3-31 多级放大电路

负反馈并不改变各级的等效输入噪声，但负反馈网络的电阻要额外贡献热噪声和 $1/f$

噪声。第一级的等效输入噪声为 $U_s^2+U_{n1}^2+I_{n1}^2R_s^2$，其他各级的等效噪声用同样的方法确定，各级的有效源电阻等于前级的输出电阻 R_{oi}。设计时把负反馈考虑在内，算出输出端总噪声 U_{no}，设放大系统正向总增益为 A，则总等效输入噪声为

$$\frac{U_{no}}{U_{ni}}=\frac{A}{1+A\beta} \tag{3-24}$$

不论有无反馈，都可以表明

$$U_{ni}^2=U_s^2+U_{n1}^2+I_{n1}^2R_s^2+\frac{U_{n2}^2+I_{n2}^2R_{o1}^2}{A_1}+\frac{U_{n3}^2+I_{n3}^2R_{o2}^2}{A_1^2A_2^2}+\cdots \tag{3-25}$$

显然，如果是两级放大，应使第二级的等效输入噪声与第一级的噪声相比很小，即对于小的源电阻值来说，要求 $U_{n2}^2 \ll U_{n1}^2$。

多级放大电路的噪声等效电路，用网络理论逐步推导，借助于计算机进行噪声分析计算，是放大器噪声分析的一般方法。对于复杂的放大系统，这种分析方法相当复杂。实际上，可用实验手段来了解放大系统噪声性能。例如，为了估算系统内某一点的噪声源的作用，可以在这一点插入一个确定的噪声电压(或电流)、加重其噪声影响，计算出发生器单独作用时的输出，从而估算从改点的噪声源的作用程度。

在生物信号测量系统中，广泛应用差动放大电路结构，其噪声等效电路的一般形式如图 3-32 所示。其中，图(a)和(b)分别表示接地源和浮地源两种情况。两臂上串联的噪声互不相关，等效输入噪声为两臂部分等效噪声之和。对于图 3-32(a)有

$$U_{ni}^2=U_{ns1}^2+U_{ns2}^2+U_{n1}^2+U_{n2}^2+I_{n1}^2R_{s1}^2+I_{n2}^2R_{s2}^2 \tag{3-26}$$

对于图 3-32(b)，有

$$U_{ni}^2=U_{ns}^2+U_{n1}^2+U_{n2}^2+\left(\frac{I_{n1}R_s}{2}\right)^2+\left(\frac{I_{n2}R_s}{2}\right)^2 \tag{3-27}$$

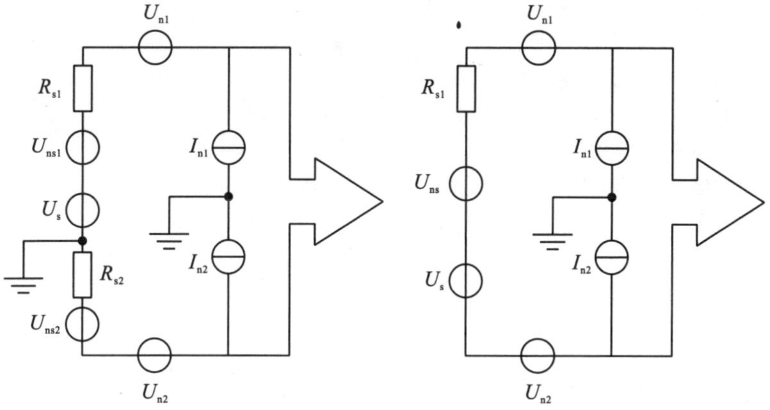

(a)接地源　　(b)浮地源

图 3-32　差动放大电路噪声等效电路

如果放大器两臂具有相同的噪声机理，则式(3-27)可简化为

$$U_{ni}^2=U_{ns}^2+2U_{n1}^2+\frac{I_{n1}^2R_s^2}{2} \tag{3-28}$$

图 3-33 为生物放大器前置级经常采用的三运放差动放大电路，A_1 和 A_2 组成高差动输入阻抗的同相并联输入级，A_3 为差动放大级。利用叠加原理，不难推导出 A_1、A_2 和 A_3 输

入端短路噪声的表达式。除有源器件以外，各外回路电阻均贡献噪声。电阻的噪声贡献与其在电路中的位置有关。与 A_1、A_2输入端相连接的 R_F、R_W的噪声相对影响最大。在低噪声设计中，除了认真选择低噪声类的电阻外，在有源器件负载允许的条件下，尽量选择低阻值的外回路电阻(尤其是输入级)。图 3-33 中，前置级总等效输入噪声电压与$(1+2R_F/R_W)$成反比，适当加大 R_F/R_W值，有利于降低噪声。实验表明，当$(R_F/R_W)<5$ 时，噪声有明显的增加。

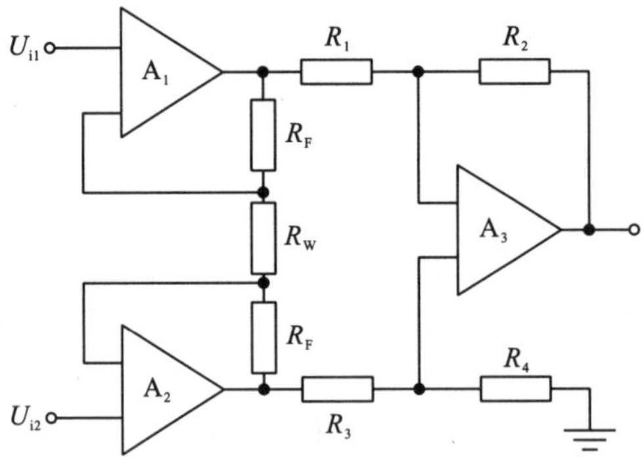

图 3-33 三运放差动放大电路

多级放大器各级增益的分配是低噪声设计中一个重要考虑因素。一般来说，在满足其他低噪声条件下，第一级增益设计应尽可能高。可以通过实验进行最后增益分配的调整。

主要参考文献

陈仲本. 2005. 医学电子学基础 [M]. 北京：人民卫生出版社：222−231.

李刚，张旭. 2008. 生物医学电子学 [M]. 北京：电子工业出版社：5−11.

马文蔚. 2002. 物理学教程 [M]. 北京：高等教育出版社：239−243.

宋文绪，杨帆. 2004. 传感器与检测技术 [M]. 北京：高等教育出版社：389−405.

杨玉星. 2005. 生物医学传感器与检测技术 [M]. 北京：化学工业出版社：122−141.

余学飞，等. 2007. 现代医学电子仪器原理与设计 [M]. 广州：华南理工大学出版社：28−58.

赵凯华，陈熙谋. 2003. 电磁学 [M]. 北京：高等教育出版社：263.

第 4 章　心 电 测 量

心房、心室内的一些自律细胞可以引起心脏自发地搏动。在正常心动周期中，心脏从起搏点到心房、心室相继兴奋都伴随着生物电的变化，通过心电描记装置可以从体表引出这些电位变化图形，即心电图。心电图是心脏兴奋发生、传播及恢复过程直观而客观的指标，对心脏基本功能及其病理研究都具有重要参考价值。

本章将首先介绍心电信号记录方式的历史概况，其次介绍心电信号的产生机理、导联方式和心电信号记录装置的原理，同时列举相应功能的产品，并对其应用范围和技术指标进行详细介绍。除常规心电图机以外，本章将在最后对运动心电图记录系统和心电动态监护和分析系统进行介绍。

4.1　心电发展及意义

4.1.1　发展历史

心脏在每个心动周期中，起搏点、心房、心室相继兴奋，并伴随着生物电的变化，这些生物电的变化称为心电。将若干电极(导联)连接于肢体，对生物电流进行采样后得到心电信号，通过一定方式记录后得到心电图，即体表心电图。心脏的电活动(主要是心房肌、心室肌的激动)经过躯体(组织)在体表形成电位差(即心肌细胞去极、复极过程中向各方面传导而到达肢体电极时的电位差)。心电图所记录的就是这个电位差随时间变化的轨迹。

心电图技术已有百余年的历史。1903 年，荷兰莱顿大学威廉・爱因托芬(William Einthoven，如图 4-1 所示)发明了弦线式电流计(图 4-2)。弦线式电流计的设计原理是悬在磁铁两极间的镀银线在电流通过时，弦线会来回摆动，其方向决定于电流的方向，移动的振幅决定于电流强度，弦线的摆动过程用光源、昂微镜，通过计时器投影到描记的胶片上。1903 年，爱因托芬应用弦线电流计，利用光学放大原理在感光板上记录了人类历史上第一个实用的心动周期中心脏电位变化的曲线，即第一份真正意义上的人体心电图，标志着心电学科的建立。爱因托芬将心电图的各波命名为 P、Q、R、S、T 波，并一直沿用至今。

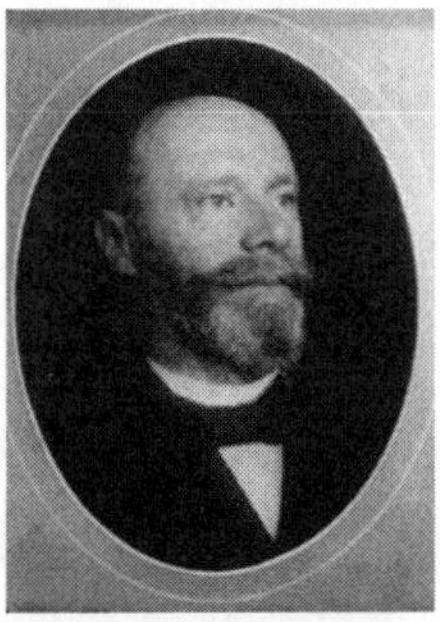

图 4-1　荷兰生理学家威廉・爱因托芬

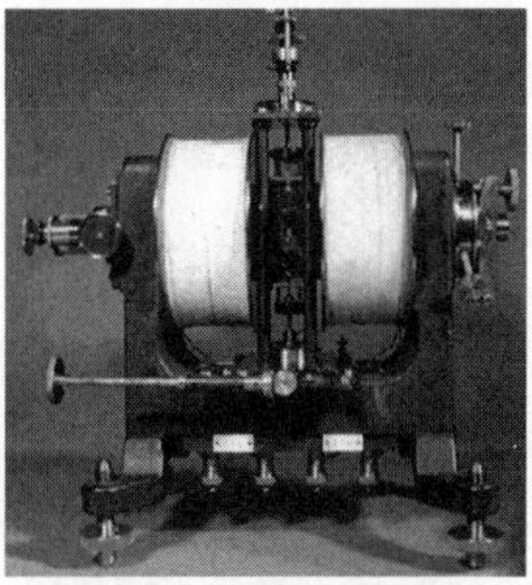

图 4-2　弦线式电流计

1906年，爱因托芬首次在临床上用弦线电流计抢救心脏病人，于是产生了世界上第一张从病人身上记录下来的心电图，轰动了当时的医学界，人们将这台弦线式心电描记器称为心电图机。弦线式心电描记器的工作原理如图4-3所示。

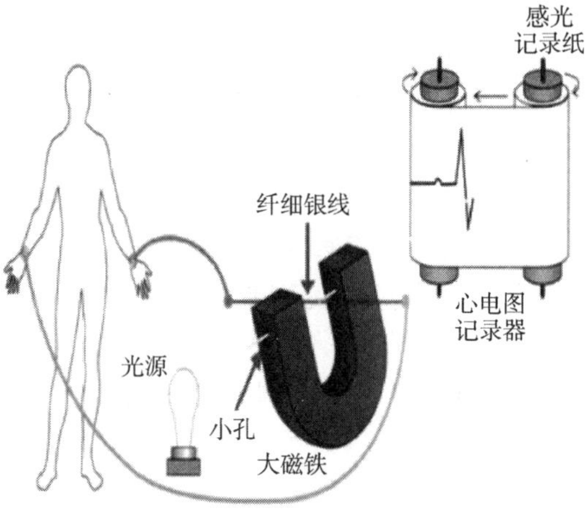

图4-3 弦线式心电描记器的工作原理

1908年，英国Cambridge Instrument公司被委托制造弦线式心电图机(图4-4)。1924年，爱因托芬因发现心电图而获得诺贝尔医学和生理学奖。

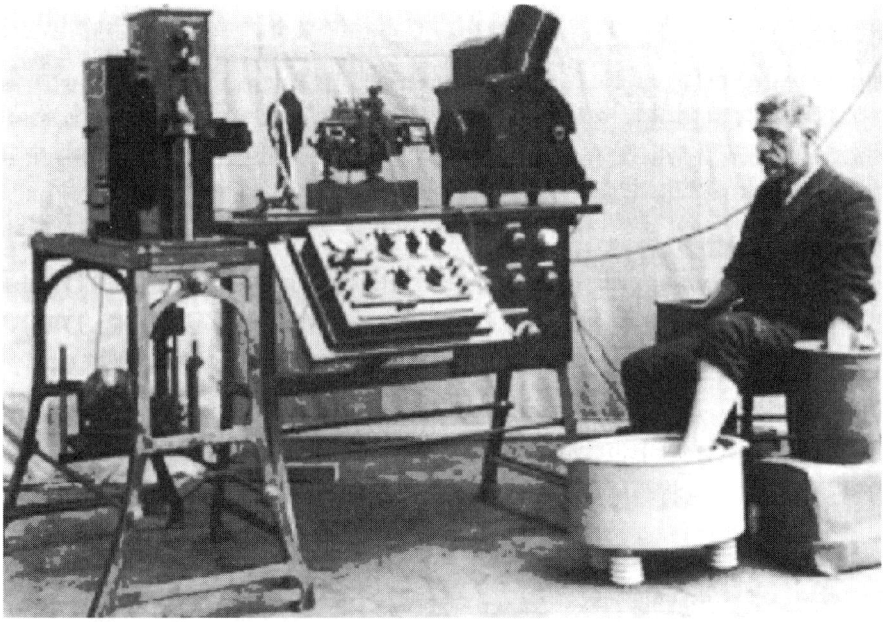

图4-4 Cambridge Instrument公司制造的弦线式心电图机

到了20世纪30年代初，弦线式心电图机才逐渐被电子管式和晶体管放大式心电图机所替代。但是这两种类型的心电图机都比较笨重，故障率高，很快被淘汰。20世纪80年代初，美国Marquette公司首先推出了数字化心电图机。从此，心电图进入了数字化、自动化、网络化管理的新时代。数字化12导联同步心电图机已普及到大、中城市的中心医院，正在逐步取代模拟单导联心电图机。数字化心电图机的优点在于：采用计算机分析心电图，速度快，测量数据精确，多导联同步记录，提高了工作效率，大容量存贮心电信息，一台电脑心电图机可贮存数百万份心电图资料，十分有利于临床医疗、科研、教学与保健工作。

4.1.2　心电监测的意义

心电图是反映心脏兴奋的电活动过程，它对心脏基本功能及其病理研究具有重要的参考价值。一般而言，心电监测有三种方式，即常规心电图检查、动态心电监护和分析，以及运动心电监测。

1. 常规心电图检查

常规心电图检查是心脏的基本检查项目，常用来了解心肌缺血或心律失常的情况，可以反映心房、心室的功能结构，在指导心脏手术进行和指示药物处理上有参考价值，是目前临床应用最广泛的心脏检查之一。这种检查方式具有明显的优势，如简单快捷，很容易发现明显异常，但常规心电图仅能反映很短时间的情况，通常是 1 min。很多人的心脏异常是间歇性的，往往在做心电图检查时，异常并不一定出现，那么在这种情况下，心电图就起不到筛查的作用。动态心电监护和分析系统(Holter 动态心电监护和分析系统)则可以解决这一难题。

2. 动态心电监护和分析系统

Holter 动态心电监护和分析系统采用长时间(一般 24 h)心电监测，并可记录人在安静状态下、睡眠中，以及活动或运动(如跑、跳)中的心电图，Holter 监测方法已经成为心血管疾病诊断领域中一个实用、高效、方便的诊断手段之一。动态心电图的用途很广，主要用于捕捉阵发性心律失常，如有阵发性心动过速和早搏，可记录它们的发生时间、数量及分布状态，还可记录心绞痛、心肌缺血的发作诱因和发生时间，并可对一些经常出现心血管病症状的患者进行鉴别诊断。这种方式通过记录患者 24 h 的心电图，可以捕捉到阵发性心律失常，并记录它们的发生时间、数量及分布状态等。对临床医生做出正确诊断并有针对性地进行治疗具有很大的帮助。动态监护装置佩戴图如图 4-5 所示。

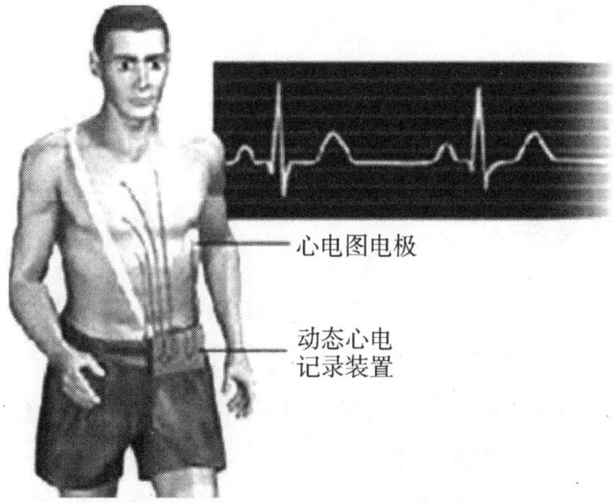

图 4-5　动态心电监护系统佩戴图

3. 运动心电图记录系统

心电图运动试验(ECG exercise test，EET)又称为心电图运动负荷试验。一定运动负荷下所获取的心电图即为运动心电图。在生理情况下，人体肌肉组织为满足运动时需氧量增加，心率增快，心排出量相应增多，伴随心肌耗氧量增加，冠状动脉血流量增多。当病人冠状动脉发生病变，轻度狭窄时，静息状态下冠状动脉血流量可正常，无心肌缺血现象，心电图可以正常。当运动负荷增加时，冠状动脉血流量不能相应增多，即引起心肌缺血、缺氧，心电图出现异常改变。该方法是简便、易行、无创伤诊断冠心病、评价冠心病病变程度的有效方法。对于不稳定心绞痛或临床状况不稳定的患者，试验中可能会有不适感觉，一般不建议进行此项检查。图 4-6 所示为一运动心电图记录系统——踏车试验装置。

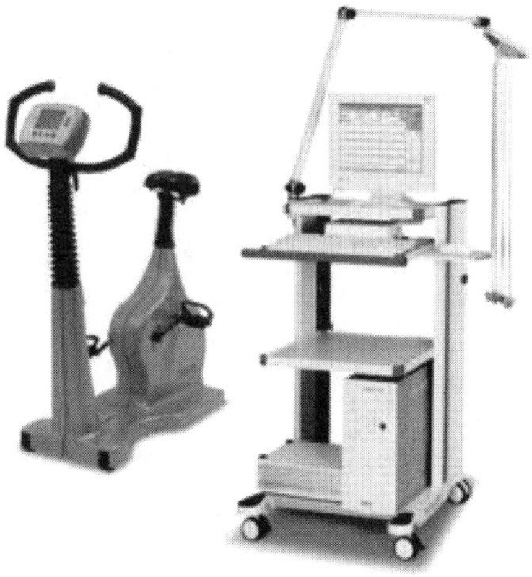

图 4-6 踏车试验装置

4.2 心电图及其导联系统

4.2.1 心电产生和心电图

心脏的节律性跳动是由心肌纤维节律性收缩产生的。心肌纤维由大量心肌细胞组成，细胞兴奋及兴奋的传导是心电产生的基础。细胞电学特性详见第 1 章。

1. 心脏电激动的传导系统

心脏的节律性收缩和舒张，维持着人体全身血液循环。心脏的节律性跳动由心肌细胞节律性收缩产生，这种有规律的收缩是生物电信号在心肌纤维传播的结果。心肌纤维由大量心肌细胞组成，细胞兴奋沿传导系统向整个心脏传布。在心脏右心房和上腔静脉交界处的窦房结组织结中有一团起搏细胞，正常情况下，发出 60～100 次/min 电激动，经房间束、结间束、房室结、希氏束(左右束支)和浦肯野纤维(浦氏纤维)这一传导系统，使心脏各部分依次兴奋。传导系统示意图如图 4-7 所示。

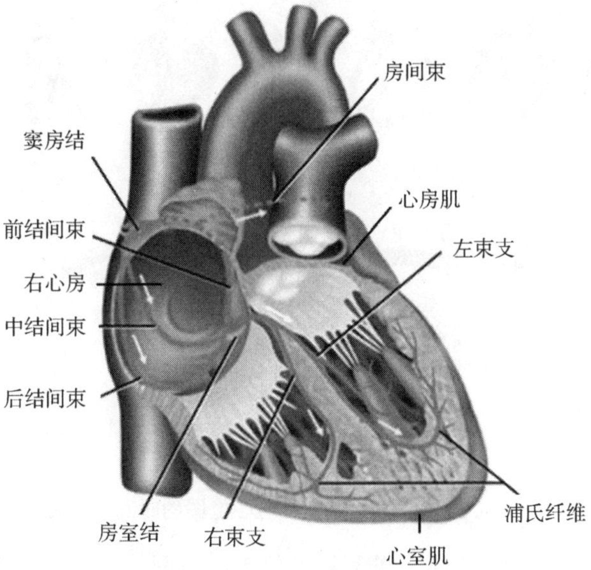

图 4-7　心电信号传导系统示意图

心脏各部分细胞依次兴奋，经历着去极、复极过程。心脏周围的组织和体液都能导电，因此可将人体看成为一个具有长、宽、厚三度空间的容积导体。在兴奋传递的过程中产生的生物电信号最终可以传到人体体表，使用心电信号描记装置可以将心电信号记录下来，心电图反映心脏兴奋的产生、传导和恢复过程中的生物电变化。

心脏各部分动作电位与心电图的关系如图 4-8 所示，各个波形是心脏不同部位的细胞动作电位。

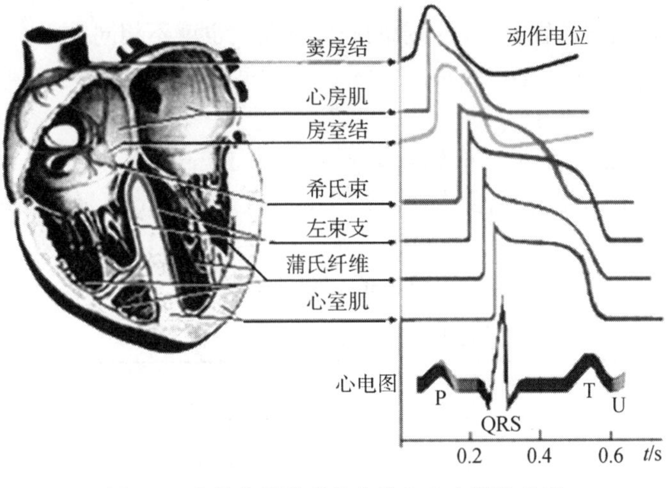

图 4-8　心脏各部分动作电位与心电图的关系

心房的电激动与 P 波对应，心室的电激动与 QRS 波群对应，心室复极化与 T 波对应等。所以从体表记录的心电图能够反映心脏各部分电兴奋的产生、传导和恢复过程中的生物电位变化。图 4-9 所示为心房、心室的电激动与心电图的时间对应关系。

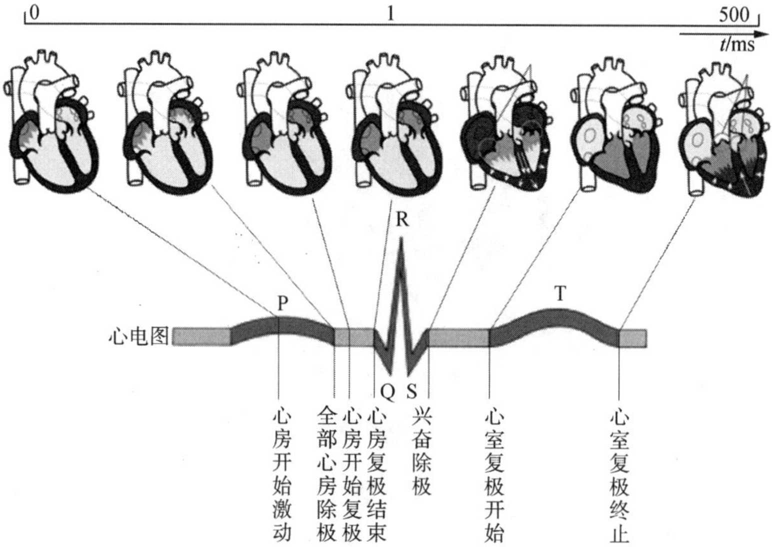

图 4-9　心房、心室的电激动与心电图的时间对应关系

心肌细胞的生物电位变化产生了可测量的体表心电图。但是，心电图曲线与单个心肌细胞的生物电位变化曲线有明显的区别，原因有以下三点：

(1)单个心肌细胞电位变化由细胞内电极记录方法测得，即一个电极放在细胞表面，另一个电极插入细胞膜内，记录细胞膜内、外电位差，包括膜的动作电位和静息电位。而心电图在体表记录，是所有心肌电兴奋传导到体表的结果。

(2)心肌细胞电位变化反映的是单个细胞膜电位变化曲线，而心电图反映的是一次心动周期中整个心脏的生物电位变化和传导过程。因此，心电图是很多心肌细胞电活动综合效应在体表的反映，包括窦房结和房室结组织、心房、浦肯野纤维和心室组织等表现的电活动。

(3)心电图电极放置位置不同，记录的心电图曲线也就不相同。

3. 心电图波形分析

通常，在心电图记录纸上，横轴代表时间，每 1 mm 代表 0.04 s(标准走纸速度为 25 mm/s时)；纵坐标代表波形幅度大小，每 1 mm 代表 0.1 mV(标准灵敏度为10 mm/mV 时)(图 4-10)。

经过医学统计，正常人的心电图典型值如表 4-1 所示：

表 4-1　正常人心电图典型值

典型波	幅值/mV	间期	时间/s
P 波	0.2	P-R 间期	0.12～0.2
Q 波	0.1	P-R 段	0.04～0.08
R 波	0.5～1.5	QRS 间期	0.06～0.1
S 波	0.2	S-T 段	0.12～0.16
T 波	0.1～0.5	—	—

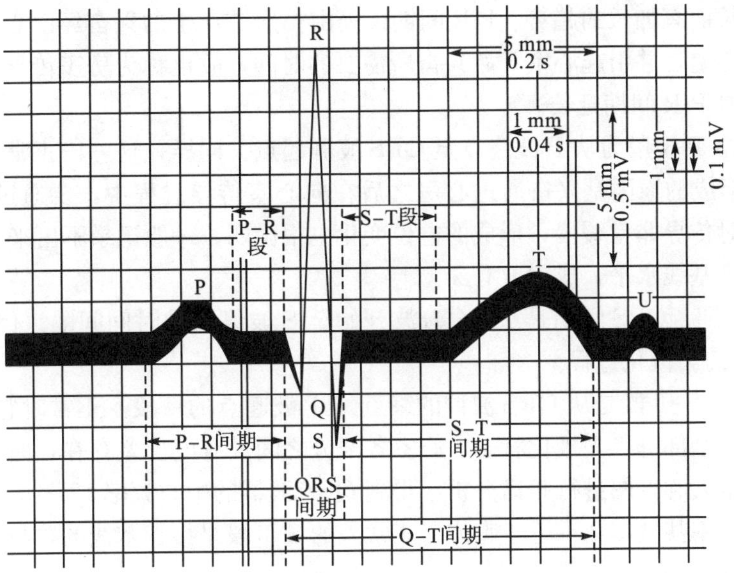

图 4-10　双导联心电图典型波形

1)典型波形

(1)P 波。心脏的激动发源于窦房结，然后传导到心房。P 波由心房去极所产生，是每一波组中的第一波，它反映了左、右心房的去极过程。前一半主要由右心房所产生，后一半主要由左心房所产生。P 波的形态在大部分导联上一般呈钝圆形，有时可能有轻度切迹。P 波宽度不超过 0.11 s，振幅不超过 0.25 mV。

(2)QRS 波群。QRS 波群也就是 QRS 综合波。典型的 QRS 波群包括三个紧密相连的电位波动，第一个向下的波为 Q 波，以后是高而尖峭的向上的 R 波，最后是一个向下的 S 波，共同组成 QRS 综合波。在不同的导联中，这三个波不一定都出现。各波波幅在不同导联中变化较大，有的 QRS 综合波的形状更复杂。QRS 综合波是反映左、右心室去极化过程的电位变化。称 QRS 综合波的宽度为 QRS 时限，代表两心室去极和最早期复极过程的时间变化。QRS 波群的时间：正常成人为 0.06～0.10 s，儿童为 0.04～0.08 s。R 波幅度为 0.5～2.5 mV 不等。

(3)T 波。T 波代表心室复极化过程中的电位变化。T 波钝圆，占时较长，从基线开始缓慢上升，然后较快下降，形成前肢较长、后肢较短的波形。在以 R 波为主的心电图上，T 波不应低于 R 波的 1/10。T 波历时 0.05～0.25 s，方向与 QRS 波群的主波方向相同。

(4)U 波。U 波又称后电位位于 T 波之后 0.02～0.04 s 出现的一个振幅很小的波，近年来发现 U 波的改变是由许多因素引起，甚至是严重的器质性心脏病在心电图上的唯一表现，故而越来越引起临床的重视。

2)典型波间期

心电图上有临床诊断价值的典型间期(或时间段)有以下 5 个：

(1)P-R(Q)间期。如图 4-10 正常心电图典型波形所示，P-R(Q)间期是从 P 波起点到 QRS 波群起点的间隔时间，代表从心房激动开始到心室开始激动的时间。这一间期随着人的年龄的增长而有加长的趋势。P-R 间期代表由窦房结产生的兴奋经由心房、房室交界和房室束到达心室，并引起心室开始兴奋所需要的时间，故也称为房窦传导时间。当出现房室传导阻滞时 P-R 间期延长。

(2)P-R 段。P-R 段为从 P 波终点至 QRS 波群起点。同样，这一段正常人也是接近于基线。P-R 段形成的原因是兴奋通过心房之后在向心室传导过程中，要通过房室交界区，兴奋通过此区时传导非常缓慢，形成的电位变化也很微弱，一般记录不出来。故在 P 波之后，曲线又回到基线水平，成 P-R 段。

(3)QRS 间期。QRS 间期是从 R(Q)波开始至 S 波终了的时间间隔。代表心室肌(包括心室间隔肌)的去极化过程。

(4)S-T 段。S-T 段是从 QRS 波群的终点到 T 波起点的一段。正常时它与基线平齐，代表心室部分已全部进入去极化状态，心室各部分之间没有电位差存在，曲线又恢复到基线水平。对正常人心电图进行频谱分析，得到 QRS 波群的中心频率 12～18 Hz。S-T 段包含的谐波分量频率甚低，几乎近于直流。正常人的 S-T 段是接近基线的，与基线间的距离一般不超过 0.05 mm。

(5)Q-T 间期。Q-T 间期是从 QRS 波群起点到 T 波终点的时程，代表心室开始兴奋，去极从完全复极至静息状态的时间，与心率快慢有关。正常 Q-T 间期由心率(HR)计算得到，心率公式为

$$HR = \frac{60}{RR}(\text{次}/\text{min}) \tag{4-1}$$

$$QT = K\sqrt{RR} \tag{4-2}$$

式中，RR 为两个 R 波峰的时间间隔；K 为常数，$K=(0.39\pm0.04)$s，常以 0.40 s 计算。纠正后的 Q-T 间期称为 QT_C。计算公式为

$$QT_C = \frac{QT'}{\sqrt{RR}} \tag{4-3}$$

式中，QT'为实测 Q-T 间期；QT_C基于实际测量得到。正常值 $QT_C=(0.39\pm0.04)$s。正确使用 QT_C将对诊治疾病有明显帮助，尤其对冠心病，QT_C的延长比 S-T 段的变化更明显，QT_C延长亦是急性心肌梗死预后不良的指标之一。心电图常规分析中均需要报告 QT_C值。

4.2.2 心电图的导联

在人体不同部位放置电极，并通过导联线与心电图机电流计的正负极相连，这种记录心电图的电路连接方法称为心电图导联(图 4-11)。电极位置和连接方法不同，可组成不同的导联。经过长期临床心电图实践，最后形成目前广泛采纳的国际通用导联体系，称为标准 12 导联体系。分别记为Ⅰ、Ⅱ、Ⅲ、aVR、aVL、aVF、$V_1 \sim V_6$ 导联。其中，Ⅰ、Ⅱ、Ⅲ导联为标准肢体导联，aVR、aVL、aVF 导联为肢体加压导联，$V_1 \sim V_6$ 导联为胸前导联。心电图分为双极导联和单极导联方式，测量体表两个电极的电位差称为双极导联方式，测量单个电极相对于参考电极的电位为单极导联方式。所以，Ⅰ、Ⅱ、Ⅲ导联属于双极导联方式，而 aVR、aVL、aVF、$V_1 \sim V_6$ 导联则为单极导联方式。

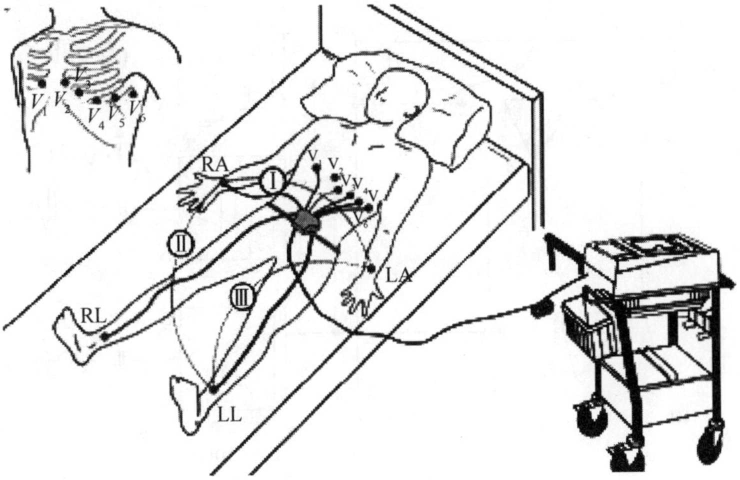

图 4-11　心电图导联

1. 标准肢体导联

爱因托芬创建了标准导联心电图，对标准导联心电图的产生机制进行了解释，称为爱因托芬三角形(或称爱因托芬三角学说)。爱因托芬三角形是一个近似的模型。Ⅰ、Ⅱ、Ⅲ导联即为标准导联，记录两肢体间电位差的体表心电图。爱因托芬首先在临床上采用，基于以下三点假设。

(1)人体的左上肢 LA、右上肢 RA 及左腿 LL 三点与心脏距离相等，构成一个等边三角形的三个顶点，心脏电信号均匀地传播到各点，四肢仅作为传导体，肢体上任何点的电位等于三角形顶点的电位。

(2)等边三角形中心为心脏，并与三角形在同一平面上(额面)。

(3)体腔是一个均匀导电、相对心脏来说很大的球形容积导体。心脏电活动过程为一个电偶极子，位于容积导体中央，其偶极矩的方向为斜向左下方并与水平线成一角度，称为心电偶极子，如图 4-12 所示。

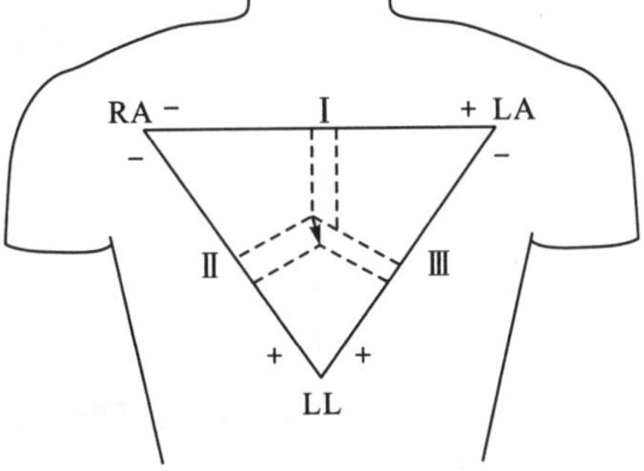

图 4-12　爱因托芬三角形假设示意图

实际应用中，Ⅰ、Ⅱ、Ⅲ三种标准肢体导联测量，如图 4-13 所示，图中 A 为放大器。电极安放位置以及与放大器连接定义见表 4-2。

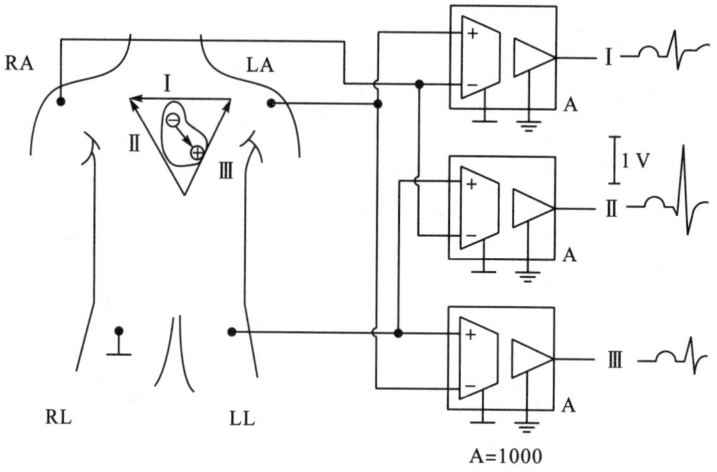

图 4-13 双极标准肢体导联测量

表 4-2 电极安放位置以及与放大器连接定义

导联名称	放大器正极	放大器负极
Ⅰ	LA(左上肢)	RA(右上肢)
Ⅱ	LL(左下肢)	RA(右上肢)
Ⅲ	LL(左下肢)	LA(左上肢)

标准肢体导联测量时，右下肢 RL 始终接浮地(或接右腿驱动电路输出端，即间接接地)。以 V_L、V_R、V_F 分别表示左上肢 LA、右上肢 RA、左下肢 LL 的电位值，则标准导联电压值分别为

$$V_{\mathrm{I}} = V_L - V_R,\quad V_{\mathrm{II}} = V_F - V_R,\quad V_{\mathrm{III}} = V_F - V_L \tag{4-4}$$

标准导联电压之间关系为

$$V_{\mathrm{II}} = V_{\mathrm{I}} + V_{\mathrm{III}} \tag{4-5}$$

标准导联的特点是能比较广泛地反映出心脏的大概情况，如后壁心肌梗死、心律失常等，在 2 导联或 3 导联中可记录到清晰的心电图波形。但是，标准导联属于双极导联，只能反映两肢体间心电电位差，无法反映单个电极处的电位变化。

2. 单极胸前导联和中心电端

为记录某一点电位须采用单极导联，单极导联分为单极肢体导联和单极胸前导联两种。记录单极导联心电图时，置于被测量部位的电极为探查电极，另一个为参比电极(无关电极)。理论上参比电极应放置在远离心脏的零电位处，实际采用威尔逊中心电端的概念做参考电位端。威尔逊(Wilson)根据爱因托芬三角形提出中心电端(图 4-14)，依据爱因托芬三角形的对称性，将左、右上肢和左下肢三个顶点用 5 kΩ 电阻(可在 5～300 kΩ之间选择，称为平衡电阻)连接起来获得一个接近零值的电位端，称为威尔逊中心电端，威尔逊中心电端用于单极胸导联的参比电位。理论上威尔逊中心电端的电位为零。

胸前导联以 $V_1 \sim V_6$ 表示，属于单极导联方式。胸前导联的探查电极安放在前胸壁上的 6 个固定位置 $V_1 \sim V_6$ 处，V_1 在右胸骨边缘第四肋间，V_2 在左胸骨边缘第四肋间，V_3

在 V_2 和 V_4 中间，V_4 在锁骨中线与第五肋间的交点处，V_5 为腋前线与 V_4 同水平，V_6 在腋中线上与 V_4 同水平。胸前导联探查电极安放位置如图 4-15 所示。

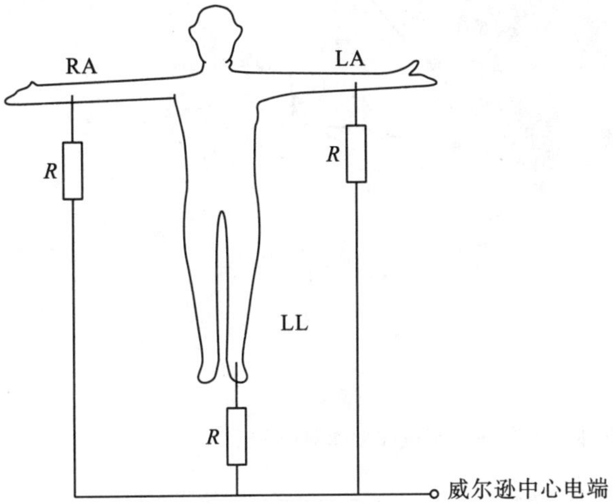

图 4-14　威尔逊中心电端

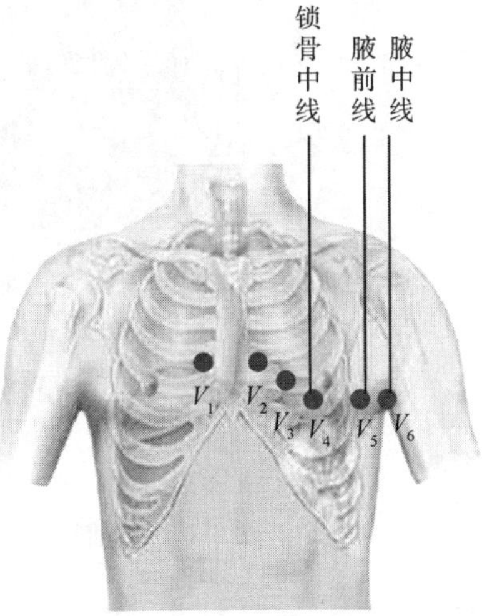

图 4-15　胸前导联探查电极安放位置示意图

将 $V_1 \sim V_6$ 心电信号送入放大器正输入端，参比电极是依据威尔逊中心电端概念，将三个肢体导联接入平衡电阻得到，威尔逊中心电端接到放大器负输入端，作为参考端。图 4-16所示为单极胸前导联 $V_1 \sim V_6$ 记录方法和心电波形。临床诊断时，胸前导联获得的心电波形有较大振幅，反映心脏的不同部位工作情况，有利于观测和诊断。图 4-17 为胸前导联 $V_1 \sim V_6$ 在体表分布图与相应波形图对应关系。

3. 单极肢体导联

单极肢体导联将放大器的正输入端分别接到右上肢 RA、左上肢 LA、左下肢 LL(或标为 F)，放大器的负输入端接到威尔逊中心电端，所构成的单极肢体导联记为 V_L、V_R、V_F(图 4-18)。这种导联获得的电位由于探测电极存在电阻 R，接威尔逊中心电端而被减弱，所以实际心电图不采用这种导联方式，而采用加以改进后的肢体加压导联。在图 4-18 所示三个单极肢体导联电路中，A_{CM}表示放大器工作在共模模式，其输出所接为右腿，构成右腿驱动电路，即右腿驱动电路采用的是共模输入方式。

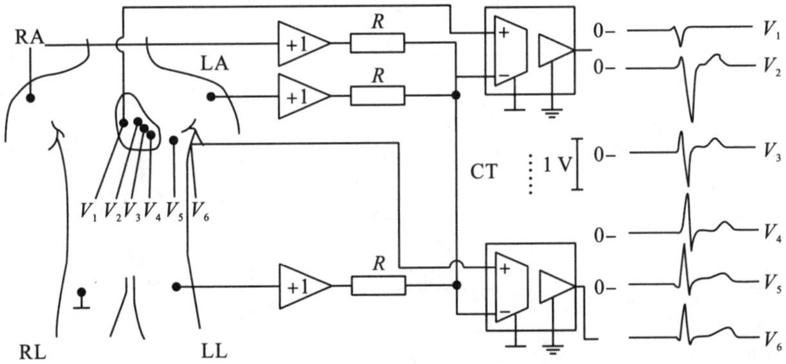

图 4-16　单极胸前导联 $V_1 \sim V_6$ 记录方法和心电波形

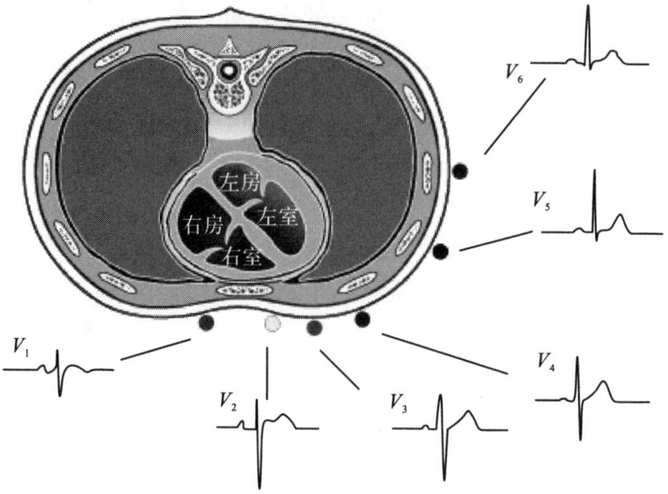

图 4-17　胸前导联 $V_1 \sim V_6$ 在体表分布图与相应波形图对应关系

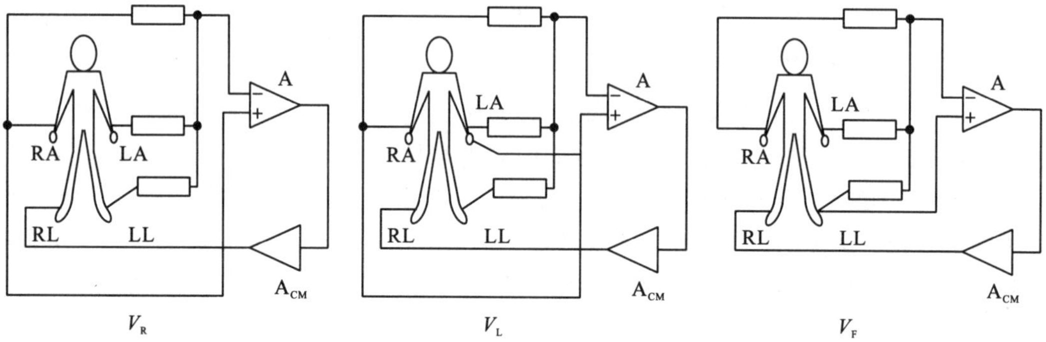

图 4-18　单极肢体导联

4. 肢体加压导联

在单极肢体导联基础上，将探测电极端通过电阻 R 接威尔逊中心电端的电阻断开，也就是不采用威尔逊中心电端作为参考端，而是将威尔逊中心电端三电阻中和探测端相联的电阻 R 断开，其他两个电阻形成参考端。为使探测电极端所加电阻与另外两个参考电极的电阻并联值相等，在探测电极端加入 $R/2$。这种改进的导联形式能增加电压幅度，称为单极肢体加压导联，简称肢体加压导联，其连接方式如图 4-19 所示。

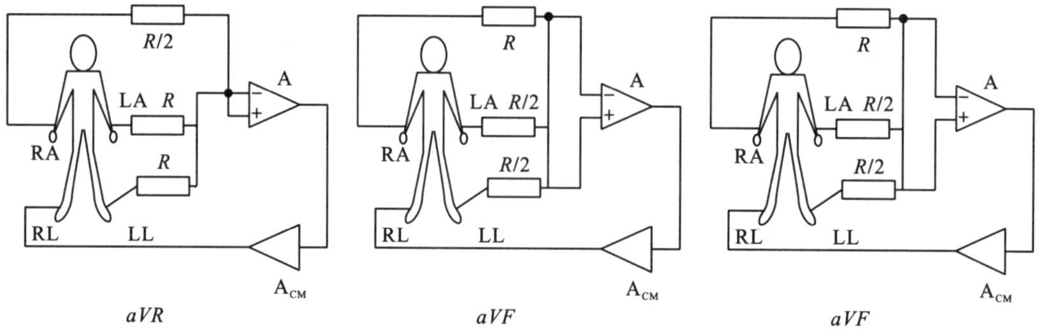

图 4-19　肢体加压导联

肢体加压导联也是单极导联方式，获得的电压分别记为 aVR、aVL、aVF。设肢体加压导联的中心参考电位为 V_C(与威尔逊中心电端相区别)，则 aVR、aVL、aVF 与 V_L、V_R、V_F 之间的关系为

$$aVR = V_R - V_C, \quad V_C = (V_F + V_L)/2 \tag{4-6}$$

因为向量和为零，即

$$V_L + V_R + V_F = 0 \text{ 或者 } V_F + V_L = -V_R \tag{4-6}$$

$$V_C = -V_R/2 \tag{4-7}$$

$$aVR = V_R - (-V_R/2) = (3/2)V_R \tag{4-8}$$

同理，

$$aVL = (3/2)V_L \tag{4-9}$$

$$aVF = (3/2)V_F \tag{4-10}$$

由计算结果可知，肢体加压导联所获得的心电波形形状不变，仍是探测肢体点的电位，而幅度却增加了 50%。

心电图的标准 12 导联系统Ⅰ、Ⅱ、Ⅲ、aVR、aVL、aVF、V_1～V_6 的获得是采用威尔逊电阻网络按上述方法实现。为了探查心脏某些部位的特殊需要，可以采用其他导联方式。各种导联之间并无本质的差别，只是从不同角度反映了心肌的去极化和复极化过程。临床诊断采用标准 12 导联系统，可以从不同导联获取的信息中更加准确地识别心脏病的类型和发病部位。不同导联方式得以相辅相成用于分析。

4.3　心电测量仪器

体表心电图不仅成功地用于临床诊断心脏疾病，而且经常用作多种生物信号测量的参照信号。不失真地记录心电的各组成波形是正确地进行诊断的前提，也是进行生物信号测量系统设计的基础。心电图测量的工作方式和原理框图如图 4-20 所示。

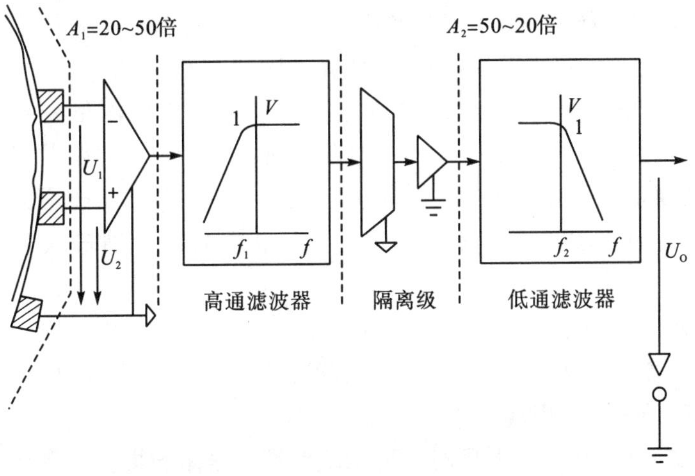

图 4-20　心电图测量的工作方式和原理框图

在人体体表安放电极测量心电图须采用心电放大器，心电放大器包括前置差动放大、隔离放大和滤波器等主要部分。心电图正常增益为1000，一般隔离前放大20～50倍，隔离后再放大50～20倍。高通滤波器和低通滤波器截止频率分别为0.05 Hz和100 Hz。

正确设计心电放大器才能得到上述心电图的波形。其原因是人体体表的心电信号非常微弱，其最大电压幅值即为0.5～1.5 mV(R波)，想要得到便于分析、观察、显示的心电信号需要使用放大器进行放大后才能得到，通常对于电子仪器来说，显示波形的幅值在1 V左右才比较实际，所以通常将心电图的放大增益设定为1000倍，而采用两级放大的主要原因是心电采集过程中易引入干扰信号，如果将干扰信号直接放大1000倍，其幅值可能超出电子仪器的测量范围，而使仪器损坏，所以采用两级放大，第一级放大通常为20～50倍，初步放大后的心电信号经过高通、低通等滤波器滤除干扰信号后才输入至第二级放大器进行放大，得到能够最终显示的生理信号。其中，在电子线路中为实现前置放大器的浮置工作，保证测量的安全，提高信号的质量，通常采用隔离级实现。

4.3.1 心电图机的特点

目前临床广泛使用12导联的心电图机，这种心电图机结构简单，操作方便，自动将人体12导联心电图依次描记在心电图纸上，供医生诊断心脏疾病。心电图机的设计特点包括以下几点。

(1)前置放大器增益的限制。电极极化电位的存在是前置放大器增益限制的原因。金属导体与电解质溶液接触时，它们之间要产生电位差，其大小取决于金属性质和电解质的成分。金属和电解质溶液之间释放离子，在金属与溶液的界面产生一个双电层，这就是电极极化现象。如果两电极极化电压及其极性相同，则将作为共模直流信号送入心电图机前置放大器。由于心电图机前置放大器具有较高的共模抑制比，可以克服一定范围内的共模极化电压。若两电极极化电位不等，则两极化电压之差作为心电图机前置放大器的直流差模信号。如果此信号较大，而前置放大器的增益又较高，势必造成前置放大器静态工作点偏离，甚至进入截止或饱和的失真状态。因此设计前置放大器时增益不能太大。前置放大器为一直接耦合式放大器，一般说来其增益设计在20左右。若以输出动态范围为±5 V为例，则前置放大器允许的最大差模电极极化电位应小于±250 mV。

(2)电极与皮肤的接触电阻对共模抑制比的影响。心电的测量一般在非屏蔽环境下进行，源电阻直接影响到干扰电平，而源电阻不对称将使输入回路共模抑制比下降，不可避免地会把共模干扰信号转化为电路无法克服的差模信号。如能增大心电图机前置放大器输入电阻 R_1，则可减小其影响。所以心电图机前置放大器输入端为高输入阻抗的缓冲器。

(3)频率响应。心电图机的频响要求，在±10 mm描记范围内一般应达0.05～100 Hz(−3 dB)。下限频率要求达到0.05 Hz，即时间常数为3.2 s；上限频率则由于记录器不断改进，提高到100 Hz(−3 dB)或者更高。

(4)增益。输入1 mV定标电压时，记录笔偏转的毫米数即为心电图机的灵敏度。心电图机一般要求5 mm/mV、10 mm/mV、20 mm/mV，也就是系统增益为500、1000和

2000。并设有增益细调，用于增益的精确校正。

(5)线性。在线性描记范围内，误差应在±1%～0.5%，即描记范围为±20 mm 的心电图机，误差不应在±0.2～1.0 mm 之间。

(6)共模抑制比。共模抑制比是衡量心电图机抗干扰能力的一项重要指标。共模干扰包括电极极化电位，50 Hz 或 60 Hz 工频干扰以及其他共模干扰。一般心电图机的共模抑制比应达 80 dB 以上。

(7)噪声。过大的噪声会影响心电图机测量的分辨力。心电图机内的噪声是指折合到输入端的闭路噪声，一般应为 3～10 μV。要注意的是，心电图机在实测时会引入信号源的噪声，因此噪声可能要比内噪声更大些。

(8)纸速。心电图的横轴表示时间，纸速的精度直接影响到心电图的测量精度，因此心电图机中常设有走纸电动机稳速电路，还常采用电流或电压负反馈调整电路。负反馈电流取自驱动电动机，负反馈电压取自与电动机同轴旋转的发电机。常规心电图机设置的纸速一般有 25 mm/s 和 50 mm/s 两挡。

(9)病人安全。心电图机的导联电极直接置于人体体表，安全问题十分重要，尤其采用导管法记录心内心电图时更是如此。为了防止病人电击事故发生，设计心电图机时必须认真考虑。一般认为小于 10 μA 的漏电流才是微电击安全脱离电流，小于 10 mA 的漏电流为宏电击安全脱离电流。为避免病人电击事故，一般采用两种方法：一是在地线中串接 5 mA 保险丝；二是采用浮置前置放大器，使漏电流减小到 10 μA 以下。

4.3.2　心电图机的结构

心电图机从最早的弦线电流计发展到现在计算机控制方式，经历了电子技术飞跃变革的几个阶段。但是心电图机的基本结构没有改变。同时临床应用的心电图机，虽然种类和型号繁多，但一般都由下列各基本部分组成，如图 4-21 所示。

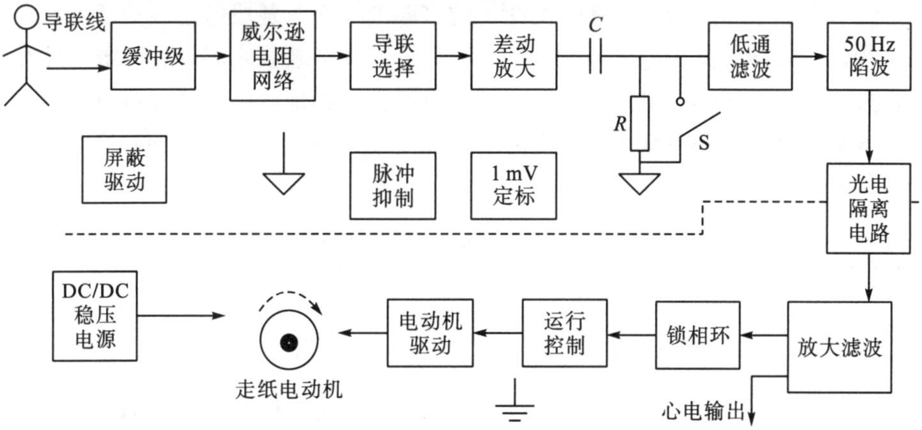

图 4-21　心电图机的基本结构

(1)电极。电极的作用是将以离子电流的形式在生物体内传播的生物电信号转化为电子电流形式的信号，主要用于测量体表电位。通常，银－氯化银电极因其性能较优而最常用。因为电极质量的好坏将影响被测信号质量，包括电极噪声、电极电位及其漂移等。心电图电极又可分为平板型电极、吸附电极和浮式电极。同时，也有可重复使用的电极和一次性电极之分(图 4-22)。通常，肢体电极采用平板电极，胸电极采用吸附式电极。在安放电极时，需要对皮肤作处理并涂上导电膏以降低电极阻抗，从而降低噪声和干扰。

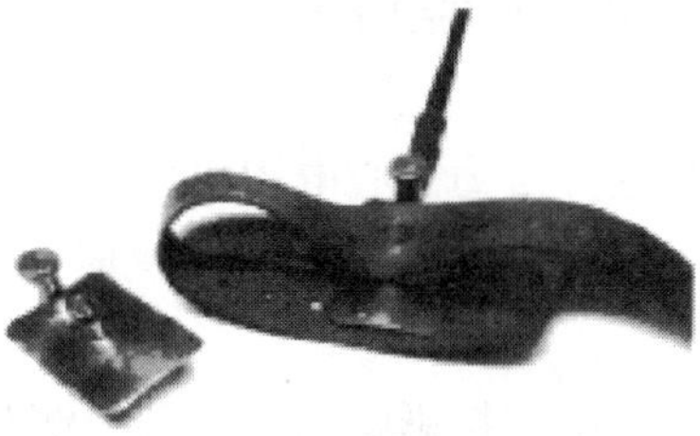

(a)平板型电极

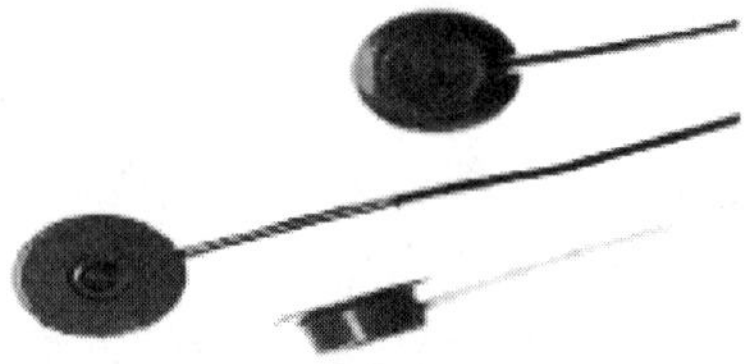

(b)浮式电极

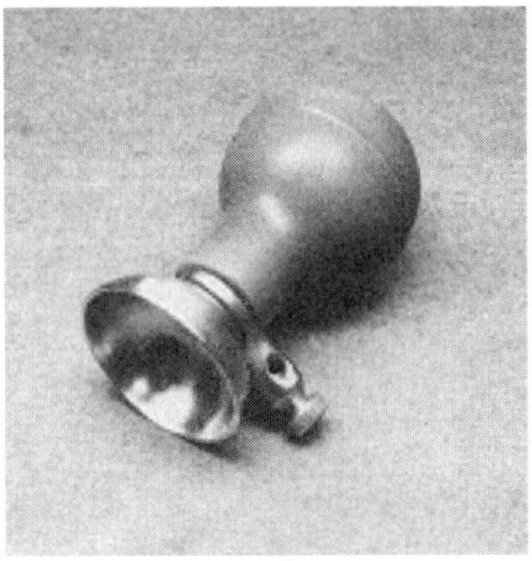

(c)吸附型电极

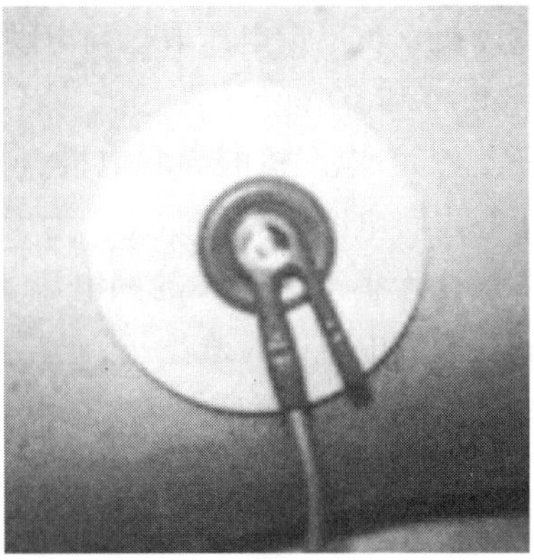

(d)一次性电极

图 4-22 电极的种类

(2)导联线。标准 12 导联心电图机由 10 个电极组成导联线，包括 3 个肢体电极，6 个胸部电极和 1 个右腿接地(右腿驱动)电极。电极获取的心电信号仅为毫伏级，所以导联线均用屏蔽线。导联线是连接电极和心电图机的多股电缆线，各股电缆线应绞合在一起以减小磁场干扰，并屏蔽以减少电场干扰。导联线的芯线和屏蔽线之间有分布电容存在(约 100 pF/m)，为了减少电磁感应引起的干扰，屏蔽线可直接接地，但这样会降低输入阻抗，也可以采用屏蔽驱动，这样可减少共模误差和不降低输入阻抗。可记录的导联与导联线内芯关系如表 4-3 所示。

表 4-3 可记录的导联与导联线内芯关系表

导联线	可记录的导联
3 芯线	Ⅰ、Ⅱ、Ⅲ
5 芯线	aVR、aVL、aVF、V
10 芯线	Ⅰ、Ⅱ、Ⅲ、aVR、aVL、aVF、$V_1 \sim V_6$

常见的心电三芯、五芯、十芯导联线实物如图 4-23 所示。

常用的监护导联线电极的颜色标识有 AHA(美国心脏协会)和 IEC(国际电工委员会)两个标准，具体标准如表 4-4 所示。

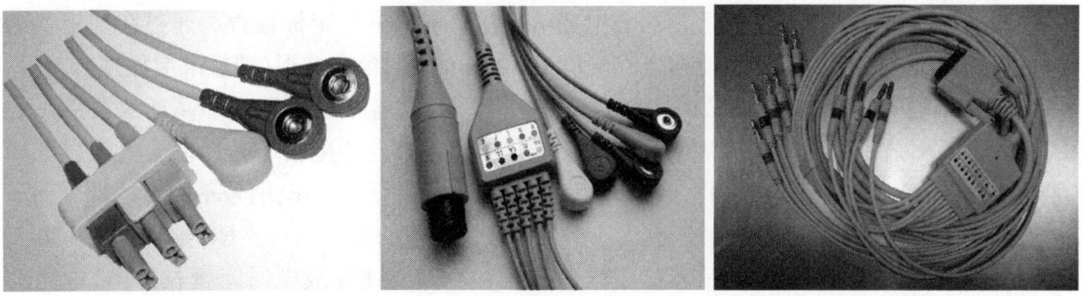

(a)三芯线　(b)五芯线　(c)十芯线

图 4-23　常见心电导联线

表 4-4　监护导联线电极颜色标准

心电图导联	AHA	IEC
RA	白	红
LA	黑	黄
LL	红	绿
RL	绿	黑
V	棕	白
V_+	灰和白	灰和白
V_1	棕和红	白和红
V_2	棕和黄	白和黄
V_3	棕和绿	白和绿
V_4	棕和蓝	白和棕
V_5	棕和 橙	白和黑
V_6	棕和 紫	白和紫

(3)缓冲放大器。缓冲放大器保证心电放大器的高输入阻抗要求，起到阻抗变化作用缓冲放大器设置输入保护及高频滤波器，使用心电图机既要确保病人安全，又要避免因病人进行除颤治疗或施行高频电刀手术而损坏所使用的心电图机。输入保护电路采用高压限制器(高压放电管)，低压限制器(二极管限幅器)。高频滤波器为一阶 RC 低通滤波电路组成，滤波器截止频率为 10 kHz 左右，可滤去高频杂散干扰(如电器、电焊的火花发出的电磁波)，确保心电信号的顺利通过。

(4)威尔逊电阻网络。威尔逊电阻网络是按照标准 12 导联心电图定义组成的电阻网络。

(5)导联选择器。导联选择器包括缓冲放大器、威尔逊电阻网络和自动导联切换电路。完成标准 12 导联的电极和差动放大器对应连接，即导联按顺序进行切换。每次实现一种导联的心电图测量，依次完成 12 个导联心电图测量。

(6)差动放大。差动放大是心电图前置放大的主要部分，和缓冲放大器一起组成心电图前置放大。差动放大的作用是将幅度仅为毫伏级的微弱心电信号进行放大。同时必须有高抗干扰能力，即具有高共模抑制比。本级还包括 1 mV 标准信号发生器和除颤脉冲抑制电路。心电图机均备有 1 mV 标准信号发生器，它产生幅度为 1 mV 的标准电压信号，作为检验放大器性能的定标。一般使用心电图机之前，都要进行定标检查。通过在前置差动放大器输入 1 mV 定标信号，使描记出幅度为 10 mm 高的标准波形(即标准灵敏度)。

(7)RC 时间常数电路。RC 时间常数电路实际上是阻容耦合电路，即高通滤波器。它的作用是隔离前置放大器的直流电压和直流极化电压，耦合心电信号，保证心电信号低端频率界限为 0.05 Hz。RC 时间常数电路由 RC 电路组成，为使心电信号不失真地耦合到下一级，必须选用合适的 RC 参数，其大小决定 RC 耦合器的低频响应。RC 乘积越大，放大器的低频响应越好，但 RC 的值不能无限制加大，否则会使充放电时间延长。RC 电路的放电通过闭锁电路完成，以加快导联切换的速度。

(8)低通滤波器和 50 Hz 陷波器。心电信号的高频响应界限为 100 Hz，由 100 Hz 低通滤波器完成。50 Hz 陷波器用于加强滤除 50Hz 干扰。有的心电图机还设有 40 Hz 低通滤波器用于滤除肌电干扰。

(9)光电隔离器。光电隔离器采用光耦合器或者集成光电隔离放大器实现前置放大器的浮置工作，保证测量的安全，提高信号的质量。光电隔离以后还需要滤波和增益调节，使最后输出的心电信号频率范围为 0.05～100 Hz，标准增益为 1000。此外心电信号通常描记在心电图纸上。采用微型热敏打印机，心电图走纸电动机的稳速控制驱动电路等。

4.3.3 心电图机电路

1. 心电前置放大器分析

人体生物电中体表心电信号最强。心电的研究相对起步较早也较为成熟。用前述电路作为前置放大器，能够直接放大体表心电信号。当放大器性能为输入阻抗大于 5 MΩ，共模抑制比不小于 80 dB，电压增益不小于 60 dB，频带范围为 0.05～100 Hz，输入端短路噪声的均方根低于 10 μV 时，可以观察到清晰的心电波形，并由 5 个特征波而获得满意的临床效果。

心电放大电路是基本成型的应用电路。图 4-24 所示为临床心电图的前置放大器框图。由此框图结构可见，标准导联及胸前导联共 9 个心电信号，经过 9 个缓冲放大器变换成稳定的低内阻心电信号。通过导联选择选通一路信号进入放大器。电容 C 的作用是去除电极的极化电压并与电阻 R 构成高通滤波器，决定放大器的频率下限，最后经光电耦合实现电气隔离。由此结构框图可知，心电放大器所具备的其他功能还包括：标准 1 mV 信号控制(CAL)；基线复零，即闭锁控制(INST)；为实现幅度增益调节的灵敏度选择和滤波放大；为提高放大器共模抑制比能力而设计的导联线屏蔽驱动(SD)和右腿驱动(RD)等电路。

图 4-24 所示为心电图描记中典型的心电放大器前置级电路。现将图 4-24 电路工作原理以及所涉及的相应功能电路简述如下。

1)输入回路

(1)输入缓冲放大器。输入缓冲放大器 A_0 由 9 个运算放大器所组成，如图 4-25 所示。在信号输入端设计了两级限幅保护电路。第一级用高压放电管($N_0 \sim N_8$)把电压限制在 60～70 V 内，第二级用双向并联二极管(DT_{01} 和 DT_{02})，进而使缓冲放大器两输入端之间的电压不超过±8.7 V(电源电压为±8 V，二极管导通电压为 0.7 V)，起低压保护作用。22 KΩ 电阻和 220 pF 电容构成无源低通滤波器，抑制高频干扰，其截止频率为

$$f_{\mathrm{H}}=\frac{1}{2\pi RC}=32(\mathrm{kHz}) \tag{4-11}$$

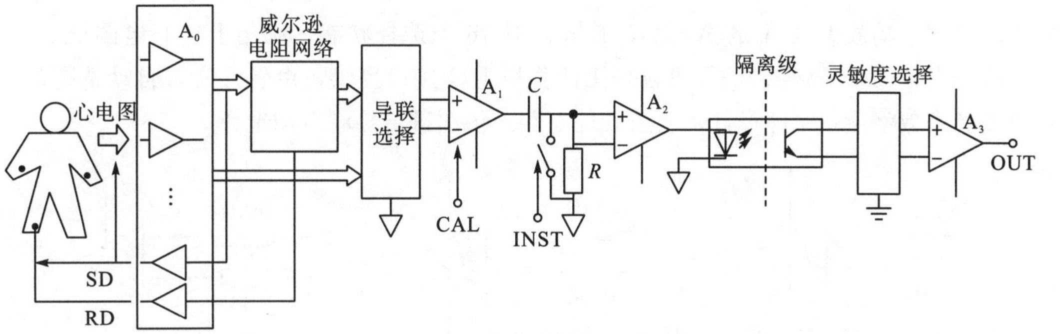

A0. 缓冲放大；A1. 第一级放大；A2. 第二级放大；A3. 滤波放大；SD. 屏蔽驱动电路；
RD. 右腿驱动电路；CAL. 校准；INST. 闭锁控制

图 4-24　心电放大器前置级电路

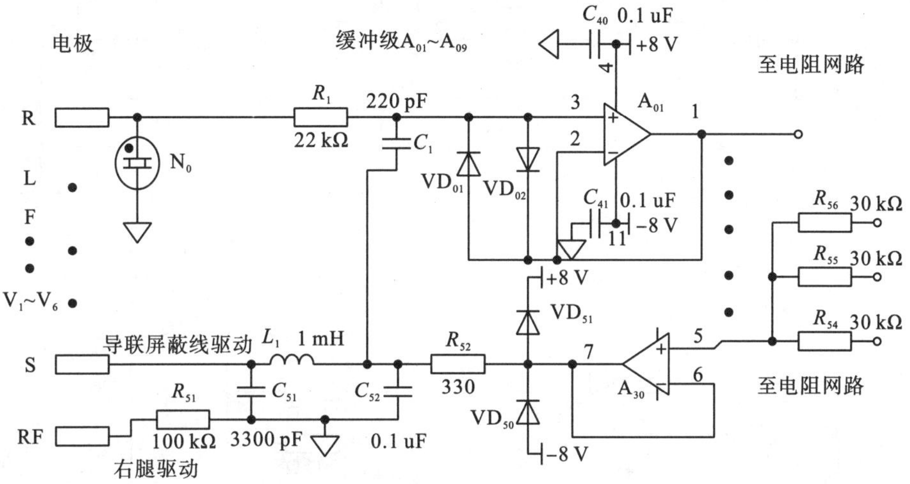

图 4-25　心电放大器输入缓冲级电路

高于 f_{H} 的各种干扰，如在心电测量同时施加与人体的高频治疗、超声测量、手术电刀、医学遥测、除颤装置及无线电源等，其产生的高频干扰均可以被抑制。这是心电放大器设计中必不可少的 22 kΩ，电阻同时具有限电流保护作用，限制流入人体的电流最大为

$$I_{\max}=\frac{70\ \mathrm{V}}{22\ \mathrm{k\Omega}}\approx 3.2(\mathrm{mA}) \tag{4-12}$$

缓冲放大器的阻抗变换作用既满足生物信号源对放大器的高输入阻抗的要求，又使其后的威尔逊电阻网络的电阻值可以适当取小些，为后级放大设计带来方便。如前所述，缓冲级作为前置放大的第一级电路，除了应具有高输入阻抗外，还要求有低噪声性能，并且应使各个缓冲放大器具有相同的共模抑制比值，以使整个缓冲级获得高共模抑制比。

(2)威尔逊电阻网络和 12 导联自动选择电路。威尔逊电阻网络用于实现符合标准 12 导联心电图要求的电阻连接。心电图机采用一个运算放大器组成差动放大器自动完成测试状态(TEST)和 12 导联的功能，各导联输入电路原理图如图 4-26 所示。图中分别列出 TEST(零输入)、Ⅰ、Ⅱ、Ⅲ、aVR、aVL、aVF、$V_1\sim V_6$ 状态的输入电路原理。电阻网络、前置差动放大级 A_1 和 4 个模拟多路转换器电路 CD4052($U_1 \sim U_4$)共同组成 12 导联自动选择电路，如图 4-27 所示。其中，CD4052 为双四选一的多路模拟开关，4 个 CD4052 输出均接到差动放大级 A_1 的输入端，其输入有 16 个选择状态，满足上述心电图机 13 个选择的要求，CD4052 控制信号可以采用计算机 I/O 接口提供，由软件实现自动选择的命令，或者由数字逻辑电路设计，组成硬件电路，依次进行导联自动选择。

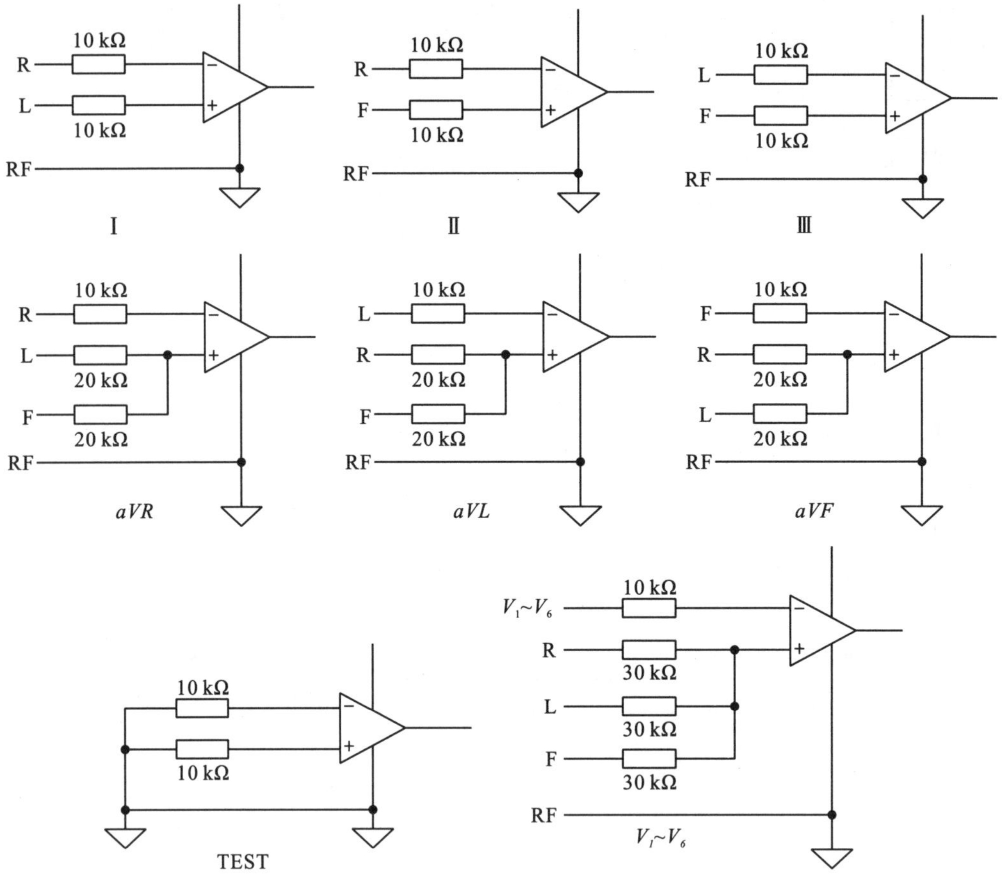

图 4-26 各导联输入电路原理图

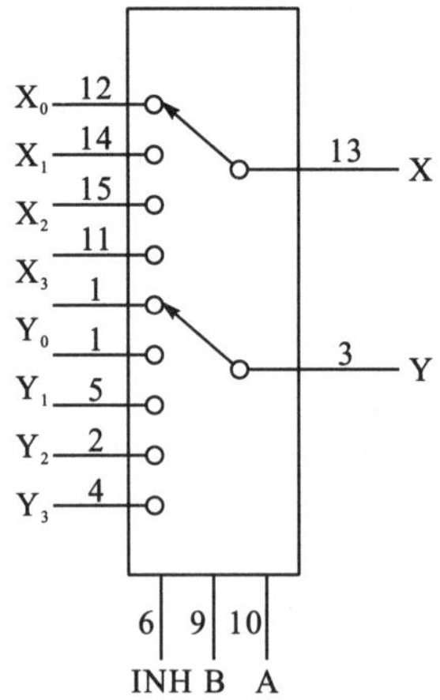

图 4-27 CD4052 双四选一多路模拟转换器电路的原理图

CD4052 双四选一多路模拟转换器电路原理和真值表如表 4-5 所示，CD4052 多路模拟开关的控制端为 INH、A、B，其中，B、A 有 00、01、10、11 这 4 个状态，选择 X_0 接通 X，Y_0 接通 Y，X_3 接通 X，Y_3 接通 Y。实现双 4 选一功能，用于实现 12 导联的顺序切换。控制信号和选中导联之间的关系真值表如表 4-6 所示，表中控制信号 A、B 连接每个 CD4052 的控制端 A、B。控制信号 C_1、C_2、C_3 和 C_4 则连接每个 CD4052 的控制端 INH。如果 C_1 = INH = 0，则选择 CD4052(Ul)有效，同样道理选通其余 CD4052(U2～U4)。

表 4-5　CD4052 双四选一多路模拟转换器电路的真值表

输入			选通通道	
INH	B	A	X	Y
H	X	X	—	—
L	L	L	X_0	Y_0
L	L	H	X_1	Y_1
L	H	L	X_2	Y_2
L	H	H	X_3	Y_3

表 4-6　控制信号和选中导联之间的关系真值表

项目	TEST	Ⅰ	Ⅱ	Ⅲ	*aVR*	*aVL*	*aVF*	V_1	V_2	V_3	V_4	V_5	V_6
A	0	1	0	1	0	1	0	1	0	1	0	1	0
B	0	0	1	1	0	0	1	1	0	0	1	1	0
C_1	0	0	0	0	1	1	1	1	1	1	1	1	1
C_2	1	1	1	1	0	0	0	0	1	1	1	1	1
C_3	1	1	1	1	1	1	1	1	0	0	0	0	1
C_4	1	1	1	1	1	1	1	1	1	1	1	1	0

2)前置差动放大级及其相关电路

前置差动放大级及其相关电路如图 4-28 所示，通过导联切换选择 12 导联之一的心电信号送入差动放大级 A_1 进行放大。差动放大是心电图机的主要放大器，担负去掉共模干扰电压和放大心电信号的任务。图 4-28 中另一个运放 A_2 构成第二级跟随器放大器。由图 4-28中所标出的参数可知，第一级电压增益为 200 kΩ/10 kΩ＝20，第二级电压增益为 1。这样符合前置放大器设计原理，为了提高信噪比，保证信号质量，A_1 应具有足够高的增益和较高的共模抑制比，后级电路应不破坏低噪声性能。

3)心电前置放大器的其他功能

心电前置放大器必不可少的功能还包括 1 mV 定标(即校准)电路、脉冲抑制电路、RC 时间常数电路、复零电路、增益选择电路、肌电干扰滤波和 50 Hz 陷波器滤波电路等(图 4-28)。

(1)1 mV 定标(即校准)电路。定标控制信号 CAL 为低电平时，晶体管 VT_1 饱和截止，稳压管 VD 没有电压源供电不能工作，差动放大级 A 进行心电信号放大。定标控制信号 CAL 为高电平时，晶体管 VT_1 饱和导通。稳压管 VD_1 有电压源供电开始工作。设稳压管

VD_1稳定电压值为 6.8 V，经电阻分压得

$$6.8\ \mathrm{V} \times \frac{180\Omega}{(180+52.3\times10^3+20\times10^3)\Omega} = 16.9\ \mathrm{mV} \tag{4-13}$$

调整电位器 W_1(20 KΩ)使 P 点电位为 21 mV，有

$$21\ \mathrm{mV} \times \frac{10\ \mathrm{k\Omega}}{10\ \mathrm{k\Omega}+200\ \mathrm{k\Omega}} = 1\ \mathrm{mV} \tag{4-14}$$

则产生 1 mV 差动电压送入 A_1，作为差动放大器的定标信号，式中，10 kΩ 为差动放大级 A_1的输入端连接电阻。实际应用时调节电位器 W_1保证 1 mV 定标信号的准确度。

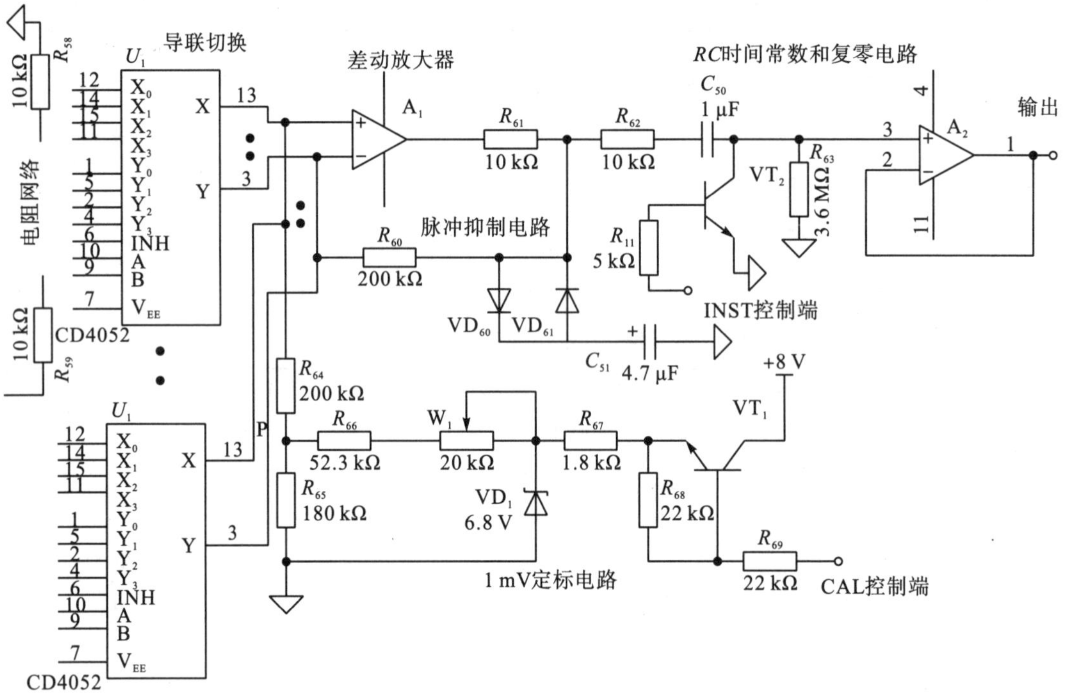

图 4-28 前置差动放大级及其相关电路

(2)脉冲抑制电路。A_1输出端设置脉冲抑制电路，干扰脉冲(如心脏起搏器脉冲信号)使二极管 VD_{60}和 VD_{61}瞬时导通，经过电容 C_{51}耦合到地端。而心电信号经放大后仍然远远小于二极管的导通电压 0.7 V，所以心电信号可正常通过 A_1传递到后级电路。

(3)时间常数电路。时间常数电路由 C_{50}和 R_{63}组成，电容 C_{50}去除电极的极化电压，并与 R_{63}=3.6 MΩ 电阻组成前置级一阶高通滤波器，其截止频率(−3 dB)为 $f_L=\frac{1}{2\pi R_{63}C_{50}}$=0.044 Hz，满足心电图低频响应 0.05 Hz 的要求，其 RC 时间常数 $\tau=R_{63}C_{50}$=3.6 MΩ×1 uF=3.6 s，满足心电图机时间常数 τ=3.2 s 的要求。通常改变 R_{63}值可以调节频带宽度和 RC 时间常数的参数。应注意的是，C_{50}位于信号通道上，它本身的噪声性能是至关重要的。

(4)复零电路。复零电路也叫封闭电路，由复雪信号 INST 控制。由图 4-26 可知，在切换心电导联时，除右腿电极固定与放大器接地端相连外，其他电极少则一个电极，多则三个电极被切换。实际上，各电极极化电压并不相等。这样，在导联切换时，进入心电放

大器的极化电压将发生 ΔU 的突变。电极极化电压通常为几百毫伏，ΔU 的值远远大于正常心电信号幅值。此突变电压经过 RC 高通滤波器，在放大器 A 输入端出现一按指数规律衰减的电压为

$$U = \Delta U \exp\left(-\frac{t}{\tau}\right) \tag{4-15}$$

式中，$\tau = R_{63}C_{50}$。设极化电压的突变量为心电信号的 50 倍，则在导联切换的瞬间，心电基线跳变幅度为心电幅度的 50 倍，即 $\Delta U = 50U_{ECG}$，在 $t = 5\tau = 5\times3.6\ \text{s} = 18\ \text{s}$ 时，$U = \Delta U\exp\left(-\frac{t}{\tau}\right) = 50U_{ECG}\exp(-5) = 0.335U_{ECG}$。

这说明在历时达 18 s 的暂态过程之后，心电基线还比零点平高出三分之一心电电压。待心电基线完全恢复到零，则需要更长的时间。这样，将影响心电信号多个导联的依次显示或记录。为此需设置导联切换复零电路。为了保证放大器的正常工作，不仅在导联切换瞬间，而且只要心电信号尚未送入放大器，放大器前置级均应接通复零电路，即呈闭锁状态。控制电路提供复零控制信号 INST，使晶体管 VT_2 的基极为高电平，晶体管 VT_2 对地瞬时短路，电容 C_{50} 上的阶跃电压迅速放电，从而基线复零。同样道理，当电极脱落时，也应使复零电路工作。

(5)增益选择电路。增益选择电路用于灵敏度调节。经过 A_1 后的心电信号已放大 20 倍，后面滤波电路的放大倍数为 3.125，如果再有 16 倍，则心电放大器总电压增益为 1000，这样毫伏级的心电信号就被放大到伏量级，经过功率放大驱动描记，也可通过驱动器在显示器上直接显示心电波形。图 4-29 所示为增益选择电路的原理图。这是三挡灵敏度调节电路。三挡灵敏度调节系数为 1/2、1 和 2，分别对应于放大器总增益分别为 0.5×10^3、1×10^3、2×10^3。进行灵敏度调节是为适合临床测量要求，不同的健康人心电图的幅度存在一定差异，健康人和患者的心电图的幅度也存在差异，所以心电图机设计必须考虑使用情况，设置灵敏度调节。图 4-29 所示电路的各挡灵敏度相对应的增益分别为 8、16 和 32，由 A_3 组成增益可调节放大器。改变放大器负反馈电阻实现放大器的灵敏度选择。控制多路模拟开关 CD4052 的 A 和 B 端分别接通灵敏度调节各挡。例如控制信号 AB=00，反馈电阻为 R_{72} 和 R_{73} 并联，即

$$R_F = \frac{R_{72}R_{73}}{R_{72}+R_{73}} = \frac{310\ \text{k}\Omega\times90.4\ \text{k}\Omega}{310\ \text{k}\Omega+90.4\ \text{k}\Omega} \approx 70\ \text{k}\Omega \tag{4-16}$$

增益为 $K_1 = \frac{R_F}{R_{71}}+1 = \frac{70\ \text{k}\Omega}{10\ \text{k}\Omega}+1 = 8$。如果控制信号 AB=01，反馈电阻为 R_{72} 和 R_{74} 并联，即 $R_F = \frac{R_{72}R_{74}}{R_{72}+R_{74}} = \frac{310\ \text{k}\Omega\times290.6\ \text{k}\Omega}{310\ \text{k}\Omega+290.6\ \text{k}\Omega} \approx 150\ \text{k}\Omega$，增益为 $K_1 = \frac{R_F}{R_{71}}+1 = \frac{150\ \text{k}\Omega}{10\ \text{k}\Omega}+1 = 16$，如果控制信号 AB=10，CD4052 的 X 和 X_2 端接通，X_2 端没有接电阻，所以反馈电阻为 R_{72}，增益为 $K_1 = \frac{R_{72}}{R_{71}}+1 = \frac{310\ \text{k}\Omega}{10\ \text{k}\Omega}+1 = 32$。实现灵敏度为 8、16 和 32。CD4052 的原理图和功能表在之前章节已经讲述，此处不再重复。

图 4-29 所示电路中，R_{70} 和 C_{60} 组成的一阶低通滤波器，其截止频率(−3 dB)为 $f_H = \frac{1}{2\pi R_{70}C_{60}} = 100\ \text{Hz}$，满足心电图高频率端响应要求。

(6)肌电干扰滤波和 50 Hz 陷波器滤波电路(图 4-30)。肌电滤波器由 R_{80} 和 C_{70} 组成的一阶低通滤波器和放大器 A_4 共同实现，其截止频率(−3 dB)时为 $f_H=\frac{1}{2\pi R_{80}C_{70}}=40$ Hz，用于滤除高于 40 Hz 的肌电干扰。放大器 A_4 的增益为 3.125。

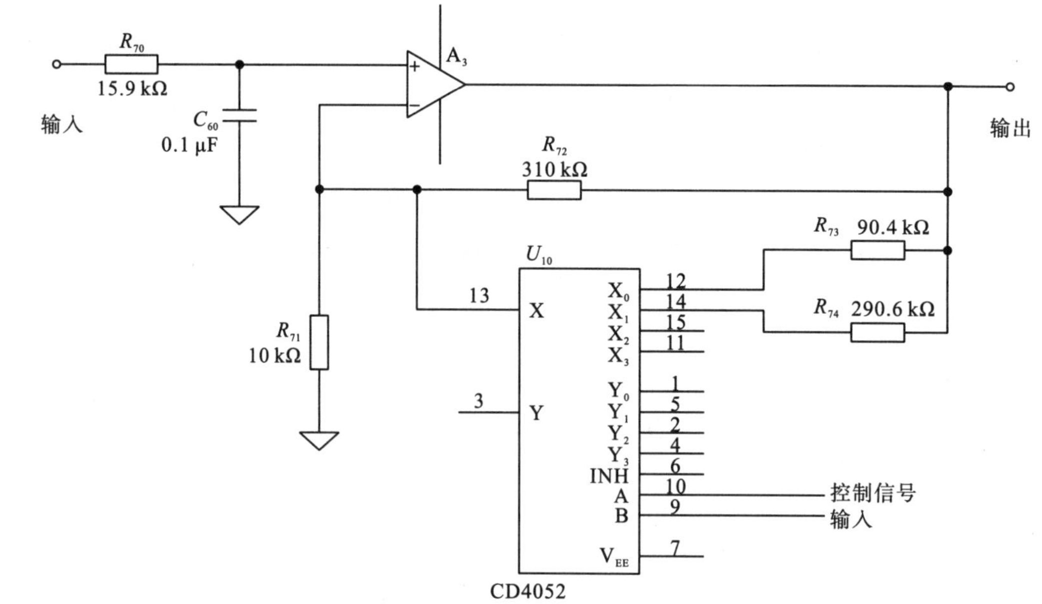

图 4-29 增益选择电路的原理图

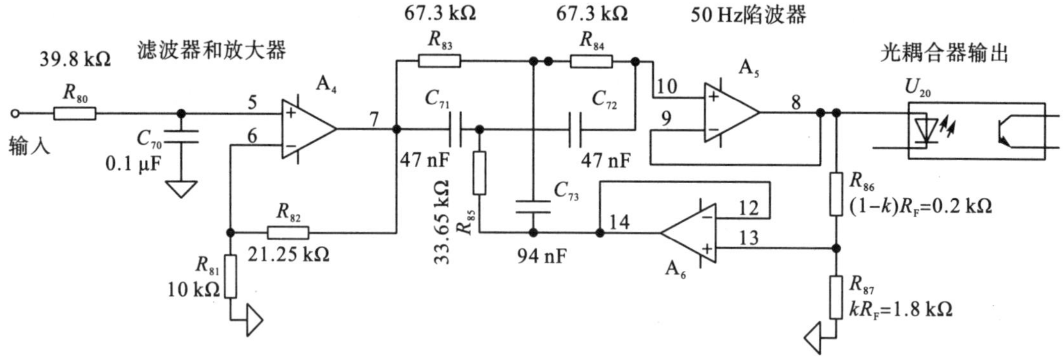

图 4-30 肌电干扰滤波和 50 Hz 陷波器滤波电路

50 Hz 陷波器滤波电路则由放大器 A_5、A_6 和双 T 陷波器组成。由图 4-30 可知，滤除 50 Hz 干扰的双 T 带阻滤波器由三个电阻 $R_{83}=R_{84}=R=67.3$ kΩ，$R_{85}=R/2$ 和三个电容 $C_{71}=C_{72}=C=47$ nF，$C_{73}=2C$ 组成。双 T 网络具有选频作用，可以作为某一固定频率的陷波电路，这里双 T 陷波器中心频率 $f_0=\frac{1}{2\pi RC}=50$ Hz。但是，无源双 T 网络带阻区宽度大，品质因数 Q 值小，输出带负载能力很低，图中采用运放 A_5 组成有源双 T 网络。同时引入负反馈改善选频作用，用运放 A_5，以及反馈电阻 $R_{86}=(1-k)R_F$ 和 $R_{87}=kR_F$ 组成。其中，系数 k 决定阻带宽度。k 值取得越大，阻带宽度越窄，品质因数 Q 值则越高，陷波特性好，但同时会使得稳定性变差；反之则是值取得越小，阻带宽度越宽，品质因数

Q 值则越低，陷波特性差但同时稳定性好。K 值与陷波特性的关系如图 4-31 所示。设计时选择电阻值要求 R 远大于 R_F。由陷波电路得特性参数如下：

$$f_0 = \frac{1}{2\pi RC} \tag{4-17}$$

$$Q = \frac{1}{4(1-K)} \tag{4-18}$$

式中，f_0 为中心频率。对于 250 Hz 的陷波电路，如果要求 Q 值为 2.5，则首先选择电容 C 为 47 nF，计算得到 R 为 67.3K，再选择 R_F=2 kΩ，满足 R_F 小于 R 的条件，由 Q 值要求得到 K=0.9，设计电路的陷波器的频率特性可以自图 4-31 得知。

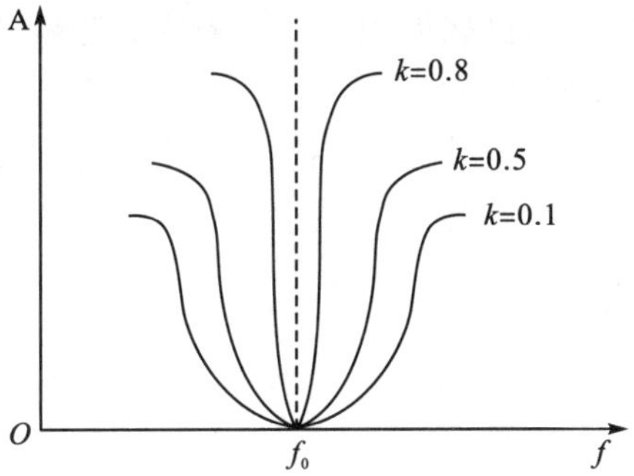

图 4-31　K 值与陷波特性的关系示意图

因为在心电图测量时，常伴随着肌肉紧张而出现的肌电干扰，当干扰明显存在而影响心电信号的记录时，应予以肌电滤除。同样在心电图测量时，常会受到周围 50 Hz 工频干扰，或者由于电极和皮肤接触不良导致严重的 50 Hz 工频干扰，使得无法记录心电图。肌电干扰滤波和 50 Hz 陷波器滤波电路加入可以大大改善心电图测量效果，但是也会引起心电图发生变形，造成测量精度下降的问题。所以正常情况应该不要肌电干扰滤波和 50 Hz 陷波器滤波电路，在需要时，两种滤波电路可以通过多路模拟开关实现取舍选择。控制选择原理与上述电路类似，不再讨论详细电路。

4)导联屏蔽线驱动和右腿驱动电路

在心电放大器前置级电路设计中，一般都设有导联屏蔽线驱动和右腿驱动电路，如图 4-31中下半部分电路所示。导联屏蔽线驱动由运放 A_{30}通过威尔逊电阻网络提取威尔逊中心电端电位，即三个 30 kΩ 电阻 R_{54}、R_{55}和 R_{56}的连接点，作为人体共模电压的平衡电位。运放 A_{30}用于驱动导联线的屏蔽层 S，导联屏蔽线驱动可以去除导联线屏蔽层(由于分布电容的不等量衰减造成)对放大器总共模抑制比的减少。图 4-25 中，二极管 VD_{50}和 VD_{51}分别连电源和电感+8 V，用于限制超过电源的高电位信号的大小。电阻 R_{52}，电容 C_{51}、C_{52}，以及电感 L_1组成低通滤波器，滤除干扰信号。

人体通过各种渠道从环境中拾取工频 50 Hz 的交流电压，在心电放大中形成交流共模干扰，这种交流共模干扰常在几伏以上，远大于心电信号。为了消除这一交流共模干扰，一般采用右腿电极经过电阻与放大器浮地端相连，以降低人体的共模电压，图中通过 100 kΩ电阻接在右腿 RF 和地之间，称为右腿接地电阻。

另一种去除人体携带的交流共模干扰的方法是采用右腿驱动电路，效果比右腿接地电阻更好。心电图电路设计中，常采用这种方案。其电路原理图如图 4-32(a)所示，通过电阻网络取出平均交流共模电压 U_{CM}，再进行反相放大 A 后，经过限流电阻 R_Z加到右腿电极 RF 上，由此而得到右腿驱动的名称。右腿驱动电路实际上可以看成以人体为相加点的共模电压并联负反馈电路。如图 4-32(b)所示，人体可以看作反相放大器的反相输入端，等效的反馈电阻即为限流电阻 R_Z，由图中所示可知，任何流入人体的位移电流基本等于反馈电阻上的驱动电流。只要放大器 A 的开环增益足够大，那么即使有较大的位移电流流入人体，人体的电位也能基本保持零电位。图中 C_2为工频电压对人体的耦合电容，C_1为人体对地的分布电容，R_1为人体接地的其他途径呈现的电阻。采用右腿驱动电路，能够使工频 50 Hz 的交流共模干扰电压降低到 1%以下。而且对于 50 Hz 交流共模干扰的抑制并不以损失心电图的频率成分为代价(如果用滤波和陷波等选频电路，由于频率成分接近则会去掉心电信号中 50 Hz 及其附近的有用分量)。与右腿接地的方法相比较，右腿驱动技术抑制交流共模干扰的效果更佳。但是由于右腿驱动电路存在交流共模干扰电压的反馈环路，而可能有交流电流流经人体，成为不安全因素。必须采用限流电阻 R_Z，且限流电阻不能很小，通常取 100 kΩ～1 MΩ。

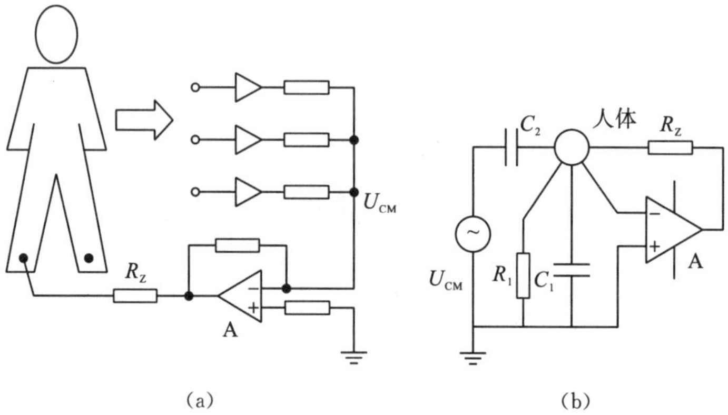

图 4-32　右腿驱动电路原理图及其等效电路

2. 控制信号电路

心电信号测量时，当 10 个电极在人体的固定部位安放好之后，通过键盘发出指令应一次逐个完成 12 导联的心电波形的记录，由控制导联选择和切换的自动控制电路实现。同时从键盘发出 INST 和 CAL 指令、增益选择指令和滤波器选择指令等。控制信号电路响应指令完成上述功能。图 4-33 所示为控制信号电路原理框图。12 导联的心电波形的记录按照Ⅰ、Ⅱ、Ⅲ、aVR、aVL、aVF、V_1～V_6 的顺序，用加法计数器、译码器，然后通过光耦合器将控制信号发给 4 个 CD4052 多路模拟开关实现控制，形成 12 导联的循环切换控制。由于前置放大级是浮地放大部分，控制信号均要采用光耦合隔离产生。

其他控制信号电路响应指令完成相应功能。例如，从键盘发出 INST 和 CAL 指令，如图 4-34 所示。闭合按键“INST”时，产生一负脉冲，经过反相驱动器整形、或门和驱动器后送入光耦合器，产生 INST 浮地信号送到前置级，INST 信号控制 RC 电路复零。

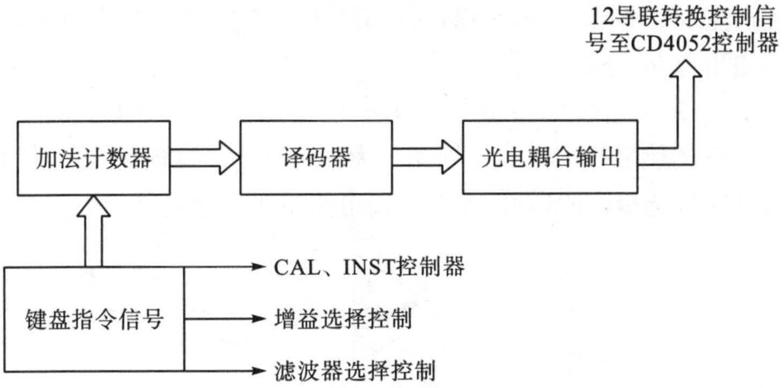

图 4-33　控制信号电路原理框图

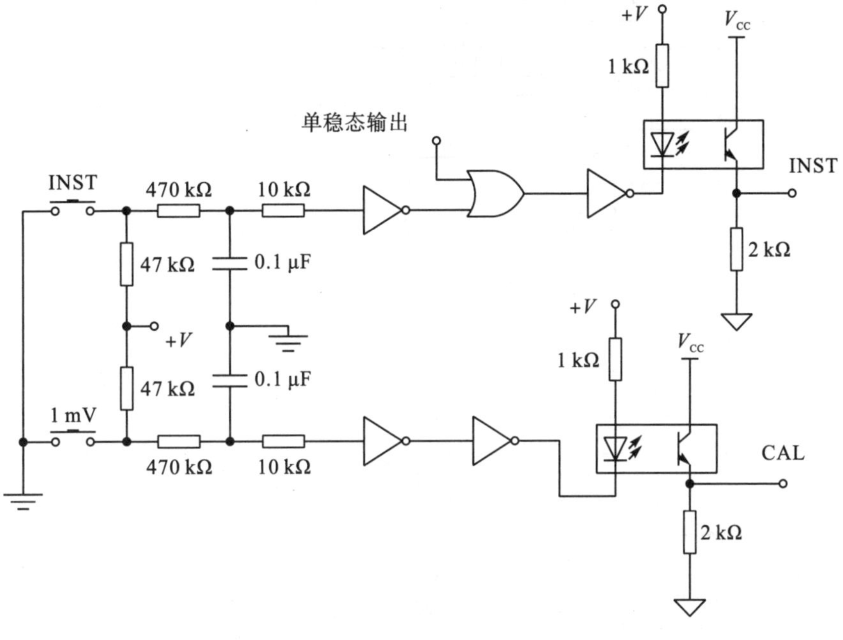

图 4-34　浮地 INST、CAL 信号发生电路

单稳态触发电路产生持续 0.22 s 的正脉冲，用以使控制信号 INST 电平保持一定时间，使复零电路充分工作。这样，才能保证导联切换后，放大器输入级回到零电平，使下一导联工作得以正常进行。

同样，1 mV 定标电路控制 CAL 信号是由按键“1 mV”产生的。闭合“1 mV”按键时，经过光耦合器形成浮地的 CAL 信号，送到前置级定标电路，进行标准电压校准。前置级浮地部分的控制信号均应采用光耦合隔离的信号。

3. 电动机稳速电路原理

心电图机的走纸是靠电动机带动的，由于电源电压的起伏和电动机负荷阻尼的变化，使电动机转速不稳定。必须设计电动机稳速电路。心电图机的电动机稳速电路原理组成如图 4-35(a)所示，主要由晶体振荡器、分频器、RS 触发器及门控电路组成变速电路和能进行相位比较的锁相环(4046)电路、速度检测器等组成。

晶体振荡器产生 32.768 kHz 的高稳定振荡脉冲。经过 14 位串行分频器分频后，从串行分频器第六位输出为 64 分频，得到的脉冲频率为 512 Hz，对应心电图的热敏打印机的走纸速度为 50 mm/s。而经过串行分频器第七位输出为 128 分频，得到的脉冲频率为 256 Hz，对应心电图的热敏打印机的走纸速度为 25 mm/s。这两种走纸速度是心电图机的使用要求，由键盘实现选择，RS 触发器及门控电路组成变速电路。

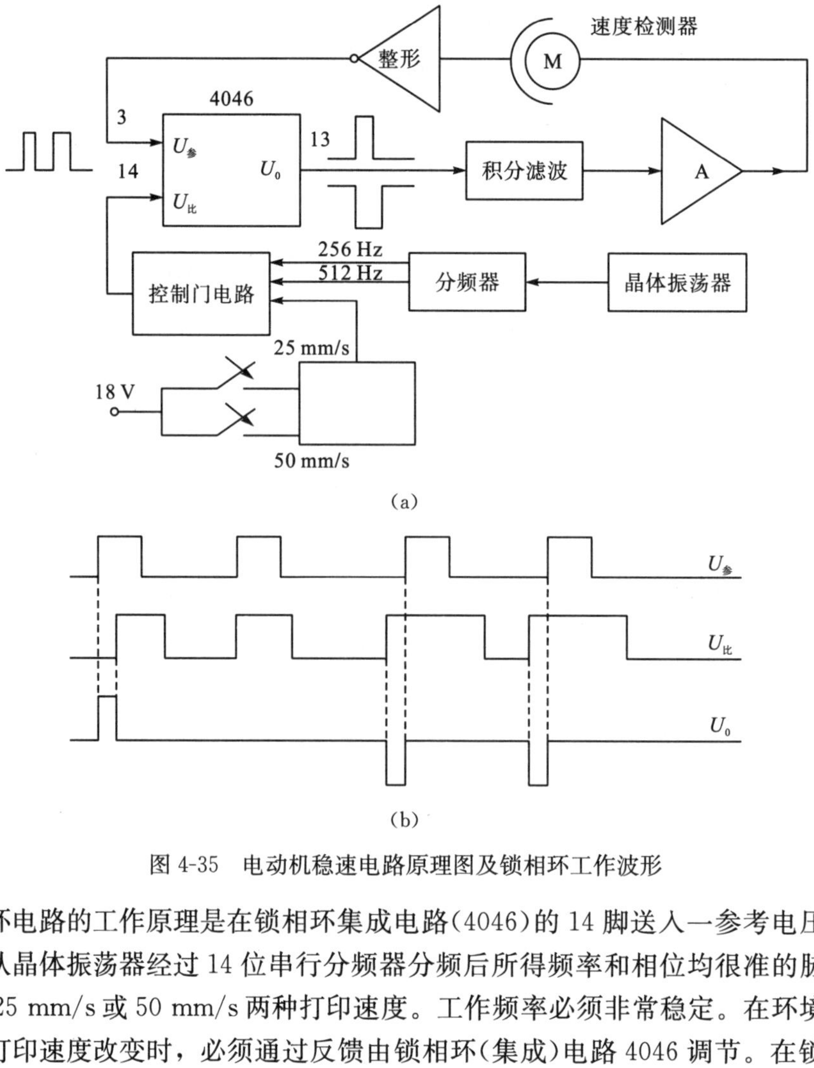

(a)　(b)

图 4-35　电动机稳速电路原理图及锁相环工作波形

锁相环电路的工作原理是在锁相环集成电路(4046)的 14 脚送入一参考电压，此参考电压就是从晶体振荡器经过 14 位串行分频器分频后所得频率和相位均很准的脉冲，这个信号对应 25 mm/s 或 50 mm/s 两种打印速度。工作频率必须非常稳定。在环境条件发生变化引起打印速度改变时，必须通过反馈由锁相环(集成)电路 4046 调节。在锁相环集成电路 4046 的 3 脚送入和电动机转速同步的比较脉冲，在锁相环电路中进行比较，如图 4-35(b)所示。当比较电压脉冲相位超过参考电压脉冲相位(即转速快)时，在锁相环 4046 的 13 脚输出一负脉冲。反之，输出一正脉冲。正负脉冲经过由电阻和电容组成的积分滤波器滤波后，得到一个负或正的直流电压，电压大小正比于速度变化。这一直流电压可调节打印机的电动机，使其转速变慢或变快，恢复稳定的工作频率和电动机转速一直到比较电压和参考电压相位相等时，锁相环电路没有输出，电压为零，不再进行调节，这时电动机转速正好是标准速度(25 mm/s 或 50 mm/s)。因为晶体振荡器经分频后的参考电压频率很准确，所以才使电动机的走纸速度很准确。锁相环电路进行自动稳速调节，保证各种调节的稳定工作。比较电压是通过一个速度检测器产生的。与电动机同轴装有一个环形磁钢，同时在磁钢旁边固定一个电磁线圈作为速度检测感应器。当电动机转动时，同轴环形磁钢同时转动。在速度检测感应器(即电磁线圈)上感应出一正弦波，经整形后，得到矩形脉冲。此脉冲用做锁相环电路的比较电压，与参考电压比较后进行稳速调节。

4. 心电图机产品

每个环节严格按照设计标准进行把关，在较高标准的工业加工环境下便可生产出符合测量需求的心电图机，图 4-36 所示为我国迈瑞医疗器械有限公司所生产的 MRC-9012 12 导联心电图机。

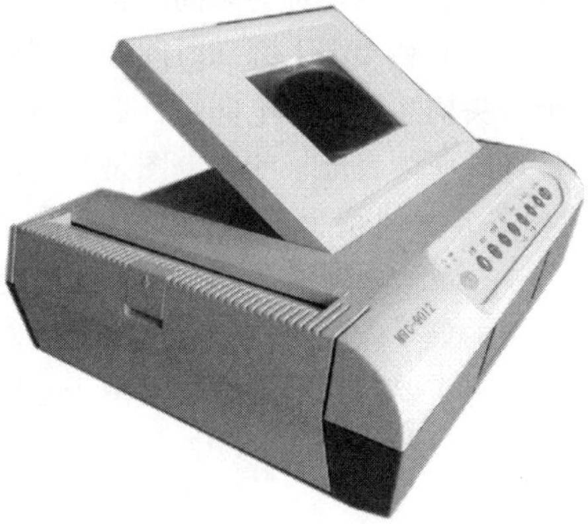

图 4-36　MRC-9012 12 导联心电图机

该 12 导联心电图机产品具有以下特点：

(1)采用 12 导联同步采集和十二道同步打印输出机制，并有 5.7 in(分辨率 320×240)大屏幕液晶、可同步显示 12 导联心电波形(注意：1 in=2.54 cm)。

(2)采用高分辨率热点阵输出系统、能同时记录心电波形、导联名称、走纸速度、增益分析报告等详细信息。

(3)硬件模块采用全数字设计、数字滤波、自动基线调节方式，模块化设计，可连接计算机进行心电图资料存储，性价比很高。

(4)多种打印模式(手动、自动、节律导联)，内置 RS232 接口(USB 可选)，中文操作界面，可存储 128 个(500 可选)心电图波形数据且具有拷贝、通讯功能。

(5)交流/直流两用，内置环保高性能可充电锂电池，隐藏式手提，出诊更方便。

因 12 导联心电图机具有强大的便携式特点和相对较高的性价比，在基础医疗场所得到较广泛的普及应用。

4.4　心电向量图

标准 12 导联心电图系统依据爱因托芬三角学说，仅是在额面定义的心电图。实际心脏电活动不是单一的电偶极子，而是所有心肌细胞电偶极矩的矢量和。

心肌激动时产生的电偶不仅有方向及强度的变化，并且其位置也不是固定在躯体中心。单个心肌细胞激动产生的电偶沿着肌纤维向前推进，具有一定的方向和强度。方向是顺着肌纤维本身，强度是膜极化电压的大小，如果用箭头表示，箭头所指方向是电偶推进方向，而箭头长短表示电压大小，这和物理学上向量概念具有同样的意义。因此可以把心肌去极化和复极化过程看做一个不断变化的综合电偶，即心电向量。

实际上，爱因托芬以等边三角形确定心电轴时，应用了心电向量方法来分析心脏的电激动过程。1920 年，蒙氏(Mann)试图以瞬时心电轴获得一元化心电图曲线，此时心电向量观念已形成。由于一元化心电图的绘制甚为复杂，故未能得到推广。自 20 世纪 30 年代威尔逊应用单极导联方法以来，心电学的主流转向以单极概念来解释心电图的发生。

心脏由许多肌纤维组成，把描述它的各个向量加起来，按照向量叠加原则得到一个总向量，总向量反映该瞬间许多向量的总和，称为瞬间综合心电向量。

瞬间综合心电向量是一个在方向和大小上都随时间做周期变化的矢量。因为心脏是一个立体结构，因此如果用一个箭头描述瞬时心电向量，那么箭头描记的轨迹就是空间心电向量环，或称为立体心电向量环。而体表记录的心电图是心电向量在不同导联轴上投影的反映。1920 年，蒙氏用爱茵托芬导联体系手工描记出心电瞬时向量，并首次提出心电向量图(vector cardiogram，VCG)的概念，法尔(Fahr)用手工心电向量图分析法鉴别左右束支电流的传导，成为心电向量图的最早应用实例。心电向量图对解各导联心电图波形的特点以及与不同病理心脏的变化具有重要意义。近数十年由于心电向量图的出现使心电理论有了迅速发展。

4.4.1 VCG 坐标定义和导联体系

1. VCG 坐标定义

空间心电向量环是立体图形，一个平面仅是立体图形在该平面上的投影。三个平面投影图组合成一个空间立体图。为描述空间 VCG，采用三个垂直导联 X、Y 和 Z 轴的心电图，称为正交心电图，反映空间心电向量环在 X、Y 和 Z 轴上的投影。三根轴线彼此相互垂直相交，交点为 O，并以心脏为其中心，X 轴贯穿身体左右，Y 轴贯穿身体上下，Z 轴贯穿身体前后。这三根轴线组合构成三个平面，分别为额面(XOY)、横面(XOZ)和侧面(ZOY)，如图 4-37 所示。

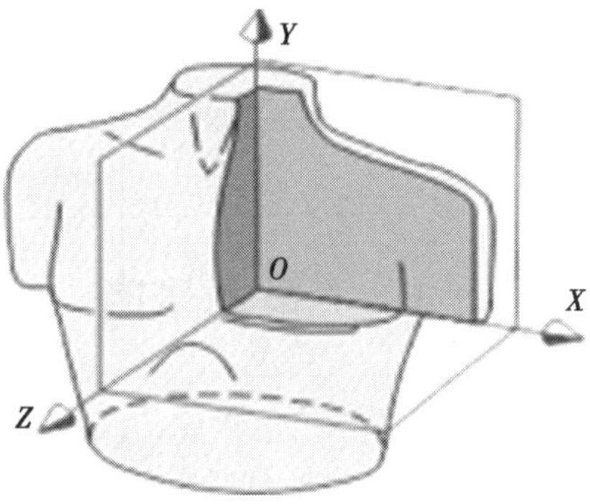

图 4-37 VCG 坐标

心房、心室去极和复极所形成的空间心电向量环，分别称为空间 P 向量环、QRS 向量环和 T 向量环。用平面仪器无法记录空间的心电向量环。因此通常采用该空间心电向量环在额面、横面和侧面的投影来表示，这三个平面的心电向量环又称为平面向量环，或称为 VCG(图 4-38)。其建模对应图如图 4-39 所示。

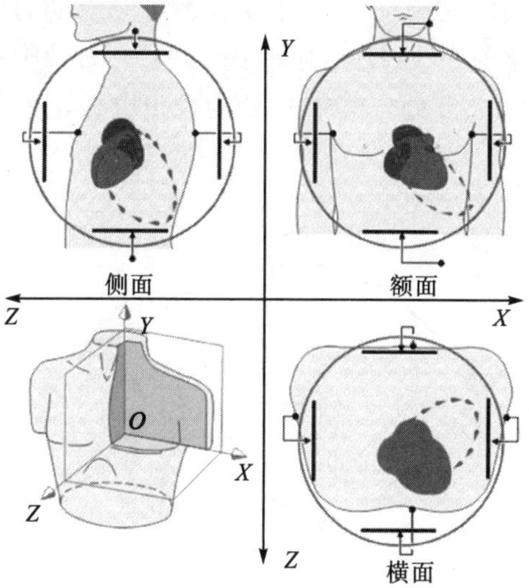

图 4-38　空间心电向量环与平面心电向量环关系

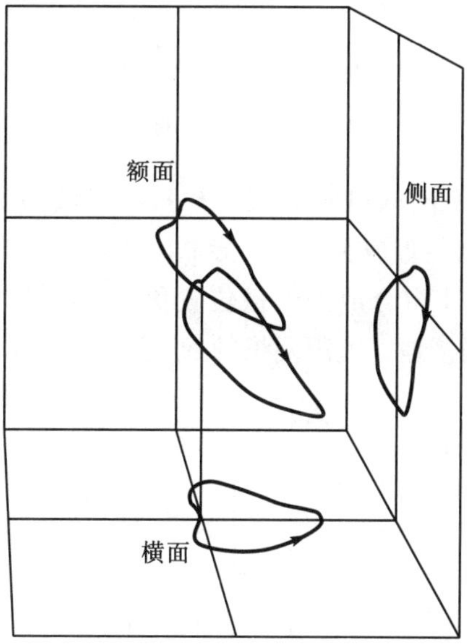

图 4-39　空间心电向量环在三个平面的投影关系

2. VCG 导联体系

由于人体心脏电偶极子变化的复杂性，实际应用中仅采用正交导联轴 X、Y 和 Z 作为测量的手段很难满足测量要求。

目前临床上常用来描记三个相互垂直平面的 VCG 的导联体系有两大类：第一类是以布尔基(Burger)斜三角形概念设计的校正导联体系，其中以弗兰克(Frank)导联体系为代表；第二类是以爱茵托芬等边三角形概念设计的惯用导联体系，其中以立方导联体系和等边四面体系为代表。目前，以弗兰克等人发展的校正正交导联系统所描记的图形符合物理原理，且操作简便，个体差异小，电极个数最少，应用得最为广泛。

弗兰克导联体系采用 7 个电极按一定组合后得到正交导联轴 X、Y 和 Z 的信号。7 个电极的安放点如图 4-40 所示。基于心脏水平是在胸骨第五肋骨间的假设，电极以第五肋间为水平，水平安放电极于前中线(E)，背部中线(M)，右腋中线(I)，左腋中线(A)，前中线和左腋中线之间 45°(C)共 5 处，其中 C 处为校正电极，另外两个电极在左足 F(LL)和颈背偏右 1 cm(H)处。

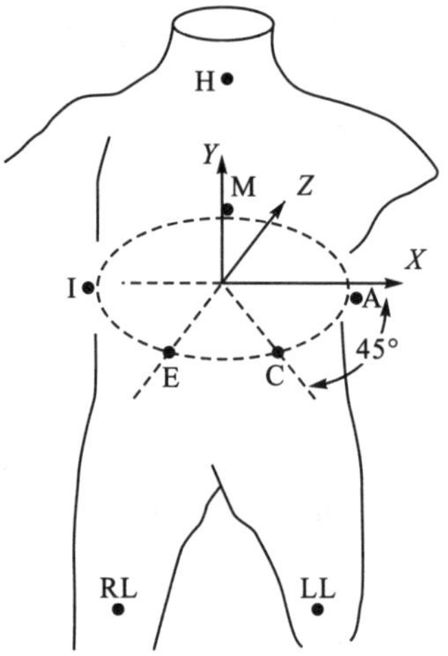

图 4-40 弗兰克导联的电极位置

7 个电极相互组合配以不同的电阻形成加权量，组成弗兰克电阻网络，X 导联轴由 A、C 组合成正极和 I 配以电阻组成负极。Y 导联轴由 M、F 组合成负极和 H 配以电阻组成正极。Z 导联轴由 C、E、I 组合成的电极位置负极与 A、M 组合成正极。加权电阻如图 4-41 所示，受试者右腿仍接地。电阻网络的 R 值不宜太小，通常为 100 kΩ 以上。

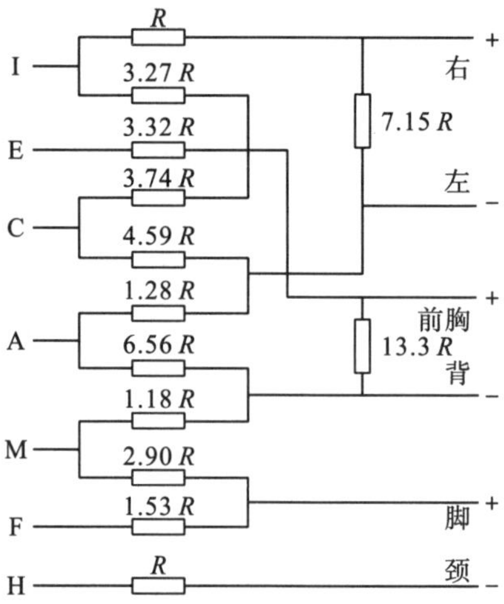

图 4-41 弗兰克导联电阻网络图

由图 4-41 得到弗兰克导联与正交导联 XYZ 的组成关系如表 4-7 所示：

表 4-7　弗兰克导联与正交导联 XYZ 的组成关系表

正交导联轴	正交导联极性	正交导联 XYZ 与弗兰克组成关系	
		正交导联输入＋	正交导联输入－
X	左正－右负	C+A	I
Y	上正－下负	H	M+F(LL)
Z	后正－前负	A+M	C+E+I

从弗兰克导联电阻网络可以得到正交导联 X、Y 和 Z 的心电图。标准 12 导联心电图的波形相似，同样具有 P 波、QRS 波群、T 波及相应的各个间期，同样分别对应于心脏的心房、心室的电激动过程。

正交导联心电图的优点是更全面反映心电空间向量的情况，波形稳定且个体变异性较小，所用导联数量较少，和临床中对高血压心室肥大、心肌梗死等较常规心电图相比敏感可靠。

4.4.2　心电向量图与心电图的关系

心电向量图与标准 12 导联心电图的定义不同，但是相互之间存在关联。在心脏疾病的诊断上，标准 12 导联心电图的特异性较强，而弗兰克导联心电向量图的灵敏度较高。由于历史的原因，标准 12 导联心电图积累了丰富的实践经验及详尽的标准。而心电向量图提供了许多附加信息，在表示导联间相位关系方面更加灵活，心电向量图标准解释了各向量环的外形，也揭示了幅度和持续时间的含义。

空间心电向量环与平面心电向量图的转换实现了三维到二维的转换，而心电向量图与标准 12 导联心电图的关系则是实现二维到一维转换的过程。

例如，按照爱茵托芬三角学说，额面上可得到肢体标准导联Ⅰ、Ⅱ、Ⅲ，按照正交导联定义有 X 轴和 Y 轴形成的额面心电向量环，额面心电向量环是空间心电向量的投影。而肢体标准导联Ⅰ、Ⅱ、Ⅲ就是额面心电向量环在Ⅰ、Ⅱ、Ⅲ导联轴上的投影。图 4-42 所示为额面心电向量环如何投影在标准Ⅰ、Ⅱ、Ⅲ导联轴上形成标准Ⅰ、Ⅱ、Ⅲ导联的心电图。为简单起见，仅画出了额面 QRS 心电向量环投影形成标准Ⅰ、Ⅱ、Ⅲ导联的 QRS 波群。例如，额面 QRS 心电向量环在 I 导联的投影可以从额面心电向量环零点作一垂直于该导联轴的直线，把导联轴和心电向量环分为左右两部分，心电向量环投射到左侧为正，右侧为负，QRS 心电向量环从零点开始运转，从心电向量图每一瞬间点向 I 导联作垂线投射，垂线和导联轴的交点与零点的距离就是该瞬间向量的心电图电压，位于导联轴的一侧决定电压的正负性质，全部瞬间点的投影按时间排列起来形成 I 导联心电图。

某个导联上的心电图是平面心电向量图在该导联轴上的投影。心电向量图则是以环形图形来表达在横、额、侧三个平面上心电向量变化，因而与单导联心电图相比，它可以提供更丰富的心电信息，弥补心电图的不足。心电向量图对心室肥大、心房肥大、双侧心室肥大、心肌梗死、慢性冠状动脉供血不足、束支传导阻滞、分支阻滞、预激综合征和心肌梗死合并传到阻滞等，有较大的诊断价值。心电向量图还能以空间向量的概念，帮助理解心电图图形，有利于对心电图的分析和判断。由于心电图是动态的波形变化，容易在时间域分析和处理，因此，心电向量图对于心律失常的分析和研究不如心电图那样简便。因此在诊断心血管疾病时，将两者进行相互补充。

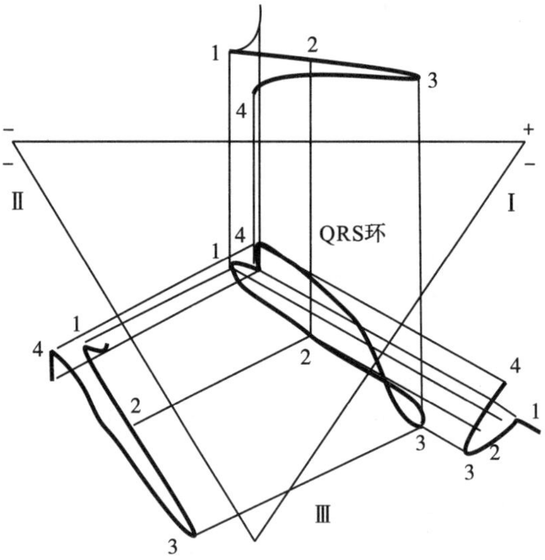

图 4-42 额面 QRS 心电向量环与Ⅰ、Ⅱ、Ⅲ导联 QRS 波群关系

按照这个方法可以得到心电向量图与所有标准心电图的关系。图 4-43 所示为空间 QRS 心电向量环在横面和额面上的投影示意图。图 4-43(a)是胸腔的横断面，画出了横面 QRS 心电向量环与胸前导联 $V_1 \sim V_6$ 的关系。过心电向量环的零点作一直线与胸导联相连，就成为该导联的轴，再从零点作垂直于这根轴的直线，把导联轴和心电向量环分成两部分，靠胸前电极左侧的向量为正，另一侧的向量为负，按同样方法可描绘出各胸前导联心电图的 QRS 波形。横面心电向量环投影在各个胸前导联轴上形成了各胸前导联心电图。实际 $V_1 \sim V_6$ 不是处在同一平面上，并且所处水平比心脏中心要低，但基本上 $V_1 \sim V_6$ 图形和横面投影是吻合的。同样额面 QRS 心电向量环与其他各肢体导联的关系如图 4-43(b)所示。额面心电向量环投影在肢体导联轴上形成了各肢体导联的心电图。

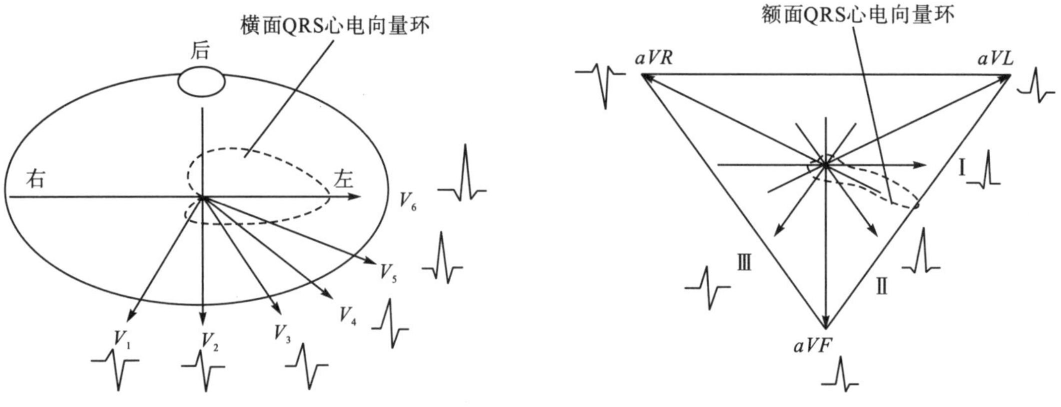

(a)横面 QRS 心电向量环与胸前导联 $V_1 \sim V_6$ 的关系　(b)额面 QRS 心电向量环与其他各肢体导联的关系

图 4-43 空间 QRS 心电向量环在横面和额面上的投影示意图

4.4.3　心电向量图机

心电向量图的描记要用心电向量图机，上面我们了解到，虽然心电向量图与标准 12 导联心电图的定义不同，但是他们相互之间存在关联。心电向量图机的主要组成与常规心电图机极为类似，主要差别就是心电向量图机采用 Frank 导联电阻网络获取正交导联心电图，再对三个导联信号放大处理，然后进入计算机进行分析，转换得到心电向量图。心电向量图包括空间心电向量和各平面心电向量图，以及各个波形的向量环。例如，P 波环、QRS 波群环、T 波环等。心电向量图需要由计算机来完成图形分析和计算工作。

1. 心电向量图机的构成

1937 年，舍隆(Schellong)通过阴极射线示波器直接记录心电向量图，但描记程序繁琐且记录精确度差。而改进后的典型的心电向量图机的构成框图如图 4-44 所示。由于心电向量图含有时间的信息，所以可以用按一定周期(如 10 ms、5 ms、2.5 ms、1.25 ms)对向量环的光点进行断续发亮的调制。由于阴极射线示波器上的光点速度并不是一定的，要保持在同样的亮度显示 P 环、T 环和 QRS 环，可根据向量环的描记速度来设计辉度调制电路。阴极射线示波器所显示的向量图，往往需要摄影记录，所以心电向量图机中还设有摄影控制电路，用以控制相机开启快门的时刻，可分别拍摄 P 环、T 环、QRS 环及全向量图形。

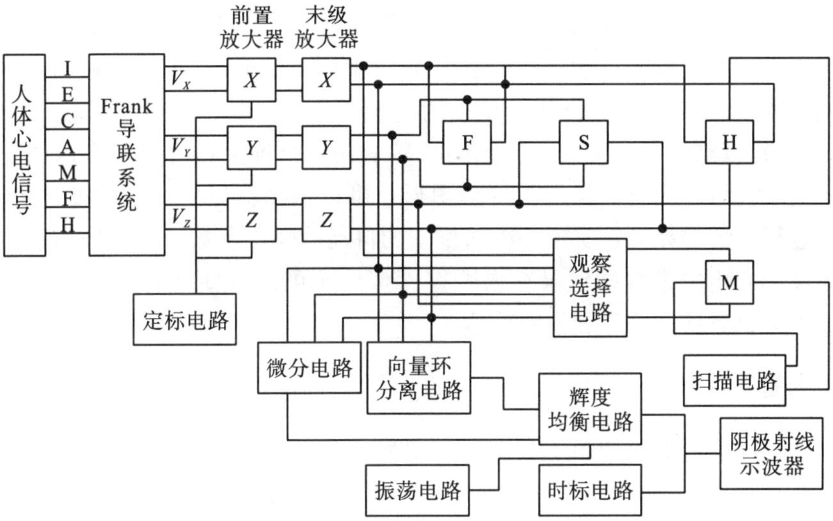

图 4-44　心电向量图机的构成框图

图 4-44 电路的输出 V_X，V_Y和 V_Z信号分别由 X、Y、Z 轴前置放大器及末级功放放大后送至示波管的水平和垂直偏转板上，即可显示出光电的轨迹(心电向量环)，X 轴和 Y 轴导联组成额面(F)心电向量图；Y 轴和 Z 轴导联组成侧面(S)心电向量图；Z 轴和 X 轴导联组成横面(H)心电向量图；另一个阴极射线示波器显示的标量心电图供观察用。

心电向量图可以同时观察三个面的心电向量图相应于心电图 P 波、T 波和 QRS 波的独立环，分别称为 P 环、T 环和 QRS 环，这三个环在等电位点结合在一起，在该点上所有三个向量的分量皆为零。阴极射线示波器所显示的向量图往往需要摄影记录，所以心电向量图机中还设有摄影控制电路，用以控制相机开启快门的时刻，可分别拍摄 P 环、T 环、QRS 环及全向量图形。P 向量环系心房去极过程中瞬间向量的轨迹，P 环很小，成椭圆形，两个心房的去极时间约为 0.08 s，不加以放大，很难看清。QRS 环一般都是闭合的，即 QRS 环的终点，仍然回到环的起始点处［图 4-45(a)］。如果 QRS 环不闭合，从 0 点到 QRS 环的终点之间划一连线，连接称为 S-T 向量［图 4-45(b)］。QRS 环运行很快，光点分布也均齐，环形光滑，没有扭挫。T 向量环系心室复极瞬间向量的轨迹，正常的 T 环和 QRS 环的主要方向一致。由于复极过程较慢，故 T 环粗浓。

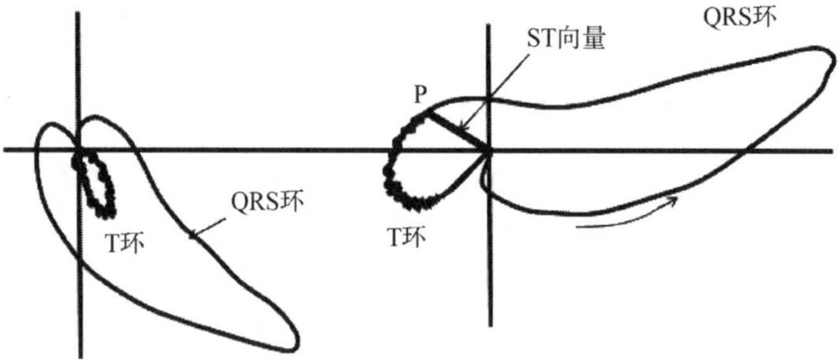

(a)额面 QRS 及 T 环　(b)横向心电向量图的 ST 向量图

图 4-45　心电向量环示意图

2. 带微机的心电向量图自动分析诊断系统工作流程

计算机的自动分析与处理功能为心电向量图机实现自动化创造了前提。图 4-46 给出了一个带微机的心电向量图自动分析诊断系统的硬件框图和软件工作流程图。该系统可实现数字滤波，P、QRS 和 T 波公共起止点的自动识别；可将 H、S、F 这三个平面的 P、QRS 和 T 环分别以红、黄、蓝三种颜色同时显示在一个屏上；可以用多色绘图仪，描绘彩色的心电向量；可以用打印机拷贝屏幕图形；可以根据输出的向量幅度、角度、时间、面积等参数进行参数的计算，实现心电向量图的自动诊断；参数计算完毕后还可以将每个病例 100 多项的心电向量数据记录存入数据库，从而可以方便地对病例进行各种分类查询、统计，扩大该系统的临床和研究价值。

3. 心电向量图机产品

带微机的心电向量图机如图 4-47 所示。其特点如下：

(1)采用 12 导联同步心电导联，对心肌梗死、束支阻滞、室性早搏、心动过速及过缓、预激综合征等常见病诊断具有意义。

(2)采用心电向量测量，增加了心房肥大诊断的可靠性及心肌梗死诊断的敏感性，有助于诊断预激综合征及定位旁路通道，诊断束支持传导阻滞及更全面地显示一些复杂的异常现象。

(3)时间向量记录对早搏、阵发性心动过速和各种传导阻滞，以及房扑、房颤的变化可提供许多有益资料。

(4)心室晚电位记录对确定心机梗死后易发生室速或猝死的高危患者，协助判断不明原因的昏厥、判断常规心电图上难以鉴别的心率失常、评定急性心机梗死溶栓束和心外科手术的疗效、指导急性心梗的治疗更有意义。

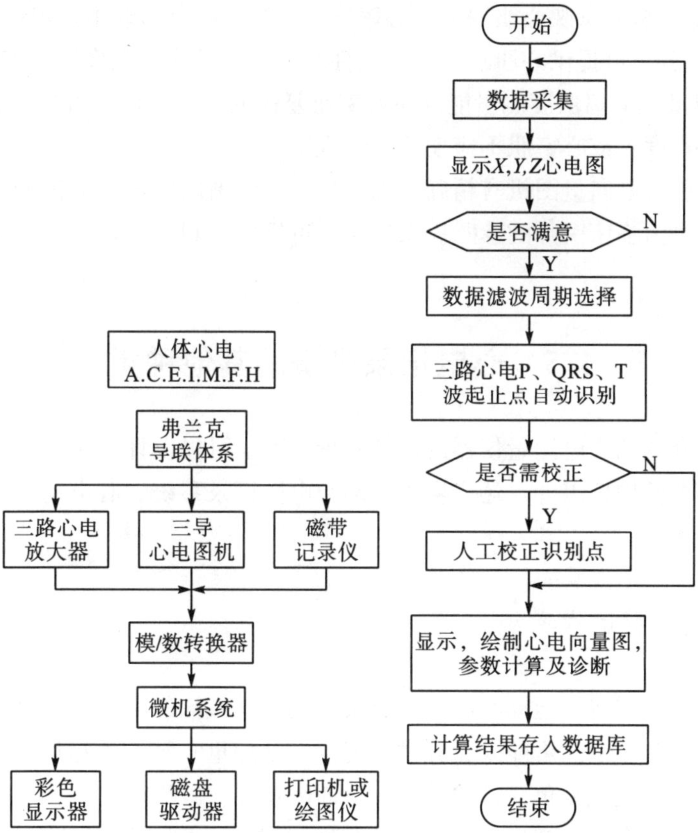

(a)硬件框图　　　　(b)软件工作流程图

图 4-46　带微机的心电向量图自动分析诊断系统

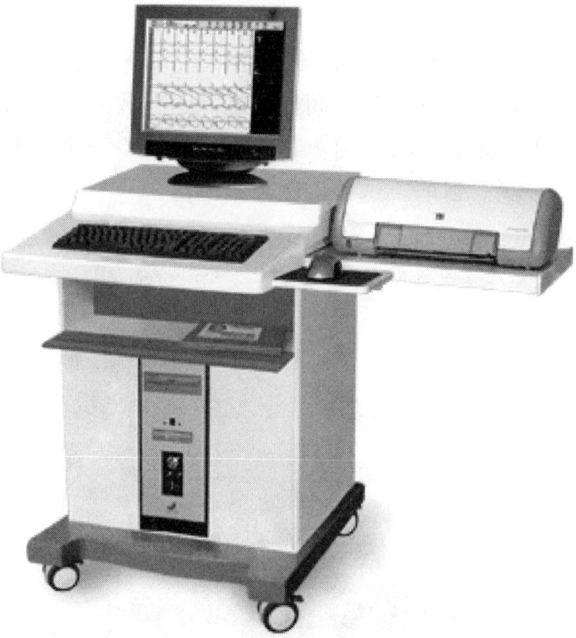

图 4-47　带微机的 VCG 机

(5)频谱心电分析能反映心肌缺血及心率失常引起的心电活动不稳定性。

(6)高频心电分析可提供心肌缺血、小灶性坏死、纤维化、疤痕形成等信息。

(7)QT 变异及 QT 离散度测量能反映心室肌复极的不均一性，可代表心室肌兴奋性恢复时间不一致的程度，或心室肌不应期差异的程度。

因为带微机的心电向量图机有精确的临床指标、清晰的图形、简洁的报告，以及对综合信息的分析，可为临床医师的诊断提供确切、可靠的客观依据，所以被越来越多的应用于心脏测量。

4.5 心电记录设备的其他种类

依据上节所介绍的心电测量仪器的设计原理，除了可以设计记录常规心电的单道和多道心电图机及心电监护仪以外，还产生了运动心电图记录系统、心电动态监护和分析系统等供医疗诊断使用。

4.5.1 运动心电图记录系统

本章 4.1 节已经阐述了运动心电图的意义及其运动试验的生理和病理基础，即有些心脏病患者，在静息时心电图可能未见异常，但是运动加重心脏的负担后，在心电图中就会出现缺血的特征。因此运动负荷试验有助于诊断缺血性心脏疾病。

运动试验的方法有二阶梯运动试验、踏车运动试验、平板运动试验。

1. 二阶梯运动试验

二阶梯运动试验于 20 世纪 30 年代由马斯特(Master)创建(图 4-48)。按照年龄、性别、体重不同，以适当的速度在规定的时间内完成规定次数的二阶梯登梯运动。分析运动前后的心电图变化以判断结果。该方法简单、易行、经济、安全，但由于负荷量小，敏感性较差，因而假阴性率较高。目前，这一方法基本淘汰。

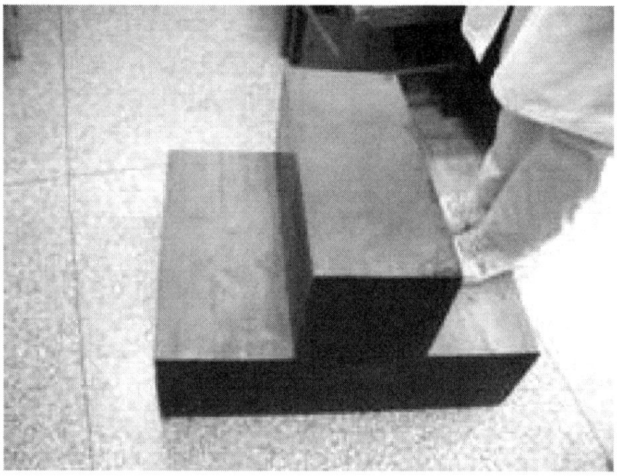

图 4-48 二阶梯运动试验

2. 运动心电图记录系统

运动心电图记录系统实际上就是将心电图记录仪与负荷量可控制的运动设备通过计算机连接组成的系统。提供运动负荷的设备有踏车机、运动平板机。

1)踏车运动试验

让病人在装有功率计的踏车上做踏车运动，以速度和阻力调节负荷大小，负荷量分级依次递增，负荷量以 W 计算，每级运动 3 min，直至病人心率达到预期心律。运动前、中、后多次进行心电图记录，测血压，逐次分析判断。男性从 30 W/min 开始，女性从 20 W/min 开始，连续心电图监护。该方法的主要优点是根据受试者个人情况，达到各自的次极量负荷，符合运动试验的原理和要求，结果比较可靠。

2)平板运动试验

平板运动试验是目前应用最广泛的运动负荷试验方法(图 4-49)。让病人在活动的平板上走动，根据所选择的运动方案，每级运动 3 min，仪器自动分级依次递增平板速度及坡度以调节负荷量，每级均记录一次心电图、测血压，直到病人心率达到亚极量水平，分析运动前、中、后心电图的变化以判断结果。平板运动试验的方案应用最广泛的是布鲁斯(Bruce)方案。包括经典布鲁斯方法和修订布鲁斯方案。近期研究表明：无论何种运动方案，达到最大耗氧量的最佳运动时间是 8～12 min，延长运动时间并不能增加诊断准确性，运动方案的选择应根据病人的具体情况而定。

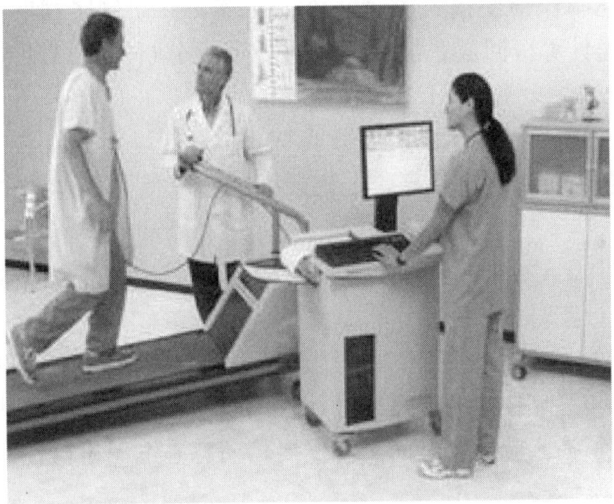

图 4-49 平板运动试验

3)运动心电图机系统组成框图

运动心电图测量系统由心电采集设备、运动平板和计算机组成，系统组成框图如图 4-50所示。心电采集设备主要由放大器和滤波器组成，它通过标准 12 导联同时放大 12 路心电信号，并将这些数据打包后通过 RS-232C 串口发送给计算机。系统的计算机配备有测量运动心电图的控制软件和分析软件，选定某一种运动程序后，便可进行测试。运动平板在整个运动过程中各阶段的时间、速度和坡度全部由计算机通过 RS-232C 串口控制，为确保病人的安全，炮台上还设有手动急停开关。在测试过程中，计算机实时地获取 12 路心电信号，具有同步显示1导、3导、6导或12导心电图；能冻结、存储、打印12导心电图数据；自动分析12导ST段破案一，提供各导联ST段偏移值、心率趋势图；可随时观察12导ST段变化情况等功能。系统的分析软件基于Windows98以上的操作系统，具有界面友好、操作方便等优点。

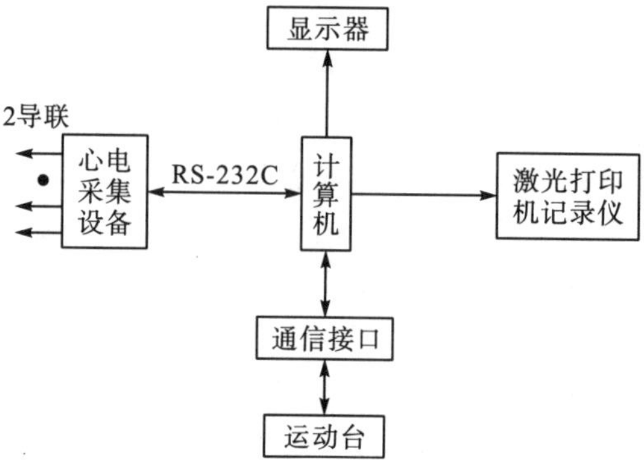

图4-50　运动心电图测量系统组成框图

4.5.2　动态心电监护和分析系统

1947年，Holter用无线电传送了人的心电活动，从此开始了心电传送的研究。在20世纪50年代中期，他制作出便携式磁带心电记录器，并研制了视听叠加心电扫描技术；在60年代研制了快速计算机回放系统对记录进行回顾分析。所以动态监护和分析系统又以其发明人Holter来命名，称为Holter系统。

计算机化的动态心电监护技术的发展分成三个阶段：

(1)盒式磁带记录Holter，即在磁带上记录模拟心电信号，再在中心台中用计算机进行分析。

(2)固态记录Holter，始于20世纪80年代中后期，心电信号以数字形式存放在大容量存储器中，可以进行实时分析。

(3)20世纪90年代的Holter技术，采用新型的记录器，并加入新的功能。

目前，由于电子和医疗技术的突飞猛进，临床医学和该项技术的相互促进，使得动态心电图在记录、分析和临床应用等方面飞速发展，动态心电图机已在医疗行业发挥着巨大的作用。

动态心电监护和分析系统的特点是可以对日常生活中的患者作连续24 h不间断的监护，有利于对偶发的症状作记录和诊断。它最初是用于动态记录和分析心电信号。现在除了心电Holter外，还出现了血压监控Holter、脑电监护Holter和基于阻抗法的心输出量Holter等。

图4-51(a)为英国牛津(Oxford)动态心电分析系统，图4-51(b)为美国生物医学系统公司(BMS)世纪3000 V2.04 12导联动态心电分析系统。

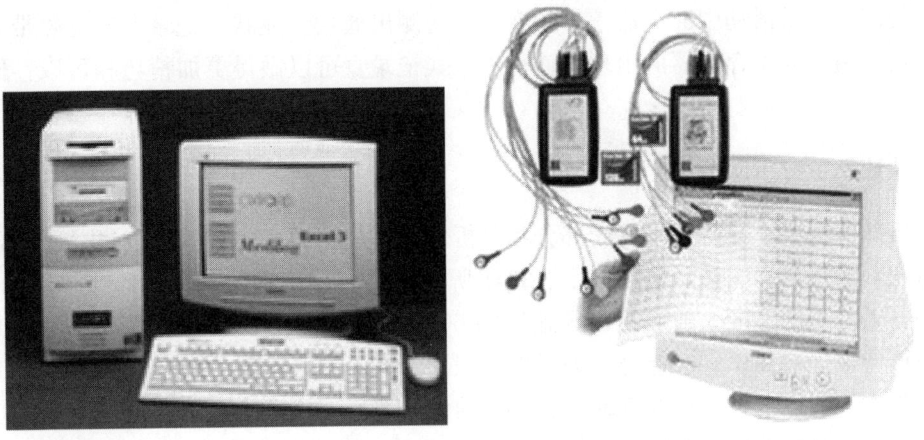

(a)　　(b)

图 4-51　动态心电分析系统

Holter 心电图仪按工作方式可以分为回放分析型和实时分析型两类。动态心电监护系统结构框图如图 4-52 所示。

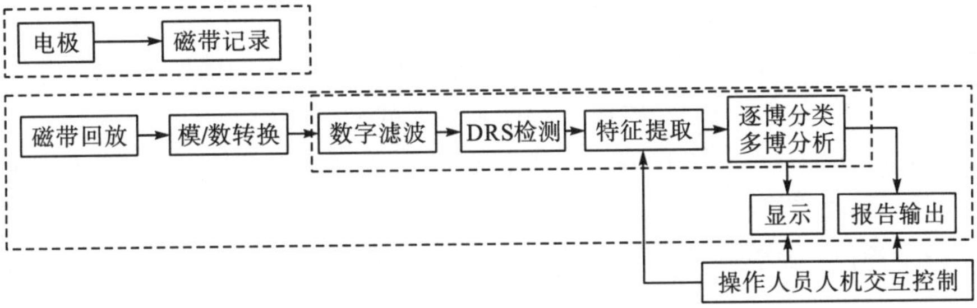

(a)回放分析型

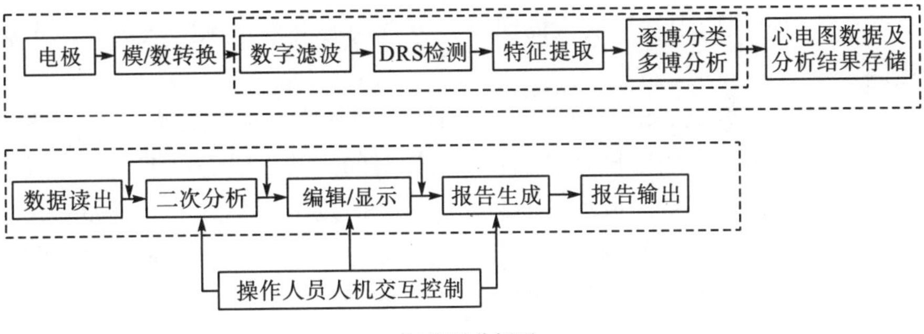

(b)实时分析型

图 4-52　动态心电监护系统结构框图

Holter 系统分为两部分，即携带式记录盒和快速回放分析部分。

1. 携带部分

携带部分包括生命信号获取、调理和储存等。心电的－3 dB 频响为 0.05～40 Hz。另外，还带有房颤检测、程控参数设定功能和噪声伪迹识别算法。通常有一个患者事件按钮用于记录患者的自觉症状。携带式记录盒一般应能记录 24 h 以上的压缩或者无压缩的信号，以便记录日常活动中的生命信号的变化，检测出偶发性症状。记录介质有磁带、硬盘或存储器。由于闪烁存储器的出现，使得携带式记录盒可以做得更加精巧和可以存储更多数据。

2. 快速回放分析部分

分析部分主要由存储信号解读部分和分析软件组成，用高性能的计算机对所记录的信号进行识别、分析和统计，也能显示、打印所存储的具体信号波形作为医生诊断的依据。回放和自动分析的速度一般可达记录速度的 60 倍以上。这要求系统有非常准确、高效的自动波形特征提取和识别的能力。为了提高识别的准确率，目前分析系统大多允许医生参加识别工作，可以手工添加漏判或剔除误判的信号波形。这样的系统必须有人机交互和快速索引功能，最终能打印和保存结果(包括统计资料、各种代表性的波形)。

计算机分析软件具有如下功能：记录患者资料，波形显示、检索和编辑，自动波形分析和形成分析报告，结果打印和帮助菜单等。自动分析功能包括各种心律不齐分析 S-T 段分析、心率变异分析等。

3. 动态心电监护和分析系统的优势

动态心电监护和分析系统在以下 5 个方面的用途是普通心电图做不到的。

(1)观察正常人(包括小孩)心电图中心律和心率的动态变化。

(2)对各种心律失常患者可检测出是否有威胁生命的心律紊乱，以便得到及时合理的治疗。如室性早搏患者进行 Holter 动态心电图检查时，常检测出成对或室性心动过速。

(3)常用于各种心血管疾病，如心肌梗死、心肌病、心肌等心脏病所致各种心律失常的检测。

(4)动态心电图广泛用于抗心律失常药物的疗效的评价研究工作。

(5)动态心电图可应用于晕厥病人的研究，以发现心源性晕厥的病例，便于病人得到及时的治疗。

动态心电图的特点就是能记录患者 24 h 内的心电图形。它相比普通心电图来说有许多优点，普通的心电图只是用电极记录患者在极短时间内的一段心电波形，一般来说是两三分钟，但是有些患者的心电图波形并非只是在某些时刻出现异常，所以如果让这样的患者做心电图检测是看不出什么问题来的，只有动态心电能发现这样隐藏得比较深的身体缺陷。所以动态心电监护是判别心脏问题的比较可靠的一种方法。

动态心电图虽然应用广泛，但不能解决所有的问题。一是因为它的记录导联有限(2～3 个)，不能反映整个心脏的情况；二是因为病人处于活动状态，多少都会给心电图的记录质量带来影响。这些不如普通心电图，因为普通心电图记录的图形质量很高。

主要参考文献

顾长华. 1999. 医学电子仪器 [M]. 北京：人民卫生出版社：1.

零达红，凌佩莹，赵秋燕. 2007. 心电图负荷试验在冠心病诊断中的价值 [J]. 实用临床医学. 8(4)：10－12.

刘中芳，等. 2008. 危重病监护抢救技术 [M]. 天津：天津科学技术出版社：12.

卢喜烈. 2005. 心电图基础理论［M］. 天津：天津科学技术出版社：4.
宁新宝. 1988. 生物医学电子学［M］. 长沙：湖南科学技术出版社：2.
石进平. 2009. 心电图机计量指标的临床意义［J］. 计量技术：41－42
王成. 2008. 医疗仪器原理［M］. 上海：上海交通大学出版社：5.
王保华. 1988. 生物医学电子学［M］. 北京：高等教育出版社：11.
王宝华. 2009. 生物医学测量与仪器［M］. 上海：复旦大学出版社：2.
王保华. 2003. 心电技术面向未来--纪念心电图机发明 100 周年［J］. 中国医疗器械杂志，27(6)：390－391.
吴学勤. 1998. 动态心电图技术与应用［M］. 合肥：中国科学技术大学出版社：2.
杨玉星. 2005. 生物医学传感器与检测技术［M］. 北京：化学工业出版社：9.
余学飞. 2007. 现代医学电子仪器原理与设计［M］. 第二版. 广州：广州华南理工大学出版社：9.
张诚. 1975. 邢风有. 心电原理［M］. 佳木斯医院：10.
张玲. 2008. 心电向量图的临床应用及研究进展［J］. 新建医科大学学报，31(7)：794－795.
Jaakko Malmivuo，Robert Plonsey. Bioelectromagnetism-Principles and Applications of Bioelectric and Biomagnetic Fields ［DB/OL］. 2007. http：//www. bem. fi/book/16/16. htm.
The Biology Corner. ECG［DB/OL］. http：//www. biologycorner. com/anatomy/circulatory/ecg. html.
WIKIPEDIA. Electrocardiography［DB/OL］. 2013. http：//en. wikipedia. org/wiki/Electrocardiography.

第5章　脑 电 测 量

脑电信号是通过电极记录下来的脑细胞群自发和节律性的电活动，伴随着生命的始终，一旦死亡，电现象就会随之消失。脑电图是头皮电位差与时间的关系图，又可称头皮脑电图。大脑皮层神经元的生物电活动有两种表现形式：一种是在无明显刺激的情况下，大脑皮层神经元自发产生的节律性电位变化，称为自发脑电活动；另一种是感觉传入，系统受到刺激时，在大脑皮层某一局限区域引导出的电位变化，称为皮层诱发电位。脑电波是脑神经细胞总体活动，包括离子交换、新陈代谢等的综合外在表现。深入地研究脑电波的特性及检测，将推进人们对自身大脑的探索研究过程，增强其对疾病诊断的辅助诊断能力。

因此，本章首先介绍脑电信号研究的历史概况，然后介绍脑电信号的产生机理及脑电信号性质，最后介绍脑电信号的测量仪器及应用特性。尤其是重点介绍脑电自发电位测量技术及仪器——脑电图机，以及脑电诱发电位测量技术。

5.1　脑电概述及意义

5.1.1　概念

脑电图是大脑半球的生物电活动，通过电子放大器放大并记录，将人体脑部自身产生的微弱生物电放大记录而得到的曲线图。图 5-1 所示为脑电波形的时域(0～1s)图和频域图。

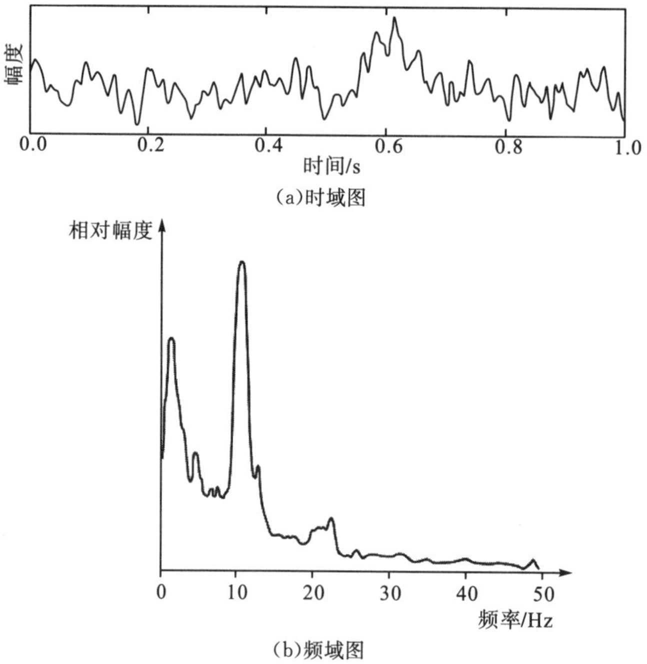

图 5-1　脑电波形的时域图和频域图

这种呈节律性的脑电活动，是大脑皮层锥体细胞及其顶树突突触后电位同步综合波；由丘脑中线部位非特异性核团(包括中央内侧核、中线核等)起调节作用，而丘脑、脑干网状结构与大脑皮层各部间的兴奋或抑制刺激和反馈作用，决定着脑电活动的节律性同步活动。脑电图可用于辅助诊断脑部相关疾病，但因为其易受到干扰，故临床上通常要结合其他手段来使用。脑电图主要用于癫痫、脑血管疾病等的检查。图 5-2 为大脑的结构和功能示意图。

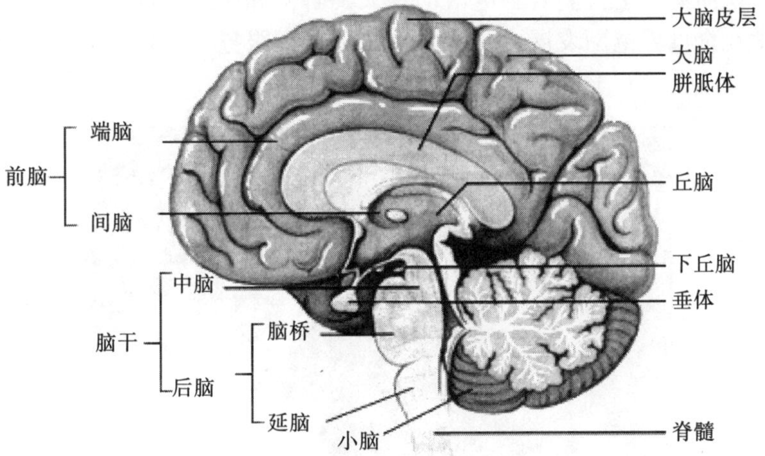

(a)大脑结构示意图

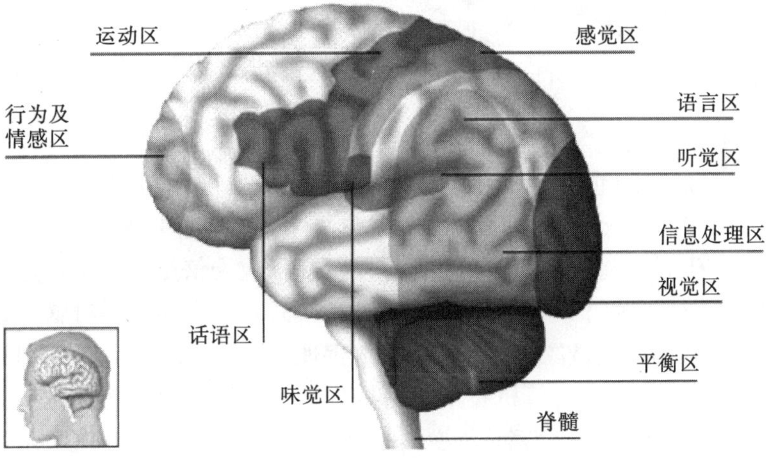

(b)大脑功能示意图

图 5-2　大脑的结构和功能示意图

5.1.2　发展历史

1875 年，英国科学家 Richard Caton 首先用电流计，从兔和猴的大脑皮层中，描记出直流电位，以及动物睡眠时或死亡前脑电活动的变化。1890 年，意大利科学家 Adolf Beck 观察到当给予光刺激时，狗的视觉区皮层会出现较大的电位变动；当不给予光刺激时，狗的视觉区皮层只有小的电位变动。同年奥地利生理学家 Fleish von Harxow 也观察到同样的事实，他把电极安放在动物颅骨上，并以电流计描记大脑各区对周围刺激的反应，发现视觉刺激以枕区的反应最为显著，进一步指出这种电位变化亦可在硬脑膜或头颅上记录到。1924 年德国精神科医师 Hans Berger(图 5-3)在人脑头皮上安放电极，描记出人脑 α 和 β 节律电活动。并且证实这些电活动来源于大脑皮层神经元，与血管和结缔组织无关；但与年龄、感觉性刺激和机体生理化学改变有关。1929 年以后的十余年里，Berger 先后在同一研究领域发表了 14 篇论著，对脑电活动在生理、心理及临床各个方面系统地进行了初步探讨，从而奠定了人们对脑电活动在人类解剖和生理方面的基础认识。1936 年以后，脑电图学在全世界范围发展，开始为临床和科研服务。1947 年，国际脑电图学和临床神经生理学会成立，并于 1949 年出版了专科杂志。

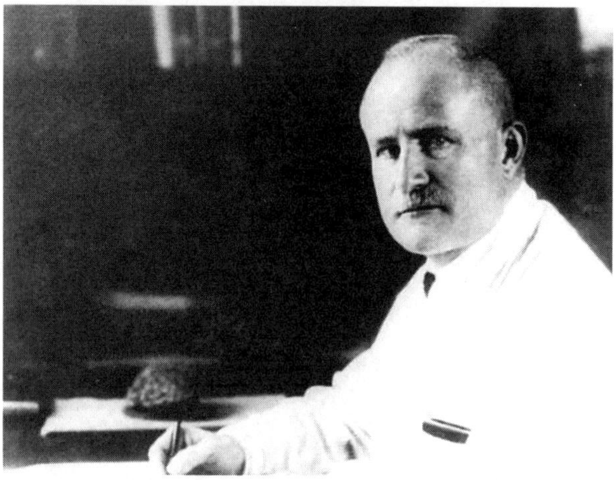

图 5-3　德国精神科医师 Hans Berger

自 1924 年 Berger 首先发现从头皮描记人类脑电活动以来，迄今已有近 90 年的历史，随着科学技术的发展，20 世纪 70 年代计算机技术突飞猛进，脑电生理技术已不仅限于常规脑电图检测。1965 年 Cooley 和 Tukey 等首先提出快速傅里叶变化计算法(fast fourier transformation，FFT)，将原来傅里叶变化速度提高了数十倍至上百倍，是目前常用的谱分析法。近 10 年来又发展了现代谱分析，即 A-R 模式，大大加强了对脑电数据的处理能力。20 世纪 80 年代初彩色显像技术问世，脑电生理的检测进入了一个新阶段。

进入 20 世纪以来，随着计算机技术及信号分析处理系统的不断发展和更新换代，脑电生理检测技术已形成了一整套完整的检测系统，它同时具有彩色直观显示、自动快速进行频谱及功率谱定量分析、时空定位、自动打印成像、大容量贮存、无纸描记及 24 h 有线或无线长期监测、较强的抗干扰装置等综合功能，并且出现了对脑电图进行定量分析的技术——定量脑电图，如脑电地形图等。发展到 90 年代，出现了脑机接口技术，人们开始尝试把脑机接口应用于康复工程，帮助神经肌肉系统疾病的病人实现与外界的交流，如环境控制、轮椅控制、操作计算机等。并且，随着技术的不断发展，未来的脑机接口技术必将会给整个社会带来巨大的变革，脑电技术已进入了一个划时代阶段。

5.1.3　脑电检测意义

随着脑电生理研究的日益深入，目前脑电生理检测技术已经得到了巨大的发展，出现了许多的检测技术(图 5-4)。人类对大脑认识的不断加深，推动了对大脑各种疾病及神经系统疾病的研究。

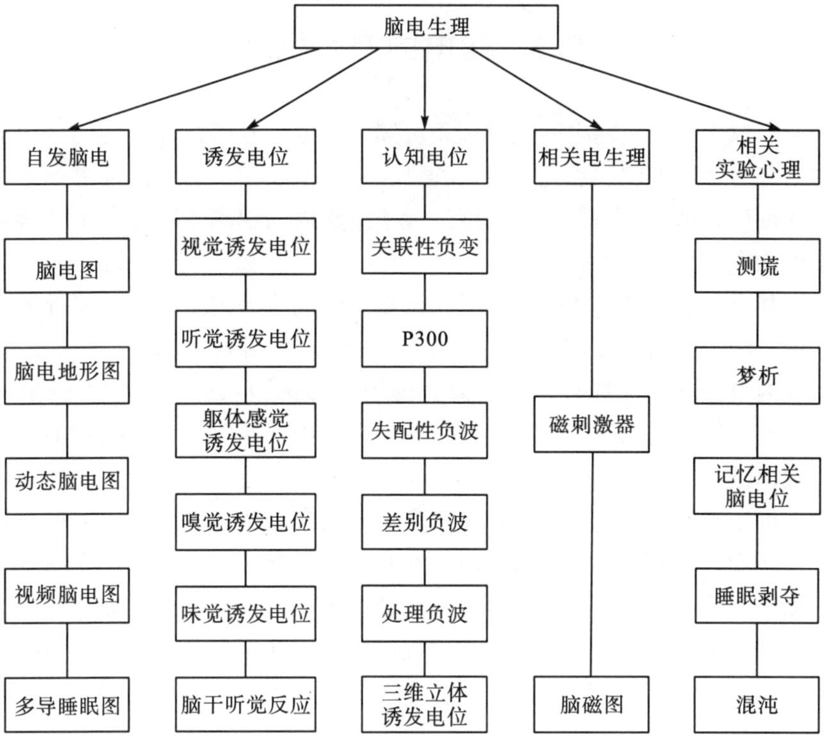

图 5-4　脑电生理技术

上述各种检测技术均是在常规脑电检测技术的基础上发展起来的，其中，脑电图主要用以检测脑电自发电位活动。自发电位测量还包括脑自发电位分布图(脑电地形图)、显著概率地形图、脑时域地形图、压缩功率谱阵分析、24 h 有线或无线长期脑电监测及分析系统、无纸脑电描记等。诱发电位主要采用脑感觉及运动刺激方式(磁、电刺激)进行测量。但不论脑电生理新技术有多大的发展，在临床诊断和科学研究方面，脑电图的基本描记分析和结合临床实际对照，仍处于无可争议的重要地位。

脑电的发展，从 14 世纪早期开始早期临床性、实验性、可计算性的研究，然后一直持续至今，这些早期研究针对于大量神经学和生理学的脑畸形，以及人类中枢神经系统的其余部分这两个方面的发现、识别、诊断和治疗。如今，完全地使用计算机系统以侵入式和非侵入式的方式记录脑电图。脑电设备配有许多信号处理工具、精致准确的电极测量工具，以及具有好几个小时的长期记忆。脑电或脑磁设备与其他神经影像系统如功能性磁共振影像(functional magnetic resonance imaging，fMRI)一体化。非常精致的针形电极也可以用来记录脑皮层的脑电图，因此避免了由脑壳引诱的衰减和非线性特征。

通过检测并记录人的脑电就可以对人的大脑及神经系统疾病(如急性中枢神经系统感染、颅内肿瘤占位性病变、脑血管疾病、脑损伤及癫痫等)进行诊断和治疗，并能更精确地反映人脑功能变化的心理、生理和病理状态，使脑电生理的检测不仅应用于临床医学，且广泛应用于军事、航空、航天和深海医学的研究，使脑电生理检测技术达到丰富多彩、完善、客观而前途宽广的境地，对神经系统、生理学疾病诊断及脑电仪器设计提供指导。随着脑机接口新技术的发展，将有望给偏瘫患者等带来福音。

5.2 脑电的产生机理

由本书第1章中关于生物电的基础知识可知，脑电信号即神经细胞的电活动也属于生物电，生物电分为动作电位和静息电位两种。在一般组织中，细胞内钾离子浓度远大于细胞外钾离子的浓度，细胞外的钠离子浓度远大于细胞内的钠离子浓度，正是这种离子浓度差，提供了生物电产生的动力。

当细胞膜某点受刺激产生动作电位时，该点的膜电位为内正外负，邻近未兴奋部位为内负外正，由于膜两侧的溶液均导电，于是兴奋和未兴奋部位之间可产生局部电流，使得未兴奋部位膜内电位升高而膜外电位下降，即引起该部位去极化，当去极化达阈值水平时，会激活该处的钠通道而产生动作电位。原兴奋部位开始复极化，兴奋也就由原兴奋部位传至其邻近部位。

此过程在细胞膜上继续进行下去，动作电位不断向前传导，直至传遍整个细胞。当神经元受遗传、病理、电化学或药物刺激时，细胞膜的平衡遭到破坏，产生高度去极化，这时即可产生动作电位，这个局部动作电位又会破坏下一段细胞膜的平衡状态。这一系列反复恢复和破坏细胞膜静息电位的生化物理过程便构成了动作电位在神经元和神经细胞膜上的单向传递，如图5-6所示，这就是脑电信号传导的机理。

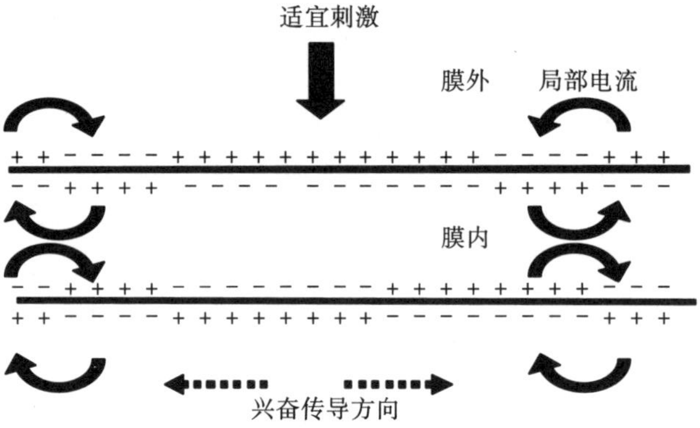

图5-6 动作电位的传导过程

5.3 脑电信号的性质及分类

在人的大脑皮层中存在着频繁的电活动，人正是通过这些电活动来完成各种生理机能的。大脑皮层的神经元具有自发生物电活动，因此大脑皮层经常具有持续的节律性电位改变，称为自发脑电活动。临床上用双极或单极记录方法在头皮上观察皮层的电位变化，记录得到的脑电波称为脑电图。进行脑外科手术将颅骨打开时，直接记录在皮层表面引起的电位变化，称为皮层电图(electrocorticogram，ECOG)。由头皮或皮层分别记录得到的波动电位，无论是脑电图，还是皮层电图，都代表活动神经元电流发生器产生的容积导体电场的叠加。

在生命过程中，当整个机体特别是神经系统发生某种变化，如病理变化时，在脑电波上可以观察到与生理变化完全不同的病理波(如棘波)，也会出现与生理变化不易区别的病理波(如慢波)。目前临床诊断中有很多脑电图的特征已经被脑电图医师认可，如癫痫发作的脑电图异常表现等等。

5.3.1　脑电信号的性质

脑电波有 4 个基本因素，即频率、波幅、波形和位相(极性)，除此之外脑电活动又有其本身的特殊性。脑电图不是记录某一点的电活动，而是在头颅上记录大脑两半球各个部位的电活动，因此还存在各个部位之间的差异及特殊性的问题。脑电活动是随机非线性电信号，因此还有出现方式的不同。人脑功能与外界和本身内在环境的变化密切相关，对各种刺激的反应性也是应注意的问题。这些都是判断脑电图是否正常，以及何种程度异常的基础。

图 5-7 所示为一种具有正弦波节律的脑电图波形，是头皮上两点间电位差随时间变化的曲线，图中 ΔE 为电位的变化量。脑电图虽然不是正弦波，但可以作为一种以正弦波为主波的波形来分析，所以脑电图波形就可以用周期、振幅和相位等参数来描述。

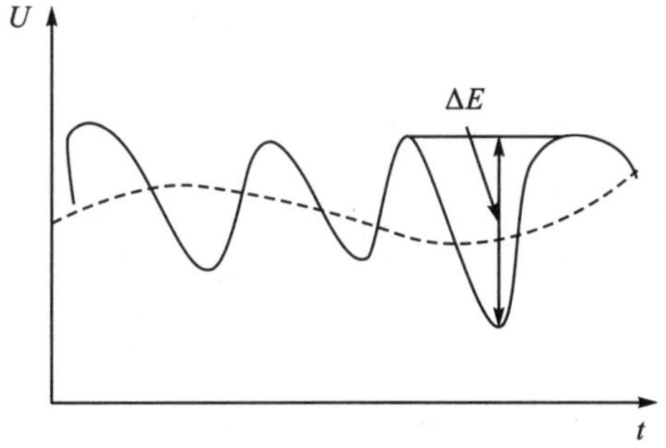

图 5-7　具有正弦波节律的脑电图波形

1. 频率

频率即每秒以基线为准波动的次数。其单位为次/s(次/秒)，亦即 Hz。每一次波动的起点和止点在基线上的跨度叫时限，其单位为毫秒(ms)。频率与时限互为倒数。如某一脑电活动的时限为 100 ms 即 1/10 s，其频率为 10 Hz；在脑电图的描述中常用频率，在形容非常慢的脑电活动时使用时限。Hans Berger 首次描述脑电活动时使用频率的概念，延续至今。根据频率不同将脑电活动划分为若干段。

脑电活动的测量应从一个波的起点量到终点，即“从谷到谷”。可以用公尺测量，测出波的宽度的毫米数，然后用下列公式换算为频率：

$$频率=30/波宽\quad (mm)$$

但用公尺测量常不够精确，如不易区分 8 Hz 及 7 Hz 的波，因 8 Hz 相当于 3.75 mm，7 Hz 相当于 4.26 mm。

区分这两者有实际意义，可用专用尺测量。这种尺的刻度以纸速 30 mm/s 作标准，按频率数每一长方格分为3～30等份，代表每秒3～30次的频率。测量时将尺在脑电图纸上移动，直到某一波的起止点正好在某一频率刻度之间，此频率就是此波的频率数。图5-8所示为一个脑电图图纸记录的脑电波形。

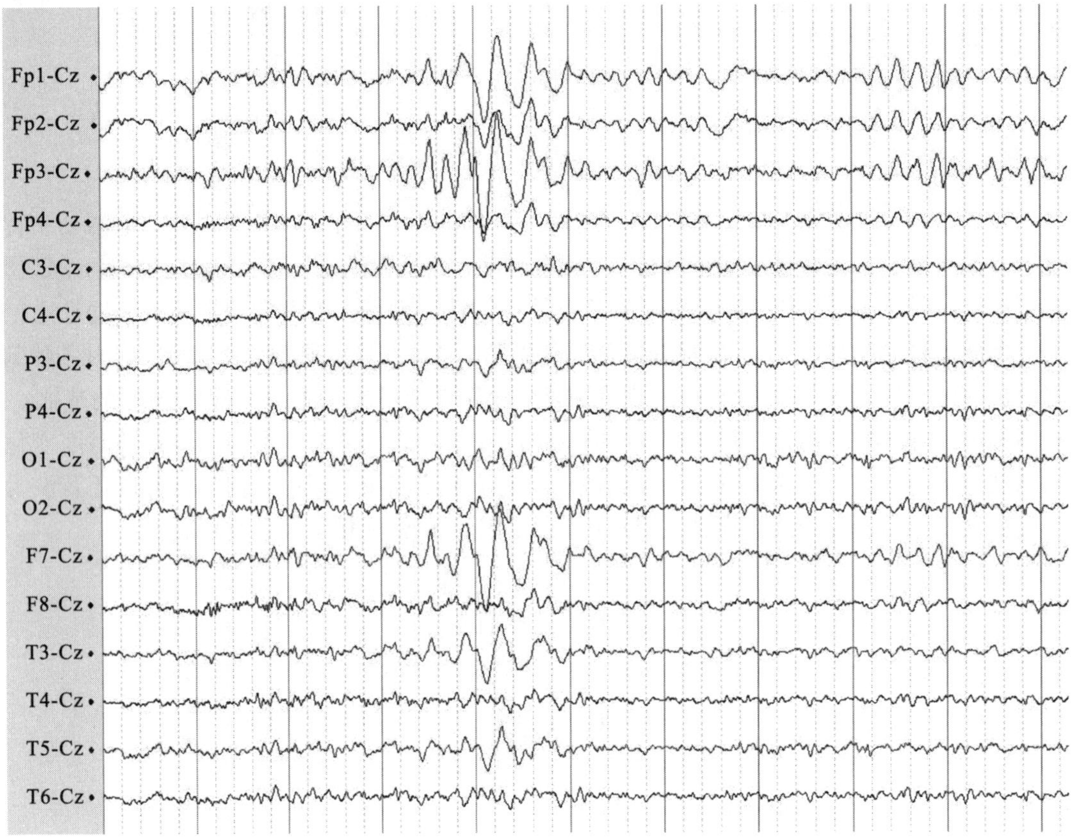

图5-8 脑电图图纸记录的脑电波形

脑电图的周期指由一个波底到下一个波底的时间间距或由一个波顶到下一个波顶的时间间距在基线上的投影，如图5-9所示，通常把单位时间内出现的正弦波波数(频率)的倒数称为平均周期，人脑电频率主要在8～12 Hz范围内。

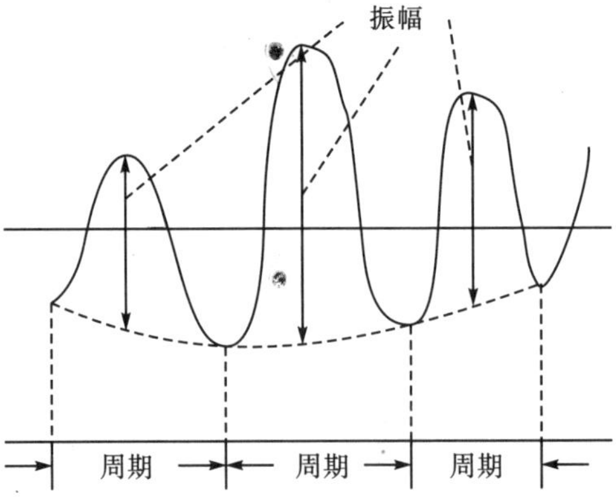

图5-9 脑电图的周期和振幅

振幅在脑电图中通常从波顶划一直线使其垂直于基线，由这条直线与前后两个波底连线的交点到波峰的距离称为脑电图的平均振幅(图 5-9)。

2. 波形

波形指在一个波的周期内电位差的变动形式，简而言之即波的形状。波形主要有单形波及复合波两种。单形波有棘波、尖波、三相波等，如图 5-10 所示；复合波有棘－慢综合波等，如图 5-11 所示。

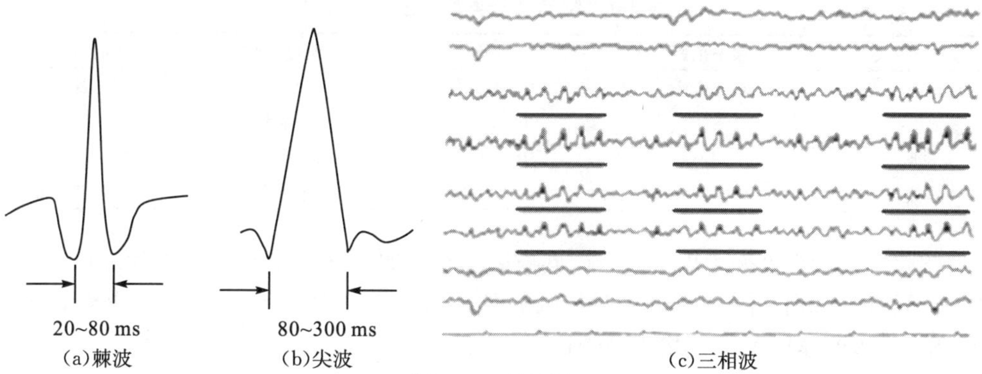

图 5-10　单形波

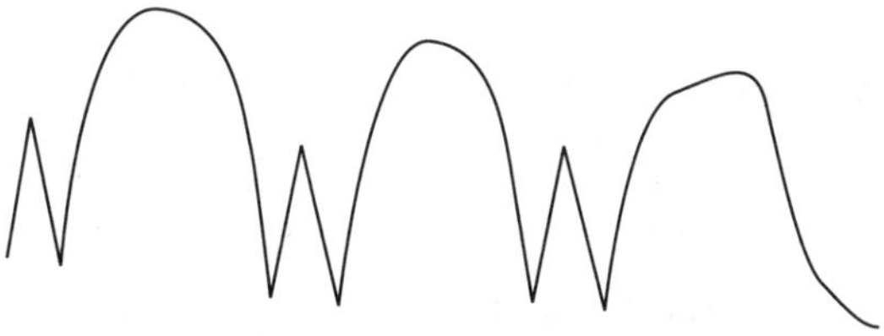

图 5-11　棘－慢综合波(尖锐的为棘波、圆滑的为慢波)

3. 位相－极性

位相即以基线为准的波幅随时间而变的相对关系，位于基线以上者称为负相，位于基线以下者称为正相。由于脑电图描记所表现的正相或负相，并非皮层电活动的真实极性，故不宜称之为阴性或阳性。另外，在记录两个部位的脑电波时，其相位差也应予以考虑。当两个波的相位相差 180°时称为相位倒转(图 5-12)。如果其相位相差为 0°，则称为同相，其相位差一般不用度数表示，而把其转换成时间轴距离，以毫秒(ms)为单位。

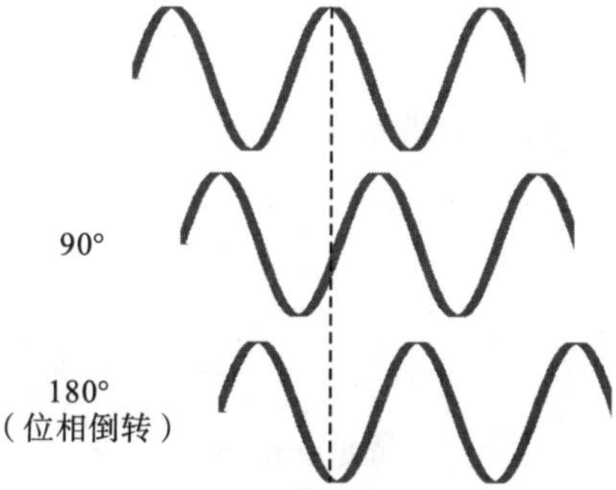

图 5-12　脑电图相位

5.3.2 脑电信号的分类

1. 脑电频带

人类脑电活动的频率在 0.5～30 Hz 间。分为若干频率组，叫做频带。用希腊字母代表，见表 5-1。

表 5-1 脑电波分类及其生理意义

脑电波分类	频率范围	振幅	明显部位	心理状态
δ 波	0.5～3Hz	20～200μV	额和颞叶	深睡
θ 波	4～7Hz	100～150μV	顶叶和颞叶	睡眠
α 波	8～13Hz	50～150μV	枕、顶叶	清醒、安静、闭目
β 波	18～30Hz	10～30μV	前中央回和额叶	皮层兴奋

这些频率的波均可见于正常人，因此就频率本身而言并无正常与否的含义，其个体差异很小。只有考虑到不同频带在头颅各区的分布及所占的百分比(指数，index)，再加波幅的差别(个体差异很大)，才能区分脑电波正常与否。

2. 脑电波生理特性

图 5-13 所示为现代脑电图学中脑电波的获取方法，由脑电活动的频带将脑电波分 α 波、β 波、θ 波和 δ 波。

(1)α 波。可在头颅枕部检测到，频率为 8～13 Hz，振幅为 20～100 μV，是节律性脑电波中最明显的波；整个皮层均可产生 α 波。α 波在清醒、安静、闭眼时即可出现，波幅由小到大，再由大到小规律性变化，呈梭状图形。

(2)β 波。在额部和颞部最为明显，频率为 14～30 Hz，振幅为 5～20 μV，是一种快波。β 波的出现一般意味着大脑比较兴奋。

(3)θ 波。频率为 4～7 Hz，振幅为 10～50 μV。在困倦时，中枢神经系统处于抑制状态时所记录的波形。

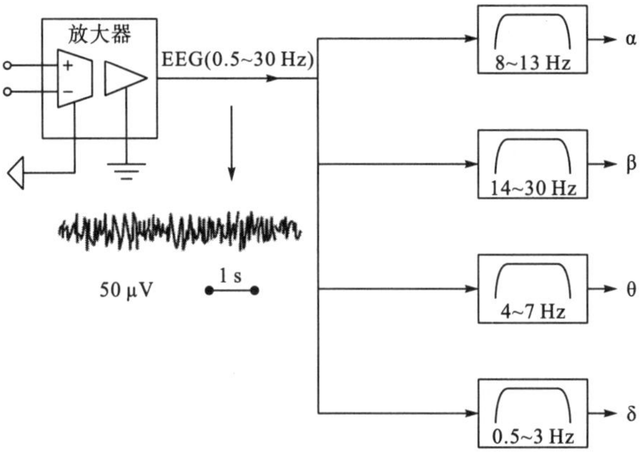

(a)脑电图测量原理

图 5-13 脑电图测量原理和其 4 种基本波形

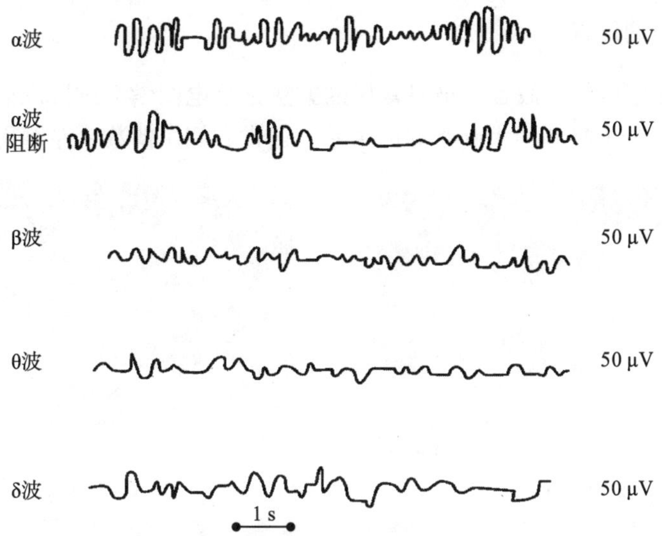

(b)脑电波的 4 种基本波形

图 5-13　续

(4)δ 波。频率为 0.5～3 Hz，振幅为 20～200 μV。在睡眠、深度麻醉、缺氧或大脑有器质性病变时出现。

其中，δ 波和 θ 波频率较低，统称慢波，清醒的正常人身上一般记录不到 δ 波和 θ 波；β 波和 γ 波属于快波。

脑电图的波形随生理情况的变化而变化。一般来说，当脑电图由高振幅的慢波变为低振幅的快波时，兴奋过程加强；反之，当脑电图由低振幅快波转化为高振幅的慢波时，则意味着抑制过程进一步发展。

成年人、儿童、老年人的脑电图均有自己的特点，清醒和睡眠时的脑电图不同。不同疾病患者的脑电图也各不相同，现代脑电图学已经建立起了正常人的脑电图诊断标准和异常脑电图诊断标准。因此，脑电图在临床诊断上有极为重要的价值。

作为一种特殊的电生理信号，脑电还具有如下几个特点：

(1)脑电信号幅度非常微弱，频率范围在 0.5～30 HZ。一般头皮脑电信号只有 50 μV 左右，超过±200 μV 的就可以看做是噪声。

(2)脑电信号具有很强的随机性，是一种多变化信号。

(3)脑电信号是非线性的。

5.3.3　脑电图的导联

1. 电极

电极是安置在头皮上用以导电的导体，通常采用银或者合金，以银电极上镀氯的氯化银电极最好。根据电极作用的不同，电极又分为多种，如皮层电极、蝶骨电极和深部电极(图 5-14)。

2. 电极的安放的位置

作为临床监测脑电图，放置电极最常用的方法是脑电图学会国际联合会的 10-20 系统（图 5-15）。为了区分电极和两大脑半球的关系，通常右侧用偶数，左侧用奇数。

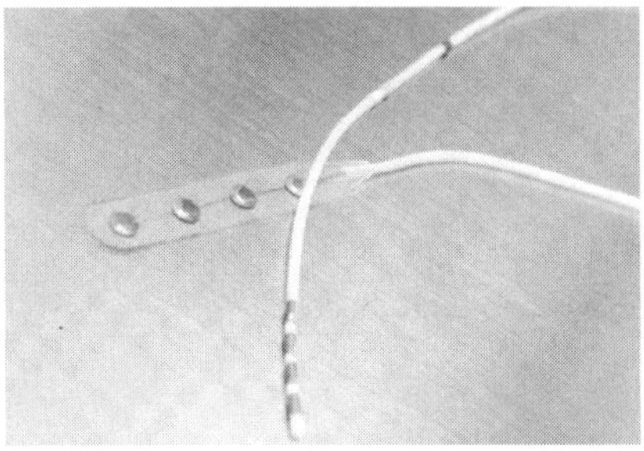

(a)皮层电极(条状)

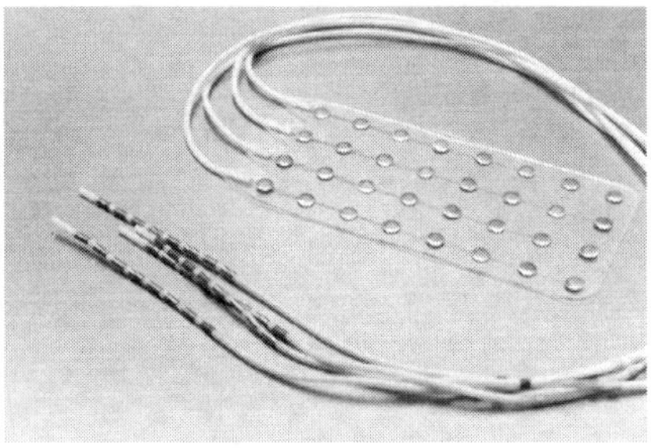

(b)皮层电极(片状)

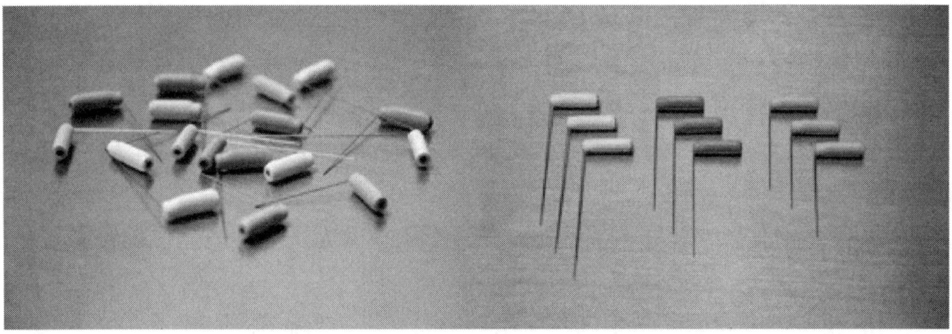

(c)蝶骨电极

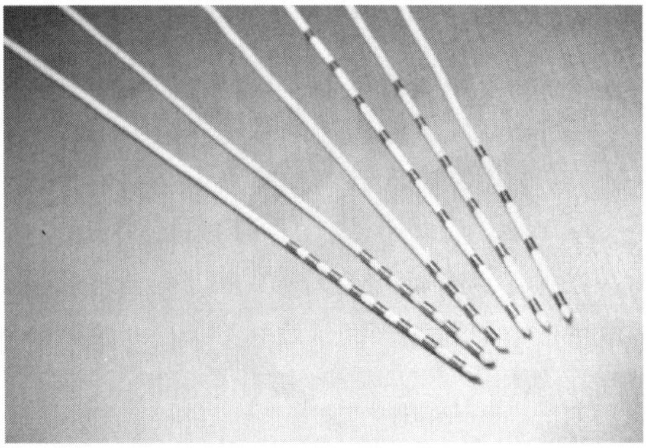

(d)深部电极

图 5-14 常用脑电测量电极

前后方向的测量是以鼻根到枕骨粗隆连成的正中线为准，将该距离十等分，按 10%、20%、20%、20%、20%、10%的顺序画好记号。在此线左右等距的相应部位定出左右前额点(F_{P1}，F_{P2})、额点(F_3，F_4)、中央点(C_3，C_4)、顶点(P_3，P_4)和枕点(O_1，O_2)，前额点的位置在鼻根上相当于鼻根至枕骨粗隆的 10%处，额点在前额点之后相当于鼻根至前额点距离的两倍即鼻根正中线距离 20%处，向后中央、顶、枕诸点的间隔均为 20%，10-20 系统电极的命名即源于此。

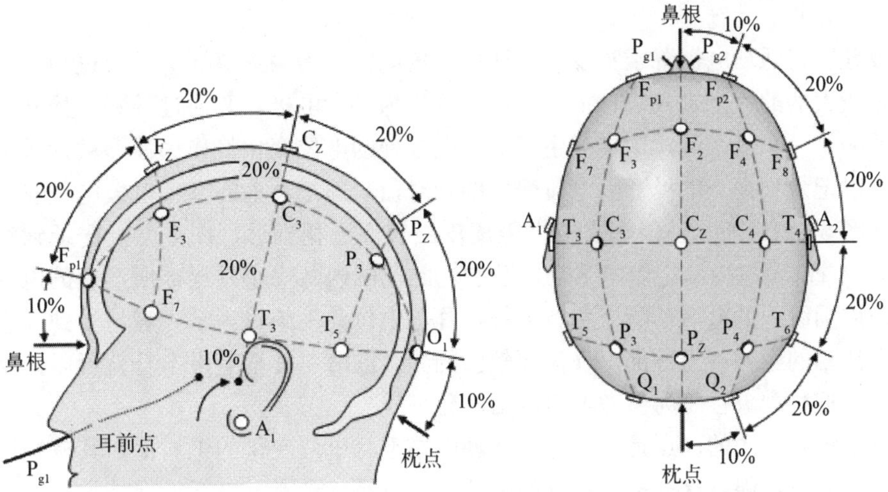

(a)头左面视图　　(b)头顶视图

图 5-15　10-20 国际标准系统电极放置法

表 5-2 归纳了国际标准 10-20 导联定位的中英文名称和电极标号。

表 5-2　10-20 电极系统电极名称匹配一览表

部位	电极代号
前额(Pre frontal lobe)	Fp_1、Fp_2
侧额(Inferior frontal lobe)	F_7、F_8
额区(Frontal lobe)	F_3、F_4、F_z
中央(Central lobe)	C_3、C_4、C_z
颞区(Temporal lobe)	T_3、T_4
后颞(Posterior temporal lobe)	T_5、T_6
顶区(Parietal lobe)	P_3、P_4、P_z
枕区(Occipital lobe)	O_1、O_2
耳(Auricular)	A_1、A_2

3. 电极导联法

在电极导联方式上，主要有两种方法：单极导联方法(使用无关电极也称参考电极)和双极导联方法(不使用无关电极而使用活动电极)(图 5-16)。其中，无关电极或参考电极是指置于电位为零部位的电极，置于电位不为零的头皮等部位的电极称为作用电极。

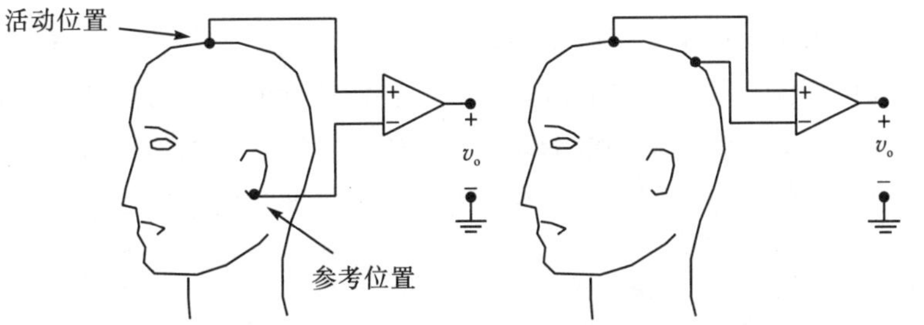

(a)单极导联　　(b)双极导联

图 5-16　电极导联示意图

1)单极导联

单极导联将活动电极置于头皮上，即把头皮电极作为探查电极，并通过导联选择开关接至前置放大器的一个输入端；把同侧的耳垂作为参考电极，并通过导联选择开关接至前置放大器的另一个输入端，这样产生于活动电极处的电位变化将作为波形被记录下来。单极导联可以记录到探查电极下脑电位变化的绝对值，即把耳垂的参考电极电位看做相对零电位，如图 5-16(a)所示。但头皮电极距离皮层表面还相当远，探查电极记录到的是电极下直径 3~4 cm 范围内脑组织电活动的总和，此范围内某一小的局部所产生的电活动，就有可能被周围组织的电活动所掩盖。另外，耳垂电位并不绝对为零，容易受到耳垂附近脑的颞部电活动的影响；当颞部出现振幅较大的异常波时，耳垂电极本身就可以记录到这个异常电位，这种现象称之为参考电极的活动化。

这种单极导联法的优点是，能记录活动电极下脑电位变化的绝对值，其波幅较高且较稳定，异常波较局限，这有利于病灶的定位。缺点是，参考电极不能保持零电位，易混进其他生物电干扰。例如，当振幅大的异常波出现于颞部时，耳垂电极由于靠近颞部而受其电场的影响，这样有可能记录到与颞部电位数值相近的异常电位。

2)双极导联

双极导联法是把两个电极安放在两个皮层，不使用无关电极，只使用头皮上的两个活动电极，如图 5-16(b)所示。两个电极相距约为 3 cm，不需连接地线，这样记录下来的脑电活动是两个电极部位脑电变化的差值。

其优点表现在，使用差值变化，可以大大减小干扰，并可排除无关电极引起的误差，能够准确定位。双极导联对于某一电极下面有局部病灶产生的局部电活动，则能够比单极导联方式更突出地显现出来。双极导联适合记录局部性异常波，并能消除无关电极活动化所造成的误差。但是，双极导联不适合测量电极间距离很小(如 3 cm 以内)的情况，距离小使记录的波幅较低，将来自较大范围的脑电位视为共模信号，结果电位差值互相抵消。所以，两电极的距离应为 3~6 cm。

最后需要指出，利用脑电图定位病灶和诊断病情，并非只由一对电极来实现，而是要用多对电极(多个导联)，根据不同的情况和要求，连接成不同的方式，记录多个波形，分析这多个波形的基本特征和相互联系才能完成病灶定位和疾病诊断。这就要求脑电图机有多个放大器和记录器，一般有 8 导联、16 导联、32 导联，甚至更多导联。

5.4 脑的自发电位测量

从头皮或皮层引出和记录的因脑细胞群自发活动，而产生的连续电活动，称为脑的自发电位。自发电位所描记的不是正弦波，而是一种非线性的正弦形曲线，常常是许多神经细胞突触后电位叠加的产物。这种电活动与感觉输入无特殊的相关，自发电位一般通过脑电图机进行记录。供临床诊断和神经生理研究，诸如诊断颅内占位性病变、癫痫、针麻观察及从事航空神经生理研究等。

5.4.1　脑电图机结构

脑电图机是用来测量脑电信号的生物电子放大器，一种描记大脑生物电的电子仪器，可将微弱的脑电活动信号进行不失真放大，并记录下来。图 5-17 所示为一个典型的数字脑电图机。脑电图机的典型结构框图如图 5-18 所示，由输入、放大、记录、电源和辅助等功能部分组成。

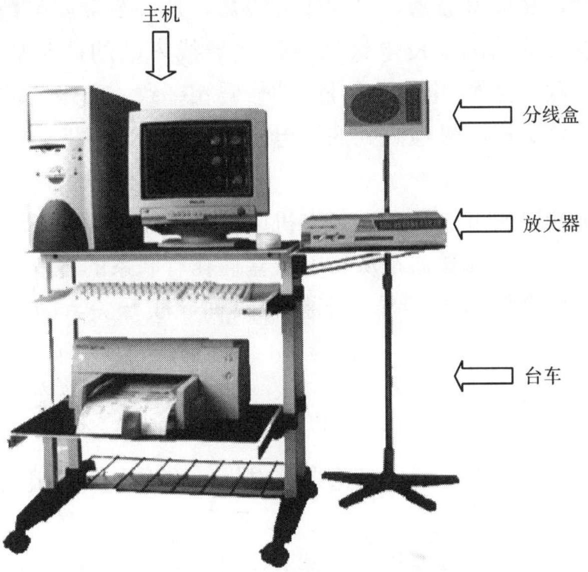

图 5-17　脑电图机结构实物图

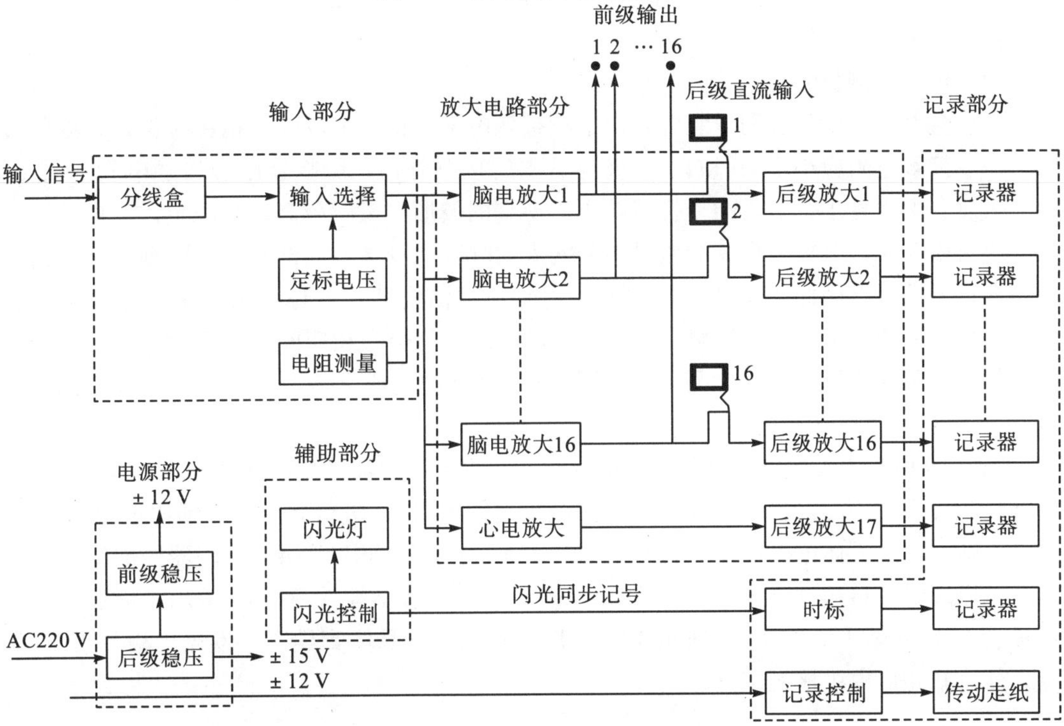

图 5-18　脑电图机的典型结构框图

1. 输入部分

输入部分具体包括以下几个部分：电极盒、导联选择器、标准电压信号发生装置和电极电阻测定等装置。

1）电极盒

脑电信号是由若干个头部电极从统一规定的部位引出，引出的电极线有若干根。因此经常采用中间接线盒，又称电极盒，也称作分线盒，是一个金属屏蔽盒，壳体接地。盒上有许多插孔、安放在人脑部的头皮电极通过连接导线末端的插头插入电极盒相应的插孔中，插孔的号码与导联选择器(电极选择器)的号码相一致。电极盒的信号连接电缆与脑电图机的放大器相连，将头皮电极检测到的脑电信号进行传送(图 5-17)。

2）导联选择器

脑电信号由电极拾取通过电极盒送到主机以后，还需经导联选择器才能分别送入相应的各放大器进行放大。导联选择器是从与电极盒插孔有联系的多个头皮电极中任意选出一对儿连接到放大器的两个输入端。导联选择有两种导联开关，固定导联开关和自由导联开关。

固定导联是由厂家设定，一般有 4～7 种，每种导联的电极连接方式已在机器内部设定好，可以直接进行测量。

自由导联由用户自己设定，可任意选择脑电极的连接方式。组成所需要的导联输入各放大器。

脑电图机上有时还设有耳垂电极选择器。把耳垂电极插在电极盒固定的号码插孔上，通过耳垂电极选择器，可使左右耳垂电极连接在一起，或连在一起并接地。此外，也可选择在左耳接地或右耳接式。

3）电极阻抗测量装置

电极盒带有电极阻抗测量装置，以估测接触电阻，提示采取改进措施来保证良好的接触。一般接触电阻应小于 50 kΩ，电极与头皮的接触好坏，影响着电极接触电阻的大小。电极—皮肤电阻越小，引入的干扰就越小，得到的波形质量就越高、越稳定。当电极与头皮的接触松动时，电极与头皮的接触会随病人的呼吸或身体、面部动作而改变，将导致脑电图的伪差波形。因此，如果超过此值，则必须清洁皮肤，处理电极和采用更好的电极膏。如果某一道的电极皮肤接触电阻超过了 50 kΩ，就会有相应的显示指示，提示对电极进行处理。可用直流电作为检测电极电阻的电源(干电池或交流电经过整流后提供的直流电)，也可用交流电作为电源。

图 5-19 所示为头皮电极电阻测试的原理图。多谐振荡器输出的脉冲电压经电阻 R_1 和 R_2 分压后，又由 R_3 经模拟开关与人体两电极之间电阻 Z_c 进行分压，加到比较器 A_1 的同向输入端。如果人体电极接触电阻较大($Z_c \geqslant 50$ kΩ)，则分压后加入比较器同向输入端的脉冲电压瞬时值将超过反向输入端的基准电压，此时比较器 A_1 翻转，输出正向脉冲，经二极管 VD_1 和电阻 R_8、R_9 加到晶体管 VT_1 的基极上，晶体管导通，发光二极管 LED 闪亮，便可知相应电极接触不良。

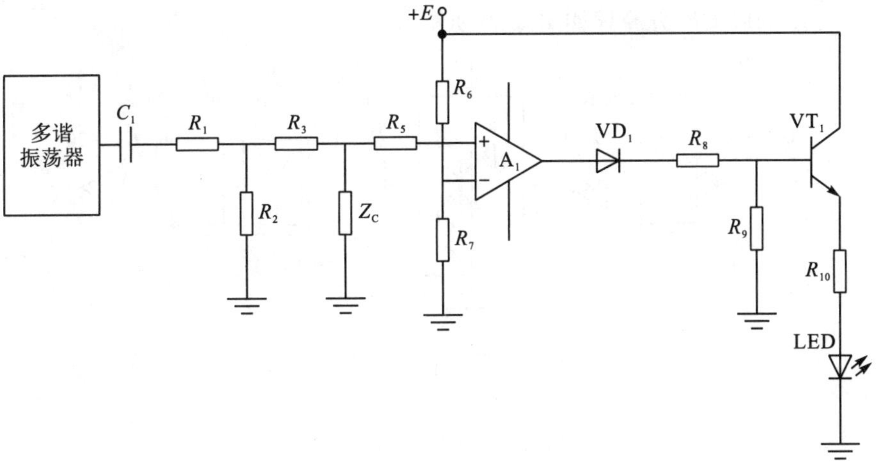

图 5-19　头皮电极电阻测试的原理图

4)标准电压信号发生装置

脑电图机在描记脑电图之前需要进行定标，使各道描记笔的灵敏度相同。这样才能对以后所描记的各个部位脑电图的幅度进行测定和相互比较。因此每个脑电图机都设置标准电压信号发生装置，与心电图机的 1 mV 定标电压相比，有多个幅值和多种波形(方波和正弦波)。

标准电压信号的产生类似于心电图机的 l mV 定标电压，由输入电压经电阻分压器后，可获得 1 mV、500 μV、200 μV、100 μV、50 μV、20 μV 的各级电压，通过标准电压开关输送到放大器的输入端。该装置的输入电压可以由稳压电源供给，也可以由干电池供电与电阻分压器产生直流定标电压，但干电池随着时间的延长。电压会降低，所以要注意及时更换。

2. 放大电路部分

图 5-17 显示的放大电路部分，是脑电图机的核心，包括前置放大器、增益调节器、时间常数调节器、高频滤波器、后级电压放大器、功率放大器。

脑电放大器的工作原理与心电放大器基本相同，但由于脑电信号的幅值范围为 10～200 μV，比标准心电信号小两个数量级，因此要求的放大增益要高得多。由于信号太微弱，同样大小的共模电压对脑电检测将会造成更为严重的影响，因此要求脑电放大器有更高的共模抑制比。由于脑电电极比心电电极要小得多，因此具有较高的信号源阻抗，这就要求脑电放大器有更高的输入阻抗。

因此，放大电路设计要求主要有以下几点：

(1)灵敏度：2～50 μV/div。

(2)带宽：DC～150 Hz。

(3)输入阻抗：≥200 MΩ。

(4)共模抑制比：≥80 dB。

(5)系统噪声：≤5 μVrms。

(6)头皮电极接触阻抗：≤5 kΩ。

因此，一般的放大部分原理如图 5-20 所示。

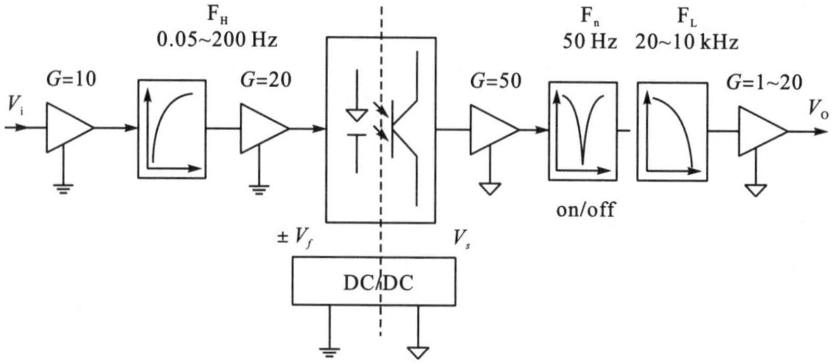

图 5-20 生理放大器原理图

1)前级电压放大电路

前级电压放大器多采用结型场效应管构成的差分式放大器，提高电路的输入阻抗和共模抑制比。

2)增益调节器

调节放大倍数的装置，也就是用来调节脑电图机灵敏度的装置，它包括三个部分：增益粗调、增益细调和总增益调节。

各道的增益粗调设置在前级放大器之后，由分压电阻网络及开关组成，通过改变后级放大器接受前级放大器输出电压的比例，实现增益的调节。

各道的增益细调设置在后级放大器的负反馈回路中，通过电位器改变后级放大器的电压放大倍数，可以实现连续调节。

总增益调节设置在后级放大器的输入端，它对各道放大器的放大倍数能够同时进行控制。总增益控制主要在下列两种情况下使用：整个脑电波波幅过低无法阅读，需要将各道增益同时增大；描记当中突然出现异常高波幅波，描记笔偏转受阻，需要将各道增益同时衰减。

3)时间常数调节器

脑电图机的前级放大器各级之间，以及前级放大器与后级放大器之间，采用的都是阻容耦合，它不能放大直流信号，对低频信号有较大的衰减。所以，要考虑这种放大器对阶跃信号的过渡特性，以及对低频正弦信号的频率特性。脑电图机的时间常数，就是用来反映放大器的过渡特性和低频响应性能的参数。其值越大，表明放大器的下限频率越低，越有利于记录慢波；时间常数越小，对低频信号衰减作用增强，起到了低频滤波器的作用，有利于记录快波。脑电图机时间常数一般包括 0.1 s、0.3 s、1.0 s 三档，通常使用 0.3s。时间常数调节器是改变放大器频率响应的低频段特性曲线，关系到低频衰减，属于低频滤波器。

4)高频滤波器

高频滤波器是改变放大器频率相应的高频段特性曲线，关系到高频衰减，通常分为 15 Hz、30 Hz、60 Hz 或 75 Hz 和“关”四档，记录脑电时选 60 Hz 或 75 Hz，记录心电时选“关”。

5)后级电压放大器

前级放大电路的输出信号经过时间常数、高频滤波、增益调节等调节网络处理后，还需进入后级放大电路进一步增幅。前组电压放大器和后组电压放大器合称前置放大电路，输出电压幅度应能驱动末级功率放大器输出足够大的功率。

6)功率放大电路

脑电信号经前置放大，高、低通滤波器，最后加到功率放大器，以推动记录器偏转。把脑电记录到磁带上，有的还可以输出到计算机进行处理后再送回主机进行记录。功率放大电路部分应设有数据输入及输出插口。

功率放大电路还可通过记录器的速率反馈线圈引入负反馈，改变记录器的阻尼，同时引进电流负反馈，用来减少记录器线圈电阻的变化对于记录灵敏度的影响。例如，当线圈发热时其电阻加大，线圈电流减少，描记笔的摆幅就要变小，由于电流负反馈的存在。随着负反馈信号的减小，功率放大器输出电压将增大，弥补一些线圈电流的损失，使得描记笔的摆幅下降甚微。

3. 记录装置

脑电图机的记录方式与心电图的记录相比，要丰富得多，有记录笔通过记录纸记录、磁带记录、计算机存储记录，还有较复杂的拍摄记录等。记录装置的作用是记录并直观显示，较高级的新型脑电图机可同时设有几种记录方式，目前常用的仍然是笔式记录。

由于导联数较多，而且为了观察脑电场分布的对称情况和瞬时变化，一般要求进行同步记录。因此，必须有多通道的放大器和记录器同时工作，常见的有 8 导联、16 导联、32 导联等。另外为了便于分析各导联脑电信号波形之间的相互联系，机器内设置了时钟信号和定标信号。

4. 电源部分

电源部分提供稳定的工作电源。脑电图机的各部分电路均以稳压电源供电，以减小电网电压波动和温度变化对电子电路工作状态的影响，这是保证整机能够正常工作的基础。脑电图机一般有多组直流稳压电源，供给电路各部分。

5. 辅助部分

辅助部分为了测量脑电诱发电位，包括视觉诱发电位、听觉诱发电位、体感诱发电位，它们分别由光刺激、声刺激、躯体感觉刺激引起。目前，大部分脑电图机都配有光刺激器、声刺激器等辅助部分，此部分将在 5.5.2 节详细介绍。

5.4.2　脑电图机的性能指标

脑电图机所记录的脑电图应能真实地反映人体脑神经生物电活动的状态，以便使医务人员做出正确的诊断与治疗。脑电图机性能的优劣，取决于几项主要技术参数。下面简单介绍脑电图机技术指标。

1. 最大灵敏度

脑电图机的灵敏度是指输入一定数值的电压以后，记录笔偏转的幅度。与放大器电压放大倍数直接相关。由于脑电信号较复杂，幅度变化范围很大，所以一般脑电图机设有多个增益档，如 1/4、1/2、$1/\sqrt{2}$、1、$\sqrt{2}$、4、10 等，而且各道同时转换。

测量最大灵敏度时将增益控制器都调到最大，选择某一档的定标电压，观察记录笔的偏转幅度，例如输入 10 μV 的方波定标电压，在灵敏度为 10 mm/μV 档，记录笔偏转幅度应在 10 mm。

2. 噪声电平

噪声电平是指整机电路自身产生的噪声折合到放大器输入端的等效值，一般脑电图机的噪声指标为 2～3 μV。当有噪声存在时，记录笔的笔迹会有微小的抖动。噪声电平会随着正常的脑电信号一同放大，当其达到一定数值时，会掩盖脑电信号，引起脑电图记录的误差。

测试时，应将时间常数置于最小挡，一般取 0.3 s；滤波置于 60 Hz，使频带最宽；走纸速度置于 30 mm/s 或 15 mm/s；定标电压选 10 μV，灵敏度置 10 mm/10 μV；调整记录笔偏转幅度至 10 mm(调节增益细调)，记录波形，然后观察其抖动幅度范围。若最大抖幅小于 2～3 mm，便是合乎要求的。

3. 时间常数

脑电图机的时间常数与心电图机的时间常数含义和测试方法都相同，时间常数这一指标反映了脑电图机的低频性能。使用某一档的方波定标电压信号，在放大器输入端加入一阶跃变化的信号，放大器各级间的阻容耦合部分就有一个充放电的过程。记录笔先是有一个大的摆幅，然后随着时间的延长，其偏转幅度逐渐降低，出现一个类似于电容放电的波形。当记录幅度从 100%降到 37%时，所走过的时间即为仪器的时间常数。

检测时，将脑电图机的滤波选为 60 Hz，走纸速度任选(如 30 mm/s)，选定某一挡定标电压(如 50 μV)，调节增益使记录笔的记录幅度达到 10 mm，时间常数任选一挡(如 0.3 s)。测量时使用手动定标记录波形，选择方波定标信号，按下定标键并持续一段时间，直至记录笔记录幅度低于 37%以下再松开，记录纸上会得到如图 5-21 所示波形。

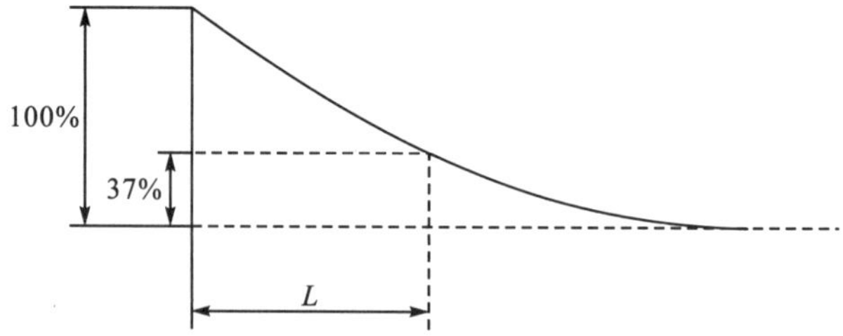

图 5-21 测量时间常数记录波形

在记录纸上测量幅度由 10 mm 下降至 3.7 mm 之间的横向走纸距离 L，根据所选取的走纸速度 v 来求出时间常数 τ，即 $\tau = L/v$。

4. 共模抑制比

共模抑制比反映了脑电图机的抗干扰能力。检测共模抑制比时，首先调节好差模电压增益，即校正灵敏度。方法是选定 50 μV 挡的定标电压，调节放大器增益，使记录波形幅度达到 10 mm。保持这一灵敏度不变，把定标电压开关旋转到平衡位置，即放大器输入 50 mV 的共模信号，记录此时的波形幅度，即可计算出共模增益，差模增益与共模增益之比即共模抑制比。

如果此时记录的共模信号幅度为 1 mm，则共模抑制比为

$$\frac{10\ \mathrm{mm}/50\ \mu\mathrm{V}}{1\ \mathrm{mm}/50\ \mathrm{mV}}=10^4\text{，即 }80\ \mathrm{dB} \tag{5-1}$$

脑电图机的共模抑制比要求不小于 80 dB，即各道记录笔偏转幅度小于 1 mm 即算合格。

5. 阻尼

记录器的活动部分在转动过程中所遇到的阻力即为阻尼。在脑电图的记录中要求有适当的阻尼，阻尼不足或过大都可影响记录器的频率响应，从而产生波形失真。

检测方法：将脑电图机时间常数选为 0.3 s 或 1.0 s，关断滤波器，选用 50 μV 的方波定标电压，调节增益灵敏度，使记录幅度达到 10 mm。记录波形，矩形波上升或下降的过冲量不超过 5%，即波形幅度不超过 10.5 mm，说明阻尼适中。若过冲量超过此值，说明频响范围太宽，矩形波高频分量多，属于欠阻尼状态。若矩形波上升或下降沿出现了圆角，说明频带过窄，高频分量衰减过大，属于阻尼过度状态。三种情况下的定标波形如图 5-22所示。

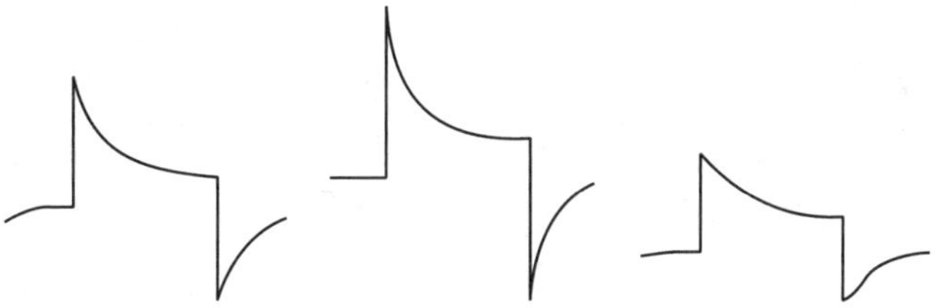

(a)阻尼适中　(b)欠阻尼　(c)过阻尼

图 5-22　三种情况下的定标波形

6. 滤波

脑电图机的滤波指的是高频滤波，用来改变放大通道的高频特性。滤掉不需要的高频信号，如肌电干扰、环境的高频干扰等，以达到良好的描记效果。

检测方法：将时间常数选为 0.3 s 或 1.0 s，走纸速度为 30 mm/s，定标电压为50 μV，调节增益使记录幅度为 10 mm。首先使滤波器处于关断位置，观察正常阻尼时记录的波形。以此为标准，分别将滤波器开关置于 60 Hz、30 Hz、15 Hz，随着频带的变窄，高频分量逐步衰减，矩形波前后沿逐渐由尖角变为圆角。这是正常的变化。不同滤波频率下矩形波的变化趋势如图 5-23 所示。

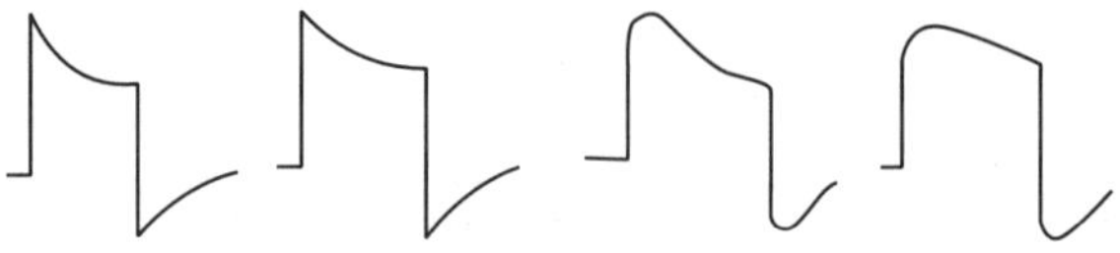

图 5-23 不同滤波频率下矩形波的变化趋势

7. 频率响应

输入相同幅值的信号时，输出波形的幅值随输入信号频率变化而变化的曲线，主要取决于脑电放大器和记录器的频响性能，其中记录器的频响影响更大。

检测方法：滤波器关断，时间常数取 0.3 s，定标电压选 100 μV、10 Hz 的正弦波信号，调节灵敏度，使记录波形幅度为 10 mm。观察记录波形，调节记录笔阻尼，使之处于适中状态。然后，改变正弦波的频率，检测不同频率下所记录的波形幅度，即可得出频率响应曲线。要求正弦波记录幅度变化不超过 10%，即误差不大于 1 mm。

8. 线性

脑电图机的线性也有两种含义：

(1)移位的非线性。记录笔在规定的偏转范围内，处于不同的记录位置，当输入相同幅值的信号，记录笔在不同位置处记录波形幅度的变化。如果脑电图机线性良好，不同位置处记录波形的幅度误差应小于 10%，否则即是线性较差，将会导致脑电信号记录的失真。

(2)测量电压的线性。脑电图机的输入信号与输出信号之间所具有的线性关系，即在脑电图机的设置不变的情况下，改变输入信号的幅度，记录波形的幅度应随之改变，而且应满足线性关系。

9. 灵敏阈

脑电图机所能记录的最小信号的幅度称为灵敏阈。

检测方法：首先给脑电图机加 100 μV 的定标电压信号，设定好时间常数、阻尼、增益等各项参数，使描记波形幅度为 10 mm。然后将定标电压的幅值减小为 20 μV，调节增益的档级为原来的 1/4，此时要求记录波形应有可以观察到的 0.5 mm 的波动。

10. 放大器的对称性

脑电图机对于幅值相同的正、负信号的放大倍数应该相等。通常把脑电图机放大器对等幅正、负信号的放大倍数的比值，称为脑电图机的对称性。

检测方法：将灵敏度选择为 5 mm/50 μV，利用手动定标打出定标电压波形。当按下定标电压按钮时，记录笔向上绘出波形后不要松开，待记录笔返回到原来基线位置时再放手。于是记录笔又向下绘出波形，待又回到基线位置时停止走纸。测出上、下波形的幅值即可算出对称性。同理可检测记录笔处于不同位置时的对称性。

5.4.3　典型的脑电图机

目前，临床使用的脑电图机型号较多，图 5-24 所示为一种类型的走纸型脑电图机。它采用传统的走纸方法描记脑电波形，脑电使用记录笔画在纸上，有 16 条记录通道+1 路标记行，每条通道记录头上某一部分的脑电波。

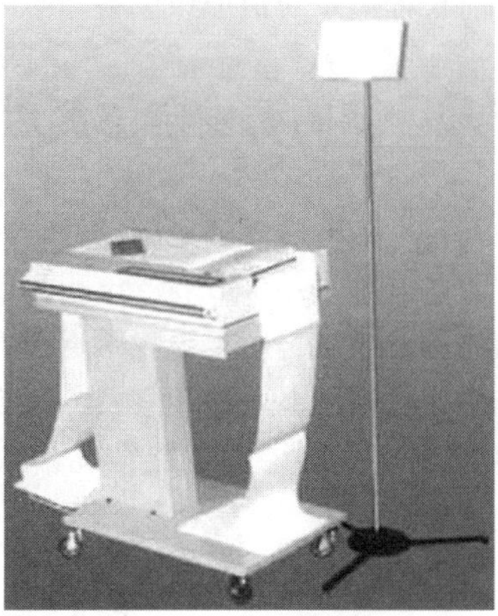

图 5-24　走纸型脑电图机

随着计算机技术的不断发展，采用计算机控制，数字显示的全自动化脑电图机逐渐开始取代传统的走纸型脑电图机。图 5-25 所示为一种全自动化脑电图机，它具有以下性能：

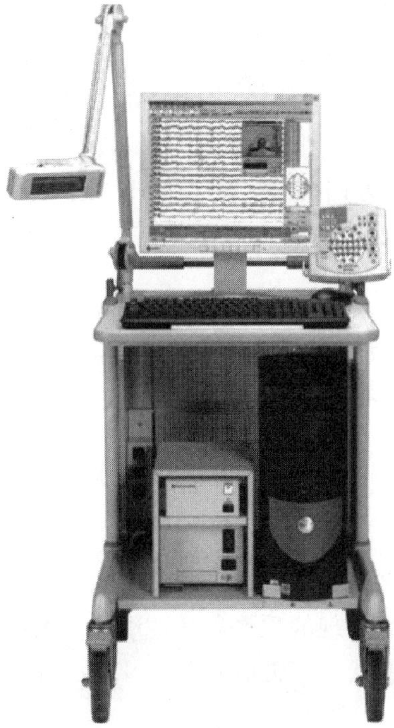

图 5-25　全自动化脑电图机

(1)该脑电图机是基于 Windows 操作系统，集高稳定性、易操作性和高保真性的高级脑电图机。它拥有 DSA 趋势图分析，高性能、低噪声及高速 USB 接入技术的电极输入放大器。

(2)该脑电图机具有极强的升级能力，可选购睡眠专用输入盒、全数字化视频记录系统、地形图、尖波自动检出、偶极子定位等系统。

(3)该脑电图机具有无线同步视频记录系统，运用高级的网络远距离传送技术，实现全息同步视频动态记录，是目前长程记录的最理想设备。

5.5 脑的诱发电位测量

脑电测量在临床上除了检测自发脑电信号脑电图以外，还可用刺激的方法引起大脑皮层局部区域电活动，称为脑的诱发电位(evoked potential，EP)，通常是在与刺激感觉通道相对应的感知部位测得。脑的诱发电位是用于寻找感觉投射部位的重要方法，在研究皮层功能定位方面起着重要的作用。在临床上通过观察及分析脑诱发电位的变化，可以了解各种感觉通路及皮层各代表区甚至整个皮层的技能情况，从而应用于神经、中枢疾患的诊断。

5.5.1 诱发电位特性

诱发电位很弱，幅度为 0.1～10 μV。由于皮层随时产生自发脑电波，诱发电位出现在自发脑电波的背景上面。而头皮脑电波幅度为 2～100μV，所以诱发电位完全被自发脑电所淹没。

1. 诱发电位的极性和命名

1)电位的极性

根据波形在基线上偏转的方向确定，向上为 N 波(负相波)，波形向下为 P 波(正相波)，如图 5-26 所示。

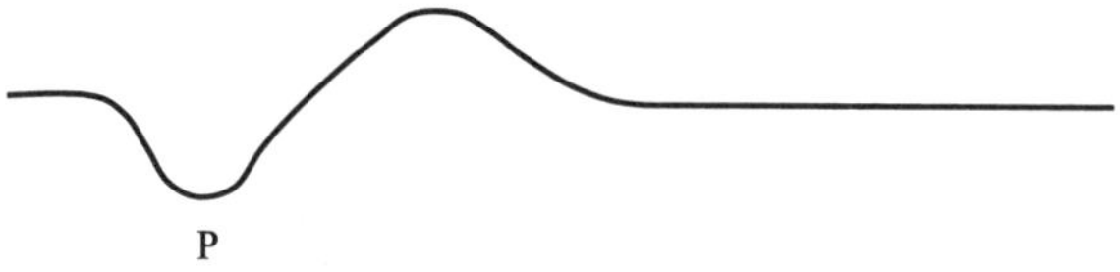

图 5-26 诱发电位的极性

2)电位的命名

(1)以电位出现的顺序命名：脑干所觉诱发电位的 I～V 波。

(2)以波形组成极性和先后出现的顺序命名，用数字表示：P1、N1、P2、N2。

(3)以极性和健康人平均潜伏期正常值命名：N75、P100、N145；P14、N20 等。

3)波形成分的测量

(1)潜伏期(potential latency，PL)，指对刺激和诱发电位波形上的某一特定点之间的时间，以峰顶点为测量点，以 ms 表示，神经冲动从刺激部位至该波峰发生源所需得传递时间。与感觉通路的长度、突触数目、神经传导速度有关。图 5-27 所示为 P100 波的潜伏期示意图。

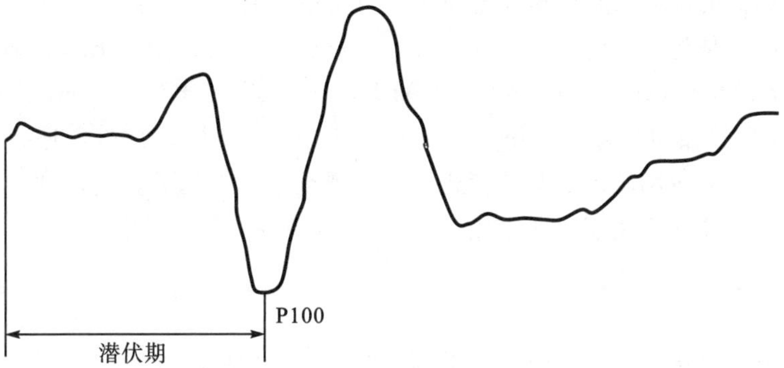

图 5-27　P100 波的潜伏期示意图

(2)波幅，即某一波形的电压值，以 μV 表示。

(3)峰间期(interpeak potential latency，IPL)，即两个或两个以上波峰之间的时间，以 ms 表示。它代表各部位之间的传导时间，如脑干听觉诱发电位中的 I-Ⅲ、Ⅲ-V、I-V。

2. 诱发电位提取技术

目前在临床测量中，对诱发电位的提取主要依靠平均技术。平均技术的理论依据是，诱发电位与刺激有锁时关系，而背景噪声与刺激无特定时间关系，这样经过多次叠加，与刺激无关的噪声逐渐衰减，而与刺激有锁时关系的信号以代数和的方式逐渐增大，最后将叠加总和除以叠加次数得到诱发电位。这就是平均叠加技术，简称为平均技术。

设每一次刺激后所记录到的信号为 $X_i(t)$包含信号和随机噪声，则

$$X_i(t) = S(t) + N_i(t) \qquad (i = 1,2,\cdots,M; 0 \leqslant t \leqslant T) \tag{5-2}$$

式中，$X_i(t)$为第 i 次刺激后记录信号；$S(t)$为诱发电位信号；$N_i(t)$为随机噪声。因为通常采用数字计算机处理，式(5-2)的数字化表达为

$$X_i(n) = S(n) + N_i(n) \qquad (i = 1,2,\cdots,M; n = 1,2,\cdots,N) \tag{5-3}$$

式中，变量 $N_i(n)$为随机噪声；括号中的 n 为该次记录中的第 n 个样本；N 表示每次记录取的样本总数。经过相干平均，$S(n)$的估计值为

$$S(n) = \frac{1}{M}\sum_{i=1}^{N} x_{\mathrm{i}}(n) = S(n) + \frac{1}{M}\sum_{i=1}^{N} \mathrm{N}_{\mathrm{i}}(n) \tag{5-4}$$

如果假定 $\mathrm{N}_{\mathrm{i}}(n)$为平稳随机噪声，其均值为 0，方差为 4，则 M 次相干平均后，信噪比提高 $\sqrt{M}$ 倍。例如，通过接在颅顶和乳突的电极记录听觉诱发电位，经过 256 次刺激和叠加后，可以得到图形清晰的听觉诱发电位波形。平均技术的刺激次数多，得到图形清晰平滑，但是缺少了快速变化的信息。采用数字滤波技术减少平均次数一直在研究中。

5.5.2　诱发电位类型

根据刺激形式的不同，脑电诱发电位主要分为以下几类：视觉诱发电位(visual evoked potential，VEP)、体感诱发电位(somatosensory evoked potential，SEP)、脑干听觉诱发电位(brainstem auditory evoked potential，BAEP)、嗅觉诱发电位(olfactory evoked potential，OEP)、味觉诱发电位(gustatory evoked potential，GEP)。此外，还有一些其他的刺激形式。目前，临床应用较多的刺激形式只限于视觉、体感和听觉这三种。其他刺激形式由于技术原因还不能广泛用于临床应用。

1. 视觉诱发电位

视觉诱发电位是指对视网膜给予视觉刺激时，在头皮枕叶部所记录到的由视觉通路产生的电位变化。

1)传导通路

自视神经束纤维的50%在视交叉部交叉到对侧，交叉的纤维终止在对侧的外侧膝状体。自外侧膝状体发出的纤维称为视放射，投射到枕叶皮层(原始视觉区或纹状区)(图5-28)。

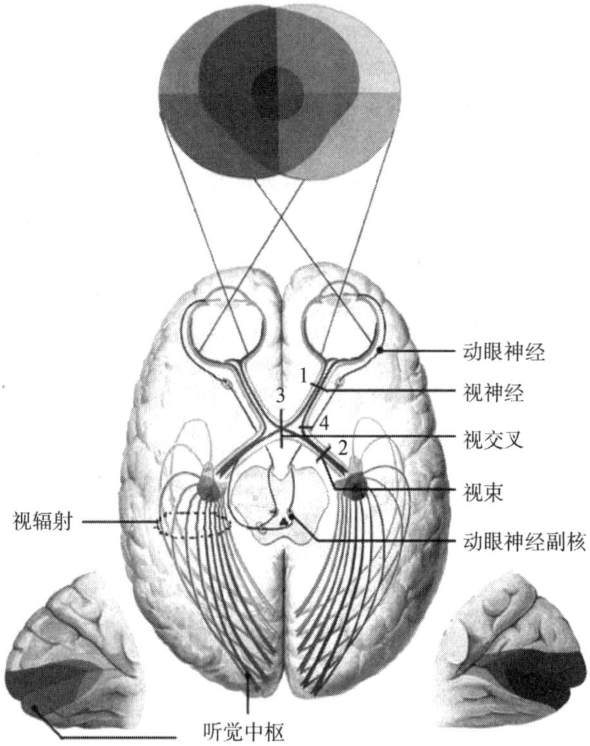

图5-28　视觉传导通路

2)刺激形式

记录电极置于图5-15所示的10-20导联系统的O_2，参考电极可置于C_z或FP_2。目前临床上应用最普遍的诱发方法是棋盘格翻转。全视野模式刺激时，屏幕和受试者眼的距离一般大于 70 cm。图案对比度多用 80%～90%，棋盘格大小是视角 30°，边长为 6 mm。视觉诱发电位幅度范围为 1～20 μV，带宽为 1～300 Hz(图 5-29)。刺激频率为 1～2 Hz，分析时间多选用 300 ms(可选择范围 200～500 ms)。

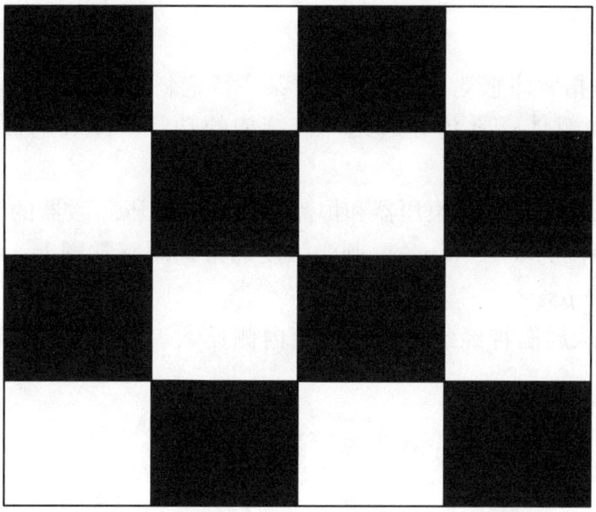

图 5-29　VEP 刺激图案

3)波形分析

从 O_2 记录到的典型翻转视觉诱发电位是由一个三相复合波组成的波形，如图 5-30 所示。中间的 P100 最明显和稳定，变异极小，能在所有健康人记录到。

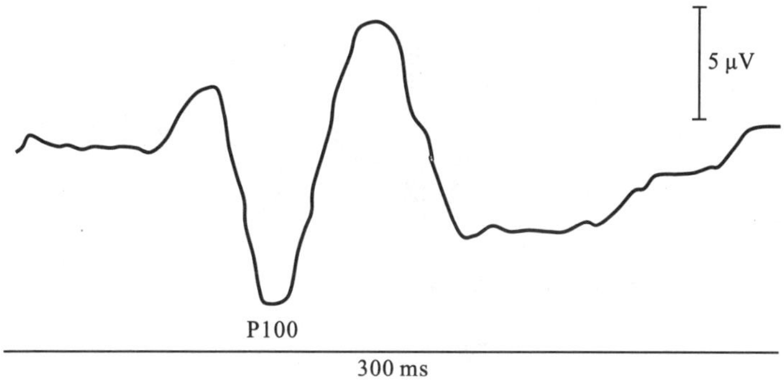

图 5-30　视觉诱发电位波形

4)临床应用

目前视觉诱发电位已用于多发性脑硬化、外周神经伤害、神经病等的诊断。

(1)视神经炎和球后视神经炎，在急性期视敏度急剧下降，视觉诱发电位的波幅也相应减低。当视敏度下降到眼前指数或仅有光感时，视觉诱发电位不能引出。以后随视敏度恢复，视觉诱发电位波幅渐正常，其恢复与视敏度好转相平行。最突出的症状是 P100 潜伏期延长，且与视敏度无关，P100 延长可持续多年。

(2)多发性硬化，视觉诱发电位的异常率较高，P100 潜伏期延长。可能超过正常均值的 10～30 ms，个别甚至可超过正常均值 100 ms。也可合并有波幅减低及 P100 时程延长。

(3)视神经或前视路的压迫性病变，视觉诱发电位对此敏感，以波幅减低为主。

(4)还可以在光学中用于视觉功能的测定，如婴幼儿及其他不能合作的患者使P100波波幅变为零的方格大小来推算视敏度。另外，还可用于屈光检查、弱视等。

2. 体感诱发电位

体感诱发电位是指躯体感觉系统在受外界某一特定刺激，通常是脉冲电流后的一种生物电活动，能反映出躯体感觉传导通路神经结构的功能。体表电极放置在感知皮层上测量。

体感诱发电位的刺激方式有恒压器和恒流器两种。恒压刺激器的输出范围为0～1 V，恒流刺激器的输出范围为0～100 mA。刺激强度通常选用感觉阈上4倍或运动阈上2倍，方波宽度为100～500 μs。

(1)传导通路。从周围神经经后索，传至内侧丘索，再到丘脑，最后传至大脑皮层。如图5-31所示。

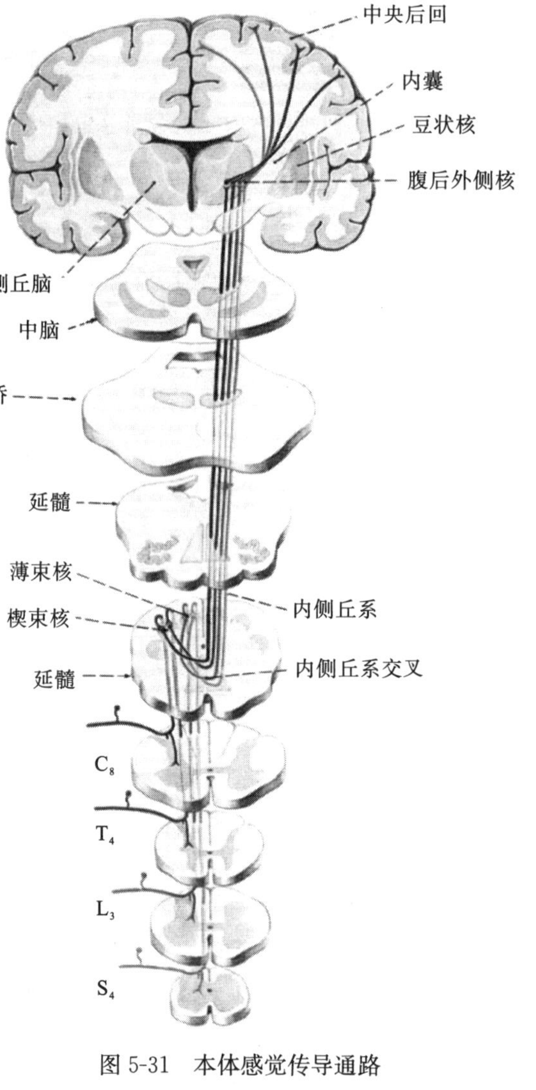

图5-31 本体感觉传导通路

(2)刺激形式：用表面刺激电极，以 0.2 ms 波宽的方形脉冲波分别刺激两侧上肢正中神经及下肢胫后神经，刺激强度一般以拇指出现抽动为宜，刺激频率 2～5 次/s，叠加次数为 1000 左右，分析时间为 50～100 ms。记录电极上肢安放在 C3、C4，颈椎 7 棘突，锁骨上点(Erb′s 点)；下肢安放在 Cz、胸椎 12 棘突，参考电极置于 Fz 或耳垂。

(3)波形分析。刺激上肢正中神经可记录到以下几个波：Erb′s 点记录到的 N9 起源于臂丛；颈椎 7 棘突点记录到的 N11 起源于颈髓后索，N13 起源于颈髓后角；C3、C4 记录到的 N20 是一级体感皮层原发反应，顶叶的中央后回，以后的各波可能起源于顶叶感觉区皮层间的联系 [图 5-32(a)]。刺激下肢胫后神经可记录到以下几个波：Cz 点的 P40，一般认为起源于刺激肢体对侧的大脑皮层中央后回上端；T12 为部分正常人在胸椎 12 棘突点可记录到腰髓后角起源的电位 [图 5-32(b)]。体感诱发电位提供了有关外周神经纤维和皮层之间的脊柱通路的信息。

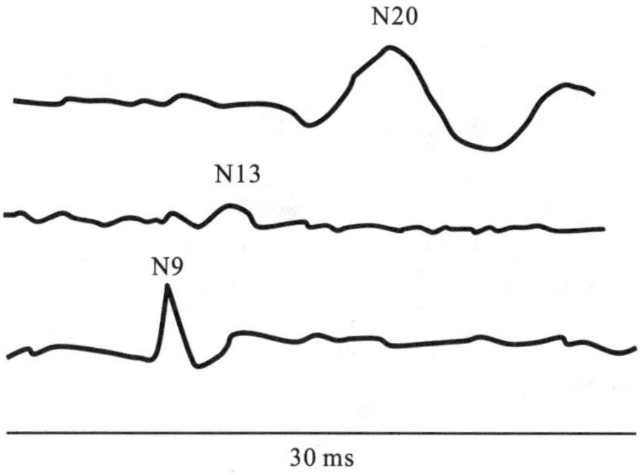

(a)上肢

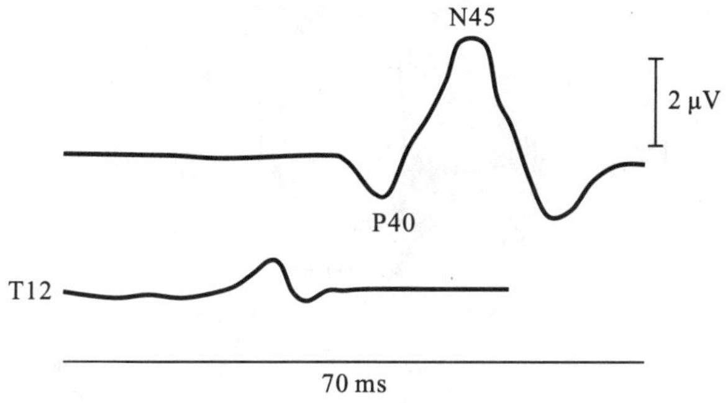

(b)下肢

图 5-32　SEP 波形图

(4)临床应用。体感诱发电位可用于以下疾病的诊断：

①周围神经损伤。特别以感觉障碍为主者，表现峰潜伏期延长，波幅降低，严重时波形消失。糖尿病或尿毒症患者随病程延长体感诱发电位异常率增高。

②脊髓病变。脊髓压迫症及脊髓损伤可致潜伏期延长、波形消失。

③脑部病变。脑缺血性病变主要表现 N20 及其以后的成分异常、潜伏期延长、波幅降低或波形消失，脑肿瘤患者也可出现体感诱发电位异常，主要表现两侧不对称，N20 及以后成分潜伏期延长，波幅降低，波形消失。

④昏迷与脑死亡。昏迷时上肢体感诱发电位对预后不良的判断较脑干听觉诱发电位准确；对脑死亡的判断上肢体感诱发电位加脑干听觉诱发电位更可靠。

3. 听觉诱发电位

听觉诱发电位是指给予声音刺激，从头皮上记录到的由听觉通路产生的电位活动，因其电位源于脑干听觉通路，故又称为脑干听觉诱发电位。

1)传导通路

听觉主要由蜗神经传导，蜗神经起自内耳螺旋神经节之双极细胞，周围支止于柯蒂器，中枢支进入内听道，组成蜗神经。在桥脑尾端终止于绳状体背侧及腹侧的蜗神经前后核，由此核发出纤维在桥脑同侧及对侧上行，称外侧丘系，终止于四叠体的下丘及内侧膝状体，再由内侧膝状体发出纤维经内囊、豆状核下部形成听辐射，终止于颞横回的皮质听觉中枢(图 5-33)。

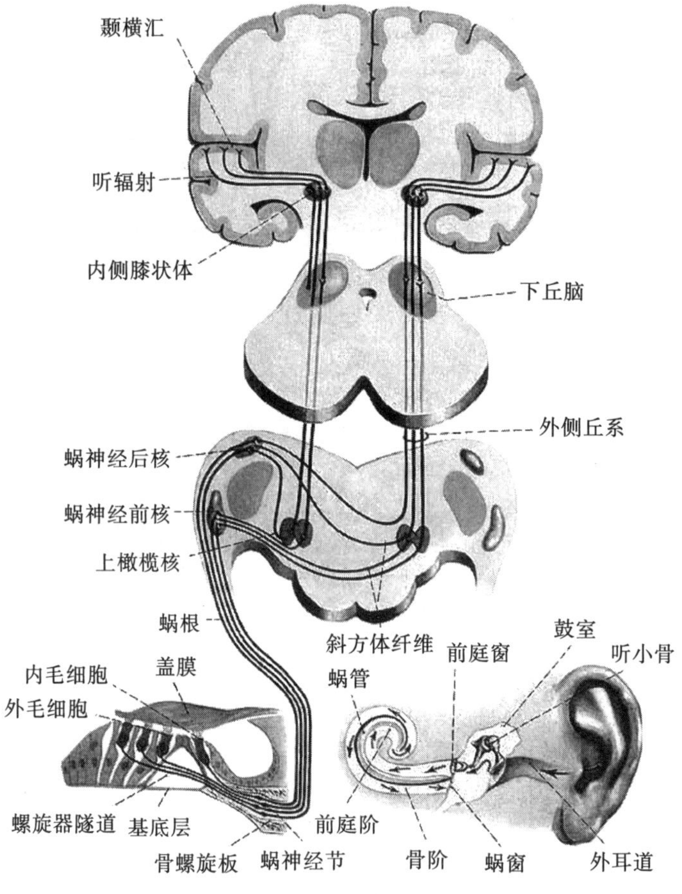

图 5-33 听觉传导通路

2)刺激形式

在检测耳施加刺激源为脉宽 200 μs 的方波电信号，经过换能器转换成短声，其极性依其耳机振动膜片的方向而定。当振动膜片靠向患者鼓膜时，该刺激为密波短声，反之为疏波短声。临床神经学研究中，常用疏波短声为刺激声，刺激频率为 10～15 Hz，强度高于听力阈(sense level，SL)60 dB。在对侧耳(正常健耳)给予白噪声刺激，频率范围较宽，强度少于同侧耳刺激声 30～40 dB，以消除骨传导的影响。分析时间为 10 ms，电极置于 C_z-A_1、C_z-A_2。

3)波形分析

脑干听觉诱发电位在头皮上记录。图 5-34 所示为正常的脑干听觉诱发电位波形，可以记录到 5～7 个波，即Ⅰ～Ⅶ波，一般认为各波起源如下：Ⅰ波起源于耳蜗神经，Ⅱ波耳蜗神经核，Ⅲ波上橄榄核，Ⅳ波外侧丘系，Ⅴ波下丘，Ⅵ波内侧膝状体，Ⅶ波可能源于听辐射。其中，Ⅰ、Ⅲ、Ⅴ波出现率几乎达 100%，且较稳定；Ⅵ、Ⅶ波不甚稳定，故临床应用以前五波为主，特别是Ⅰ、Ⅲ、Ⅴ波，是判断的主要标志。Ⅰ～Ⅲ波的峰间潜伏期代表由听神经至桥脑下段的传导时间，Ⅲ～Ⅴ波的峰间潜伏期代表桥脑下段至中脑下段的传导时间，这对病变的定位有意义。

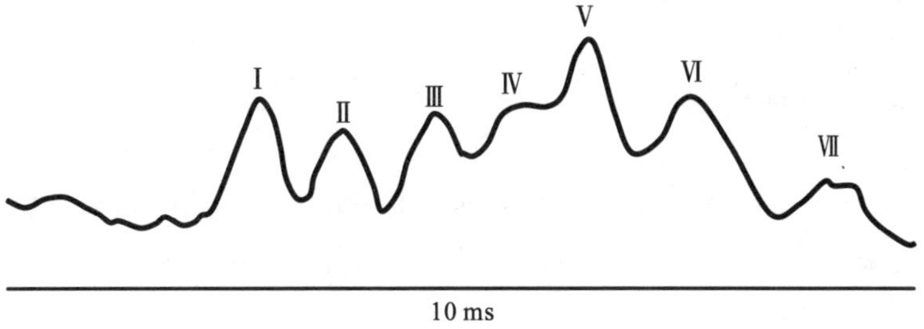

图 5-34　脑干听觉诱发电位波形

脑干听觉诱发电位波形又可称为早波、中潜伏期波和慢波，脑干响应潜伏期分别为 1～8 ms、8～50 ms 和 50～500 ms。早波中，前 10 ms 响应与脑干活动有关，脑干诱发电位幅度很低(约 0.5 μV)，脑干听觉诱发电位有 100～3000 Hz 带宽。

4)临床应用

脑干听觉诱发电位用于以下用途：

(1)可用于婴幼儿听力损伤的鉴别，但应注意，脑干听觉诱发电位不代表真实听力，仅反映外周听觉敏度和脑干听通路的神经传导能力。

(2)可用于鉴别耳蜗和蜗后病变，对轻中度听敏度损伤有鉴别诊断价值。

(3)可用于对伪聋、癔病、哑巴、婴幼儿复核行为听觉测试结果，短声诱发的脑干听觉诱发电位可预报纯音听力图中 1000～4000 Hz 范围的听觉敏度。

(4)在临床神经病学中，可用于检测脑干及后颅窝肿瘤、脱髓鞘疾病、脑干血管病、脑死亡等疾病。

4. 诱发电位临床应用

目前临床上常用的诱发电位有视觉诱发电位、体感诱发电位、脑干听觉诱发电位。它们分别由光刺激、声刺激和躯体感觉刺激而引起。表 5-3 为三种脑电诱发电位的比较。

表 5-3 三种脑电诱发电位的比较

类型	刺激方法	测量部位	临床诊断价值
视觉诱发电位(VEP)	闪光或视觉图形刺激	头皮枕叶部	多发性脑硬化外周神经伤害神经病
体感诱发电位(SEP)	电流刺激	感知皮层上	外周神经纤维和皮层之间脊柱通路的疾病
脑干听觉诱发电位(BAEP)	声音(咔嗒声、爆发声、白噪声)	脑干上	听觉通路缺陷疾病

诱发电位的形成和出现与特定的刺激有严格的对应关系，故通过诱发电位可以反映出神经系统的功能与病变，诱发电位是中枢神经系统在感受外在或内在刺激过程中产生的生物电活动，是代表中枢神经系统在特定功能状态下的生物电活动的变化。

相比自发脑电信号，诱发电位的优点主要体现在：检测技术比较方便；无创伤性；重复性好；能客观反应神经系统功能状态；协助确定中枢神经系统的可疑病变；帮助定位病损；估计病损程度；在手术过程中监护脑和脊髓功能。

5.5.3 诱发电位测量模块

目前的大部分脑电图机配备有声光刺激器、电子刺激器、脑电频率分析器及记录装置等辅助仪器，用来测量三种脑电诱发电位。目前，大部分脑电图机集成的辅助诱发电位测量模块结构如图 5-35 所示。

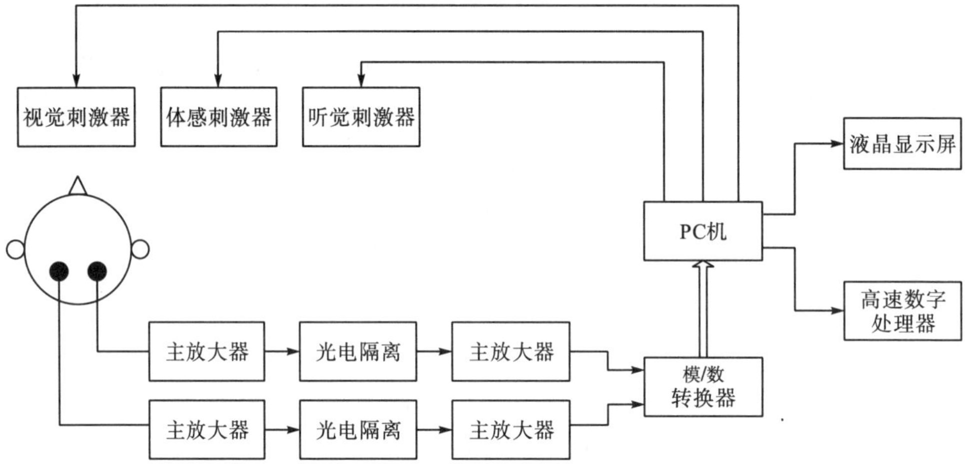

图 5-35 诱发电位测量模块结构图

1. 光刺激器

光刺激有两种：一种是周期性闪光信号的刺激；另一种是黑白相间的方格图案模式刺激。目前在视觉诱发电位技术中，光刺激器大多采用方格转换模式，即按一定频率进行黑变白、自变黑的变化进行刺激。这种方式比闪光刺激取得的视觉诱发电位更为稳定，更能准确地反映视觉通道生理状态的变化，因此光刺激除了能产生闪光刺激外，还能产生方格刺激、竖条、横条及局部光刺激信号。通常翻转的速率为 0.23 s、0.47 s、0.94 s、1.88 s、3.75 s、7.5 s、15 s、30 s。横竖条光带数以二进制进到 128。光刺激器的各种图形的光强由电视机显像管产生，其基本原理是产生各种图形的全电视信号。图 5-36 所示为光刺激器的结构原理框图。

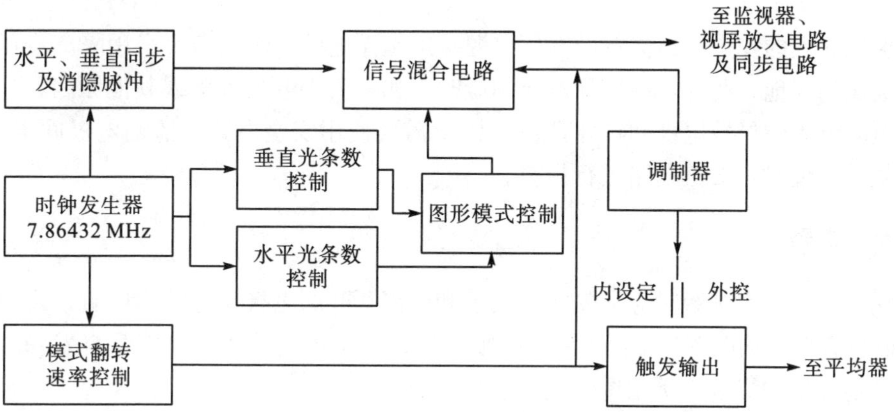

图 5-36　光刺激器的结构原理框图

由石英晶体振荡器组成的时钟信号发生器产生振荡频率为 7.86432 MHz 的时钟信号，它可提供水平定时脉冲和垂直帧频信号，并同时产生同步脉冲和消隐脉冲，供监视器同步。监视器上的图像由图像控制器控制产生各种模式的刺激，如闪光、局部方格和光带等。信号混合器将各种信号混合，输出到监视器的视频放大器，以控制监视器并产生各种方格和条形图像。监视器上的图像亦可由调制器的输入波形来决定。每次模式翻转都将产生触发脉冲输出，使平均器和光刺激器保持同步，获得稳定的视觉诱发电位波形。

2. 体感刺激器

体感刺激器有恒压器和恒流器两种，本书重点介绍恒流器(图 5-37)，电流刺激器可输出 0～100 mA 可调恒定电流，调节步长为 0.1 mA。

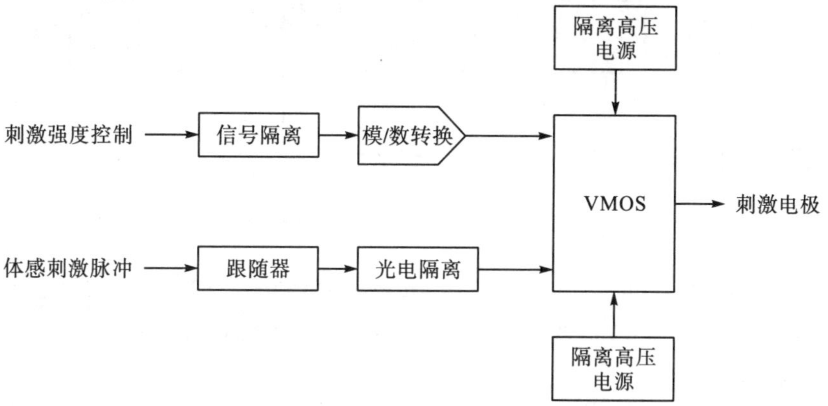

图 5-37　体感刺激器结构框图

恒流控制电路实际上是一个电压控制电流输出的 MOS 管放大电路。用一种 V 型槽 MOS 管(型号为 2SK904)作为恒流控制的关键器件。刺激强度信号是中央处理器送来的主控电路中模/数转换的数据，用数/模转换将数据经光电隔离后送 VMOS 管，它串联在电源、受试者和地所形成的回路中，形成恒流源，VMOS管平时关闭，施加刺激脉冲时导通，其导通的程度与所施加脉冲幅度有关，而导通程度又直接决定电流流经受试者进入浮地的电流大小。

为保证病人的安全，恒流源的高压电源必须是浮地的，因此需要采用隔离变压器实现恒流源电压的浮地。此外，在施加电流刺激时，如果由于电极脱落或其他原因，造成刺激电极间电阻增大，导致电极间产生压降。因此需要使用安全电路，监测电极间电压变化，当压降超过阈值时，安全电路进行报警。

3. 声刺激器

对病人进行声音刺激时应从安放在头顶和同侧耳叶的电极上检测出听觉诱发电位。其峰－峰值只有自发脑电图的1%，因此必须利用计算机平均技术，才能从自发脑电信号脑电图和其他噪声中提取出听觉诱发电位。

通常用来进行脑干听觉诱发电位的声刺激器的刺激频率对成人为10～20次/s，对新生儿为10次/s，其频率范围为0～75 Hz。临床上常用单耳诊断，即一边耳朵加声刺激，另一边耳朵用白噪声掩盖。声刺激的形式除使用单频外，还可使用脉宽为100～300 μs的咔哒声，强度从10 dB开始，以10 dB为一档递增至100 dB。图5-38所示为咔哒声刺激器的结构原理框图。咔哒声重复频率发生器产生一定频率的脉冲信号，触发咔哒声发生器输出100 μs脉宽的脉冲。由咔哒声极性选择器转换成正向或负向或正负相间的刺激信号，以识别AEP中出现的伪迹。通过功能放大器和衰减器输出信号推动受话器(俗称耳机)，产生10～100 dB可调的咔哒声，以进行单耳声刺激检查。

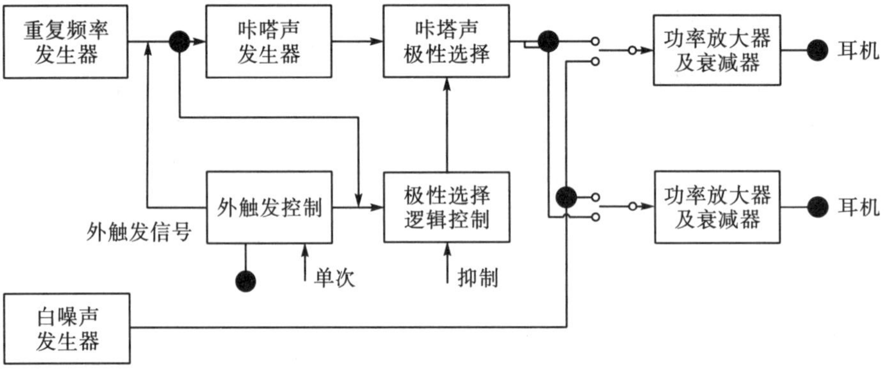

图5-38 咔哒声刺激器的结构原理框图

目前，大部分脑电图机已经集成了声、光刺激器模块，在检测自发脑电活动的同时，可以进行诱发电位的测量，二者结合起来，从而更精准地记录大脑的各种生理状态，并对神经系统疾病进行诊断。

5.6 临床脑电技术

脑电信号的检测在临床诊断中有着重要的意义，通过检测并记录人的脑电就可以对人的大脑及神经系统疾病进行诊断和治疗，并能更精确地反映人脑功能变化的心理、生理、病理状态。目前，已经在常规脑电检测技术的基础上发展起来了各种脑电仪器，临床应用的各种脑电仪器主要有动态脑电图、脑磁图、脑电地形图、高分辨率脑电图等。

5.6.1　动态脑电图

动态脑电图(ambulatory electroencephalography，AEEG)是指在病人 24 h 正常活动中进行脑电监测，也称为脑电 Holter 系统。受动态心电图(心电 Holter 系统)的启发，英国伦敦国家医院神经科研究所的 Quy 于 1978 年将心电 Holter 系统，扩展至动态脑电图。可将病人在正常生活环境中从事日常活动的脑电图长时间地实时记录下来，然后回放并进行详细观察、分析和处理。动态脑电图有利于对异常脑电波的发现和诊断。人们有三分之一的时间是在睡眠中度过的，而很多病症如癫痫发作、心脏猝死、呼吸障碍等又往往是在睡眠中发生的。因此，动态脑电图对于睡眠时脑电图的记录、分析及监护，对于癫痫诊断及减少意外的发生有重要意义。

1. 记录方式

动态脑电图由记录器和微机回放分析系统两部分组成。记录器除记录 16 道或更多道的脑电图外，还同步记录一道心电图、一道眼电图、一道肌电图以及一道呼吸波形。记录器记录下 24 h 的脑电图及其他生理信号，然后在微机回放系统上回放并分析，将异常波形快速检测出来。动态脑电图根据记录器记录方式的不同，可分为以下三种。

(1)磁带记录式。磁带记录式记录器利用缓转机构，使用普通盒式磁带做 24 h 全信息记录。这种记录器使用干电池供电，体积小，适合于佩带。其组成框图如图 5-39 所示，脑电信号及其他生理信号经放大、调制后记录在磁带上。回放时，将磁带放在回放机中，信号经放大并解调后恢复原信号，再经模/数转换进入 PC 机进行处理。由于磁带记录式记录器不可避免地会发生机械磨损和机械故障，因此，此种技术逐渐被新发展起来的固态记录式记录器所代替。

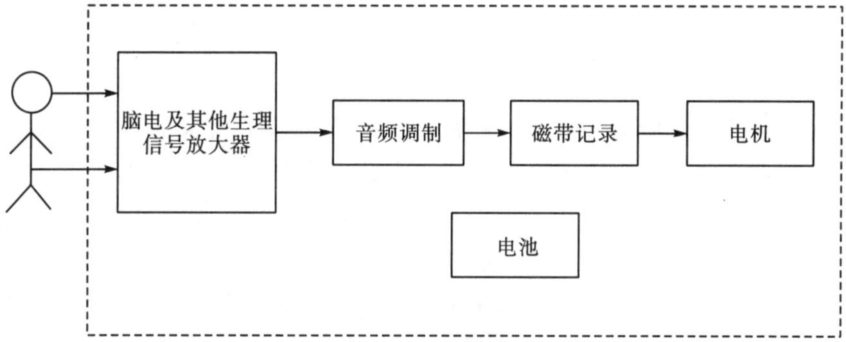

(a)磁带记录器

图 5-39　磁带记录式动态脑电图组成框图

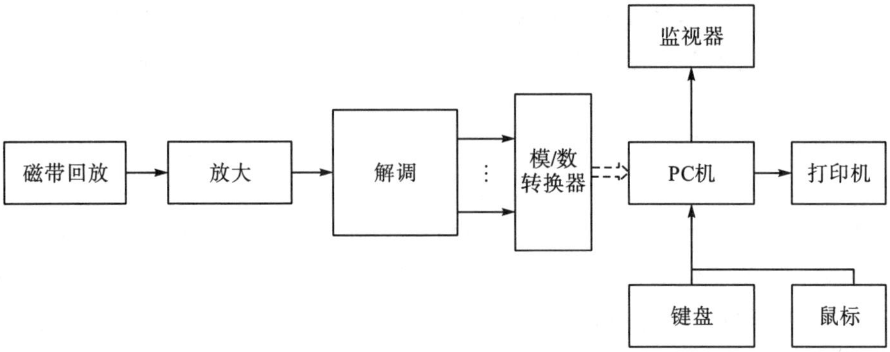

(b)计算机回放系统

图 5-39 续

(2)固态记录式。固态记录式记录器采用低功耗大容量静态随机存储器器件作为脑电及其他信号的数字式记录部件，其原理框图如图 5-40 所示。目前静态随机存储器存储容量可达 32 MB、64 MB 及 256 MB，这种记录器也使用于电池供电，所使用的器件包括中央处理器都选用 CMOS 低功耗器件。近年来闪速存储器也被用于心电及脑电动态记录之中。

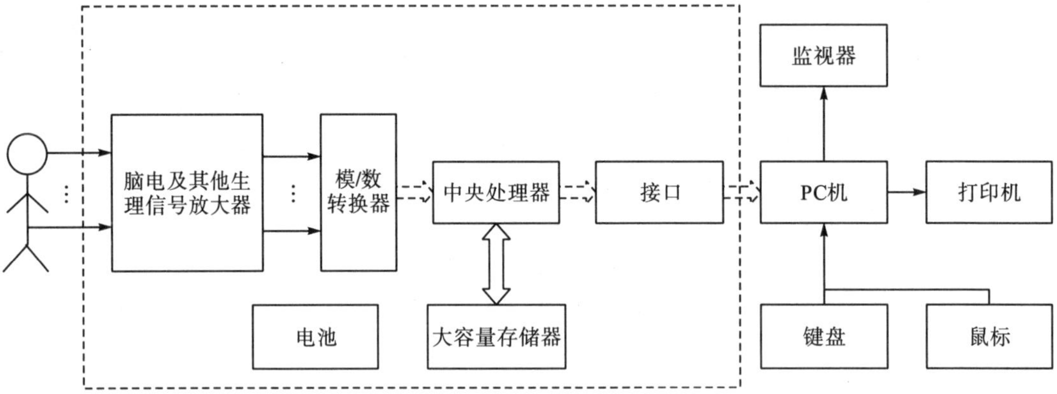

(a)固态记录器　　(b)计算机回放与分析系统

图 5-40 固态记录式动态脑电图组成框图

(3)硬盘记录式。众所周知，微机硬盘是当前存储容量最大的设备之一，其容量为 40～2000 MB，甚至更大。按采样频率为 100 Hz、字长为 12 bit 的数据采集方式，可计算出采集 24 道电生理信号，24 h 的数据存储容量可达 400 MB。硬盘记录方式的组成方框图如图 5-41 所示，图中采用一个单片机控制数据采集和硬件存储，并使用液晶显示屏实时跟踪显示脑电波形。硬盘记录式的缺点是不适合佩带，而适合于床旁记录睡眠脑电图。记录之后再通过高速通信接口将记录器硬盘中的数据快速传输到微机回放分析系统的硬盘中，供处理分析用。有的动态则直接利用 PC 机控制采样并将采样存储在 PC 机中的硬盘上，具有实时监护和回放分析的功能。

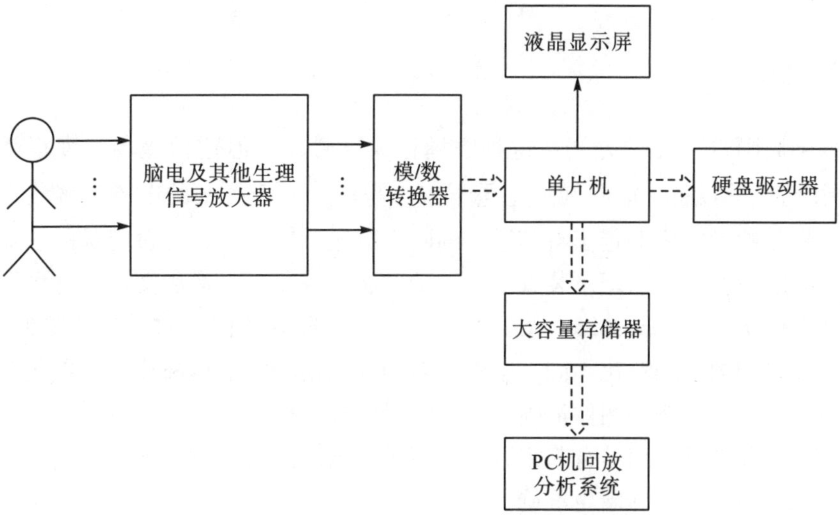

图 5-41　硬盘数字式动态脑电图组成框图

2. 临床应用

监测过程中出现的任何特征性的脑电图改变，如失神时发作的棘-慢综合波或其他爆发性的棘-慢综合波节律对于癫痫的诊断都是很有帮助的，可根据放电在 24 h 中的分布时间来进行癫痫波及发作出现规律的研究。另外，失神发作的病人可做用药前后棘-慢综合波数量的对比，以实现脑电的定量化研究。

近年来动态脑电图随着科学技术的发展已得到不断的完善，计算机自动监测系统及其各种分析软件的导入已为此项检查技术的使用开辟了广阔的天地。

脑电 24 h 监测为临床提供了有效的检查手段，用于癫痫及其相关发作性疾病的诊断，实现了脑电图在自然状态下的长时间监测。同时，这一检查无论对于医生还是病人都既方便又经济。脑电 Holter 系统把病人在正常日常活动的脑电活动实时记录、回放、分析和处理；有利于异常脑电波的发现与诊断；目前主要用于对癫痫的鉴别和诊断。图 5-42 所示为一种典型的动态脑电图仪。

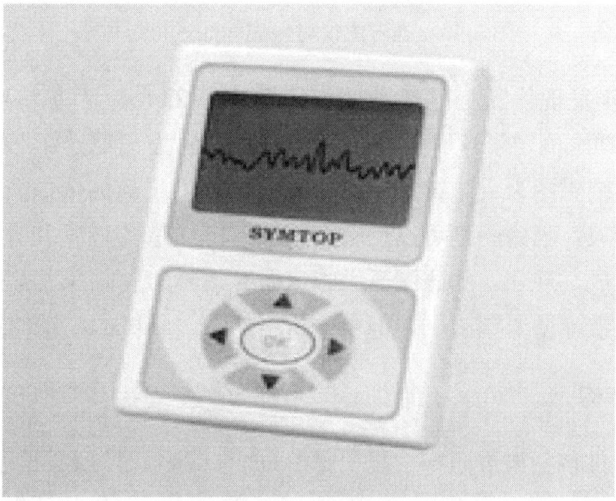

图 5-42　动态脑电图仪

5.6.2 脑磁图

人的颅脑周围也存在着磁场，这种磁场称为脑磁场。但这种磁场强度很微弱，约为 10^{-12} T 要用特殊的设备才能测知并记录下来。需建立一个严密的电磁场屏蔽室，在这个屏蔽室中，将受检者的头部置于特别敏感的超冷电磁测定器中，通过特殊的仪器可测出颅脑的极微弱的脑磁波，再用记录装置把这种脑磁波记录下来，形成图形，这种图形便称做脑磁电地形图(magneto encephatoggraphy，MEG)，即脑磁图。它是反映脑的磁场变化，此与脑电图反映脑的电场变化不同。脑磁图对脑部损伤的定位诊断比脑电图更为准确，加之脑磁图不受颅骨的影响，图像清晰易辨，故对脑部疾病是一种崭新的手段，为诊断发挥其特有的作用，要与脑电图结合起来，互补不足。脑电图易受过多电活动的干扰，也受颅骨影响，波幅衰减等，其诊断更准确。

脑磁图是无创伤探测大脑电磁生理信号的一种脑功能检测技术，在进行脑成像检查时探测器不需要固定于患者头部，检测设备对人体无任何副作用。是现代生物工程的超导技术、影像融合技术和计算机技术相结合的产物。图 5-43 所示为脑磁图仪对癫痫病灶进行定位。

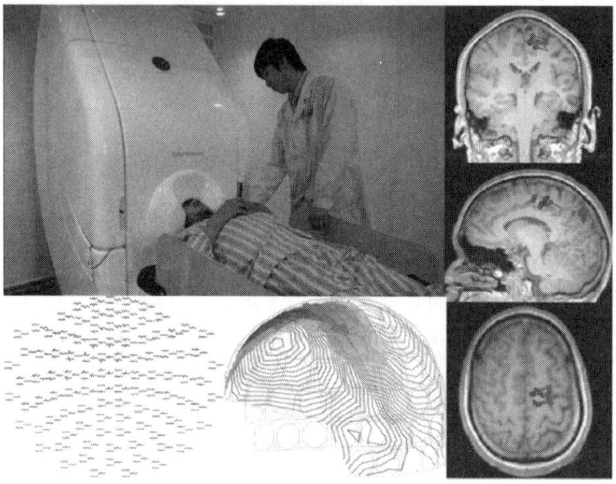

图 5-43 脑磁图仪对癫痫病灶进行定位

Cohen 于 1968 年发现伴随脑电活动的离子流在头部产生了非常微弱的磁场，以后在 1972 年及 1975 年成功地测定了这一磁场，为脑电磁图的描记奠定了基础。近年来随着脑磁图技术的飞速进展，脑磁图为大脑神经元的功能定位提供了新的依据。相比于头皮脑电图只能反映头表面的电现象，脑磁图则可以反映大脑深部电向量的位置和方向，而这一向量是由无数的电向量综合而成。现在，脑磁图已由临床研究逐渐转向临床常规应用，一些国家的大型研究中心及医院相继配备了脑磁图，但由于价格昂贵，临床的广泛使用仍受到限制。

1. 脑磁图仪的结构

脑磁图仪核心硬件包括磁屏蔽室、探头部分(内有探测元件超导量子干涉仪)、磁共振成像(magnctic resonance imaging，MRI)，以及专用刺激系统、采集和处理工作站(图 5-44)。

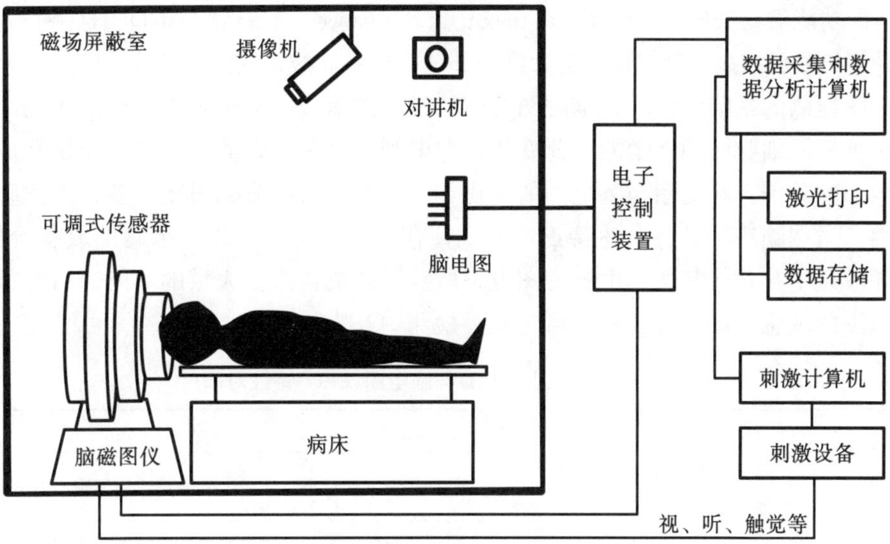

图 5-44　脑磁图仪结构框图

脑磁图仪主要包括以下几部分：

(1)磁屏蔽系统。磁屏蔽系统的作用是确保人脑磁信号不被外界磁场干扰。屏蔽的方法有多种，如铁磁屏蔽法，涡流屏蔽法和近年来发明的高温超导屏蔽法，用的最普遍的屏蔽方法为铁磁屏蔽法和涡流法，其原理是磁屏蔽室。

(2)磁场探测装置。脑磁图主要的探测设备为超导量子干涉仪，超导量子干涉仪是唯一具有测量生物磁场敏感度的探测器。它能将微弱的磁信号转化为电信号。外部磁场信号(如脑磁场)的测量是经过与磁通转换器耦合实现的。超导量子干涉仪在液氦的沸点温度(4.2 K)下工作，可得到 10^{-15} T 的磁场分辨率，是目前能检测的最弱磁场。

(3)头位置指示器。头位置指示器通过头位置指示器将头部进行数字化处理，通过将头数字化后建立一个个坐标系统，主要是以双侧耳前点，鼻根处建立坐标系。通过固定在头表面的 4 个或 3 个线圈确定头的位置。

(4)刺激系统。为了获得脑诱发磁场，需要对某些部位进行刺激，以兴奋脑的某些重要功能区。例如，电极刺激双侧腕部正中神经使脑体感皮质兴奋，需要电刺激器或气动的触觉刺激器；运动食指从而获得支配食指运动的皮质兴奋需要光电耦合装置。给予听觉刺激获得听觉皮质区的位置要声音产生及输送装置，等等。这些系统要与数据采集计算机及刺激计算机相连。

(5)信息综合处理系统。由数据采集计算机获得的脑磁图资料通过分析工作站对资料进行分析。需要将磁共振成像所获得的脑解剖结构资料通过计算机网络传送到脑磁图分析工作站，将磁共振成像资料与脑磁图资料结合形成磁源性影像(magnetic source imaging，MSI)。同时在脑磁图资料记录的同时可同时记录脑电图资料. 以便与脑磁图资料比较。

2. 脑磁图与脑电图的比较

脑磁图与脑电图均可以直接测定脑组织内的电变化，但脑磁图需要使用更多的电极(几十个甚至 100 个以上)。可以测定每 1 μs 内脑神经元的电位变化，并显示出其立体空间的图像，即功能磁共振成像(functional magnetic resonance imaging，fMRI)。这一技术与正电子发射计算机断层扫描联合使用已为大脑深部功能性病灶的无创诊断开辟了广阔的天地。

脑电图检测的是脑电信号，脑磁图检测的是脑磁信号，脑磁是由脑电产生的。二者反映的都是神经元细胞活动伴随的电荷变化，但电和磁是有差别的，正是此差别造成了脑磁图和脑电图的差别。脑磁图与脑电图的对比如表 5-4 所示，脑磁图在很多方面比脑电图更有优越性。虽然脑磁图具有上述特点，但也存在某些不足。首先，脑磁图设备价格昂贵，每天消耗液氦十几升；其次，由脑磁图设备所获得的资料需要大量的时间进行分析。脑电图和脑磁图的敏感区域恰好互补，可在实际检测中互为补充。

表 5-4　脑磁图(MEG)与脑电图(EEG)特性对比

项目	EEG	MEG
检测对象	神经元兴奋时所产生的容积电流，属于细胞外电流	是神经元突触后电位所产生的磁场，为细胞内电流
敏感区域	大脑凸面脑回电流	正切于头颅骨表面的电流所产生的磁场，即由位于沟裂内的脑回所电流
准确性	脑电图的电极接触患者头皮，易引进干扰噪声，繁琐、费时，空间误差大，不能安放过多	低温超导量子干涉仪(SQUID)不必与头皮直接接触，不会出现伪差，位置固走，排列紧密，提高空间分辨率
直观性	由 α、β、θ、δ 4 种频率与振幅不同的波构成，需分离研究	可直接反应脑内磁场源的活动状态，并能确定磁场源的强度与部位
特异性	无	视觉诱发脑磁场，听觉诱发脑磁场与躯体诱发脑磁场具有特异性，能够分辨出组织上与机能上不同的细胞群体
空间分辨率	受介质的影响大，定位困难且误差较大，空间分辨率低	在传导过程中介质的影响小，信号没有扭曲，定位简单，检测发生源的误差可小于数毫米，有良好的空间分辨率
探测深度	脑磁信号随着发生源距离的增加而迅速衰减，很难探测大脑深部的磁信号	可探测到大脑深部的电活动
价格	脑电图相对廉价，对环境要求相对宽松	脑磁图设备昂贵，故对环境要求苛刻

3. 脑磁图临床应用

目前，脑磁图已成功地用于检测癫痫病发作及发作间歇期的病灶定位。还可用于检查轻度脑外伤、脑血管病、痴呆和精神疾患的功能诊断。另外，脑磁图在大脑皮层的功能研究，特别是感觉运动皮层的功能定位方面有着广阔的使用前景。具体如下：

(1)颅脑手术前的脑功能定位。

(2)脑功能损害判定。

(3)癫痫科的病灶定位。

(4)精神疾病诊断。

4. 脑磁图仪产品

图 5-45 所示为芬兰 Elekta 公司生产的最新型 306 导脑磁图仪，采用低温超导量子干涉仪实时地测量大脑产生的微弱磁场信号，可对脑磁信号及其发生源进行精确测量和定

位，通过信号和图像处理算法将其准确叠加于磁共振成像影像上，实现了大脑功能成像和解剖成像的融合，能对癫痫病灶和脑功能区进行精确定位，具有极高的时间、空间分辨率。脑磁图检查是一种对人体无创的脑功能检查技术，是癫痫术前评估的重要手段，有助于最大限度的保留脑机能区，提高手术治疗的效果，减少手术的并发症，缩短病人住院时间。

5.6.3　脑电地形图

脑电地形图(brain electrical activity mapping，BEAM)。它是基于计算机分析脑生物电的一种新型诊断技术，既可以进行病理诊断又可进行功能诊断(如精神病、原发性癫痫、老年痴呆等)，可补充计算机断层扫描和磁共振成像的不足。在病变未形成器质性病灶或体积不够大而计算机断层扫描和磁共振成像未能显影时，只要有功能改变，脑电地形图即可显示异常，从而对大脑病变起到超前诊断的作用。

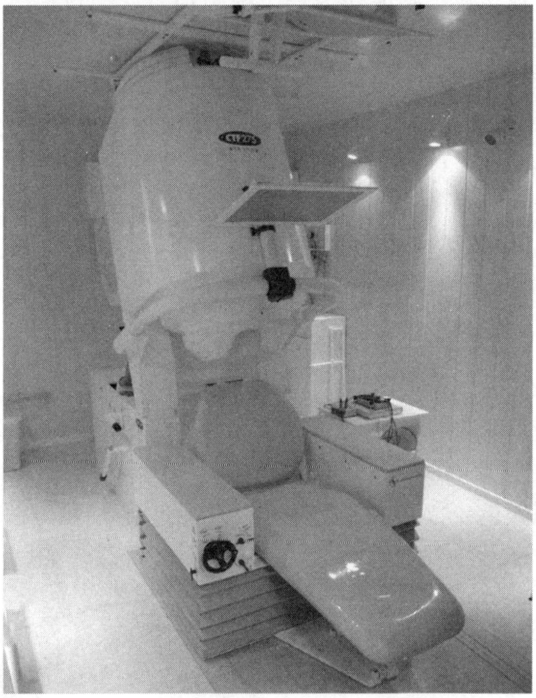

图 5-45　芬兰 Elekta 公司 306 导脑磁图仪

所谓脑电地形图就是在脑电图技术基础上，用计算机对脑电信号进行二次处理，将曲线波形转变成能够定位和定量的彩色脑波图像。脑波的定量可用数字或颜色来显示，其图像类似二维计算机断层扫描平面，更加准确、直观。

1. 脑电地形图的原理

脑电地形图的原理是通过脑电机放大后的脑电信号，再次输入到计算机内进行二次处理，将脑电信号转换成一种能够定量和定位的脑波图像，脑波的定量可以用数字或颜色来显示，它使大脑的机能变化与形态定位结合起来，表现形式直观、醒目、定位准确，能客观、量化地对大脑机能进行评价。

图 5-46(a)所示为脑电地形图工作原理：从头部不同部位的电极上收集到的脑电信号经过滤波器删除 0.5 Hz 以下、30 Hz 以上的各种频率的干扰信号，再经过放大器信号放大后输入计算机，将波形信号转化成数字信号存储在计算机中，通过可在每个导联采集 512 或 1024 个点。根据不同时间相的电压变量进行快速傅里叶变化，处理成不同频域的功率谱。

脑电地形图的成像原理：以 Ueno 和 Matsuoka 于 1976 年提出的二维内插补差法为原理，利用直线型或曲线形插值运算，从一个 5×5 矩阵中推算出 65×65 个点的电压变量值，以等电位效应原理用彩色带和数值化表示出不同的灰度等级，并在一个如计算机断层扫描成像一样的平面图上显示出来，并显示出灰度标尺供分析。其具体过程如下：

(1)脑电电极的放置。按照脑电图的国际标准的 10-20 系统放置 12～16 个或 19～24 个电极收集脑电信号，并经过放大器进行放大。

(2)数据收集及模/数转换。脑波作为一个模拟信号，通过模/数转换器后变成数字信号。即脑波是时间(也就是频率)与振幅的关系，对输入的脑波进行模/数转换，一般以 5 s 为基数进行转换，也可任意选择时间进行转换。

(3)傅里叶变换。将收集到的脑波信号，按照快速傅里叶变换的原理，通过计算机处理转换成为能反映能量的功率谱形式。

(4)频带分类。通过傅里叶变换后的脑电功率，按照不同的频带进行分类，δ 频带的频率为 0.5～3.8 Hz，θ 频带 4～7.8 Hz，α_1频带 8～9.8 Hz，α_2频带 10～13.8 Hz，β_1频带 13～19.8 Hz，β_2频带 20～29.8 Hz，也可以根据需要来设置，或 1 Hz 作一个图。

(5)插值计算。根据已知 16 个电极的脑电功率值，推算出大脑其他部位的功率值，方法是按照二维内插原理的公式从 16 个点可算出 2500 个点的数值。

(6)求等效电位和打印。根据插值公式求出大脑各部脑波的数值，按其电位大小分成不同的等级，等级用数字 1～9 显示，也可用不同颜色和符号显示，电位值相等的自然连成一片，因此构成不同颜色或数字的图像，然后再将此结果打印在颅脑模式图上，即成脑电地形图。

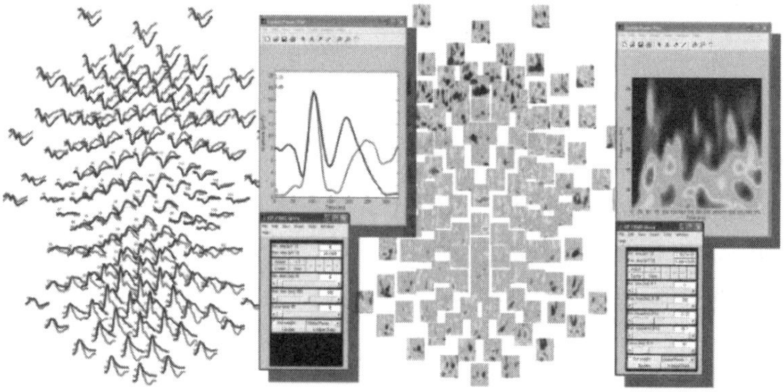

(a)脑电地形图工作工作原理

图 5-46　脑电地形图工作原理及成像过程

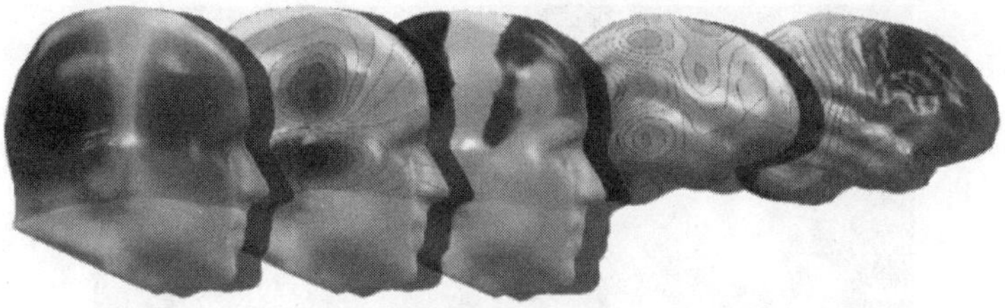

(b)脑电地形图成像过程

图 5-46　续

2. 脑电地形图的分类

目前常用的脑电地形图有如下 4 类。

(1)自发脑电空间电位分布图包括：①δ 频带地形图；②θ 频带地形图；③α_1频带地形固；④α_2频带地形图；⑤β_1频带地形团；⑥β_2频带地形图。它主要记录在安静状态下皮层电活动的电位分布状态，即通常所指的脑电地形图。

(2)诱发电位地形图。诱发电位地形图是按潜伏期取波的峰值或波的面积换成功率值作图。目前包括：①视觉诱发电位地形图；②体感诱发电位地形图；③脑干听觉诱发电位地形图。

(3)棘波地形图。

(4)瞬时动态地形图。

3. 脑电地形图的临床应用

目前，大部分脑电图机都集成了脑电地形图功能(图 5-25)，故不同应用的脑电图测量结果均可通过脑电地形图技术进行进一步处理。

因此，脑电地形图可用于大部分脑电路测量领域。

5.6.4　高分辨率脑电图

高分辨率脑电图(high resolution EEG，HREEG)是脑电分析技术在 20 世纪 80 年代后期的一项重要发展方向，是为提高脑电图空间分辨率而对脑内电活动源进行空间定位，即所谓的“脑电逆问题”。这一问题主要是把对孤立偶极子的定位扩展到对颅内电位、电流或偶极矩分布密度的计算。用头皮上测得的空间分辨率较低的脑电电位推算皮层表面上空间分辨率较高的脑电电位分布，再进一步分析。它克服了传统脑电图中信号的空间分辨率太低和不能满足现代神经科学研究对脑内电生理源进行定位要求的缺陷，使头皮电位分布经去模糊处理后其空间分辨率提高 3～5 倍，对比效果如图 5-47 所示。在感知和认知问题研究中，可在皮层上观察到常规脑电看不到的电位分布图像，为脑科学的研究提供了新的重要线索。

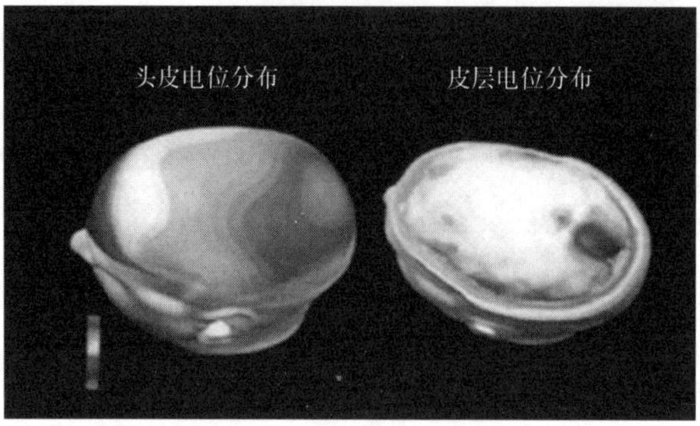

图 5-47 头皮电位分布与皮层电位分布的对比

1. 高分辨率脑电图的方法和原理

各种高分辨率脑电推算方法均基于以下基础：从皮层到头皮之间(包括脑脊液、颅骨和头皮)基本上是无源区，其电磁过程可用似稳电流场的拉普拉斯(Laplace)方程和微分形式的欧姆定律来描述。结合考虑适当的边界条件，上述区域的电位分布是可以较准确地定量求解的。

从信号处理的角度，由皮层电位到头皮电位的传递过程可看成一个无源的空间低通滤波过程，其输出头皮电位等于其输入皮层电位与一个代表颅骨的传递函数(点扩散函数)进行空间卷积的结果。因这种逆推过程相当于解卷积运算，故有时也称之为“空间解卷积”。又由于解卷后所得的皮层电位的空间分辨率比头皮电位要高得多，因此这种解卷过程也称为“去模糊”。

目前采用的几种高分辨率脑电图推算方法包括解析求解法；数值求解法，如有限元法和边界元法；皮层成像技术(cortical imaging technique，CIT)等。下面将对这三种方法进行简要介绍。

1)解析求解法

用一组具有不同电导率但均匀且各向同性的媒质同心球来近似代替头部各层组织(头皮、颅骨、皮层等)时，就建立了一个同心球头模型。此时对位于同心球最内层球壳内任意已知位置和参数的电流偶极子，总可以解析地求得它在各层分界面上产生电位的表示式。利用这个解析表示就可以找到任意两个分界面上电位分布的关系，从而由最外层(头皮)上测得的电位分布逆推出最内层(皮层)上的电位分布，这就是用解析求解方法估计高分辨率脑电图的基本思路。由于解析求解方法一般只能用于同心球模型，因此其计算结果与实际情况相比有一定出入。解析求解方法除了具有理论上的意义外，求解的结果还经常用来对其他高分辨率脑电图方法的有效性进行验证。下面给出了一种利用勒让德(Legendre)正交多项式分解给出针对任意层同心球的解析求解算法。

设 N 层同心球模型第 k 层介质的外球半径为 $R_{(k)}$；电导率为 $\sigma_{(k)}$。目前常用三层同心球模型，如图 5-48 所示，从外到内依次表示头皮、颅骨和脑组织，半径和电导率分别取为 $R_{(1)}=0.1\ \text{m}$，$R_{(2)}=0.092\ \text{m}$，$R_{(3)}=0.087\ \text{m}$ 和 $\sigma_{(1)}=0.33\ \Omega\cdot\text{m}^{-1}$，$\sigma_{(2)}=0.042\ \Omega\cdot\text{m}^{-1}$，$\sigma_{(3)}=0.33\ \Omega\cdot\text{m}^{-1}$。若电流偶极子 M 位于最内层，其球坐标为(r_s，φ_s，θ_s)，极矩分量为 M_r，M_φ，M_θ，则它在第 k 层表面任一点 $P(R_{(k)}, \varphi, \theta)$ 产生的电位可以展开成勒让德多项式的级数形式：

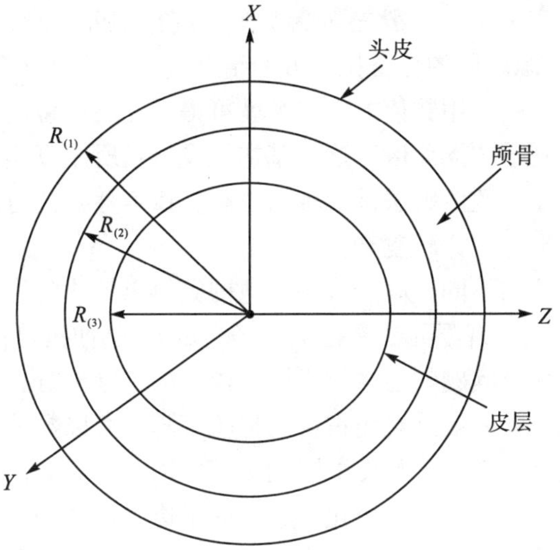

图 5-48　N 层同心球模型示意图

$$\Phi_{(k)}(R_{(k)},\varphi,\theta)=\sum_{n=0}^{\infty}\sum_{m=0}^{n}\left[a_{(k)nm}P_n^m(\cos\theta)\cos m\varphi+b_{(k)nm}P_n^m(\cos\theta)\sin m\varphi\right] \tag{5-5}$$

式中，$a_{(k)nm}$、$b_{(k)nm}$是第 k 层内的展开系数；$P_n^m(\cos\theta)$是 n 阶勒让德多项式 $P_n(\cos\theta)$的 m 阶导数，其值可以查表求出。利用每一层分界面两边电位和径向电流的连续性条件，可推得展开系数族有如下的投影关系：

$$\begin{aligned}a_{(k)nm}&=t_n^{-1}a_{(1)nm}\\ b_{(k)nm}&=t_n^{-1}b_{(1)nm}\end{aligned} \tag{5-6}$$

式中，投影系数为

$$t_n=\frac{(2n+1)/n}{\tilde{g}_{(k)1,n}+\tilde{g}_{(k)2,n}}\left[\frac{R_{(k)}}{R_{(1)}}\right]^{n+1}$$

而$\tilde{g}_{(k)1,n}$、$\tilde{g}_{(k)2,n}$可如下递推求得

$$\begin{bmatrix}\tilde{g}_{(k)1,n}\\ \tilde{g}_{(k)2,n}\end{bmatrix}=\frac{1}{2n+1}\boldsymbol{W}_{(k)n}\begin{bmatrix}R_{(k)}/R_{(k-1)} & 0\\ 0 & 1\end{bmatrix}\begin{bmatrix}\tilde{g}_{(k-1)1,n}\\ \tilde{g}_{(k-1)2,n}\end{bmatrix} \tag{5-7}$$

其中，

$$\boldsymbol{W}_{(k)n}=\begin{bmatrix}n(1+\sigma_{(k-1)}/\sigma_{(k)})+1 & n(1-\sigma_{(k-1)}/\sigma_{(k)}\\ (n+1)(1-\sigma_{(k-1)}/\sigma_{(k)}) & (n+1)(\sigma_{(k-1)}/\sigma_{(k)})+n\end{bmatrix} \tag{5-8}$$

这样，如果头皮上各点电位 $\Phi_{(1)}(R_{(1)}, \varphi, \theta)$都已知，就可以先把 $\Phi_{(1)}(R_{(1)}, \varphi, \theta)$作分解得到勒让德系数族 $a_{(1)nm}$和 $b_{(1)nm}$。再由投影关系式(5-7)求得 $a_{(N)nm}$和 $b_{(N)nm}$，代入式(5-5)便求得皮层电位分布 $\Phi_{(N)}(R_{(N)}, \varphi, \theta)$。需要指出，由于实际问题中头皮电位并非处处已知，而只有在各电极处测得的一组值，因此不便直接求得 $a_{(1)nm}$和 $b_{(1)nm}$。这时需用优化方法来估计勒让德系数族 $a_{(N)nm}$和 $b_{(N)nm}$，使其对应的头皮电位系数族 $a_{(1)nm}$和 $b_{(1)nm}$计算出的电极电位与实测电极电位间的误差最小。

2)数值求解法

用同心球近似代替真实头模型必然会带来较大的误差，更好的方法是用磁共振成像提

供的多断层图像构造真实头型。一般先对真实头型进行剖分(通常分为头皮、颅骨、皮层三层)，然后用描述该无源区域的拉普拉斯方程结合边界条件建立有限元(或边界元)模型，并得到一组大型的线性方程，用数值方法求解就可得到皮层电位的分布。由于高分辨率脑电图的数值解方法只用到了“无源区”这个基本假设，且所用真实头型理论上可以任意逼近实际情况，所以相对而言数值解法是一种精度高、稳定性好的方法。其主要缺点是计算量大，头模型的构造和剖分也比较复杂。

根据电磁场计算方法的不同，高分辨率脑电图数值求解法分为有限元法(FEM)和边界元法(BEM)两种。理论上，有限元法是把电磁场泛定方程(如拉普拉斯方程)的边值问题转化为求积分泛函极值的变分问题，通过对无源区媒质的三维剖分，变分方程离散化为线性方程。由于有限元系统矩阵一般是对角占优的稀疏矩阵，所以数值特性较好且有多种改进算法，但方程规模特别巨大，一定程度上限制了其应用。边界元法则是把场域的三维积分转化为介质分界面上的二维积分再离散化，它考虑了边界形状的真实性，却假定边界面的媒质都是均匀的，因此可被认为是一种折中方案。由于边界元法只需对媒质的各边界面进行二维剖分，得到的方程组规模要小得多，但其系数矩阵接近满秩且无稀疏特点，数值特性一般相对较差，且当媒质界面情况较复杂时，使用边界元法也不很方便。下面主要介绍Le 和 Gevins 提出的有限元法。

设由头皮表面 S_{scalp}、皮层表面 $S_{cortical}$ 和一个假想的水平截断平面 S_{cutoff} 共同围成无源区域 Ω(图 5-49)。则根据电磁场基本原理，在区域内任一点的电位 $\boldsymbol{u}(x, y, z)$ 必满足拉普拉斯方程：

$$\sigma \nabla^2 \boldsymbol{u}(x,y,z) = 0 \quad (\text{在 } \Omega \text{ 内}) \tag{5-9}$$

式中，σ 为媒质电导率。此外在 Ω 各边界面上应满足如下边界条件：

$$\sigma \nabla \boldsymbol{u}(x,y,z)\boldsymbol{n} = 0 \quad (\text{在 } S_{scalp} \text{ 边界上}) \tag{5-10}$$

以及

$$\boldsymbol{u}(x,y,z) = \boldsymbol{G}(x,y,z) \quad (\text{在 } S_{cortical} \cup S_{cutoff} \text{ 上}) \tag{5-11}$$

式中，$\boldsymbol{n}$ 是头皮表面的法矢量；$\boldsymbol{G}(x, y, z)$ 则是皮层表面 $S_{cortical}$ 和截断平面 S_{cutoff} 上未知的电位分布。这样高分辨率脑电图逆问题可以表述为已知头皮电位分布 $\boldsymbol{U}_{scalp}(x, y, z)$ 求解 $\boldsymbol{G}(x, y, z)$。

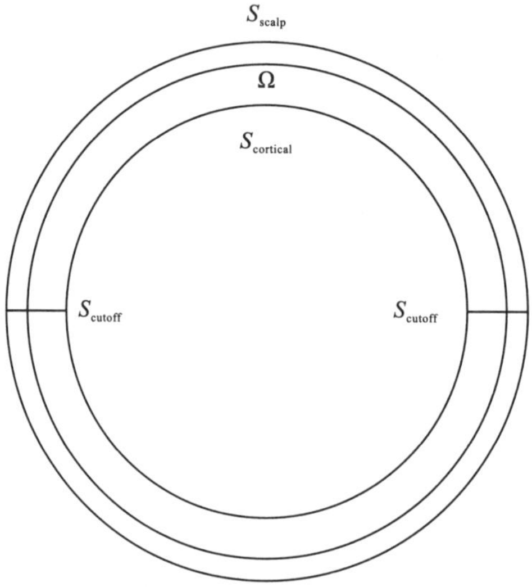

图 5-49　无源区构成示意图

在实际问题中，$\boldsymbol{U}_{\mathrm{scalp}}(x,\ y,\ z)$并非处处已知，需要根据 N_e个电极测量值对整个头皮表面电位进行推算。设电极位置坐标为$(x_i,\ y_i,\ z_i)$，其中 $i=1,\ 2,\ \cdots,\ N_e$，并将头皮表面上任一点的电位表示为

$$\boldsymbol{U}(x,y,z)=\sum_{i=1}^{N_e}\frac{a_i}{[(x-x_i)^2+(y-y_i)^2+(z-z_i)^2+\omega^2]^{1/2}}+a_{N_e+1}\tag{5-12}$$

式中，常数 ω 取为电极间的平均距离；待定系数 a_i 可由以下方程联立求得

$$\begin{cases}\boldsymbol{U}(x_i,y_i,z_i)=U_i & (i=1,2,\cdots,N_e)\\ \sum\limits_{i=1}^{N_e}\boldsymbol{U}(x_i,y_i,z_i)=N_e\sum\limits_{j=1}^{N_e+1}a_j\end{cases}\tag{5-13}$$

基本方程(5-9)结合边界条件经过有限元处理后，对头模型全部的顶点电位矢量 $\boldsymbol{U}$ 可以导出如下的齐次方程组：

$$\boldsymbol{CU}=\boldsymbol{0}\tag{5-14}$$

式中，$\boldsymbol{C}$ 是一个由头模型参数决定的大型稀疏矩阵。这里我们把顶点电位 $\boldsymbol{U}$ 分为三个部分 $\boldsymbol{U}=[\boldsymbol{U}_1^{\mathrm{T}},\ \boldsymbol{U}_2^{\mathrm{T}},\ \boldsymbol{U}_3^{\mathrm{T}}]^{\mathrm{T}}$，其中 $\boldsymbol{U}_1$、$\boldsymbol{U}_3$、$\boldsymbol{U}_2$分别表示 S_{scalp}顶点、$S_{\mathrm{cortical}}\cup S_{\mathrm{cutoff}}$顶点和 Ω 内其他所有顶点的电位，并把矩阵 $\boldsymbol{C}$ 作相应划分，有

$$\begin{bmatrix}C_{11} & C_{12} & C_{13}\\ C_{21} & C_{22} & C_{23}\\ C_{31} & C_{32} & C_{33}\end{bmatrix}\begin{bmatrix}\boldsymbol{U}_1\\ \boldsymbol{U}_2\\ \boldsymbol{U}_3\end{bmatrix}=\boldsymbol{0}\tag{5-15}$$

展开前两行得

$$\begin{bmatrix}C_{11} & C_{12}\\ C_{21} & C_{22}\end{bmatrix}\begin{bmatrix}\boldsymbol{U}_1\\ \boldsymbol{U}_2\end{bmatrix}=-\begin{bmatrix}C_{13}\\ C_{23}\end{bmatrix}\boldsymbol{U}_3\tag{5-16}$$

再消去 $\boldsymbol{U}_2$，可以把皮层到头皮的电位关系表示为

$$\boldsymbol{U}_1=\boldsymbol{A}\,\boldsymbol{U}_3\tag{5-17}$$

而高分辨率脑电图逆问题在形式上可以写成

$$\boldsymbol{U}_3=\boldsymbol{A}^{-1}\,\boldsymbol{U}_1\tag{5-18}$$

式中，$\boldsymbol{A}$ 为从皮层到头皮的电位变换矩阵。需指出的是，由于 $\boldsymbol{A}$ 矩阵的规模相当大且可能呈病态特点，因此对式(5-18)一般并不能直接求逆或求伪逆，要用迭代优化的办法逐步逼近。从式(5-15)的后两行展开得

$$\begin{bmatrix}C_{22} & C_{23}\\ C_{32} & C_{33}\end{bmatrix}\begin{bmatrix}\boldsymbol{U}_2\\ \boldsymbol{U}_3\end{bmatrix}=-\begin{bmatrix}C_{21}\\ C_{31}\end{bmatrix}\boldsymbol{U}_1\tag{5-19}$$

同样消去 $\boldsymbol{U}_2$，把头皮到皮层的电位关系表示为

$$\boldsymbol{U}_3=\boldsymbol{B}\,\boldsymbol{U}_1\tag{5-20}$$

式中，矩阵 $\boldsymbol{B}$ 可用类似估计矩阵 $\boldsymbol{A}$ 的高效方法得到。式(5-17)和式(5-18)就是高分辨率脑电图的求逆迭代公式。这里优化算法中的迭代初值 $\boldsymbol{U}_3^{(0)}$ 的选取是十分重要的，较好的方法是把测量电位的样条插值结果 $\boldsymbol{U}(x,\ y,\ z)$作头皮电位初值 $\boldsymbol{U}_1^{(0)}$，然后按式(5-20)估计皮层电位初值，即 $\boldsymbol{U}_3^{(0)}=\boldsymbol{B}\boldsymbol{U}_1^{(0)}$。

迭代过程中的关键是：每次循环中根据正向求解的头皮电位 $\boldsymbol{U}_1$ 与实测头皮电位 $\boldsymbol{U}_1^{(0)}$ 间的误差用多维优化方法改进皮层电位估计 $\boldsymbol{U}_3$，一种为“收缩的超立方体”的多维优化

方法可实现此步骤。此外 Le 和 Gevins 还提出，在求得皮层电位估计$\boldsymbol{U}_3$后，应对其做适当的空间低通滤波，以消除高于电极间距所能保证的高频分量。

3)皮层成像技术

皮层成像技术与上述方法不同的是，求解时不但用到了皮层到头皮间是无源区这一事实，而且对皮层下的脑内电活动的源分布做出了明确的假设，即脑内电活动源由一些均匀径向分布于皮层下固定深度的曲面(称测试面)上的电流偶极子构成，并且位置固定不变，只是强度发生变化。结合适当头模型，就可把头皮和皮层上的电位分布与测试面上的偶极子强度表示成简单的线性关系。其基本思路为：先根据头皮电位求得偶极子强度分布，使之在头皮上形成的电位分布与实测的头皮电位分布最接近，然后再计算这些偶极子在皮层表面所形成的电位分布就是所求高分辨率脑电图。这里对源分布的假设有明确的生理学背景，皮层成像技术利用了这个附加信息，所以其突出优点是计算效率高，但过强的源分布假设也给皮层成像技术求解带来一些问题，特别是确定源分布的有关参数较为困难。

近来 Babiloni 等人利用边界元法求解实现了真实头型下的皮层成像技术成像。该法是首先利用磁共振成像多层切片分离真实头型中头皮、颅骨和皮层等边界，并对这些边界面进行适当的三角剖分。设在头皮表面上$A_k(k=1, 2, \cdots, N_e)$处放置N_e个电极，并设测得电位分别为$\boldsymbol{V}(A_k)(k=1, 2, \cdots, N_e)$。在皮层下面固定深度(一般取 4～10 mm)处构造一假想的测试面，形状与皮层界面十分相似，并在测试面的每个小三角形的中心放置径向偶极子$D_i(i=1, 2, \cdots, N)$，这N个偶极子垂直指向皮层界面各个对应三角形的重心，其极矩强度为$\boldsymbol{P}_i(i=1, 2, \cdots, N)$，则头皮上各电极位置$A_j$处测得的电位可以表示成所有这些偶极子在头皮表面产生电位的线性组合，即

$$\boldsymbol{V}(A_k)=\sum_{i=1}^{N}\boldsymbol{P}_i\boldsymbol{V}(D_i,A_k)\quad k=1,2,\cdots,N_e \tag{5-21}$$

式中，$\boldsymbol{V}(D_i, A_j)$是位于D_i处的单位强度偶极子在A_j处产生的电位。同理，偶极子在皮层上各三角形中心点$C_j(j=1, 2, \cdots, N)$处产生的电位表示为

$$\boldsymbol{V}(C_j)=\sum_{i=1}^{N}\boldsymbol{P}_i\boldsymbol{V}(D_i,C_j)\quad j=1,2,\cdots,N \tag{5-22}$$

以上两式称为 CIT 方程，并可写成如下的矩阵形式：

$$\boldsymbol{AP}=\boldsymbol{U}_1 \tag{5-23}$$

$$\boldsymbol{CP}=\boldsymbol{U}_2 \tag{5-24}$$

式(5-23)和式(5-24)中$\boldsymbol{A}$和$\boldsymbol{C}$分别是由$\boldsymbol{V}(D_i, A_j)$和$\boldsymbol{V}(D_i, C_k)$组成的$N_e\times N$和$N\times N$阶矩阵，$\boldsymbol{P}$是N维偶极子强度矢量。由于$N_e<N$，式(5-24)为欠定方程，可用伪逆解得。实际计算时为了避免病态，通常对$\boldsymbol{A}$作奇异值分解(SVD)：$\boldsymbol{A}=\boldsymbol{U}\sum\boldsymbol{V}^{\mathrm{T}}$则

$$\boldsymbol{P}=\boldsymbol{V}\left[\sum{}^{\mathrm{T}}\sum\right]^{-1}\sum{}^{\mathrm{T}}\boldsymbol{U}_{\mathrm{T}}\boldsymbol{U}_1 \tag{5-25}$$

将$\boldsymbol{P}$代回式(5-24)便可求得皮层电位分布$\boldsymbol{U}_2$。

由此可知，皮层成像技术方法的关键在于获得矩阵$\boldsymbol{A}$和$\boldsymbol{C}$，即计算出各个单位强度偶极子在头皮和皮层各节点产生的电位，用边界元法来进行这种计算。把某一电流偶极子在场域某一点r产生的电位$\boldsymbol{V}_i(r)$看成由两部分组成：由该偶极子处在无限大媒质中时直接产生的电位和由该偶极子在各边界面上反射形成的“二次源”所产生的电位，即

$$V_i(r) = \frac{2\sigma_s V_0(r)}{\sigma_i^- + \sigma_i^+} + \frac{1}{2\pi}\sum_{j=1}^{m}\frac{\sigma_i^- - \sigma_i^+}{\sigma_i^- + \sigma_i^+}\int_{S_j} \boldsymbol{V}_j(r')\mathrm{d}\Omega_r(r') \tag{5-26}$$

式中，$\mathrm{d}\Omega_r(r') = [\frac{r'-r}{r'-r^3} \cdot \boldsymbol{n}]\ \mathrm{d}S_j$ 是位于 r' 处的面元 $\boldsymbol{n} \cdot \mathrm{d}S_j$（$\boldsymbol{n}$ 为法线矢量）在位于 S_j 边界面上的观察点 r 处所张的立体角。m 为边界面总数，σ_s 是偶极子所在处的媒质电导率，而 σ_i^-，σ_i^+ 分别是第 j 分界面 S_j 内、外媒质的电导率。$\boldsymbol{V}_0(r)$ 表示该偶极子在电导率为 σ_s 的无限大媒质中时在 r 点产生的电位。对各边界面作三角剖分后，式(5-26)可离散化为矩阵方程形式

$$\boldsymbol{V} = \boldsymbol{g} + \boldsymbol{BV} \tag{5-27}$$

式中，矢量 $\boldsymbol{V}$ 的各元素 V_i 是第 i 个三角形重心处的电位值，矢量 $\boldsymbol{g}$ 的各元素 g_i 是偶极子处在无限大媒质中时在第 i 个三角形重心处产生的电位，矩阵 $\boldsymbol{B}$ 的各元素 B_{ij} 是正比于第 j 个三角形在第 i 个三角形重心处所张立体角的常数。通常这组方程也可以改成对各三角形面元的顶点来列写。此时式(5-27)中 B_{ij} 代表第 j 个顶点对第 i 个顶点的影响，$B_{ij} \neq 0$，要特殊计算。

求解方程(5-27)前，一般还利用 deflation 处理方法将 $\boldsymbol{B}$ 阵改成 $\boldsymbol{E}$ 阵，以改善求解过程的数值性能，即

$$E_{ij} = B_{ij} - \frac{1}{M}\boldsymbol{e}_i \boldsymbol{e}_j^{\mathrm{T}} \tag{5-28}$$

式中，M 是各边界面上三角形的总数，$\boldsymbol{e}_i$ 是全 1 的 n_i 维矢量。

式(5-27)是对单个偶极子情况列出的，从中解出矢量 $\boldsymbol{V}$ 就得到了该偶极子在各个界面的分布，即矩阵 $\boldsymbol{A}$ 和 $\boldsymbol{C}$。对多偶极子的情况，式(5-27)同样适用，此时矩阵 $\boldsymbol{B}$ 保持不变，而矢量 $\boldsymbol{g}$ 是单个偶极子对应矢量的总和，解出的 $\boldsymbol{V}$ 便是多个偶极子产生的总电位分布。

2. 高分辨率脑电图的认知试验

高分辨率脑电图是在建立各种头模型以后运用上述各种算法得到的。生理学研究证明脑内电活动不是弥散的，而是分团聚集的。不同的刺激或任务引起的聚集区不同，而且还随时间动态变化。高分辨率脑电图能表现皮层区域与认知任务相联系的亚秒级激活状态。当思维集中时，认知功能能产生对信息的一种暂时的内部表象，其持续时间只有几百毫秒。高分辨率脑电图有表现皮层区这种亚毫秒级电活动的能力。认知试验任务分轻、重两级，具体描述如下。

(1)要求受试者判断荧光屏上本次出现的文字刺激其壁间位置或字符形状是否与三次前的刺激情况相匹配。此为“重任务”，因为它要求受试者同时记住前三次字符序列的形状和位置，而且每出现一次新刺激，他就需要把记忆更新一次，记住最新的一个，同时丢掉最早的一个。

(2)在另一种任务中只要求受试者判断本次刺激的字符或位置是否与前一次一致。此为“轻任务”。这种模式的电活动发生在刺激后 400～600 ms 之间，其持续时间只有几百毫秒。图 5-49 所示为两种情况下受试者的高分辨率脑电图图像比较。

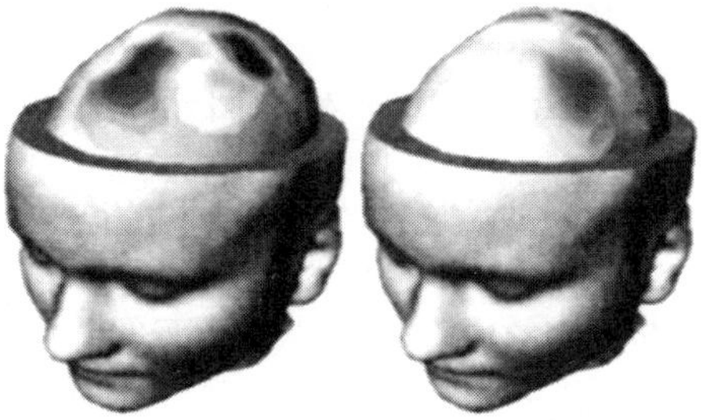

图 5-49 “轻”、“重”两种记忆情况下的高分辨率脑电图

此外，在多种认知试验或生理、病理分析中均有应用高分辨率脑电图的报道。高分辨率脑电图为脑内神经电活动的功能成像开拓了新的方向。但是要加以运用还需要更多的试验和研究。

3. 高分辨率脑电图的发展

常规脑电图能记录到头皮表面的头皮电位信号。与其他脑功能显示分析手段相比，脑电图的突出优点是时间分辨率较高，容易做到毫秒级的水平。这是其他脑功能成像手段，如正电子发射计算机断层扫描、功能性磁共振成像所达不到的。脑磁图显然也有类似能力，但是其设备与维护费用远高于脑电图。然而传统脑电图技术存在的一个严重缺陷是，其空间分辨率太低，远不能满足认知及神经科学研究的需要，因此高分辨率脑电图应运而生。

高分辨率脑电图为脑内神经电活动的功能成像开拓了新的前景。但是要成功地加以运用还需要多方面知识的配合，并有待研究者们共同努力。良好的实验设计和脑电的时空模式综合分析是其中的关键问题。相信在未来高分辨率脑电图将得到进一步的发展。

5.7 脑电新技术——脑-计算机接口

脑-计算机接口(brain computer interface，BCI)技术，简称脑机接口，是指一种不依赖于大脑外周神经与肌肉正常输出通道的通信控制系统。通过采集和分析人脑生物电信号，在人脑与计算机或其他电子设备之间建立起直接交流和控制的通道，这样人就可以通过脑来表达意愿或操纵设备，而不需要语言或肢体动作。脑机接口系统有三个必要条件：①必须有一种能够可靠反映大脑思维的信号；②这种信号能够被实时且快速地收集；③这种信号有明确的分类。这也决定了脑机接口系统的结构。

为帮助严重运动障碍的残疾人，解决通信交流和环境控制问题，早在 20 世纪 80 年代已有不少研究。尤其是 1991 年，德国图宾根大学的 Niels Birbaurmer 等人利用瘫痪病人的脑电信号，通过改变脑电信号中的 μ 节律幅度来控制光标移动，提出了一种全新的概念大脑驱动控制技术，这是基于脑电信号的脑机接口系统的典型例子。实现了人通过脑来表达意愿或操纵设备，而不需要语言或股体动作。人们开始尝试把脑机接口应用于康复工程，帮助神经肌肉系统瘫痪的病人实现与外界的交流，如环境控制、轮椅控制、操作计算机等。脑机接口技术的研究在肌肉瘫痪但具有良好认知的残疾人(如脊髓损伤、中风)康复、军事、人工智能、娱乐等方面都存在潜在的应用价值。它不仅为人与计算机等设备间提供了一种新型的交互方式，还为对人类自身的认识与研究提供了一种手段，极大地推动着人们对于人脑思维能力的认识和利用，其研究成果具有重大的理论意义、学术价值和广阔的应用前景。

5.7.1 脑机接口系统结构及原理

与其他任何通信与控制系统一样，脑机接口也由输入、输出，以及联系二者的中间环节组成。脑机接口的输入包括大脑行为特征及测量的方法。脑机接口可采用频域特征(如脑电图的 μ 律等)和时域特征(如慢皮层电位、P300、单个皮层神经元的行为电位等)。特征的测量方法包括电极类型与位置、参考电平、空间与时间滤波，以及其他检测信号特征的处理方法和转换算法，其作用是将大脑电生理输入转化为控制外部设备的信号。脑机接口的输出可以是控制光标的移动、字母或图标的选择、轮椅的转动等。每种脑机接口都有不同的特点，如开/关机制、响应时间、用户训练的类型与程度、合适的用户群体、速度与精度(信息传输率)，等等。

脑机接口的操作依靠两种自适应控制器的相互作用：一是使用者的大脑，它产生一定的行为思维供脑机接口系统测量；二是脑机接口系统本身，它将大脑的行为思维转换为特定的控制命令。其基本结构图如图 5-50 所示。

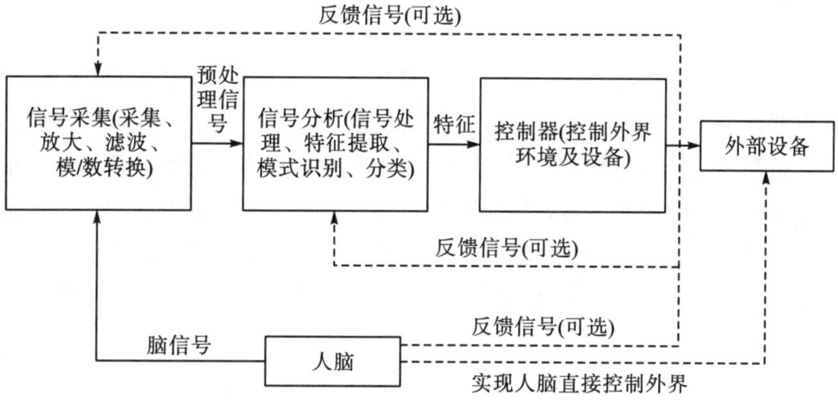

图 5-50 脑机接口系统基本结构图

1. 信号采集

受试者头部戴上一个电极帽，采集脑电信号，并传送给放大器，信号一般需放大 10000 倍左右，经过预处理，包括信号的滤波和模/数转换，最后转化为数字信号存储于计算机中。

1)电极

人的大脑发出的微弱电信号必须通过电极来获取，电极实际上是一个换能装置，它将在体内靠离子传导的电流转换成在电极和导线内靠电子传导的电流，即离子电流转换成电子电流。这些信号是含有大量的眼电、肌电的伪迹。电极一般使用电极帽固定。

2)脑信号放大电路

脑电信号是一种微弱的低频电信号，在幅值上是微伏级。在进行有效的处理、显示或记录之前，首先必须把信号放大。图 5-51 所示为放大滤波系统电路图。

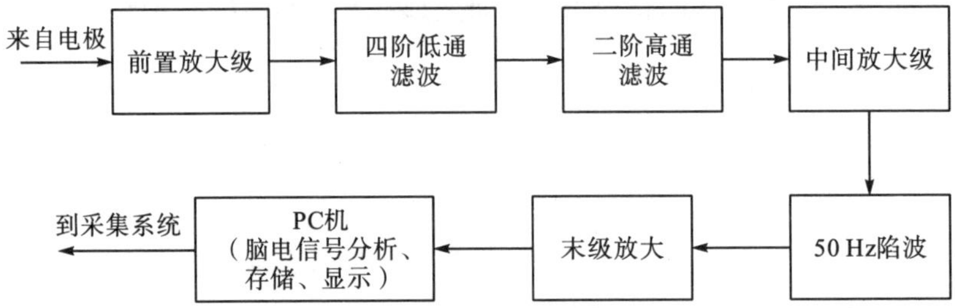

图 5-51　放大滤波系统电路图

使用三级放大电路的优点在于信号逐级放大，不集中在某一级。但一般前级放大倍数不宜太大，因为信号和噪声同时经过这一级，如果放大倍数过大，则噪声也被同样放大，如果噪声幅度过大，后级难以有效去除噪声。中间级是主要放大级，进入这一级的信号已经经过处理，噪声已得到有效滤除，一般该级的放大倍数较大，末级是对前面放大的补充。其放大倍数可根据后级电路做适当调整。

3)滤波电路

由电极获取的信号经过前置放大器的放大，信号的幅度将变大，但这些信号中仍含有脑电信号范围外的噪声和干扰，我们必须从这些信号中提取我们需要的有用信号，去除噪声和干扰。我们一般使用低通滤波器滤除 100 Hz 以上的信号，用高通滤波器滤除 0.1 Hz 以下的信号。

4)光电隔离

光电隔离器是把发光器件与光敏接收器件集成在一起，或用一根光导纤维把两部分连接起来的器件。通常发光器件为发光二极管(LED)，光接收器件为光敏晶体管等。加在发光器件上的电信号为耦合器的输入信号，接收器件输出的信号为隔离器的输出信号。当有输入信号加在光电隔离器的输入端时，发光器件发光，光敏管受光照射产生光电流，使输出端产生相应的电信号，从而实现了光电的传输和转换。其主要特点是以光为媒介实现电信号的传输，而且器件的输入和输出之间在电气上完全是绝缘的。图 5-54 所示为光电隔离结构图。

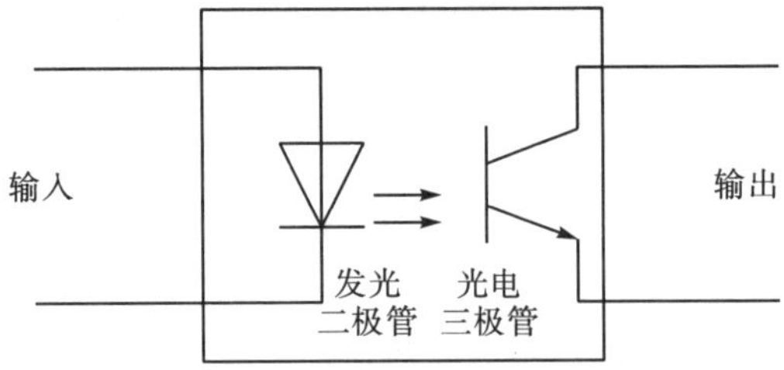

图 5-52　光电隔离器结构图

2. 信号分析

利用快速傅里叶变化、小波分析等算法，从经过预处理的脑电信号中提取与受试者意图相关的特定特征量；特征量提取后交给分类器进行分类，分类器的输出即作为控制器的输入。

1)信号的处理

信号处理系统接收光电隔离器输出的信号，转换成数字信号，使用信号处理器进行处理后送至计算机进行存储、显示(图 5-53)。

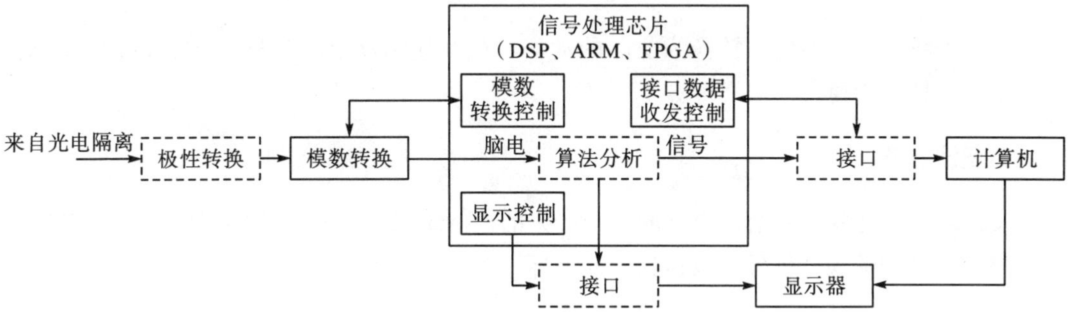

图 5-53　信号处理系统

2)脑电信号的特征提取

传统的脑电信号处特征提取方法是对信号进行多次检测并进行均值滤波，再用统计学的方法寻找脑电信号的变化规律。这种方法信息传输率低，也不能满足实时控制的需求。目前对脑电信号的处理一般采用对单次训练信号进行研究。其中，特征提取和识别分类是脑机接口信息处理最为关键的环节。特征提取就是以特征信号作为源信号，确定各种参数并以此为向量组成表征信号特征的特征向量。特征参数包括时域信号(如幅值)和频域信号(如频率)两大类，相应的特征提取方法包括：

(1)时域法。时域分析主要用来直接提取波形特征，如过零点分析、直方图分析、方差分析、峰值检测、波形识别等。这方面的应用有事件相关电位(event-related potertials，ERP)法，采用事件相关电位的幅值特性作为特征信号的特征提取方法。

(2)频域法。功率谱分析是频域分析的主要手段，它的意义在于把幅度随时间变化的脑电波变为功率随频率变化频谱图。从而可以直观地看到脑电节律的分布。然后用两个时间域的滤波器(0～3 Hz，8～30 Hz)进行滤波，分别得到事件相关电位信号(a 波为8～12 Hz；p 波为 18～24 Hz)。

(3)时频分析法。脑信号是一种时变的非平稳信号，不同时刻有不同的频率成分，而单纯的时频分析法由傅里叶变换联系起来，使时域、频域截然分开，由于时域、频域分辨率不确定的原理，很难做到时频的分辨率都很高。而且在脑电图中很多病变都是一瞬态形式存在的，只有把时间、频率结合起来处理才能取得较好的效果。可以说时频表示法为脑信号的处理提供了非常好的前景。用的较为广泛的时频分析法有 winger 分布和小波变换。小波变换能有效检测出脑电信号中短时、低能量的瞬态脉冲，其最大的优点是采用可变的时频窗口分析信号的不同频率成成。

3)脑机接口信号的分类识别

在提取出脑机接口输入信号的特征后，接下来就是要对特征信号进行分类。由于根据不同的运动或意识，脑电信号能够产生不同的响应特性，因此分类是确定运动或意识的类型与特征信号之间的关系。信号分类结果的好坏取决于两个方面的因素：一是用于分类的信号的特征是否明显；二是分类方法是否有效。脑机接口中常使用的分类方法主要有人工神经网络、线性分类(linear discriminant analysis，LDA)、支持向量机(support vector machine，SVM)等分类方法。

3. 控制器

控制器将已分类的信号转换为实际的动作，如在显示器上的光标移动、机械手运动、字母输入、控制轮椅、开电视等。

4. 反馈环节

反馈环节能让受试者清楚自己的思维产生的控制结果，同时还能够帮助受试者根据这个结果来自主调整脑电信号，以达到预期目标。

5.7.2 脑机接口的系统分类

人类大脑能够产生多种信号，包括电的、磁的、化学的，以及大脑活动的机械反应等各种形式。这些信号可以通过相应的传感器进行检测，从而使得脑机接口的实施成为可能。由于对磁和化学等信号的检测技术需要更高的要求。可用于脑机接口的人脑信号有：脑电图、肌电信号和功能磁共振成像等，目前大多数脑机接口信号的获取主要基于技术相对简单、费用较为低廉的脑电检测技术，利用脑电来实现无动作的人机交互。根据不同的特性，可将脑机接口进行不同的分类，主要有以下几种：

根据神经生理现象，可将脑机接口系统分为三类：①基于内源性思维任务的脑机接口，如利用事件相关去同步/事件相关同步和运动相关电位的运动想象脑机接口。②基于外源刺激的脑机接口，如稳态视觉诱发电位。③生物反馈自适应，如基于皮层慢电位的脑机接口。

按照信号的控制方式有同步脑机接口和异步脑机接口。同步脑机接口是按照预先设定的同步信号进行思维任务的切换，在特定的时间范围监控脑信号。异步脑机接口是连续的监测脑信号，并实时进行分析。

按照信号的获取方法可以分为非侵入式脑机接口和侵入式脑机接口。侵入式将电极置于颅内，直接从大脑皮质上获取皮质脑电。非侵入式将电极位于头皮上来提取头皮脑电图，这种方法是目前的研究热点。

按照大脑信号记录位置的不同，可将脑机接口系统分为三类：单元记录脑机接口、局部场电位记录脑机接口和头皮脑电图记录脑机接口。

单元记录脑机接口植入大脑中，目前主要进行动物实验，如猴子、猫等，也有采用神经电极植入人脑皮层。单元记录脑机接口可以长时间使用(对人脑可达三年)，记录稳定、高信息量、高信噪比的神经元活动情况。

局部场电位记录脑机接口是在皮层表面硬膜内外进行记录，其信息量、信噪比介于单元记录和基于脑电图的脑机接口之间。

头皮脑电图记录脑机接口可以反映大脑的不同状态，能够实时地被提取与分类，且记录简单、无创，因此基于头皮脑电信号的脑机接口是研究得最多的。包括：

(1)利用自发脑电图节律的频域特性。例如，用慢皮层电位，实现二元拼字脑机接口(即每次只能进行二选一操作)，选中希望的字母，分类精度可达 70%～80%，拼字速率为每 2 min 一个字母。用脑电的 μ 节律来实现光标移动、字母拼写、神经假肢控制等功能。

(2)用特定频率刺激产生视觉诱发电位。通过 17.58 Hz 和 23.42 Hz 的调制信号产生了稳定的稳态视觉诱发电位，其特点是仅需很少记录电极，且训练周期很短，只需适应视觉刺激信号。

(3)在时域上利用事件相关电位。如利用事件相关电位的 P300 电位。P300 在运动失常病人甚至是脑干损伤病人中相对稳定，目前已将 P300 成功用于脑机接口设计中。

(4)心理作业导致颅顶骨中央脑电信号功率谱的变化。通过表面拉普拉斯算子可以增强脑电功率谱在头皮上的电位分布，且通过线性与非线性的分类器可以识别。研究上肢运动为心理作业的脑机接口系统，采用 C_3 和 C_4 两头皮电极和线性分类器可实现较高的正确识别率。系统对 5 种心理作业(放松、造句、心算乘法、计数、旋转三维物体)所产生自发脑电信号能够实现较高精度的分类。

5.7.3　脑机接口的应用

脑机接口的研究主要服务于运动功能严重失常的患者，随着脑机接口技术的进步，脑机接口可能应用于运动功能部分失常的患者甚至是正常人群。目前，脑机接口的应用主要有以下三方面：①医疗方面，为思维正常但有运动功能障碍的人提供一种对外界环境进行交流和控制的途径，如人工耳蜗(图 5-54)，视觉脑机接口(图 5-55)，运动神经假体(图 5-56)、控制轮椅或计算机，从而提高残疾患者的生活质量。②为人们提供一种在特殊环境下控制外界设备的途径，如帮助飞行员在高加速度下控制飞机；还可以用来控制机器人在危险或不适宜人工操作的环境中工作。③为人们提供一种全新的娱乐方式，如用思维玩电子游戏。

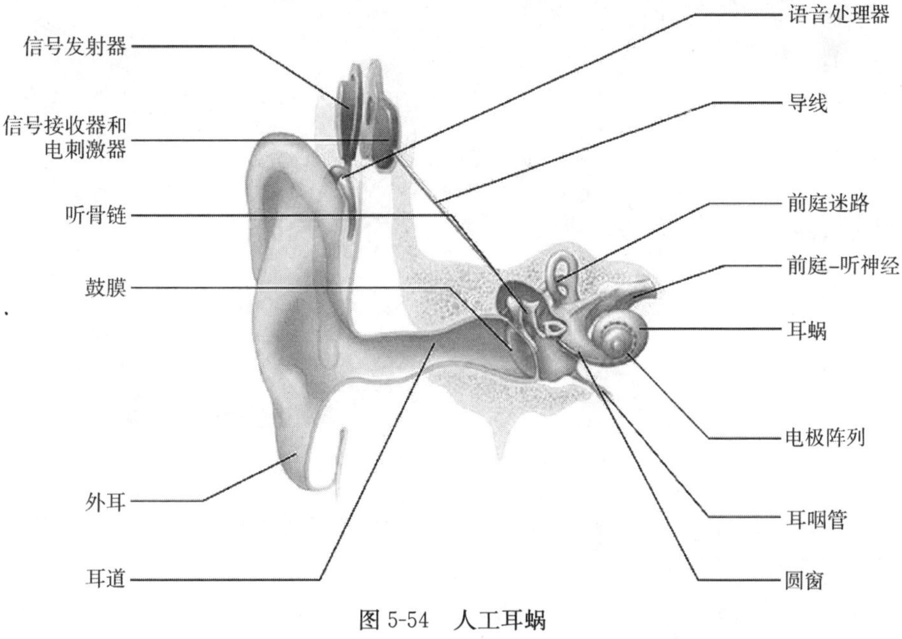

图 5-54　人工耳蜗

下面简要介绍几种脑机接口应用。

(1)人工耳蜗。如图 5-54 所示，麦克风听到外部声音时，通过语音处理器将声音信号处理后，将信号发射出去，耳道中的信号接收器接收到声音信号后，通过电刺激器，电极刺激鼓膜，还原听到的信号。这为聋哑人带来了福音。

(2)视觉脑机接口。如图 5-55 所示，视频采集设备采集到真实图像，通过视频处理器将信号转换，电刺激器将转换后的信号通过电极刺激视神经，还原摄像器采集到的图像，从而使盲人能够“看到”现实世界。

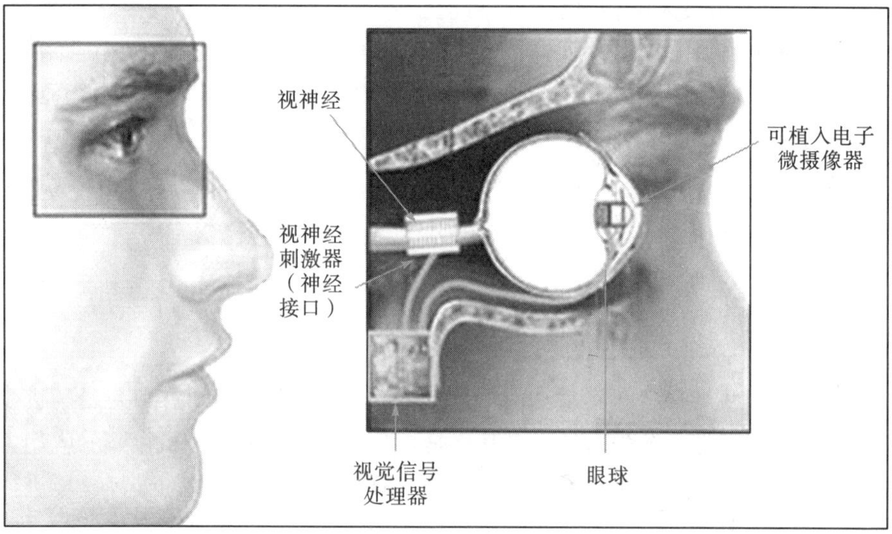

图 5-55 视觉脑机接口

(3)运动神经假体。图 5-56 所示为截肢患者使用的脑机接口控制假肢。

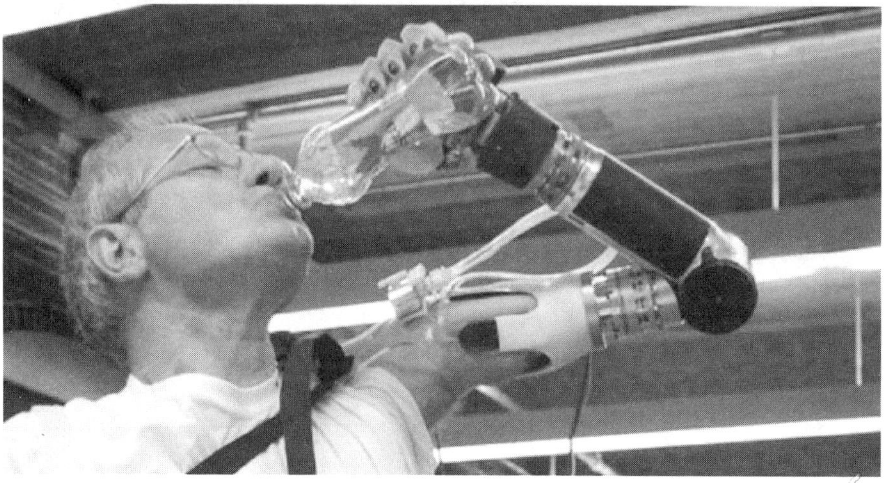

图 5-56 截肢患者使用脑机接口控制假肢

(4)机器人控制。图 5-57 所示为一套日本本田公司的新式脑机接口，仅利用个体的思想就可以控制 ASIMO 机器人。

控制着通过脑电波发出指令，计算机通过软件算法将脑电波的控制含义翻译成 ASI-

MO 机器人可以识别的代码，控制 ASIMO 机器人做出相应的动作。在未来的世界中，人类将通过脑机接口方式，控制机器人去从事一些人类所难以完成的工作，将会给人类社会带来巨大的变革。

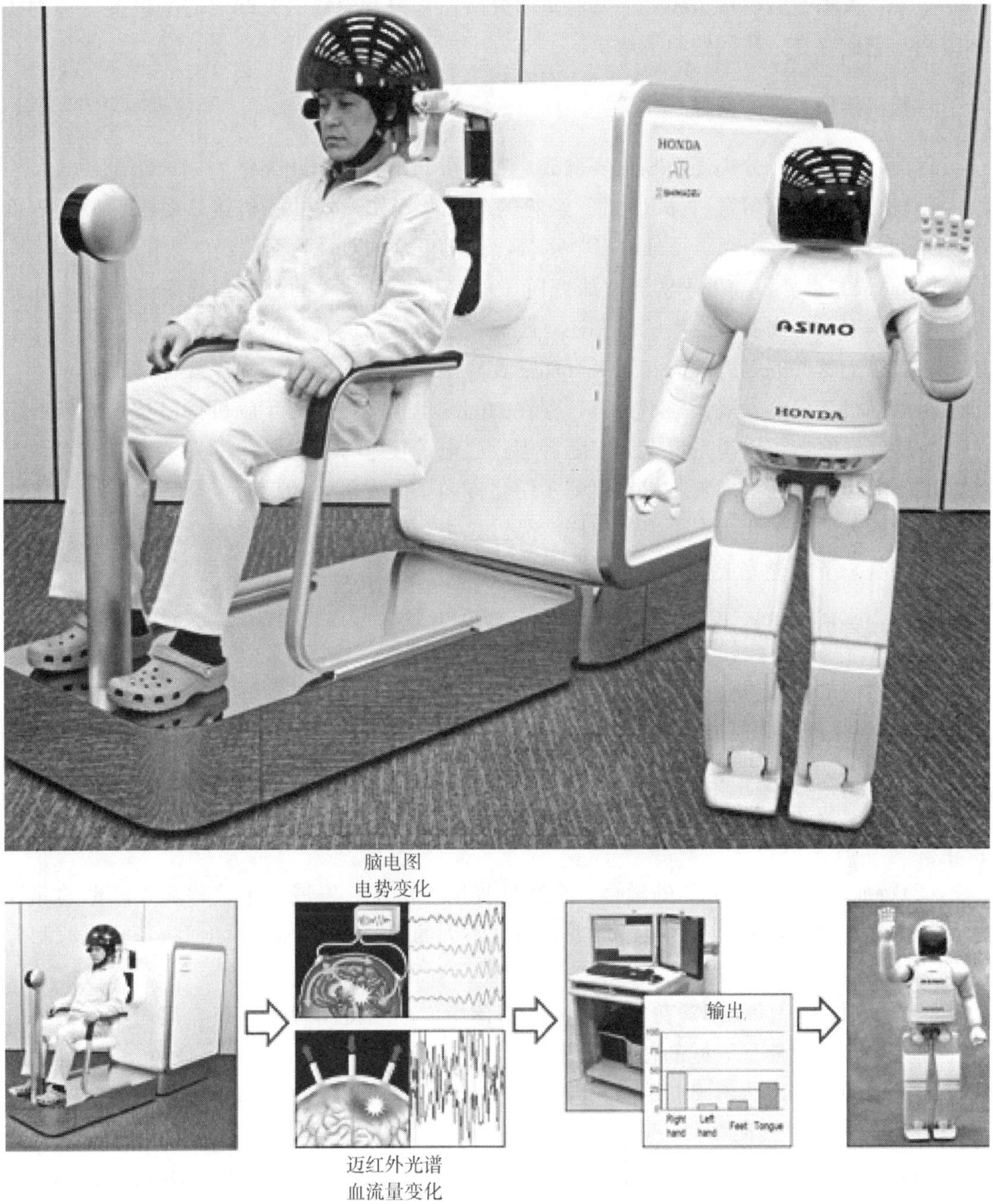

图 5-57　日本本田公司的新式脑机接口

5.7.4 脑机接口存在的问题及展望

至今，大多数脑机接口还处于实验室研究阶段，只有少数研究开发的脑机接口得到实际应用。它还存在一些问题亟待解决。

1. 脑机接口存在的问题

目前，脑电信号分类还面临很多挑战，主要可归纳为以下几类：

(1)信息传输率(带宽)。即使是有经验的测试者操作最快的脑机接口系统，最大传输率也才 25 bit/min，相当于每分钟三个字符，这对正常的对话与交流仍然太慢。

(2)高误差率。目前处于实验室研究阶段的脑机接口系统的判断正确率虽然优于随意猜测的正确率，但离实际应用的需要还有距离，脑机接口的特征信号提取和分类技术还不够完善。以上这些问题的改善和解决可能需要经历一段较长的研究和探索时间。

虽然脑机接口的发展还很不完善，存在的问题也很多，但对于脑机接口技术能否最终走出实验室，答案可以说是肯定的。随着当代微电子技术和信息技术的发展，各技术和新方法的不断出现都在推动着脑机接口朝实用化方向全面发展，相信有人类完全有能力将脑机接口的研究成果转化为有价值的应用产品。总之，脑机接口技术要在众多领域的研究人员的共同努力下才能完成。

2. 脑机接口的发展方向

脑机接口的发展方向主要有以下几点：

(1)神经生理现象研究。基于运动想象模式的脑机接口是目前脑机接口研究中的热点，因为它有明确的神经生理现象作为基础。脑机接口系统使用的神经生理现象都是基于实验观察得到的，故进一步的神经生理研究将有助于新的脑机接口范式的提出和新的模式产生。

(2)特征提取和模式分类的融合。在特征提取方法中，发展基于核和基于流形的非线性降维方法，另外，将几个相互独立或相关性不大的特征联合，以及如何将特征提取和分类同步进行，也是未来发展的方向。

(3)半监督学习的应用。在实时系统的搭建中，不同使用者个体差异很大，由于脑电图的不平稳性，即使是同样的任务、使用者，信号会随着心情、动机、疲劳、环境情况、使用时段、使用策略等不同而不同，因此基于半监督学习的自适应调整是值得研究的一个重要方向。

(4)实时在线系统的搭建。如何让大脑和计算机这两个智能系统相互影响、相互依赖，朝着更加和谐的方向发展等都是需要深入探讨的问题。此外，发展脑机交互的实时系统，异步模式是必需的，而从同步到异步的过渡还有很多的问题需要解决。

(5)多模态脑机接口研究。为了进一步增强人机交互系统的性能，扩大脑机接口在复杂的现实环境中的可靠性和稳定性，可以考虑触觉、脑电图、肌电图、眼动等多模式的联合。此外，在线系统的反馈研究中，也可以尝试用多模态的反馈形式，并探讨相关的功能意义和实现的途径。

脑机接口自身发展的意义已不仅限于医学的范畴，对脑电的机理、脑认知、脑康复、信号处理、模式识别、芯片技术、计算技术等各个领域都提出了新的要求。在对这一领域的研究过程中，人们也会对大脑的结构和功能加深认识，并有可能对开展大脑结构和功能研究的方式发生深刻的影响。随着技术的不断完善和多学科的融合努力，脑机接口必将逐步应用于现实，造福人类。

主要参考文献

陈国田，曹起龙. 1998. 简明神经电生理诊断学 [M]. 科学技术文献出版社，：1－62，177－188.

胡晓晴，唐娜. 2005. 体感诱发电位的基本原理 [J]. 国外医学•物理医学与康复学分册，25(2)：53－79.

黄远桂，吴声伶. 1984. 临床脑电图学 [M]. 西安：陕西科学技术出版社：1－92.

李颖洁. 2008. 脑电信号分析方法及其应用 [M]. 北京：科学出版社：1－16.

李延斌，刘大伟，吕希玉. 2002. 脑电仪器的发展和临床应用 [J]. 中国医疗器械信息，6：28－31.

林家瑞. 2004. 微机式医学仪器设计 [M]. 武汉：华中科技大学出版社：233－250.

刘凤军，白智鹏. 1997. 医用电子仪器原理、构造与维修 [M]. 北京：中国医药科技出版社：14－26，166－209.

刘名顺. 1998. 实用脑电地形图学彩色图谱 [M]. 天津：天津科学技术出版社，：1－6.

鲁在清. 2012. 脑电图的发现和发展简史 [J]. 现代电生理学杂志，19(2)：113－115.

梅岩艾，王建军，王世强. 2011. 生理学原理 [M]. 北京：高等教育出版社：8－49.

谭郁玲. 1996. 国产脑电地形图仪的应用与发展 [J]. 临床脑电学杂志，1：110－113.

谭郁玲. 1999. 临床脑电图与脑电地形图学 [M]. 北京：人民卫生出版社：1－108，298－370.

王保华. 2009. 生物医学测量与仪器(第二版) [M]. 上海：复旦大学出版社：55－63.

伍国锋，张文渊. 2000. 脑电波产生的神经生理机制 [J]. 临床脑电学杂志，9(3)：188－190.

杨福生，詹望. 1999. 高分辨率脑电图的技术实现与应用 [J]. 世界医疗器械，5(8)：10－15.

杨玉星. 2005. 生物医学传感器与检测技术 [M]. 北京：化学工业出版社：194－208.

余学飞. 2007. 现代医学电子仪器原理与设计(第二版) [M]. 广州：华南理工大学出版社：133－149.

张国臣. 2011. 基于 ARM 的脑电测量电路的研究 [D]. 秦皇岛：燕山大学.

朱文明，高诺. 2008. 脑机接口技术研究概述 [J]. 信息技术与信息化，6：26－28.

Babiloni F，et al. 1997. High resolution EEG：a new model dependent spatial deblurring method using a realistically shaped MR－ constructed subject' s head model [J]. Electroencephalography and Clinical Neurophysiology，102(2)：69－80.

Birbaumer N，et al. 1990. Slow Potentials of the Cerebral Cortex and Behavior [J]. Physiological Reviews，70(1)：1－41.

Birbaumer N，et al. 1994. Behavioral treatment of scoliosis and kyphosis [J]. Journal of Psychosomatic Research：38(6)：623－628.

Birbaumer N，et al. 1999. A spelling device for the paralysed [J]. Nature，398：297－298.

Duffy F H，Burchfiel J. L.，Lombroso C. T. 1979. Brain electrical activity mapping(BEAM)：a method for extending the clinical utility of EEG and evoked potential date [J]. Annals of Neurology，5(4)：309－321.

Edlinger G，Wach P.，Pfurtscheller G. 1998. On the realization of an analytic high－ resolution EEG [J]. IEEE Transaction on Biomedical Engineering，45(6)：736－745.

Gevins A S，Remond A. 1987. Methods of analysis of brain electrical and magnetic signals(Handbook of Electroencephalography and Clinical Neurophysiology) [M]. Oxford：Elsevier Science Ltd：665－673.

Gevins A，et al. 1991. Seeing through the skull：advanced EEGs use MRI to accurately measure cortical activity from the scalp [J]. Brain Topography，，4(2)：125－131.

Hillyard S A, Kutas M. 1983. Electrophysiology of Cognitive Processing [J]. Annual Review of Psychology, 34: 33—61.

Huang Y, et al. 2009. An algorithm for idle—state detection and continuous classifier design in motor—imagery—based BCI [J]. Journal of Electronic Science and Technology of China, 7(1): 27—33.

Liu T J, et al. 2009. Real—time brain—computer interface system based on motor imagery [J]. Journal of Electronic Science and Technology of China, 7(1): 3—6.

Moeller J J Tu B, Bazil C. W. 2011. Quantitative and Qualitative Analysis of Ambulatory Electroencephalography During Mild Traumatic Brain Injury [J]. Archives of Neurology, 68(12): 1595—1598.

Michel M C, Murray M. M. 2012. Towards the utilization of EEG as a brain imaging tool [J]. NeuroImage, 61: 371—385.

Nunez P L, et al. 1994. A theoretical and experimental study of high resolution EEG based on surface Laplacians and cortical imaging [J]. Electroencephalography and Clinical Neurophysiology, 90(1): 40—57.

Quy R J. 1978. A miniature preamplifier for ambulatory monitoring of the electroencephalogram [J]. The Journal of Physiology, 284: 23—24.

Vidal J J. 1973. Toward direct brain—computer communication [J]. Annual review of biophysics and bioengineering, 2: 157—180.

Wolpaw J R, et al. 2002. Brain - computer interfaces for communication and control [J]. Clinical Neurophysiology, 113: 767—791.

Wu Z H, et al. 2008. Stimulator selection in SSVEP — based BCI [J]. Medical Engineering &Physics, 30 (8): 1079—1088.

Yang P, et al. 2009. Probabilistic Methods in Multi—Class Brain—Computer Interface [J]. Journal of Electronic Science and Technology of China, 7(1): 12—16.

Yao D Z. 2009. Guest Editorial Brain—Computer Interface: Today and Tomorrow [J]. Journal of Electronic Science and Technology of China, 7(1): 1—2.

第 6 章　生理信息的监测及监护

对人体生理参数的监护是通过测量患者生理及病理状态的生物信号，进行连续监测和自动分析，提取其特征并及时转变成可视信息，并对潜在危及生命的事件进行自动报警。其优点是用对生理信息进行实时监测，便于医务人员及时掌握病情，及时采取有效治疗方法、评估治疗方案和选择合适药物。监护系统与传感检测技术、模拟及数字通信(包括有线与无线)技术、大规模集成电路技术、计算机软硬件技术、显示与记录技术等高新技术的发展紧密相关，各种传感器、电子、计算机技术的发展，使各类监护仪器及系统功能日益完善。本章将重点介绍主要生理参数的检测原理和技术，详细阐述监护系统和中央监护系统的原理和结构。

6.1　概　　述

由于计算机技术的发展，监护项目也从循环系统(心电、心输出量、血压、血流等)逐步发展到呼吸系统(呼吸率、换气量、流量、血气、血氧饱和度、呼吸气体、气道内压等)、神经系统(诱发脑电、颅内压、脑血流)及代谢系统(体温、尿量等)；从成人监护细分到产妇、胎儿、新生儿等监护对象。

监护系统除有监护功能外，还有疾病诊断和治疗的功能，同时还有抢救功能，如心脏除颤/起搏监护仪对心电监护的同时还需完成起搏功能。随着科学技术的发展，医用监护仪的其他功能也在不断增强，不但能监测和处理用药的过程，而且能根据用药过程中病情的发展和变化，及时调整用药剂量和输液速度、给氧流量等。

随着科技的进步、医学的发展、生命科学的研究成果及社会的需求增长，监护系统将在测量多样化、无创实时化、网络化、小型智能化、集成化、插件组合模块化和家庭远程化等方向得到长足发展。

6.1.1　常见生理参数监测

鉴于医学信号信息的变换、提取及分析技术是现代医学监护技术的关键，故要求能准确地提取监护对象的生理信息和相关参数，从而正确反映病人身体状况。鉴于生物医学信号的特殊性对测量装置和测量方法都有严格的要求，本章将分别对生理参数测量原理、传感器和电子电路进行阐述。

本章主要以生理参数所在系统进行分类，对生理信息及其监测参数进行分析。分类如下：

(1)循环系统。心率、心输出量、心律、血压等，这些参数从不同方面反映人体心脏泵血功能的好坏。

(2)呼吸系统。肺功能、呼吸频率、呼气末二氧化碳分压、血氧饱和度等。

(3)神经系统。诱发脑电、颅内压、脑血流等。

(4)代谢系统。尿流量、尿动力等，能及时反映人体有效循环血量及肾脏功能。

(5)产科监护。胎心率、宫缩和胎动等。

(6)其他。体温监护、睡眠监护等。

本章主要对上述参数中典型的生理信息进行详细讲解。

6.1.2 监护仪及分类

监护仪是一种用来对病人的众多生理(或生化)情况进行连续、长时间、自动、实时监测，并经分析处理后实现多类别的自动报警、自动记录的监护装置。其目的不仅是为了减轻医务人员的劳动强度，提高护理的工作效率，更重要的是可以随时了解患者的病情，出现危急情况可及时报警和处理，提高护理质量，大幅度降低危重病人的死亡率。

监护仪所监护的信号通常为心电、心输出量、血压、呼吸、体温、血氧浓度、呼气末二氧化碳分压、脑电等。

1. 按检测参数分类

(1)单参数监护仪：只能监护一种生理参数，适用范围较小。

(2)多参数监护仪：可同时监护多个生理参数，适用范围较大。目前市场上广泛使用的大都是多参数监护仪。

2. 按使用范围分类

(1)便携监护仪。便携监护仪主要用于检测人体某生理系统的少数参数，测量简单，数据传输快，携带方便，具有很强的可操作性。

(2)床边监护仪。床边监护仪直接与患者相连，通过电极，传感器能够对病人的各种生理参数或某些状态进行连续的监测，并予以显示报警或记录，也可以通过电缆或者无线装置将信号传输至中央监护仪，与中央监护仪构成一个整体来进行工作。

(3)中央监护仪。又称为中央监护系统，由主监护仪和若干床边监护仪组成的，通过主监护仪可以控制各床边监护仪的工作，对多个被监护对象的情况进行同时监护，并完成对各种异常的生理参数和病历的自动记录。

(4)远程监护。远程监护是利用通信网络检测病人的各项生理参数，将检测的数据传递至异地进行远程诊断，对病人监护的技术。远程监护技术缩短了医生和病人之间的距离，医生可以根据远地传来的生理信息为患者及时提供医疗服务。对于远程医学监护的系统组成、技术原理和应用的相关描述，在第 7 章中有详细介绍。

6.1.3　监护仪器发展方向

1. 生理参数和信息的提取技术及新型传感器的研究

医学信号信息的变换、提取及处理分析技术是现代医学监护技术的关键技术，准确地提取监护对象的生理信息和相关的生理参数，对所监护的生理参数和生理系统的变化有足够的灵敏度，能正确反映病情趋势和险象。在许多情况下，被监护的生理参数和信息需要变换成可提取的医学信号，这需要多种多样的传感器，由此更应注重新型传感器的开发。例如，呼吸传感器，希望能同时提取诸如呼吸压、呼气成分、潮气量等多个参数。

现有的传感器需要进一步微型化、集成化发展，相应技术有待提高。其中，提高稳定性、可靠性和精确性是极其重要的。

2. 生理信息的无创及非接触式提取采集新技术

为了使监护系统不影响正常活动，以及手术和治疗的进行，非接触式生理参数检测采集技术是迫切需要发展的新技术。例如，采用毫米波微波探测技术提取心搏、呼吸频率的信号；应用红外技术高精度地检测体温。医疗监护要求连续取得所需的各种生理信息，并做到无创、正确、稳定，尽可能减少患者的不适感，不引起过敏反应。

3. 非参数监测技术

到目前为止，所有的监护都是“参数监护”，即对某些指定的生理参数进行连续监测和自动分析。然而，许多病情的监护，不是简单的生理参数监测能完成的，而是要对患者或伤病部分的状况进行观察，故需要进一步研究开发非参数式监测技术。

4. 微型化、无线化、综合化的监护系统

医疗监护系统和设备应尽可能轻型化、一体化、可视化、多用化，以简化监护病房，提高监护设备使用率，并使监护设备轻而小，便于携带、搬运。对用于长时间的生理参数提取记录的动态监测系统，要求记录盒越小越好，可存储的数据越多越好，能连续记录的时间越长越好。此外，还希望发展到一机多功能以实现综合监护，或采用模块组合式方案，使功能多样灵活。

5. 自动分析、病情险象预测技术发展

监护系统应能对所监护的生理参数进行实时的自动分析，分析系统的可靠性要高，不发生漏检、误判、错定等常见弊病。分析系统要有良好的知识库，而且具有自学习功能，能自动积累新经验，必要时也可进行人工干预。

6. “监”与“护”统一

如何使监护系统真正既能监测又能护理是一个具有挑战性的课题。当所监测的数据反映出患者有不良变化时，分析系统不仅要能准确做出判断和诊断，还要提出“护理”的方案，并能通过控制医用机器人或其他辅助器械对监护对象进行必要的护理和救治。例如，当监测到呼吸功能弱时，自动开启呼吸机，自动供氧。

目前有的监护系统已带有专家知识库，可提供必要的建议，经验少的护理人员亦可向其咨询处理方案。今后随着家用机器人、医用护理机器人的发展，医学监护系统将真正把“监”与“护”的任务都逐步承担起来。

7. 发展远程监护和家庭健康监护

目前，远程监护和家庭健康监护主要以常见病、老年病为主，主要监护的病种是心血管病、糖尿病、高血压病；另外，也对产妇、新生儿的病理参数进行监护。随着网络通信技术的发展，对高水平、高质量医疗服务需求的不断增长，以及医疗改革的深入发展，远程监护和家庭健康监护技术应定会得到长足的发展。

6.2 循环系统参数监测

循环系统检测主要是对心功能参数和血液循环的评价，常通过测量心率、心律、血压、心输出量等参数进行评价。其主要目的是帮助分析心律失常和电生理，帮助确定心功能治疗方案及评价治疗结果。例如：①心律失常和电生理分析。心律失常和心脏功能及器质性病变有关，通过心电监测分析可以反映心脏收缩和舒张各时期病变。②帮助心功能治疗方案的确定。通过血压等参数的连续监测，可以确定产生疾病的原因与进一步治疗方案。③评价治疗效果。临床上广泛应用的药物，如正性肌力药物、血管扩张剂等，对心排出量、血管阻力的影响可以通过血流动力学监测来评价。

6.2.1 心电监测

心电监测是最常用的监护项目，几乎所有的监护仪都配有心电监护功能。心电监护包括心率监护和心律监护。心率指心脏每分钟搏动的次数，正常人每分钟心跳 60～100 次。心律是指心脏运动的规律性，即每次心跳的周期间隔是否相等。心脏跳动的速率或节律发生改变，就叫心律失常。现代监护仪能够自动监测多种心律失常，如心律不齐、心律紊乱等。从技术上来说，通过检测心电的 R 波，测出 R-R 间期，就可以计算得到心率。在监护仪上可以设置心率的正常值范围，当心率超过上下限时发出警报，起到心率监护作用。心律的监护需要自动测量 QRS 波形特征，S-T 段电平等参数，同时也要考虑心率。

关于心电产生机理与心电图测量，在第 4 章中已作详细介绍。本章将进一步介绍心电在监护系统中的应用。

1. 心电监护技术

心电监护的原理和技术与常规心电图机基本相同，在设计时同样需要考虑放大器的增益、共模抑制比、频率响应、输出安全状态、噪声滤除等因素。

相比于心电图机，心电监护仪除了都含有心电放大器、导联线、滤波器部分，心电监护仪还包含R波检出器部分、心率越限报警和心率计、心律失常的判断与报警部分、报警讯号与自动记录控制。

1)心电放大器

心电放大器是从人体表面皮肤取得心脏搏动时产生的微弱电信号加以放大后，送至示波器、记录器进行显示和记录，并送至R波检出单元进行心率计数。在滤波电路参数设置上，心电图机采集到的心电信号带宽为0.05～100 Hz，而心电监护仪采集到的心电信号常为0.5～40 Hz。

2)R波检出器

R波的识别是心率测量的关键。心电检出波形中，一般R波幅值高、变化快，所以易于识别。R波检出器的功能是将心电信号转变为脉冲信号，即有一个R波就要产生一个负脉冲与之对应，该负脉冲再由反相器反相为正脉冲，驱动报警电路。

(1)R波检测电路。

早期的R波检测采用模拟电路完成。由于R波的上升沿较陡而微分后的波幅较高，P波和T波因波形较缓而经微分后的波幅比微分后的R波波幅低很多，因此可以通过设置波幅的阈值来检测R波。大致处理过程是：使用微分电路对放大后的心电信号做微分处理；对微分后的波形进行平滑处理，以减少噪声干扰；选择合适的阈值检测出R波。该方法也可以在将心电信号经模数转换为数字信号后进行。

R波检出器电路框图如图6-1所示，包括放大器、带通滤波器、全波整流电路、峰值跟随电路、比较器和整流延时电路。

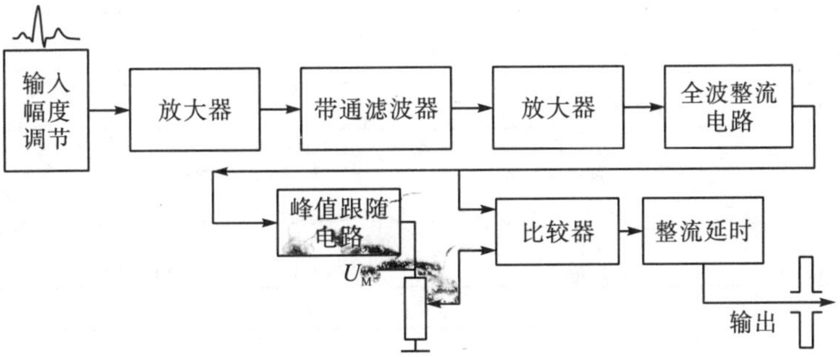

图6-1　R波检出器电路框图

(2)QRS波检测算法原理。

Pan-Tompkins算法是一种经典的QRS波检测方法。此方法包括带通滤波、差分、积分、自适应阈值和搜寻等过程。带通滤波由低通和高通滤波器组成。低通滤波器的传递函数是

$$H(z)=\frac{1}{32}\frac{(1-z^{-6})^2}{(1-z^{-1})^2} \tag{6-1}$$

式(6-1)对应的差分方程是

$$y(n)=2y(n-1)-y(n-2)+\frac{1}{32}[x(n)-2x(n-6)+x(n-12)] \tag{6-2}$$

当采样率为200 Hz，低通截止频率为11 Hz时，有25 ms(5个采样点)的延迟。

高通滤波器由全通滤波器和低通滤波器组成，其传递函数可表示为

$$H_{hp}=z^{-16}-\frac{1}{32}\left(\frac{1-z^{-32}}{1-z^{-1}}\right) \tag{6-3}$$

式(6-3)对应的差分方程是

$$y(n)=x(n-16)-\frac{1}{32}[y(n-1)+x(n)-x(n-32)] \tag{6-4}$$

高通滤波的截止频率为 5 Hz，同时有 80 ms 的延迟。从而得到截止频率为 5~11 Hz 的带通滤波器，抑制工频干扰。对式(6-4)滤波后的信号进行差分运算：

$$y(n)=\frac{1}{8}[2x(n)+x(n-1)-x(n-3)-2x(n-4)] \tag{6-5}$$

这就使得 QRS 波增强，T 波和 P 波抑制，然后再将其平方，以进一步拉开两者的差距，并使波峰向上。由于这样的波峰仍可能是双峰的，需要通过一定宽度 N 的滑动窗口积分的办法消除：

$$y(n)=\frac{1}{N}\{x[n-(N-1)]+x[n-(N-2)]+\cdots+x(n)\} \tag{6-6}$$

式(6-5)中选择大的 N 有利于曲线的平滑和去除双峰，但过大的 N 会使 QRS 波和 T 波融合在一起，若采样率为 200 Hz，可选取 $N=30$。

通过以上处理，可以检测到一系列波峰(图 6-2)。

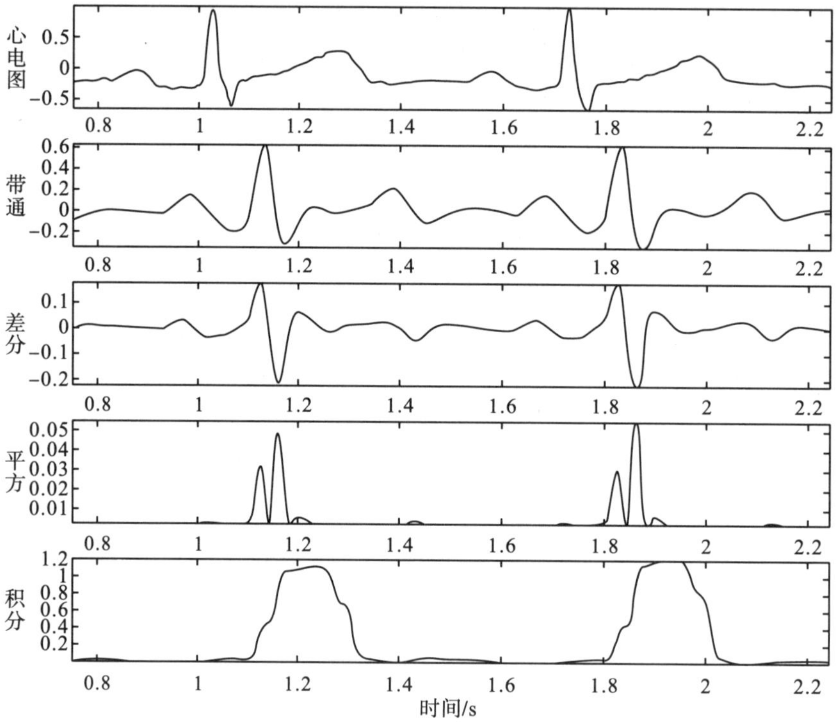

图 6-2 Pan-Tompkins 算法检测 R 波

这些波峰可能是 QRS 波，也可能是噪声(包括肌电干扰)，需要作进一步分类，分类流程和规则如下：①忽略较大波峰前后 200 ms 内的所有波峰；②对于检测到的波峰，对照原始波形是否有双峰，否则有可能是基线漂移；③如果波峰出现在上一检测到的 QRS 波的 360 ms 内，检查峰值是否在检测到的 QRS 波峰值得一半以上，否则是 T 波；④如果

波峰大于阈值 I_1 则判定为 QRS 波，否则是噪声；⑤如果在之前的 R~R 间期均值的 1.5 倍时间内没有检测到大于阈值 I_1 的 QRS 波，则将大于检测阈值 I_2，并且在上一个 QRS 波 360 ms 之后的波峰作为 QRS 波。

对于上述④和⑤，假定 SPK 为最近 8 个与 QRS 波对应峰值的平均值，NPK 为最近 8 个非 QRS 波(噪声、肌电)所对应峰值的平均值，对于每搜寻到的一个新的峰值 $PEAK$，对上述参数作如下更新：

如果 $PEAK$ 是 QRS，则

$$SPK = 0.125PEAK + 0.875SPK$$

如果 $PEAK$ 是噪声，则

$$NPK = 0.125PEAK + 0.875NPK$$

$$I_1 = NPK + TH \times (SPK - NPK) \tag{6-7}$$

式中，TH 为阈值参数，可在 0.25~0.5 选取。

$$I_2 = 0.5I_1 \tag{6-8}$$

如果 I_2 确定为 QRS 波，则

$$SPK = 0.25PEAK + 0.75SPK$$

Pan-Tompkins 方法抗干扰性强，对实际心电信号处理的效果良好。但该方法如果使用第二次搜索，QRS 波的检测会有一定的延迟。

3)心率越限报警和心率显示单元

(1)心率越限报警。报警分心率上限报警和下限报警：当病人心率高过医生预先选定的上限时，发出警报；当病人的心率低于医生预先选定的下限时，也发出报警。

(2)心率显示单元。心率显示单元组成框图如图 6-3 所示。R 波检出电路从心电波形的 QRS 波群中检出 R 波，并整理成宽度为 70 ms 的脉冲送入心率时序发生器。心率时序发生器将其转换成 R~R 间期，然后送入计算器实现心率的计算。其计算结果一方面送给显示电路显示，另一方面经报警电路对心率过缓或心率过速者发出声响报警。

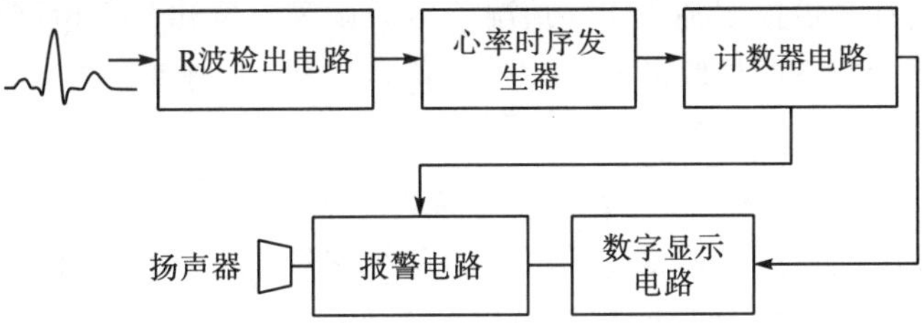

图 6-3　心率显示单元组成框图

4)心律失常的判断与报警部分

心电分析的依据通常是 QRS 波的宽度、幅度、波峰方向和 R-R 间期等参数，以及与心电模板的匹配程度等。

QRS 波的宽度是判别心律失常的基本参数。在冠心病监护系统中，一个很重要的功能就是要检出室性早搏(premature pentricular pontraction，PVC)。正常心电的 QRS 波宽度一般小于 100 ms，出室性早搏的特点是：提前出现 QRS 波群及 T 波，其前无 P 波；提前出现的 QRS 波群呈宽大畸形，时间大于 0.12 s，其后的 T 波方向与 QRS 波的主波方向

相反；有一完全性的代偿间期(提前的 QRS 波群前后两个 R-R 间隔之和等于两个正常的 R-R 间期)。该单元要求对每个 QRS 波群都要检查此波群是否增宽。通常来说，若增宽到 0.12 s 以上就算作异常，需报警。

其他心律失常的判别规则简要介绍如下(有关心电波形请参照心电图诊断的专门书籍)。

(1)心脏停搏(asystole，ASY)：大于 4 s 的时间内没有检测到 QRS 波。

(2)心跳暂停(pause，PAUS)：在大于 1.0～3.5 s 的时间内没有检测到 QRS 波。

(3)室颤(ventricular fibrillation，VF)：低幅振荡波形持续 3 s 以上，振荡次数超过 250～300 次/min。

(4)室性心动过速(ventricular tachycardia，VT)：有连续 N 个室性早搏，且心率大于设定的室性心动过速速率(N 和 VTrate 可以根据具体情况由医生设定，N 可选择为 5～15 个，室性心动过速速率一般在 100～200 bpm 范围内选择)。

(5)阵发性心动过速(ventricular run，RUN)：发生 3 次或以上的室性早搏，心率为室性心动过速。

(6)加速性室性自主节律(accelerated idioventricular rhythm，AIVR)：3 次或以上的室性早搏，但心率小于 VT。

(7)室性联结(ventricular couplet，CPT)：一对室性早搏在正常 QRS 波之前或之后，两个室性早搏的形状不必相同。

(8)二联律(bigeminy，BGM)：室性早搏出现在每个正常 QRS 波之后。

(9)窦性心动过速(sinus tachycardia，TAC)：平均心率大于 100 次/min。

(10)窦性心动过缓(sinus bradycardia，BRDY)：平均心率小于 60 次/min。

此外，S-T 段的电平对心肌缺血的诊断有意义，很多心电监护仪具有 S-T 段电平检测和报警功能。S-T 段电平是指心电波形 S-T 段与心电等电位之间的电位差，有些监护仪以 QRS 波起始点前 28 ms 作为等电位测量点，以 QRS 波结束点(J 点)后 80 ms 处作为 S-T 段电平的测量点，并提供根据临床实际情况前后微调等电位和 S-T 电平测量点的功能。测量点的确定还需要参照不同导联的心电波形，包括 QRS 波群变宽的判断、QRS 波群提前的判断、期前连续、变宽连续的判断。

心率变异性(heart rate viability，HRV)也是常见心电监护分析特征。心率变异分析的是在正常窦性心律时的每搏心律变化情况，即是在剔除非正常心电波形后的正常窦性 R-R 间期的变异情况。正常窦性 R-R 间期常记为 N-N 间期，通常是全程分析 24 h 的心电。分析心率变异性的指标可分为时域参数和频域参数。时域参数有：全程 N-N 间期的标准差、全程每 5 min N-N 间期平均值的标准差、全程每 5 min N-N 间期标准差的平均值、全部相邻 N-N 之差的均方根、相邻 N-N 之差大于 50 ms 的个数占总窦性心搏个数的百分比、三角指数。频域指标参数有：不大于 0.4 Hz 的所有 N-N 间期的变异(总功率，TP)、在 0.003～0.04 Hz 范围内的 N-N 间期的变异(极低频 VLF)、在 0.04～0.15 Hz 范围内 N-N 间期的变异(低频，LF)、在 0.15～0.4 Hz 范围内 N-N 间期的变异(高频，HF)以及 LF/HF 值(LF 与 HF 的比值)。

此外，还有 QT 离散度(QTD)分析。QT 离散度是 12 导联心电图各导联间 QT 间期存在的差异(最大 QT 间期与最小 QT 间期之差)。QT 离散度主要反映心室肌复极的不均一性，可代表心室肌兴奋性恢复时间不一致的程度或心室肌不应期差异的程度。离散度的分析和测定指标有：最大 QT 间期(QT_{max})、最小 QT 间期(QT_{min})、QT 间期离散度(QT_d)、心率校正后的 QT 间期离散度(QT_{cd})、12 导联中相邻导联 QT 间期之差最大的差值($AdQT_d$)、QTd 率(QT_{dr})、QT 间期早期离散度(QT_{ad})、QT 间期晚期离散度(QT_{ed})等。

5)报警讯号与自动记录控制

控制单元电路分两部分，即讯响控制和自动记录控制。讯响控制的主要功能是转换选择心率声信号和心电信号，发出心率声和报警声；自动记录控制应当在有报警时，能够自动记录 10 s 心电图，并可随时选择描记某一床位病人的心电图。

心电监护仪通过长期连续监护病人的生理参数，检出变化趋势，指出临危情况，供医生应急处理和进行治疗的依据，使并发症减到最少达到缓解并消除病情。心电监护仪的使用非常广泛，可应用于对于冠心病患者、高血压患者、高血脂患者、抢救危重病人等。患有心脏疾病或怀疑患有心脏疾病的患者都可使用动态心电监护设备，适用的心脏疾病包括心房纤颤、多发性心房频脉、阵发性室上性心动过速、心悸以及各种心律失常。

6.2.2　心输出量监测

心输出量(cardiac output，CO)指单侧心室每分钟射出的总血量，为心率(heart rate，HR)与每搏输出量(stroke volume，SV)的乘积，通常认为左、右心室的输出量基本相等。成人心输出量值为 4～8 L/min。心输出量与机体新陈代谢水平相适应，是描述心脏功能的基本指标。心输出量的测量对于了解生命活动和疾病诊断都具有重要意义。

心输出量的测量方法分为有创和无创两大类。前者主要有 Fick 法、电磁流量计法、染料稀释法、温度稀释法等；后者主要包括超声心动图、胸部电阻抗图等方法，其中电磁流量计法需要把探头套放在主动脉根部，有较大的危险性。近年来出现了一些创伤较小或无创伤的可用于较长时间监测的新方法，有经食道超声多普勒测量法、部分 CO_2 重吸入法和脉搏轮廓图法。

1. 直接 Fick 法

Fick 提出以氧气作为指示剂的计算心输出量的方法，选择肺部和氧气作为假设中器官和物质，于是肺氧消耗量是流经肺部的血流量与动静脉血中的含氧量的乘积，因此推导出心输出量计算公式为

$$CO = \frac{\mathrm{d}V/\mathrm{d}t}{C_a - C_v} \tag{6-9}$$

式中，$\mathrm{d}V/\mathrm{d}t$ 为肺氧消耗量，等于吸入气氧含量与呼出气氧含量之差，可用封闭的肺活量计测定，将呼出气体中的 CO_2 用吸收剂吸收掉，后通过测量肺活量及气筒中的气量随时间的减少($\mathrm{d}V/\mathrm{d}t$)来测定氧耗量；C_a 为动脉血氧浓度，需要动脉穿刺性血气分析；C_v 为混合静脉血的氧含量，需要放置右心导管测定。

肺氧消耗量可以通过肺活量计无创测量，直接 Fick 法的难点在于混合静脉血中含氧

量的测量，需要在心脏中插入导管，对患者损伤较大，容易引起并发症和死亡。当人体的血流动力学状态稳定时，直接 Fick 法被认为是当心输出量较低时的最准确的检测方法。

2. 指示剂热稀释法

指示剂稀释法是将某种已知量的物质注入心腔或血管中，根据指示剂被血流稀释的浓度变化来推算血液流量的一种方法。假设在血管某一处一次注入的指示剂质量为 m，沿血流方向在下面另一处检查血液中指示剂的浓度。取样处的浓度是随时间而改变的(即浓度为时间函数)，设该处瞬时浓度为 C，血液的平均流量为 Q，则在单位时间 Δt 内流过去的血液中的指示剂含量应为 $QC\Delta t$。全部指示剂都流过去时，应为

$$m = Q\int_t^{\infty} C\mathrm{d}t, \quad 即 Q = \frac{m}{\int_t^{\infty} C\mathrm{d}t} \tag{6-10}$$

指示剂的选择应考虑它在便于定量分析方面具有的特性(电学的、光学的、热学的、放射线的)。热稀释法在原理上和使用光敏器件检测染料指示剂相似。对于热稀释法，一般用冷的氯化钠(NaCl 溶液或 5%葡萄糖液)作指示剂，以便于做热学方面定量分析。20 世纪 70 年代，Swan、Ganz、Forrester 和 Ellis 等发明了 Swan-Ganz 这种特殊的多腔肺动脉导管。该导管用聚乙烯材料推压而成，是一种四腔漂浮导管，导管内有 4 个管腔，分别用于对顶端的气囊充气、注射指示剂、连接热敏电阻和测压或抽取血样。导管插入静脉后对气囊充气，让回心静脉血流推动导管进入右心，再通过瓣膜后进入肺主动脉。

基于热稀释法的测量方法，通过 Swan-Ganz 漂浮导管把含有一定热量的液体(一般是 10 ml、0～4 ℃、5%的葡萄糖)通过漂浮导管注入上腔静脉或右心房(图 6-4)，经右心房和右心室与血液混合后，血液温度发生变化，在肺动脉处由导管热敏电阻感知血液温度的变化，再通过带电子计算机的热稀释记录仪将信号加以放大、计算和记录，在 30 s 内便可自动以数字显示心输出量，并同时记录曲线进行参照。

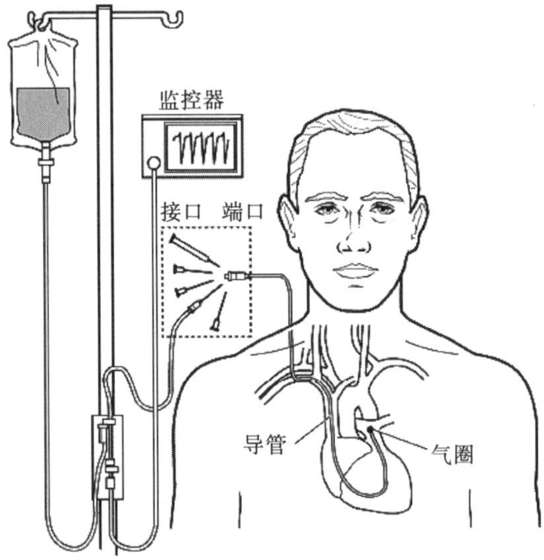

图 6-4 热稀释法测量心输出量示意图

根据注入的时刻和混合后温度的变化情况，应用由 Stewart-Hamilton 方程计算心输出量的公式如下：

$$Q=\frac{1.08\,b_0C_TV_i(T_b-T_i)}{\int_0^{\infty}T_b'\mathrm{d}t} \tag{6-11}$$

式中，常数 1.08 与注入冷生理盐水和血液的比热容及密度有关；b_0是单位换算系数，一般取 60；C_T是指示剂在导管中升温有关的无单位系数，对不同的导管，供应商提供此参数；V_i和 T_i是冷生理盐水的注入量和注入温度；T_b是注入冷生理盐水前的血液温度；T_b'是注入后在测温点的血液温度。

该方法的计算关键在于温度的测量和漂浮导管的性能，只要温度测量电路有足够的线性度和模数转换精度，漂浮导管的性能满足电路的设计要求，再使用相应的具有足够精度的算法就能获得心输出量。

热稀释法的优点是：能迅速测知心输出量，并可重复测量；指示剂无毒性，没有显著的血液动力学影响；在身体组织中充分弥散，无染料指示剂的显著再循环现象。缺点是：需要插心导管，不是所有患者都可使用；这种带球囊和热敏电阻的多腔导管及热稀释记录仪价格昂贵；注入的指示剂在通过导管、心室和血管壁时有温度上升问题。该方法可在进行大手术的患者，以及冠心病和其他重病患者的监护中使用。

3. 生物电阻抗法

生物阻抗法测定 CO 的基本原理是人体容积变化时引起的电阻抗变化，其根据胸腔电阻抗的动态变化测定血流动力学参数的一种无创检测方法，反映了血液流量随着心脏收缩和舒张而增加与减少引起的阻抗变化。连续地测量每个心动周期中由血液容积变化引起生物阻抗的变化可以实现心输出量和心肌收缩性等参数的连续监测。

1966 年，Kubicek 将此技术用于正常人体胸部检测，考虑心室由 T_1时刻开始射血入主动脉，T_2时刻终止射血。则主动脉内血液的容积变化量为

$$\Delta V=-\int_{T_2}^{T_1}\rho\frac{L^2}{Z^2}\left(\frac{\mathrm{d}Z}{\mathrm{d}t}\right)\mathrm{d}t \tag{6-12}$$

视式(7-12)中的 ρ 为常数，并用心阻抗微分图的峰值$(\mathrm{d}Z/\mathrm{d}t)_{\max}$近似取代$(\mathrm{d}Z/\mathrm{d}t)$，则每搏量为

$$SV=\Delta V=-\rho\frac{L^2}{Z_0^2}\left(\frac{\mathrm{d}Z}{\mathrm{d}t}\right)\Delta T \tag{6-13}$$

式中，L 为胸部两电压电极间距离；ρ 为血液电阻率(一般取常数 135～150 Ω·cm)；Z_0为呼气末期胸部基础阻抗值；ΔT 为左心室射血时间。这就是著名的用于计算心室每搏量的 Kubicek 公式。

Kubicek 用恒流式环形四电极法进行心阻抗血流图的检测的电极配置结构如图 6-5 所示。将一对电极作为激励电极，分别安置在颈部和胸部，用于注入恒定电流。将一对测量传感器，放置在与第一对电极对应的临近处，用于测量胸腔阻抗变化。其中，E_1、E_4为发射电极(电流电极)，E_2、E_3为检测电极(电压电极)。E_2电极带置于颈根部，E_1电极带位于 E_2电极带上缘 3 cm 处，E_3电极带上缘与剑突下缘平行，E_4电极带在 E_3电极带下缘3 cm

处，背部电极应放在同一水平上。

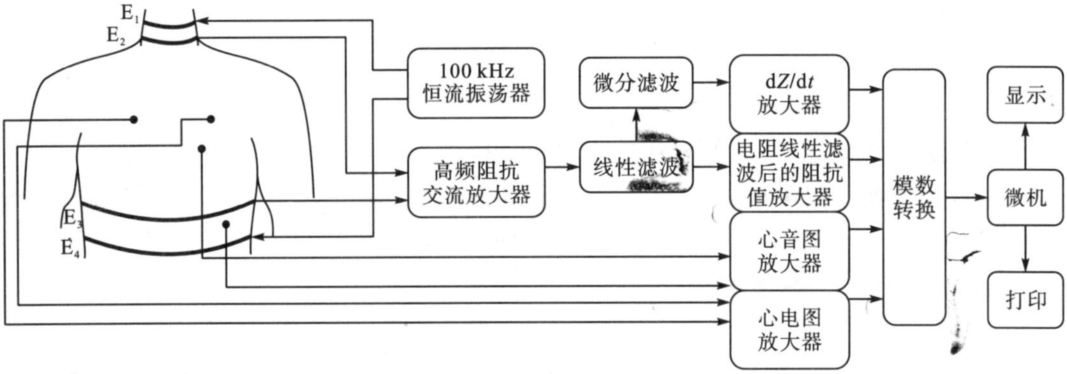

图 6-5 四电极法进行心阻抗血流图监测的电极配置图

胸部传感器能自动向患者胸腔内发射一束微弱的交流电信号，电流会循电阻最小的路径即充满血液的主动脉到达颈部，颈部传感器会探测到电流，这就作为基线电阻抗。心脏射血时血管容积变化相应的引起阻抗变化，容积增大时阻抗变小，反之亦然。

4. 多普勒超声法

心输出量的测量是动力学测量的一个重要参数，它可以指导药物和液体治疗。一般用肺动脉导管的热稀释法来测定。但是这种方法近来受到置疑，人们希望寻找另外一种创伤性更小的方法来测量心输出量。

多普勒超声学检测心动图来反映心脏血流动力学已经用于临床近 25 年，作为心脏学科超声评价心功能(包括心输出量)使用较为普遍。主要是通过经胸壁多普勒检测，属于无创性的实时动态检查，该方法会受到技术水平、操作手法等许多因素的影响，特别是难以用于危重患者的持续监护。所以，经食道超声心动图的提出为心脏超声检查开辟了一个新的渠道，经食道管超声心动图(TEE)是由 1971 年开始应用观察主动脉内的多普勒效应，探测血流速度，进而用于心功能，包括心排量的测量，比经胸壁多普勒超声检测图像质量好，用于术中和经胸困难的危重患者较好，应该归属于微创监测，给患者带来有一定痛苦。目前常规检查经胸壁多普勒检测较为普遍，经食道超声检查逐步增多，但作为危重患者心输出量的连续检测使用不多，术中监测较为困难。准确性方面，近年使用三维心动图对心脏腔室三维重建，计算每搏动容积大小的变化，加上心率数据计算心输出量，明显比二维超声更优越。

经食管超声多普勒测定心输出量的具体操作方法为：让患者咬住开口器，将一带有多普勒和 M 型超声探头的导管经口插入食道，距门齿 30～45 cm(此点的食管恰与降主动脉相平行)，说明探头顶端已达胃底，即应开始记录。根据显示屏上的主动脉壁、血流波形及多普勒声音来上下旋转调整探头位置，并转动相控阵装置进行 0°～180°的系列连续切面探查，直至获得满意的信号质量，立即就能显示降主动脉血流速度、主动脉直径、心输出量、每搏输出量、外周血管阻力等血液动力学参数。

6.2.3　血压监测

血压(blood pressure，BP)是指血液对血管壁的压强，通常用相对压强表示，是反映血流动力学状态的监护指标之一。动脉血压测量的单位常用 mmHg，而静脉血压常用 cmH_2O。

血压的测量方法分为两类：一是直接测量，又称为有创血压测量(invasive blood pressure，IBP)；间接测量，又称为无创血压测量(non-invasive blood pressure，NIBP)，常用的有柯氏音法和搏动法测量。通过导管法连续测量血压得到的压力输出是一个随时间变化的波形，如图 6-6 所示。

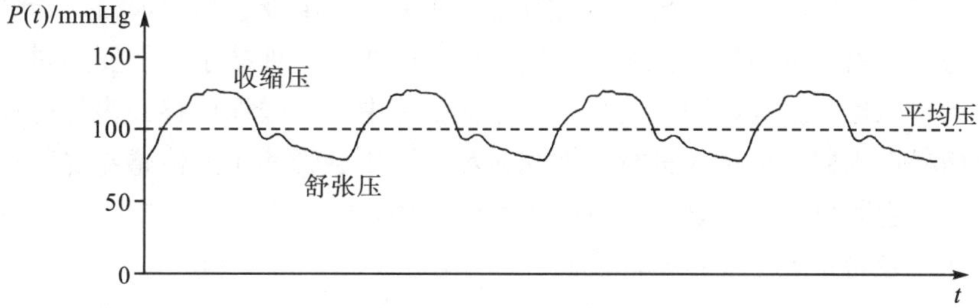

图 6-6　动脉压波形示意图

由于心脏射血而形成周期性的脉动波形，脉动血压 $P(t)$的最高值称为收缩压，最低值称为舒张压。平均压是一个周期 T 内的连续血压的均值：

$$\bar{P} = \frac{1}{T}\int_0^T P(t)\,\mathrm{d}t \tag{6-14}$$

无创测量血压，只能得到收缩压和舒张压大小，以此可以计算平均压。常用的近似公式为

$$\text{平均压} = \text{舒张压} + (\text{收缩压} - \text{舒张压})/3 \tag{6-15}$$

无创血压测量成人的收缩压为 90～140 mmHg，舒张压为 60～90 mmHg。

有创测量常用的测量参数和范围如表 6-1 所示。

表 6-1　常用的血压参数范围　　(单位：mmHg)

测量项目	动脉压	中心静脉压	肺动脉压	肺动脉楔压	右心房压	左心房压	右心室压	左心室压
收缩压	90～140	—	15～25	—		9	—	130
舒张压	60～90	—	8～15	—		5	—	5
平均压	70～105	2～6	10～20	6～12	3	—	25	—

1. 有创血压监测之导管法

1)监测原理

经上腔或下腔静脉导管都可用来测定中心静脉压(CVP)，留置导管的尖端最好位于中心静脉或右心房中部，以避免周围静脉的收缩及静脉瓣关闭的影响。中心静脉置管途径有经锁骨下静脉、颈内静脉、股静脉、大隐静脉及肘前静脉置管法，其中以锁骨下静脉、颈

内静脉置管最常用。

采用插入导管测定动脉血管内的压力变化，显示压力数字的方法称为创伤性动脉血压监护。直接测量血压可实现连续测压，并显示实时波形。其可测量不同部位的压力，主要有外周动脉压、股动脉压、肺动脉压、中心静脉压、左心房压、右心房压、颅内压及特殊压力等。

测压系统依据传感器元件所安放的位置一般可分为两类：一类是把血管内的血压经过一段充满液体的导管传递到体外的压力传感器，即液体耦合法；另一类是把传感器安装在导管的顶端，直接插入到血管中，从而去掉了耦合液体，这种装置称为血管内压力传感器。

2)监测技术

目前，临床上常用的是导管传感器测压法(图 6-7)。在该系统中，测压导管的一端插入体内的血管中，另一端与压力传感器相连，导管内注满生理盐水。血压通过导管内液体的耦合传导给传感器的膜片，液压的变化可造成膜片中心的弹性位移，由传感器把压力信号转变成电信号送入血压监护仪进行处理和显示。测压导管和压力传感器之间通常由一个三通接头连接，它既可以起到开通或关闭导管的作用，也可以作注射药物或与其他导管相连用。很多测压导管系统中还接有冲洗阀，利用压力为 300～400 mmHg(40～53 kPa)的生理盐水冲洗导管系统及去除液体内的气泡。在测压过程中，上述高压冲洗瓶与测压管道之间的阀门是关闭的，高压的生理盐水不会影响血压的测量。

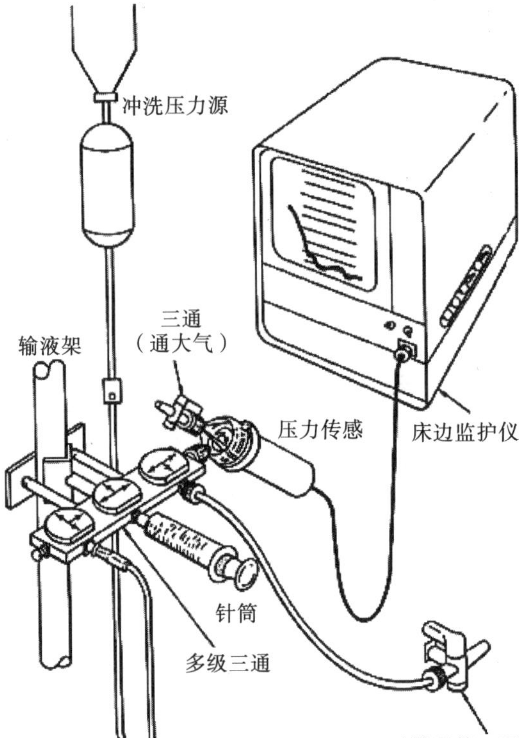

图 6-7　导管传感器测压系统示意图

在液压系统中，最重要的部件是血压放大器。传感器输出的血压信号在几个毫伏到十几毫伏之间，需要放大器提供 1000 倍左右的放大幅度。血压信号的频率低，直流成分所占比重较大，要求基波的 10 次谐波频率小于 20 Hz。有些放大器采用 8 Hz、16 Hz、32 Hz的低通滤波器，滤除工频干扰和测压导管引起的伪迹。血压信号的直流成分有临床意义，必须控制放大器的直流漂移。

压力传感器需要有激励信号才能工作，放大器应与激励信号的类型相适应，常见的有直流激励放大器、载波放大器及脉冲激励放大器。

直流放大器多用于放大电阻性传感器的输出信号。由于直流放大器产生直流漂移难以去除，会造成血压值的测量误差。

为了抑制直流漂移，通过控制器将直流激励分成 a、b 两个时段，每个时段各为 1 ms。时段 a，在传感器上加上直流电压，放大器输出与血压相应的电压信号 V_1；在时段 b，加在传感器上的直流电压为 0，同时放大器输入端短路，即输入为零，此时的输出电平为放大器的直流漂移 V_2。那么，真正的血压信号应为 $V_{blood}=V_1-V_2$。

载波放大器通常采用 400～5000 Hz、有效值为 5～12 V 的正弦波交流信号作为激励信号。从传感器获得的压力信号是经过该正弦波激励信号调制过的信号，经过放大后要做同步解调，再经过一个低通滤波器滤除载波信号，这样才能得到血压的变化信号。由于使用载波技术，可以在将信号解调前使用滤波器滤除放大器的直流漂移，因此测得血压值较为准确，但其电路要比直流放大器略为复杂。另外，较高频率信号比较容易通过隔离变压器，因而也容易做到电气隔离，提高电安全性能。

3)临床应用

常见的有创血压监测系统主要出自美国 MEAS、惠普等。一次性测压系统产品如图 6-8所示。该系统采用美国进口的专业测压芯片，测压数据准确，灵敏度高。

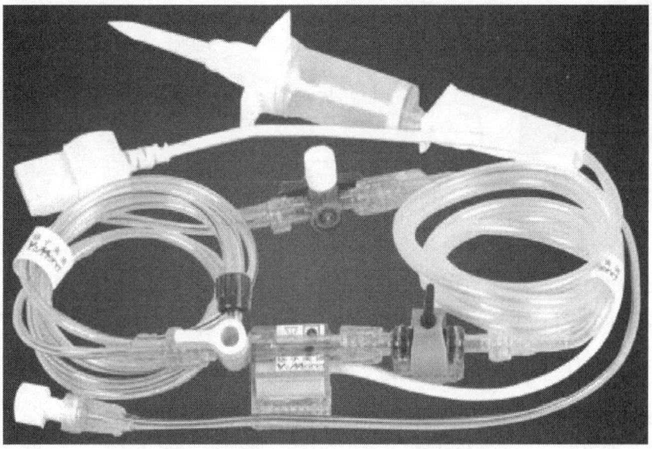

图 6-8　一次性测压系统产品图

有创血压的监护多用于重症监护病房(ICU)。虽然操作复杂，病人有一定的痛苦，但它能获得比无创血压更高的精度，一般限于危重病人或开胸手术病人。

2. 间接(无创)测压术

血液在血管内的流动通常是没有声音的，但当搏动的血液通过狭窄的管道形成涡流时，则可发出声音，基于这个原理而设计的血压监测仪可称为间接测量血压，常采用触诊或听诊探测缠缚于上臂的袖带内脉搏。目前，临床上以人体上臂与心脏同高度处的动脉血管内对应心脏收缩期和舒张期的压力值来表示人体的血压，分别为收缩压和舒张压。人体的动脉血压是一个易变的生理参数，它与人的心理状态、情绪状态，以及测量时的姿态和体位有很大的关系，可以说每个心动周期的动脉血压都不会绝对相同。

间接测压的方法很多，诸如柯氏音法(听诊法)、示波法(搏动法)、超声多普勒法、双袖带法、恒定袖带法、逐拍跟踪法、张力测定法、恒定容积法等。多生理参数监护仪中无创间接血压的监护有两种方法，即电子柯氏音法和振动法。

1)听诊法测血压

听诊法又称为柯氏音法，1905 年首先由俄国医生 Korotkoff 提出，该方法即在正常的情况下，动脉或者完全受压的动脉并不产生任何声响，只有当动脉不完全受阻时才出现声音，因此可用声音的变化来确定人体的血压，这就是柯氏音法的原理。它由水银压力计、袖带和听诊器组成，袖带内部由无弹性纤维覆盖的橡皮囊构成，把它绕在上臂的臂动脉或腿部的大腿动脉上一周，袖带与水银压力计及充气球相连(图 6-9)。

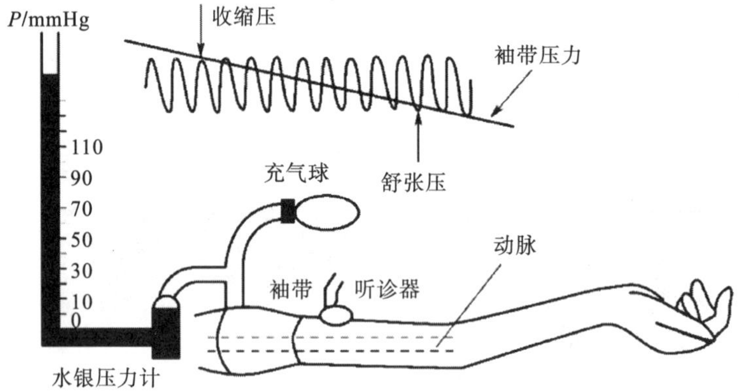

图 6-9 柯氏音法测血压原理示意图

其工作过程是：通过充气球先给袖带充气，当袖带内压力超过动脉收缩压时，动脉血管封闭，血流不通。然后打开放气阀使袖带内的压力以 2～3 mmHg/s 的速度缓慢放气，当收缩压高于袖带内压力时，部分动脉打开，血液喷射形成涡流，使血管振动并传到体表上即为柯氏音。柯氏音由放在袖带下、动脉上的听诊器听到。当听诊器第一次听到脉搏跳动声音时，压力表上所显示的压力值即为收缩压；随着袖带内压力逐渐下降，血管内血流状态也发生变化，当袖带内压力刚低于动脉舒张压时，袖带下血流恢复流通，听诊器发出变调的钝音，此时压力计所显示的即为舒张压。袖带必须能对整个宽度产生平稳的压力，即在袖带充气时，必须不膨胀或产生位移。听诊法仍为临床医生常用的诊断手段。

2)电子柯氏音血压监测

利用柯氏音传感器代替医生听诊器，为电子柯氏音检测法，可实现自动、长时间的血压监测，实现无创血压监护系统。电子柯氏音血压监测系统主要由以下几个部分组成：仪器内韧带充气系统、袖带、柯氏音传感器、音频放大器及自动增益调整电路、模/数转换器、微处理器及显示部分。

其基本原理就是利用传感器与自动控制系统实现血压的自动测量，袖带的充气、放气由仪器内的气泵来完成，放置于袖带下的柯氏音传感器代替人工听诊器。检测时，气泵充气，经袖带在血管壁上加压，当压力增大到一定程度时，阻断了血管小的血液流动，放置在袖带下的柯氏音传感器检测不到血管的波动声；然后慢慢放气，当压力下降到某个值时，血流冲过阻断，血管中开始有血液流动，柯氏音传感器检测到脉搏音(第一柯氏音)，此时所对应的压力值就是收缩压；气泵继续放气，当外压再度下降到某一值后，血管壁的形变将恢复到没有外部压力的正常状态，传感器检测的柯氏音从减音阶段到无声阶段，此时对应的压力值就是舒张压。

仪器内的袖带充气系统能以不同速率和时间间隔控制袖带的充气和放气，也可由面板上的开关键控制单次工作压力传感器、声音放大器输入柯氏音和袖带压力，它提供两个输出：一个是与袖带压力成比例的电压；另一个是柯氏音或脉搏信号。最后经处理器运算后显示收缩压、舒张压。

影响柯氏音法测量精度的原因有以下 6 点：血压的读数随传感器的部位和高度而变化；血压读数将受使用者听力影响；出现的运动轨迹与引入系统的振动形式有关，如握拳、手臂弯曲和移动及身体的移动等；触摸手臂(相当于压力效应)都能改变误差读数。

3)示波法原理(又称振动法)

柯氏音法虽然原理明了，但易受外界声音的干扰。当收缩压使血液冲开动脉血管时，除产生柯氏音外，也会使袖带内的气压产生一个搏动，这个搏动随着袖带内压下降而增大，当达到平均压时气压搏动最大，以后逐步减小。通过检测波动测量血压的方法称为示波法，又称为振动法。柯氏音测量与示波法测量关系如图 6-10 所示。

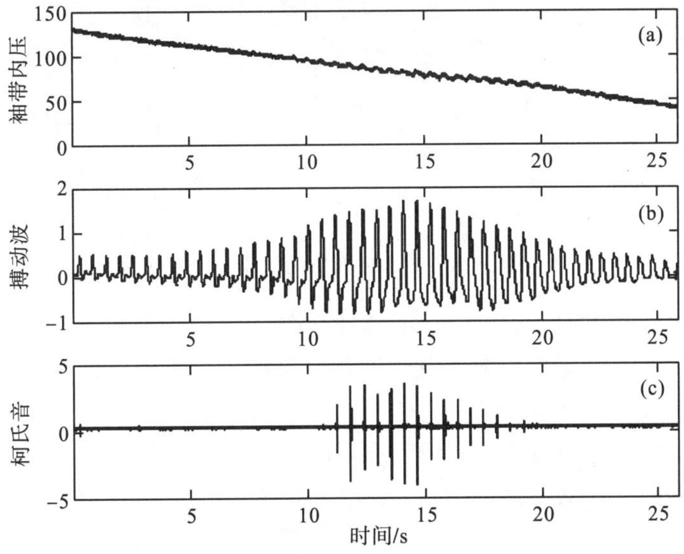

图 6-10　柯氏音测量与示波法测量关系示意图

通过示波法检测血压，振荡波的包络线对应的气袖压力间接反映了动脉压，判定收缩压和舒张压的方法可以分为两类：一类是波形特征法，通过识别血压波形在收缩压和舒张压处的波形变化特征来判别血压值，即振荡波包络曲线上变化的突变点(二阶导数等于零)对应了收缩压和舒张压的位置点。

另一类是幅度系数法，典型的判别方法有两种。①Sapinski 于 1996 年提出的算法(S 判别法)：首先确定搏动波的最大值 A_{MP}，对最大值所在的搏动波进行积分并除以搏动周期得到 A_{SP}，将搏动幅度为 A_{SP}时的袖带压力判为收缩压，舒张压对应于搏动幅度为 $A_{DP}=A_{MP}-A_{SP}$时的袖带内压力。②利用与压力波最大幅值的比例关系进行判别：Geddes 等发现收缩压对应的压力波幅度近似为最大幅度的一半，而舒张压时的压力波幅度为最大幅度的 75%～80%；Mauro 建立的特征系数于收缩压处为 0.46～0.64，于舒张压处为 0.43～0.73。

(1)示波法工作分析。

图 6-11 所示为一个典型的示波法无创血压测量监护仪方框图。充气袖套由一压缩气泵充气，用电磁阀进行微量(缓慢)放气或快速放气。在开始测量前，先由气泵将袖套压力升到一预定值，在首次测量时，可由操作人员设定。例如，$P=150$ mmHg 在重复测量时通常在前一次测得的收缩压 P_S的基础上增加 20 mmHg；然后，逐步以每 4～5 mmHg 的步长放气，每次放气后检测脉搏波的振幅(峰－峰值)及袖套压力(静压)经多路模拟数字转换器送入中央处理器进行处理，当检测到收缩压 P_S、平均压 P_M和舒张压 P_D后，所有的放气阀同时打开使袖套全部(快速)放气，完成一次测量过程，整个测量过程由微处理器控制并完成各种计算。

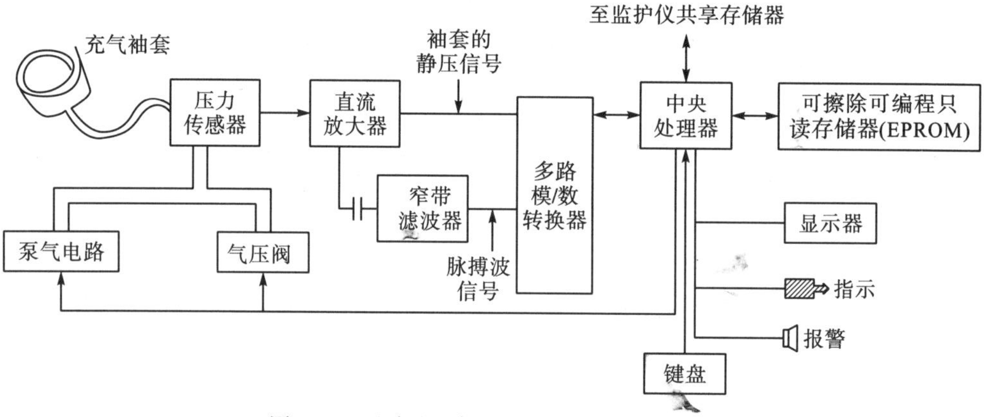

图 6-11 示波法无创血压测量监护仪方框图

在实际测压时，被测量手臂和身体的移动会产生较大的干扰，这种干扰和脉搏波的频率接近，且幅值较大，应采取必要的脉搏波检验及抗干扰措施。脉搏波检验有多种方法，如增益检验、振幅检验及周期检验。

示波法测量无创血压的前提是检测到有规则的动脉血流脉动。如果病人的心率过慢或过快，会由于心律不齐导致不规则的心搏；病人处于颤抖、痉挛、休克等状态时，测量将不准确。

(2)临床应用。

目前，国内外广泛采用的在上臂缠绕袖带的无创伤血压监护装置不能连续、实时地监测血压变化，特别是在用于低血压休克等危重病人时测量误差大，甚至测不出血压；在需要连续监测血压时只能传统地采用有创伤的动脉内穿刺测压法，而后者风险大、操作难。

与现有各种无创、有创血压测量技术相比，无创伤实时血压监护仪具有无创伤、无感染、无需任何校准即可直接准确测量每搏血压值、并连续反映血压波形及其瞬间变化的特点，可用于手术室、重症监护室、急救中心、救护车、灾难现场、战地等。

动态血压监测(ambulatory blood pressure monitoring，ABPM)能提供诊所和家庭血压监测系统无法监测的、宝贵的诊断信息，包括血压变异、夜间血压值、夜间血压下降幅度及清晨血压升高。

德国制造的动态脉搏波分析监测仪采用示波法原理，专为血液动力学评估和动脉高血压危险的形成而设计(图 6-12)。其测量范围根据不同情况而定：收缩压为 60～290 mmHg；舒张压为 30～195 mmHg。

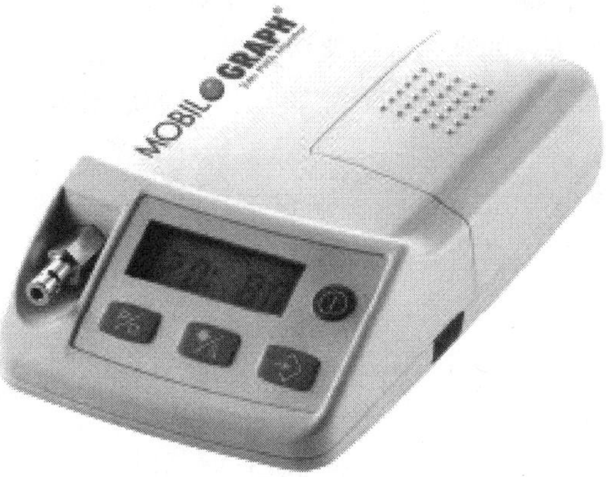

图 6-12　24 h 动态脉搏波分析检测仪(MOBIL-O-GRAPH)

6.2.4　血氧饱和度监测

人体新陈代谢过程中所需要的氧，通过呼吸系统进入人体血液，与血液红细胞中的血红蛋白(Hb)，结合成氧合血红蛋白(HbO_2)。血液中的氧分子绝大部分与红细胞中的血红蛋白作可逆结合，即

$$Hb + O_2 \Leftrightarrow HbO_2$$

氧在血液内的运输有两种形式：①物理溶解氧。从肺泡进入到肺泡毛细血管的氧气，首先溶解在血浆(水)内。氧在血浆中的溶解量，受氧在水中的溶解系数、氧分压、温度的影响。正常人(常压下、呼吸空气、体温 37℃)100 ml 血液可溶解氧气 0.3 ml(0.3 ml%)。②结合氧。血浆内溶解的氧，透过红细胞的膜，弥散并溶解到红细胞胞浆内，与血红蛋白以化学形式结合，形成氧合血红蛋白(HbO_2)。每克血红蛋白可结合 1.36 ml 氧气。人血红蛋白以 14 g%计算，每 100 ml 血液的血红蛋白可结合氧气(1.36 ml/g×14 g%)19 ml 左右。由此可见，氧在人体血液中主要以与血红蛋白结合的形态存在。

血红蛋白可结合氧气的最大量称为血氧容量，血红蛋白实际结合氧气的量称为血氧含量。血氧容量是指 100 ml 血液的血红蛋白全部与氧结合后的血氧含量，比血氧含量略多些。血氧含量(血液总含氧量)是指 100 ml 血液中结合氧和溶解氧的总和，正常人约(18.2 ml%+0.3 ml%)=18.5 ml%。

血氧饱和度(SO_2)是指氧含量占氧容量的百分比，即

$$SO_2 = (\text{血氧含量} / \text{血氧容量}) \times 100\% \tag{6-16}$$

成人血液通常含有 4 种的血红蛋白：氧合血红蛋白(HbO_2)、还原血红蛋白(Hb)、正铁血红蛋白(MetHb)和碳氧血红蛋白(COHb)，仪器通常测定 HbO_2 和 Hb 这两项，而 MetHb 和 COHb 浓度很低，不包括在测定内。因此，动脉血氧饱和度(SaO_2)由下式决定：

$$SaO_2 = \frac{HbO_2}{Hb + HbO_2 + COHb + MetHb + SfHb + COSfHb} \times 100\% \tag{6-17}$$

市面上常见的脉搏血氧饱和度(SpO_2)主要是根据分光光度计原理，利用不同组织吸收光线波长的差异性，从而测定氧合血红蛋白及脉率。具体测量操作是，由探头所产生的光线穿过组织，然后被探头内的光电探测器转换成信号，监测器对电信号进行处理并用波形及数值将脉搏血氧饱和度及脉率显示在屏幕上。一般认为脉搏血氧饱和度正常应不低于 94%，否则为供氧不足。

血氧饱和度测量基于光学 Lambert-Beer 定律，当一束光照射到某种物质的溶液上时，物质对光有一定的吸收衰减，透射光强 I 与入射光强 I_0 之间有以下关系：

$$I = I_0 \exp(-\varepsilon c d) \tag{6-18}$$

式中，ε 为物质的吸光系数；c 为溶液的浓度；d 为光穿过的路径。

I_0 和 I 比值的对数称为吸光度 A，因此上(6-18)式可表示为

$$A = \ln(I_0/I) = \varepsilon c \mathrm{d} \tag{6-19}$$

若保持光的路径不变，式中吸光度 A 便与物质的吸光系数和溶液的浓度成正比。

血氧饱和度的测量通常分电化学法和光学法两类。以往大部分采用电化学法，如临床和实验室常用的血气分析仪，要取血样来检测。尽管可以得到精确的结果，但属于有创测量，操作复杂，分析周期长，不能连续监测，故在病人处于危急状况时不易得到及时的治疗。监护仪中光学法对脉搏血氧饱和度的测量，采用的是光电技术，通常有两种方法：透射法和反射法。

1. 透射法

1)血氧饱和度的测量原理

血液中氧合血红蛋白和还原血红蛋白对不同波长的光的吸收系数不同，如图 6-13 所示，在波长为 600～700 nm 的红光区，还原血红蛋白的吸收系数比氧合血红蛋白的大；而在波长为 800～1000 nm 的近红外光区，氧合血红蛋白的吸收系数比还原血红蛋白的大；在 805 nm 附近是等吸收点。

在脉搏血氧测量法中，所求的血氧饱和度是指功能饱和度，是有一定假设条件的血氧饱和度，常用 SpO_2 表示这种血氧饱和度。其假设条件是指忽略动脉血管中其他成分影响仅考虑氧合血红蛋白(HbO_2)和还原血红蛋白(Hb)，所以脉搏血氧饱和度 SpO_2 的定义是

$$SpO_2 = \frac{C_{HbO_2}}{C_{HbO_2} + C_{Hb}} \tag{6-20}$$

式中，C_{HbO_2}表示氧合血红蛋白含量；C_{Hb}表示还原血红蛋白含量。

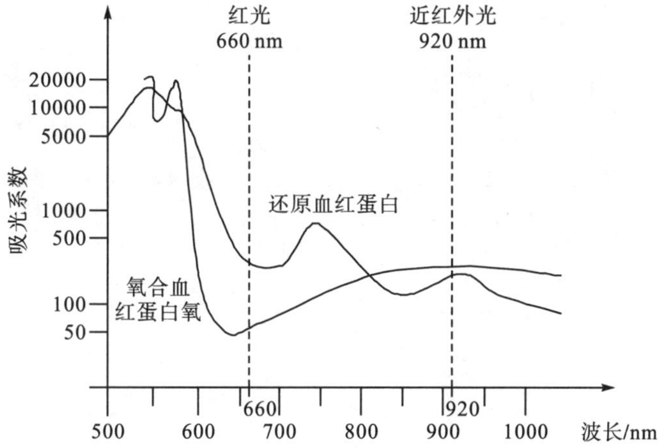

图 6-13　氧合血红蛋白和还原血红蛋白的光吸收系数变化图

根据式(6-20)计算血氧饱和度是有条件的计算，它使得无创伤测量得以实现。在这个条件下，只需要考虑氧合血红蛋白和还原血红蛋白两者在吸收光谱上的差别实现测量和计算，这是脉搏血氧测量法的基础。

此外，由于传统血氧是基于脉搏波形，把静脉噪声及其他噪声作为定量(即认为静脉是无波动的)，所以当脉搏波形因干扰而不规整或静脉波动(这几种干扰是临床无法避免的)都会引起血氧被误测。而 Masimo 血氧技术则解决了这些传统血氧测量的缺陷，不基于脉搏波形，并识别出静脉波动并将其归为噪声而隔离，从而测出真实动脉血氧值，在运动、低灌注情况下，仍能准确测量。

2)血氧饱和度检测技术

基于氧合血红蛋白和还原血红蛋白的这种光谱特性，血氧饱和度探头中的发光元件发出两种波长的光信号，通常用 660 nm 的红光和 925 nm 的近红外光照射被测组织，将含动脉血管的部位(如手指、脚趾、耳环垂等，本书以手指为例)放在发光二极管和光电管之间，如图 6-14(a)所示。

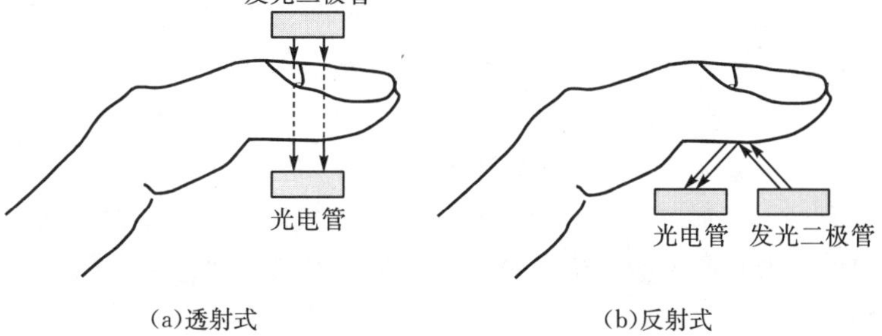

图 6-14　传感器示意图

光电管所接收的光吸收或者光透射信号包含两种成分(图 6-15)：一种是搏动成分(即交流信号 AC)，它是由脉动的动脉血的光吸收引起的交变成分；另一种是非搏动成分(即直流信号 DC)，它反映各非脉动组织(如表皮、肌肉、骨骼和静脉血等)引起光吸收的大小。能反映血氧饱和度变化的仅仅是构波长的交流信号幅度之比，而两波长的直流信号可用于对交流信号定标。

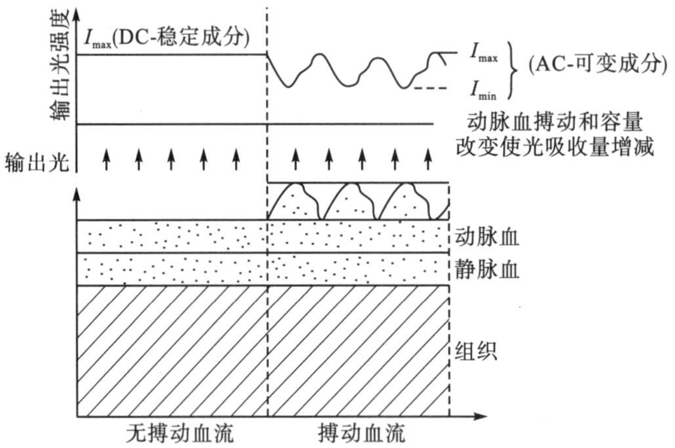

图 6-15 血氧搏动与非搏动吸收示意图

由于血液中的氧合血红蛋白和还原血红蛋白浓度随着血液的脉动做周期性的改变，它们对光的吸收也在脉动地变化，由此引起光电管输出的电信号强度也随血液的脉动而周期性改变。由于光电管能将接收到的光信号转变为电信号，但不能区分光的波长，监护仪电路中用一个定时电路来控制两个发光管的发光次序。两种波长的光交替通过检测部位，由光电元件检测透射光强，并将两个信号的脉动成分分离出来，经过滤波、放大、模/数转换成数字信号，根据下式计算对应的血氧饱和度值：

$$SpO_2 = k_1 (I_{IR}/I_R)^2 + k_2(I_{IR}/I_R) + k_3 \tag{6-21}$$

式中，I_{IR}/I_R为近红外光和红外光脉动变化量之比；k_1、k_2、k_3为经验常数，各个厂家不尽相同。出于光电信号的脉动规律与心脏的搏动一致，根据检出的信号重复周期可确定脉率，所以称之为脉搏血氧饱和度检测。

当 660 nm 或 940 nm 的光透过生物组织后，氧合血红蛋白和还原血红蛋白对光的吸收差异很大，每个波长的吸收是皮肤颜色、皮肤构成、组织、筋骨、血液，以及光程中经过的所有其他组织的函数，其吸收可看做搏动吸收与非搏动吸收之和。

脉搏血氧饱和度连续监测能及时连续反映临床瞬间变化的问题，为早期发现低氧血症提供有价值信息，也可在机械通气时，通过脉搏血氧饱和度帮助调节呼吸频率、潮气量及呼气末重压(PEEP)、间歇指通气(IMV)等。临床上，如在动脉血的红细胞中，占总数97%的血红蛋白分子与氧结合，则此血液就有 97%脉搏血氧饱和度，监护仪上的脉搏血氧饱和度值读数应为 97%。脉搏血氧饱和度值显示出形成氧合血红蛋白的携氧血红蛋白分子的百分率。脉搏血氧饱和度容积描记参数还能提供脉率信号和容积描记波。

4)血氧检测电路

血氧饱和度检测得到广泛应用，特别是在临床监护、急救护理和手术麻醉中，它被认为是监护仪所必备的性能。血氧测量是基于脉动血对脉冲式红外、红光的吸收而进行的，典型的脉搏血氧仪的模块结构示意图如图 6-16 所示。

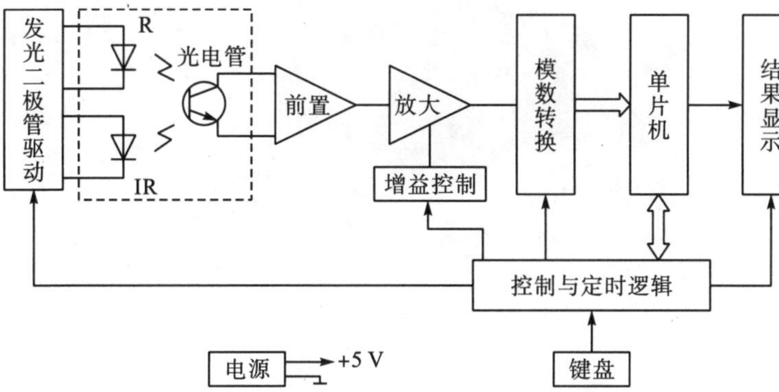

图 6-16　脉搏血氧仪的模块结构示意图

探头中的光电检测器是一个光电管，能产生正比于透射到它上面的红光和红外光强度的电流，但是它不能区分这两种光。为此，用一个定时电路来控制两个发光二极管的发光次序，即红光发光二极管点燃；红光发光二极管熄灭，红外光发光二极管点燃；两个发光二极管均熄灭。在两个发光二极管均熄灭的周期里，检测到的是环境光和干扰信号，从红光和红外光信号中减去它们，可以提高信噪比。光感应传感器检测信号后传递给信号放大器，再由中央处理器控制下经过增益、直流偏置、驱动的反馈调节控制的放大电路与光源驱动电路，以及模/数转换器得到红外和红光的交、直流数字信号，加到一个具有自动增益调整功能的电压/电流转换电路，然后由积分电路对信号电流积分，其输出被一个模/数转换器转换成数字信号。由于这个方法信号处理技术是基于红外、红光脉动波形的，极易受到运动干扰的影响，导致血氧值和脉率的计算不稳。

影响测量精度的因素主要有血流灌注小的影响、手指插入的深度和方向、监测部位受压，以及环境光线太强。因此，对应的干扰信号的处理方法主要是削弱背景光、增加传感器密闭系统、自准信号抵消环境光变化的影响、消除运动伪差和降低运动噪声，以及采用屏蔽材料包裹电路。

5)临床应用及产品实例

1932 年，Nicolai 和 Kramer 两位科学家研制出接近现代使用的脉搏血氧饱和度测量仪。经过几十年的不断发展，性能更好的脉搏血氧计不断涌现，并形成了一种标准模式，是利用发光二极管作为光源，硅管作为光传感器，微型计算机进行信息处理，从而使脉搏血氧饱和度测量仪进入了新时代。20 世纪 90 年代以后，基于双波长的各种血氧计不断研制出来，脉搏血氧饱和度测量仪已经在临床实践上得到了广泛的应用，成为一种不可缺少的临床诊断设备。

美国 Criticare Systems 监护仪公司是世界一流的专业监护仪发展和制造商，其发明的 503DX 型掌式血氧仪如图 6-17 所示，主要用于急诊室、一般病房、重症病房等的血氧饱和度和脉搏监测。

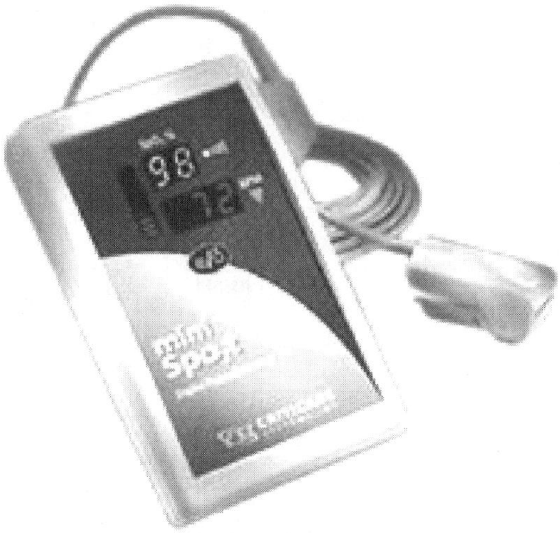

图 6-17 503DX 型掌式血氧仪(CSI)

2. 反射法

采用透射原理的传感器，局限于在指尖或耳垂等有限部位进行测量，不能有效实现体表大多数部位的血氧饱和度监测。虽然从指尖或耳垂检测能反映全身的动脉血氧饱和度变化，但不能反映由于局部组织(如脑组织)发生循环障碍或局部组织(如肌肉组织)大量耗氧等情况下组织血氧状态的变化。而局部组织和重要器官的血氧状态监护在很多临床情况下至关重要。采用反射式血氧饱和度传感器的设计，可避免透射式传感器透射深度有限的缺点，适用于全身各处肌肉组织氧含量的测量。

反射式血氧饱和度的检测原理与透射式血氧饱和度的检测原理基本相同，不同的只是传感器。反射式传感器虽然也是由两种波长的发光二极管和光敏元件组成，但其对应位置发生了改变，光敏元件接收到的是组织的反射光，所以称之为反射式。由于人体运动呈现随机性，反射式传感器所接收到的光线很难确定其确切的检测区域，从概率意义上说，光线从光源发射经组织传播到光敏元件接收，走过的是一条香蕉状路线(图 6-18)。所以，光源与光敏元件的距离是一个重要的参数，一般设置为 4～10 mm。由于其原理和透射式血氧饱和度的类似，详细原理请参照透射式血氧饱和度内容中的相关描述。

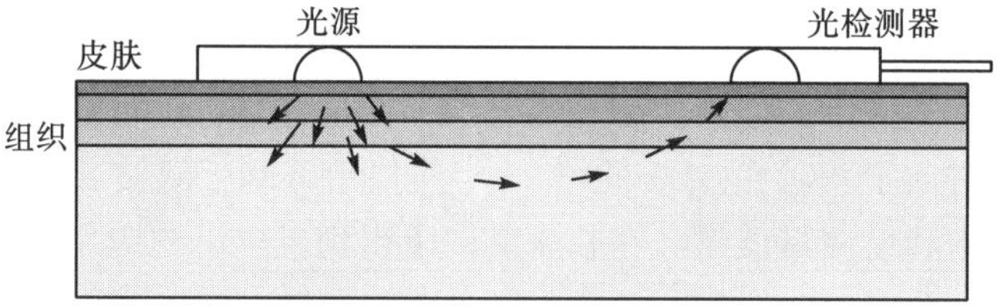

图 6-18 反射式传感器示意图

6.3　呼吸系统参数监测

6.3.1　呼吸频率监测

呼吸是人体得到氧气输出二氧化碳，调节酸碱平衡的一个新陈代谢过程，这个过程通过呼吸系统完成。呼吸系统由肺、呼吸肌(尤其是膈肌和肋间肌)，以及将气体带入和带出肺的器官组成。呼吸监测技术监测肺部的气体交换状态或呼吸肌的效率。典型的呼吸监护包括监测呼吸频率、呼气末二氧化碳分压、呼气容量及气道压力。呼吸监护仪多以风叶作为监控呼吸容量的传感器，呼吸气流推动风叶转动，用红外线发射和接收元件探测风叶转速，经电子系统处理后显示潮气量和分钟通气量。气道压力检测利用放置在气道中的压电传感器检测。这些检测需要在病人通过呼吸管道进行呼吸时才能测得。呼气末二氧化碳分压的监护也需要在呼吸管道中进行，而呼吸频率的监护不必受此限制。本节主要讨论呼吸率测量。

对呼吸波的测量一般并不需要测量其全部参数，而只要求测量呼吸频率。呼吸监护就是指监护病人的呼吸频率，即人在单位时间内呼吸的次数，单位为次/min。平静呼吸时，新生儿 60～70 次/min，成人 12～18 次/min。呼吸频率的监护主要热敏式和阻抗式两种测量方法。

1. 热敏电阻呼吸频率传感器

热敏电阻式呼吸传感器采样呼吸信号的原理是，将温度传感器装在呼吸管道上，在呼气、吸气时产生的温度周期性的变化会引起传感器发生周期性的电量变化。如图 6-19 所示，将热敏电阻 R_t 接在惠斯通电桥的一个桥臂上，就可以得到周期性变化的电压信号，电压周期就是呼吸周期。因此，经过放大处理后可以得到呼吸率。

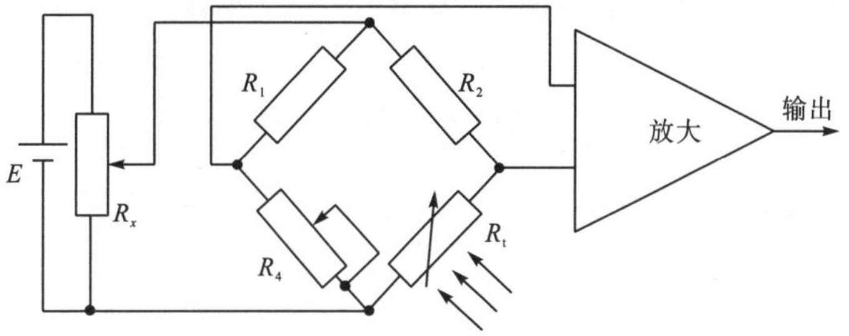

图 6-19　热敏电阻呼吸频率传感器的测量电路

图 6-19 中，R_1、R_2 为标准电阻，且 $R_1=R_2$；R_4 为调零电阻，使用前调节 R_4 使它与热敏电阻值相等，电桥处于平衡状态，输出为零。最左侧电阻的 R_x 是用来调整电桥灵敏度的。

对于换热表面积为 A、温度为 T 的热敏电阻，当感受到鼻孔内温度为 T_f 的呼吸气流的流动，热敏电阻上的对流换热量为 $Q=\alpha(T-T_f)A$，其中 α 是对流换热系数，它受呼吸流速、黏性等多种因素的影响；T_f与人体温度接近，且为恒温；若呼吸流速大，热交换 Q 就大。因此，热敏电阻温度 T 变化也较大。经过电桥，又将这一变化转换成与呼吸周期同步的电压信号，经放大给后续的处理电路。

如下图 6-20 所示，热敏电阻安放在夹子的平直片前端外侧。使用时只要将夹子夹住鼻翼，并使热敏电阻置于鼻孔之中即可。当鼻孔中呼吸气流流过热敏电阻时，热敏电阻受到流动气流的热交换，热敏电阻的温度随呼吸气流周期发生变化，从而使热敏电阻阻值发生周期性的变化。

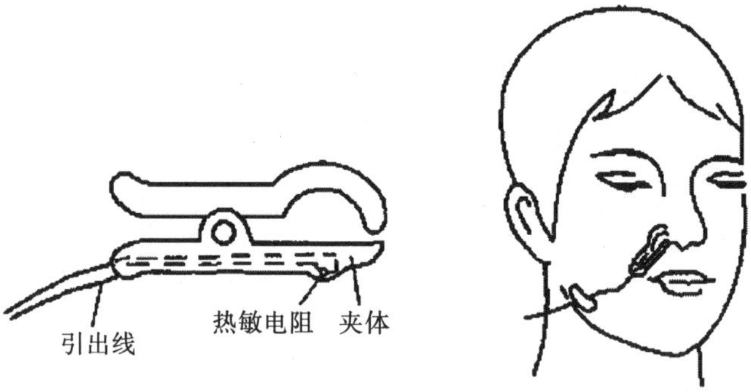

图 6-20 热敏电阻式呼吸频率传感器示意图

2. 阻抗式呼吸测量

人体呼吸运动时，胸壁肌肉交变张弛，脑廓交替变形，机体组织的电阻抗也随之交替变化，变化量为 0.1～3 Ω，称为呼吸阻抗(肺阻抗)。呼吸阻抗与肺容量存在一定的关系，肺阻抗随肺容量的增大而增大。阻抗式呼吸测量就是根据肺阻抗的变化而设计的。监护测量中，呼吸阻抗电极与心电电极合用，即用心电电极同时检测心电信号和呼吸阻抗。电极安放方法与心电监护公用电极。利用 L 和 R(或 L 和 RF)两个电极。电极之间的阻抗作为待测阻抗 Z_x 接在惠斯通电桥的一个桥臂上，如图 6-21 所示。电桥的供电电源采用10 Hz～100 kHz 的高频电源，这种电源的频率不会引起心脏的刺激作用。

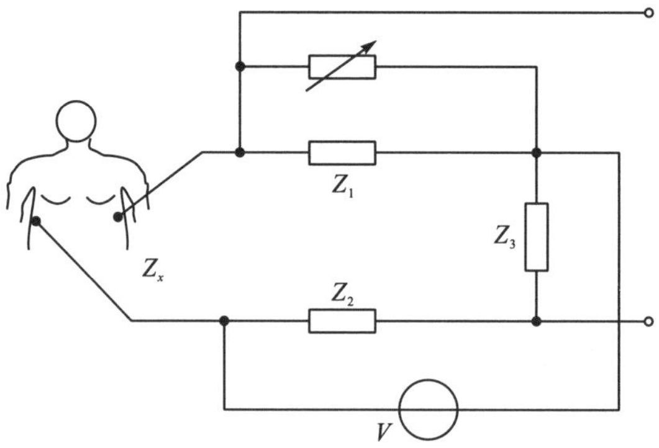

图 6-21 阻抗式呼吸测量电路图

呼吸阻抗的测量除了电桥法以外，还有调制法、恒压源法和恒流源法。呼吸阻抗是容性的，电桥静态平衡调节较困难而呼吸阻抗随时间经常变化，平衡调节要经常进行，这样对长时间稳定不太方便。恒流源法就是输出高频恒定的电流通过电极直接加到病人的胸壁上。由于呼吸阻抗的周期性变化，两电极之间的电压也随之周期性地变化，经滤波、放大后可描记呼吸曲线。呼吸曲线不但反映呼吸频率和深度，还可分析潮气量等。

胸廓的运动、身体的非呼吸运动都会造成体电阻的变化。当这种变化频率与呼吸频率检测放大器的频带相同时，监护仪很难区分正常的呼吸信号和运动干扰信号。因此，当病人出现严重而又持续的身体运动时，呼吸频率的测量可能会有一定的误差。

6.3.2　呼气末二氧化碳分压监测

呼气末二氧化碳浓度(ET_{CO_2})或分压(PET_{CO_2})是麻醉患者和呼吸代谢系统疾病患者的重要检测指标。组织细胞代谢产生二氧化碳，经毛细血管和静脉运输到肺，在呼气时排出体外，体内的二氧化碳产量(V_{CO_2})和肺通气量(V_A)决定了肺泡内二氧化碳分压(PA_{CO_2})，即

$$PET_{CO_2} = V_{CO_2} \times \frac{0.863}{V_A} \tag{6-22}$$

式中，0.863 是气体容量转换成压力的常数。

二氧化碳的弥散能力强，极易快速透过肺毛细血管进入肺泡，使肺泡内二氧化碳分压和肺动脉二氧化碳分压(Pa_{CO_2})完全平衡。因此测定肺泡内二氧化碳分压及呼吸末二氧化碳浓度可了解肺动脉二氧化碳分压，但在病理状态下，肺泡通气与肺血流(V/Q)及分流(Qs/Qt)会发生变化，呼吸末二氧化碳浓度不能代表肺动脉二氧化碳分压。

测呼气末二氧化碳分压，不仅可监测通气还能反映肺血流情况，具有无创及连续监测的优点，从而减少血气分析的次数，是麻醉监测中不可缺少的监测仪器。

1. 监测原理

医用二氧化碳分压测量主要采用红外吸收法，即不同浓度的二氧化碳对特定红外光的吸收程度不同。二氧化碳能吸收 4.3 μm 波长的红外线，二氧化碳浓度 C 以显函数表示为

$$C = \frac{1}{aL}\ln\frac{P_0(\lambda_1)}{P(\lambda_1)} \tag{6-23}$$

式中，λ_1为本征吸收光谱区波长；对二氧化碳选用 4.3 μm(选 $\lambda_1=3.4$ μm 能用于麻醉剂的监测)；a 为单位被测气体浓度对λ_1波长光的单位行程的吸收系数；L 为单色光在吸收气体媒质中传播的距离；$P(\lambda_1)$为测量光路探测器检测到的光强的响应；$P_0(\lambda_1)$为气体浓度为零时的响应。因 a 又是气体浓度的函数，故上式只用于窄浓度范围。

利用 2～10 μm 的红外线光源，经中心频率为 4.3 μm、宽度为 180 nm 滤光片和样品池射到红外探测器上，经过自稳零放大器后送到后级放大器，同时监测样品池和红外探测器上温度和环境大气压，在模数转换后得到二氧化碳采样值和测量室的温度，再根据这些数字信号和二氧化碳浓度的变换算法经电子系统放大处理后，就能用数字和图形显示最终的二氧化碳浓度。

2. 监测技术

二氧化碳分压的测量中关键在于传感器和变换算法，其中传感器可以分为两种形式：

前面介绍的是一种直接测量形式，需要定期地进行标准气体定标；第二种形式是参比测量形式，利用中心频率为 4.3 μm 和 3.9 μm、宽度为 180 nm 两种滤光片，3.9 μm 的红外线不被二氧化碳吸收就可以得到一个参比，从而实现自定标功能。

根据二氧化碳传感器是外置还是内置，医用二氧化碳监护又分成主气流式和旁气流式。主气流式直接将气体传感器放置在病人呼吸气路导管中，通过细采样管将气管导管或气道中的气体抽入分析仪测试室，直接对呼吸气体中的二氧化碳进行浓度转换，然后将电信号送入监护仪进行分析处现，得到呼吸末二氧化碳分压参数；旁气流式可测定其红外线的光量，还需要有气路控制和相关压力、压差的检测，其原理是将光学传感器置于监护仪内，由气体采样管实时抽取病人呼吸气体样品(一般所需分析气体量 50～200 ml/min，反应时间约 85 ms)，经气水分离器去除呼吸气体中的水分，送入监护仪中进行二氧化碳分析。主气流式测试室近气管导管，有一定重量，有时固定不便，同时因测试气体未除湿，测得结果略低于旁气流法。另外，低血压和高体温都可能会干扰二氧化碳分压的测定数值。

6.4 代谢系统参数监测

6.4.1 尿动力监测

尿动力学是根据流体力学原理，采用电生理学方法及传感器技术，检测尿路各部压力、流率及电生理活动，从而了解尿路排送尿液的功能及机制，以及排尿功能障碍性疾病的病理生理性变化。

尿动力学的研究范围包括正常排尿生理学、泌尿系梗阻性疾病、神经性膀胱和非神经源性膀胱尿道功能障碍、遗尿症和尿失禁等。根据解剖部位，尿动力学分为以研究肾盏、肾盂、输尿管和膀胱输尿管交界处为主的上尿路尿动力学，和以研究膀胱尿道为主的下尿路尿动力学两个部分。

尿液在上尿路中的输送，膀胱储尿和排尿的交替变化，所有这些活动都具有两大基本特征。第一是一种动态活动。在同一时间内尿液在不同器官中所处的状态是不同的；在不同的时间内，尿液在同一器官内所处的状态也是不同的。第二是一种流体力学现象在人体中的反映。上尿路尿液输送是势能因素和肌肉收缩产生的动能因素克服阻力因素做功的结果；而排尿困难和尿潴留则是势能因素和膀胱收缩的动能因素不能克服尿道阻力的结果。正因为如此，尿动力学检查成为尿路功能和功能障碍性疾病研究不可缺少的内容。

尿动力仪的主要功能在于将尿路的功能状态转化成直观的可读信息，供临床医师参考。尿动力仪所测定的尿路功能的主要指标是压力、流率和肌电图。随着计算机技术和影像学的发展，结合图像采集系统(包括 X 光机、录像系统等)和图像整合系统(将视频信号转化成数字信号，并与尿动力学有关信号同步显示)，可以同步显示尿动力学参数与影像学形态。

尿动力学仪多具有尿流率测定、膀胱压测定、尿道压力描记、肌电图测定、同步 X 线或 B 超影像记录、阴茎海绵体测压及胃肠动力学研究等功能。以下对进行尿动力测量的主要设备逐一进行介绍。

1. 尿流率仪

尿流率仪是泌尿外科必备的检查设备，也是尿动力学检查中唯一的无创伤检查方法。目前尿流率仪主要有称重式及转盘式两种类型，两者均有较好的准确率及可重复性，此外还有电磁法、超声法、放射性核素法及落体分光法，但都不常用。不论使用何种尿流率机，在尿流率结果较高或较低时结果均有偏差，需要采用特殊的方法对原始数据进行适当的处理。许多厂家出产带储存器的尿流率仪可供患者连续测定 24 h，甚至 3 天内每次排尿的尿流率，还可将数据输入计算机内进行分析，以获得更准确的数据。

2. 尿流率传感器

下面介绍几种不同类型的传感器可用来检测尿流率。

(1)称重式传感器。将容器置于电子秤上，检查时将尿液排入容器内，传感器把随着排尿而递增的尿液重量变化转换成电信号。数据处理系统把来自于传感器的叠加的重量信号换算成排尿过程中任一时刻的尿量，其基本计算方法为递减法，即用后一时刻的尿量减去前一时刻的尿量，即可获得这段时间内所排的尿量，用同样的方法计算出排尿全过程的单位时间尿量。在这种测量方法中，输出信号与收集液体的量成正比。

(2)转盘式传感器。由一旋转的圆盘和一台伺服电动机构成。在伺服电动机驱动下圆盘一直保持恒速转动。当尿流落在转动的圆盘上时，由于尿液的惰性作用，减慢了转盘的转速，但在伺服电动机的作用下，仍然能保持原有的转速，为此伺服电动机的电能消耗量增加。消耗的电能即可代表尿流率。对电能变化分析即可测知尿流率的变化情况。

(3)电容式传感器。容器内置一金属片电容器，电容的变化与尿容量的改变成反比，而尿容量又随尿流率变化。所以电容的变化即代表了尿流率的变化，将变化的电容输入记录装置，即可描画出尿流率的轨迹。

(4)电磁式传感器。用电磁铁产生磁场，尿液中的带电离子通过磁场时产生电流，电流的大小随尿流率变化。根据电流的变化即可测出尿流率。

3. 尿流率测定的单位及计算方法

国际控尿协会规定：尿流率的单位为 ml/s。体积流率 Q 为累积体积随时间的变化率，即 $Q=\mathrm{d}V/\mathrm{d}t$，液体的质量 m 与液体体积 V 关系是 $m=\rho V$，其中 ρ 为液体密度。质量与体积之间的转换必须已知液体密度。如果某一流率仪测量了液体累积质量，则体积流率 Q 计算为

$$Q=\frac{\text{累计质量随时间的变化率}}{\text{密度}} \tag{6-24}$$

4. 临床应用

在临床上，尿流率常常与膀胱压力一起测定。如果压力变化与流率变化有关，则必须估测压力变化与流率变化之间的静止时间。所谓静止时间是指尿液从膀胱排出到流率测量仪开始记录之间的时间间隔。以下几种因素与之有关：尿液通过尿道所需时间、尿液从尿道外口到流率测量仪漏斗所需时间及尿液从漏斗到转换器所需要的时间。

6.4.2 温度监测

人体各个部位的温度(简称体温)是诊断各类疾病的重要依据，这是因为体温是人类和高等动物体不断进行新陈代谢的结果，亦是机体进行各种正常功能活动的条件之一。

体温监测主要分为两类：一是体表温度(体表探头)，直接受外界温度的影响；二是深层温度(中心温度，腔内探头)，即机体深部的温度，相对稳定而均匀，受外界温度影响较小。正常体温值：腋窝温度 36.0～37.4 ℃，口腔温度 36.7～37.7 ℃，直肠温度 36.9～37.9 ℃。

由于传统的水银温度计不能连续监测体温变化，故现在的体温监护主要采用热敏电阻、PN 结、液晶式、热辐射式等测温技术。

1. 金属丝热电阻测温

当温度升高时，金属晶格的正离子热运动加速，从而阻滞了自由电子的定向运动，使电阻率上升，电阻值增加(正电阻温度系数)。金属的电阻值随温度而变的特性称为热阻效应。利用热阻效应，可将温度的变化转换为电阻的变化。临床上，将热敏电阻用珠状玻璃封装，玻璃外壳使敏感元件免受对身体不利的环境影响。热敏电阻尺寸小，可以放在导管顶部或注射针管内测量器官温度，热响应时间短，具有良好的动态特性。

2. 半导体热敏电阻测温

一些半导体材料(包括金属氧化物、单晶掺杂半导体等)也有明显的热阻效应，其电阻率随着温度而变化，利用半导体材料的热阻效应可制成各种电阻测温元件。与金属丝热电阻不同，半导体热敏电阻除有正温度系数外，还有负温度系数热敏电阻，正温度系数半导体热敏电阻常作为温度补偿元件，很少用于测温，而负温度系数的半导体热敏电阻大量应用于温度测量。

基于热敏电阻热效应的测温原理，监护仪中的体温测量一般都采用负温度系数的热敏电阻作为温度传感器，即根据热敏电阻的阻值随其温度的变化而变化的特性而获得温度测量；体温测量的测量线路是惠斯通电桥，将热敏电阻接在电桥的一个桥臂上，通过测量电桥的不平衡输出测定温度。

监护仪一般提供单道体温，有些仪器可提供双道体温，监视两个部位的温差。体温探头的类型也分为体表探头和体腔探头，分别用来监护体表和腔内体温。体表体温一般测量腋下，体腔体温一般测量直肠或口腔。

基于热敏电阻的方法，只要电路保证足够的线性度和模数转换精度，以及传感器具有良好的可重复性，则获得准确和稳定的温度数据是可行的。但是目前体温传感器最大问题在于其响应时间太长，不能确保在 10 min 内便能探头与待测患者间的接触部位达到热平衡，以获得准确的体温值，影响体温监测的临床应用。

3. PN 结测温

晶体管的 PN 结上的电流 I 与电压 V 关系式为

$$V=\frac{E_{g0}}{q}+\frac{kT}{q}(\ln I-\ln B) \tag{6-25}$$

式中，E_{g0}是温度 $T=0$ K(热力学温度)的禁带宽度(约为 1.2 eV)；q 为电子的电荷量；k 为玻尔兹曼常量；T 为热力学温度。式(6-25)表明，当晶体二极管(或三极管的 PN 结)流过一定的正向电流 I 时，PN 结所产生的电位差 V 要发生变化，且与热力学温度 T 成比例，这就是 PN 结的测温原理。

4. 液晶测温

液晶全称为液态晶体，是一种有机化合物，处于液体和晶体之间的状态，即在一定温度范围内呈现液体状态的晶体，在此温度范围内，它既有液体的特点(如流动性)，又有晶体的特点(有序性、光学各向异性等)。如果把液晶冷却，它便凝成晶体，对液晶加热，则又可以变为普通的各向同性的液体。

液晶具有旋光性、选择反射性和动态散射等特性，利用液晶的选择反射特性可以测温。图 6-22 所示为液晶选择反射特性示意图。

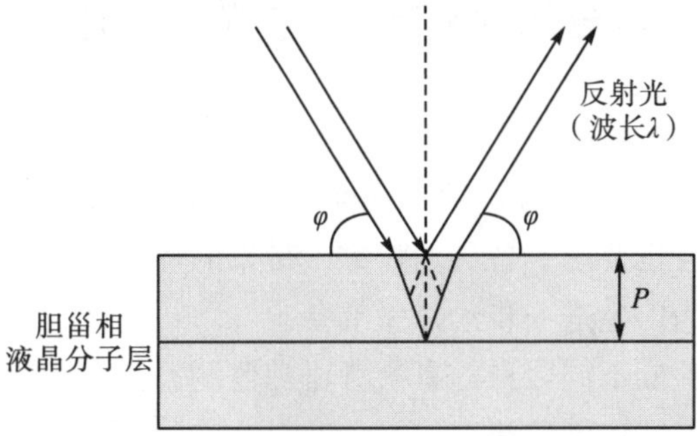

图 6-22　液晶选择反射特性示意图

研究表明，对于一定的视角，液晶在白光照射下，反射光的波长 A 与液晶的螺距 P 成正比，而 P 随温度发生敏锐的变化，因而反射光波长 A 将随着液晶的温度改变而变化，即液晶温度升高时反射光的波长较短，温度降低时波长较长。由于液晶的特征色是由反射光的波长决定的，所以当温度变化时，反射光波长发生变化，液晶的特征色也随之变化，胆甾相液晶的这种选择性反射光颜色的温度效应十分显著，且色别与温度之间具有稳定的对应关系，并且具有可逆性。液晶的测温原理就是基于这种色别－温度效应。目前这种液晶测温技术已广泛地应用于体表温度测量，测定药理反应，测定动、静脉位置，以及用于妇女排卵报警等，也可运用液晶膜来显示某些病灶的热温图形。

5. 红外辐射测温

自然界中的任何物体，只要高于 0 K(−273.15 ℃)，由于分子的热运动，都向外辐射电磁波，其辐射能量密度与物体本身的温度关系符合普朗克(Plank)定律。如果将一物体加热，我们将观测到单位时间发出辐射能的多少及辐射能波长的分布，都与物体温度有关，把这种辐射称为热辐射。人体温度约为 310 K，在此温度下，主要辐射的电磁波为波长在 9～10 μm 的红外线。通过测量人体自身辐射的红外能量，便可以较为精确地测得人体体表温度。

红外辐射的原理是：红外辐射可通过特定的红外检测器测量及转换成相应的电信号，这种电信号经处理后就可通过显示器显示出与体表温度变化相关的热图像，从而可连续、精确地测定体表温度的分布及微小变化。目前，这种称为红外线热像仪的装置已应用于乳房恶性肿瘤的探测。

红外体温计主要分为接触式红外体温计与非接触式红外体温计。接触式红外体温计常见的有耳温计、额温计，以及多功能体温计。当幼儿持续发烧时，可以随时测量，快速得知体温变化。例如，耳温计，使用时轻轻拉直耳道，将测温探头插入耳道，按着上端的测温持续 1 s，就可从液晶屏上读出精确至小数点后一位的准确体温。非接触式红外体温计最常见的是额温枪，可远程实现对人体温度的测量。只需将探头对准额头，按下测量钮，仅有几秒钟就可得到测量数据，非常适合急重病患者、老人、婴幼儿等使用。但在使用初期，使用者由于不太熟悉这种操作方式，可能会得到几个不同的测量数据，一般来讲实测最大值即为所要数据。

6.5 内分泌系统参数监测——血糖监测

血糖监测指消化后的葡萄糖由小肠进入血液，血液中的葡萄糖即血糖。由多种原因导致的持续性高血糖就会引发糖尿病，糖尿病是一种慢性疾病，这种疾病可以导致很多家庭、社会问题，患者本身也要承受各种治疗方法带来的痛苦和面临各种并发症的危险，而对血糖进行实时监测则为医生进一步治疗做准备。

根据血糖监测仪器性能不同，目前有 4 种血糖监测方法，即有创血糖监测、微创血糖监测、无创血糖监测和连续血糖监测。

1. 监测原理

1)有创血糖监测

这类仪器采用传统血糖测量方法，通常要从手指或手臂上采取微量静脉血液样本进行测量，这种测量方法对人的身体具有伤害性。

2)微创血糖监测

微创血糖监测的方法主要有激光法、近红外光谱法等。激光法是将带有激光靶的贴片置于皮肤上，随后将激光器放在靶上。激光器受激励后射向靶，将能量传送到皮肤的最上层，在皮肤细胞的外表皮层中无痛地造成大量的微孔，产生微孔后，取下激光器，代之以传感器，即能测量三天内流经微孔的组织间液中的葡萄糖量。发射器将传感器测得的数据传送给无线操作显示器。近红外光谱法主要采用透过法或扩散反射法技术，在较少痛点的手腕或脚上采血，利用毛细血管现象将血抽取到试纸上，15 min 后得到测试结果。

该方法的优点是：不需要将任何器件置于病人皮肤下；不会引起排异反应；灵敏度高；不需和通常血液检验一同使用。其缺点是对传感器的高精度要求局限了其发展。

3)无创血糖监测

无创血糖监测的方法是在不损伤人体皮肤的条件下测量出血糖浓度，主要有电化学法和光学法。前者是酶与葡萄糖反应产生的电子再运用电流计数设施，读取电子的数量，再转化成葡萄糖浓度读数；后者是通过酶与葡萄糖的反应产生的中间物(带颜色物质)，运用检测器检测试纸反射面的反射光的强度，将这些反射光的强度，转化成葡萄糖浓度，准确度更高。现在绝大部分血糖测试仪都采用的是电化学的原理，只有少数旧款用光学法。

(1)电化学法。

电化学法的原理是应用固相酶技术与选择性电极技术结合起来的酶电极，当血样充满反应槽后葡萄糖氧化酶与血中葡萄糖特异性结合孵育反应，在生成产物的过程中电子发生移动，可由电极测定电子多少来确定样品中的葡萄糖浓度。

血糖测量通常采用图 6-23 中所示电化学分析中的三电极体系。三电极体系是相对于传统的两电极体系而言，包括工作电极(WE)、参比电极(RE)和对电极(CE)。参比电极用来定点位零点，电流流经工作电极、对电极和参比电极构成一个不通或基本少通电的体系，利用参比电极电位的稳定性来测量工作电极的电极电势；工作电极和辅助电极构成一个通电的体系，用来测量工作电极通过的电流。利用三电极测量体系，来同时研究工作电极的点位和电流的关系。

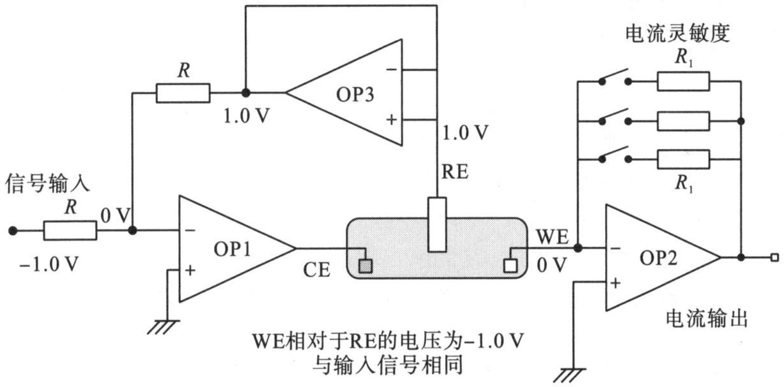

图 6-23　血糖仪三电极工作原理

血糖测试的原理是依据血糖仪在插入仪器的血糖试纸电极两端施加一定的恒定电压(如 300 mV)，当被测血样吸入电极工作区后，试纸电极表面工作区内的葡萄糖氧化酶与血样中的葡萄糖发生氧化还原反应。经过快速的生化反应(约 5 s)后，酶电极试纸产生的响应电流在 0.1～10 μA 之间，与被测血样中葡萄糖浓度呈线性关系。在单片机的控制下检测血样响应电流的大小，从而计算得出准确的血糖浓度值并在仪器液晶屏上显示最终结果。

(2)光学法。

光学法主要包括两大类：一类是光谱分析，主要包括近红外光谱分析、远红外光谱分析、红外光谱分析、偏振光的旋光性测定等；另一类是非光谱分析，主要有无线电波阻抗分析、皮下组织液提取及间质液提取分析等。利用光谱分析的无创伤性血糖分析技术主要通过光源发射光信号，使其通过机体角质层、真皮、表皮、皮下组织、间质液及血管等，以透过光或反射光形式收集并检测，然后将检测光与参考光比较而对血糖进行定量。

测定葡萄糖的手表型测量装置可戴在手臂上，与皮肤之间垫一层一次性使用的凝胶，凝胶上装有两个电极。通过测量葡萄糖分子与凝胶中一种特殊物质的反应，就可以分析出人体当前的血糖水平，测量结果在“手表”的屏幕上显示。刚戴上这种装置时，需要等待3 h让装置进行“预热”和“校准”，然后它就会每隔20 min测量一次血糖，连续工作12 h。当佩戴者血糖太高或太低时，测量仪还会发出警报。这种形如手表的葡萄糖测定仪已投入临床使用，可连续测定并在血糖异常时自动报警。

4)连续血糖监测

连续血糖监测仪核心是血糖探头和记录器。通常是在病人腹部皮下安放的传感器，可在日常生活状况下监测并记录血糖数据，病人输入“事件”标记，包括进餐、运动、用药等日常生活中影响血糖值的因素。仪器每隔5 min将所获得的平均值储存，一般连续监测24～72 h。结束后将资料下载到计算机进行数据处理，绘制血糖图谱，了解血糖变化曲线及数值。其中有些仪器具有报警功能，可设定高、低葡萄糖阈值以触发报警。在达到阈值之前，报警器将发出响声，使病人有时间采取相宜的行动。

连续血糖监测仪通过分析数据，可发现危险的变化和趋势，发现许多用常规血糖监测方法不能发现的问题，如能捕捉到不易发现的夜间低血糖现象、黎明现象和妊娠期糖尿病等，对饮食、活动和医疗进行调整，使治疗更加个体化，缩短治疗疗程。不过，该系统每天要用一般血糖仪测定血糖值后输入血糖记录器进行校正。至于利用凝胶、超声波等连续血糖监测技术进行测定，目前正在研制中。

5)人工胰腺装置

人工胰腺装置由连续监测仪、胰岛素泵和数字控制计算系统组成，可根据传感器提供的血糖读数自动地调节胰岛素释放量。由病人认可推荐量或计算系统确定胰岛素剂量后由泵自动施给。能严密监测血糖含量，并在必需时释放出精确的胰岛素剂量。这一装置的目的在于减少或消除糖尿病治疗中的人为干预，保持严格的葡萄糖控制。全世界已有350例病人使用体外人工胰腺装置，40例以上的病人使用完全植入型装置做临床试验。

2. 临床应用与产品实例

强生血糖仪如图6-24所示，利用传统的葡萄糖氧化酶技术，可在5s内快速测出血糖值。

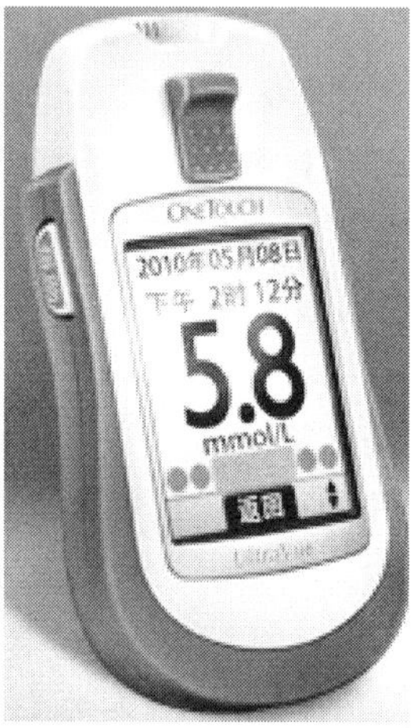

图6-24 稳豪TM倍优型血糖仪(强生)

6.6　神经系统参数监测——脑电图监测

脑电图是将相应的电极安放在病人的头部，通过脑电仪器记录下的脑细胞自发性和节律性活动，反映了脑部功能的实时变化。脑电图作为一种综合的动态的波形电位变化比较客观地反映了中枢神经系统的机能状态。因此，不论在神经电生理学研究领域还是在临床神经精神疾患的诊治方面，脑电图均占有重要地位。

本书已经详细讲述了脑电信号测量的原理及设备，因此，本节只针对病人监护中使用的脑电测量设备进行介绍。脑电测量设备的本质都是脑电图机，将其长时间监护记录的结果保存下来，从中反映出病人在监护过程中的脑电波变化；并且，在整个监护过程中，如果病人脑电波发生变化，病人产生危险，要求监护仪具有实时报警功能，以提醒医生抢救病人。

1. 脑电监护原理

目前脑电波监护仪主要有以下几种：一种是机电式脑电仪（也称为热笔描记式脑电仪），是根据机电原理，通过机械的方式，根据电压的变化将记录到的脑电波记录在纸上；另一种是数字化脑电仪，是集脑电放大、数模转换、数据保存为一体的微型脑电信号记录器，并与计算机软件技术相结合的一种产品。

前者稳定性低，只能进行静态短时间的监测，但对一些偶发、短暂、阵发的或具有特征性的脑电活动，在监测的短时间监测有可能监测不到，并且数据保存和查询非常困难。而后者一般将采集到的脑电信号经过模数转换后，通过串口线或者无线串口或者 USB 接口传输给上位机，借助上位机进行辅助分析处理、显示和存储。因脑电监护需要长时间进行，目前数字化脑电监护仪的应用更广，将逐步取代机电式式脑电仪。

2. 脑电监护仪结构

图 6-25 所示是一种典型的数字式脑电图仪的结构框图。

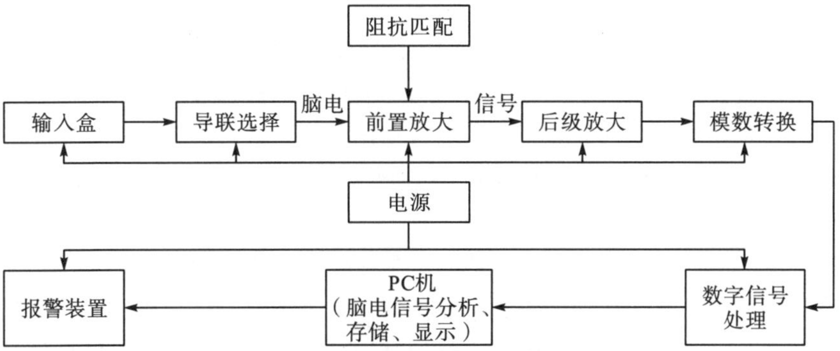

图 6-25　典型的数字式脑电图仪的结构框图

图 6-25 中，输入盒为金属屏蔽盒，头皮电极导线通过输入盒与脑电图机输入端相连接（一般还在输入盒内放置缓冲放大器以降低噪声）。导联选择器实现不同导联及信号通道

的选择。由于脑电信号微弱，幅值极低，要求脑电图机有很高的放大增益，故脑电图机多采用多极放大技术，以实现其较高的增益。还要求有很高的共模抑制比和较稳定的电源。后级放大后的脑电信号通过模数转换转换成数字信号，在使用数字信号处理器对信号进行滤波等处理，消除伪迹和噪声，再将处理后的脑电信号送入电脑(personal computer，PC)记性分析、处理和实时显示，从而实现对脑电信号的实时监测。PC 机如发现脑电信号异常，病人发生危险，将控制报警器报警。

3. 临床应用

目前，脑电监护技术的主要发展方向是视频脑电，就是将病人的脑电波与录像同步记录下来，使得医生不仅可以通过脑电波诊断病人的情况，还可以观察录像了解病人的身体状况，尤其对于癫痫病人，意义非常重大。其主要优势有以下三点：

(1)全面提供病人信息。通常，癫痫病人前来就诊时，医生除了观察其脑电波之外，还会询问发病情况，如发作频率、发作前状况、发作动作、发作后状况等，以此综合对病情有一个全面的了解。

(2)帮助医生更准确地识别伪差。因为脑电波是一种非常微弱的信号，非常容易受到外界因素的干扰，如病人轻微的动作、别人的走动等，借助视频脑电对病人的脑电波与录像信号进行全过程同屏同步采集显示，识别这些伪差，就变得轻而一举。

(3)更直接、更全面、更方便地观察病人。视频脑电可全过程同屏同步存储、编辑、回放病人的脑电波与录像信号并可维持长距离、长时间(24 h 无人监护)。病人可以卧床休息，坐在椅子上吃饭、读书、闲谈，用摄像机对准病人的面部和全身，以便发作时记录下任何部位的抽搐动作，用贴在头上的电极记录病人的脑电，这样病人发作时的面部情况、抽搐的形象及发作时的脑电便可以通过一个画面，同时显示在显示器上，并且可以存储在硬盘和光盘上，供专业人员反复研究，以找到诊断和处理所需要的答案，以便对癫痫的诊断、分类、致病灶定位做出正确的结论和正确的处理方法。

6.7 心电监护仪

心电监护仪能够对心脏病患者施行实时、连续地监视心电波形，在心电、心率出现异常时会自动发出警报，自动记录出报警时的心电波形。这种仪器的特点是应用微型计算机进行数据处理，根据建立起的数理模型做出自动诊断。通常，非智能化的监护仪也能就某些 R 波是否提前以及 QRS 波群是否变宽做出判断并报警。无论是心率越限，还是早搏、增宽，乃至其他某些种类的心律失常报警，在报警之后都能够自动描记一段患者的心电波形。较为简单的心电监护仪不具备记忆功能，只能记录报警时刻以后的心电波形，但在临床上仍是有价值的。具有记忆功能的心电监护仪，记录的心电波形则包括了报警前和报警后一段时间，显然，产生报警的原因更完整地被记录下来，且记录下的信息更具价值。

1. 监护仪电路分析

图 6-26 所示为单导心电监护仪的原理框图。这种心电监护仪除了有一个心电信号的

主通道外，还有一个监护心率的辅助通道。它的主要功能是：用长余辉矩形示波管显示心电波形；用指针式心率表显示瞬时心率；每一个 QRS 波出现时都有声光同步显示；当病人的心率超出任意设定的上、下限时能自动报警，并且可以启动外接记录器记录异常心电图。

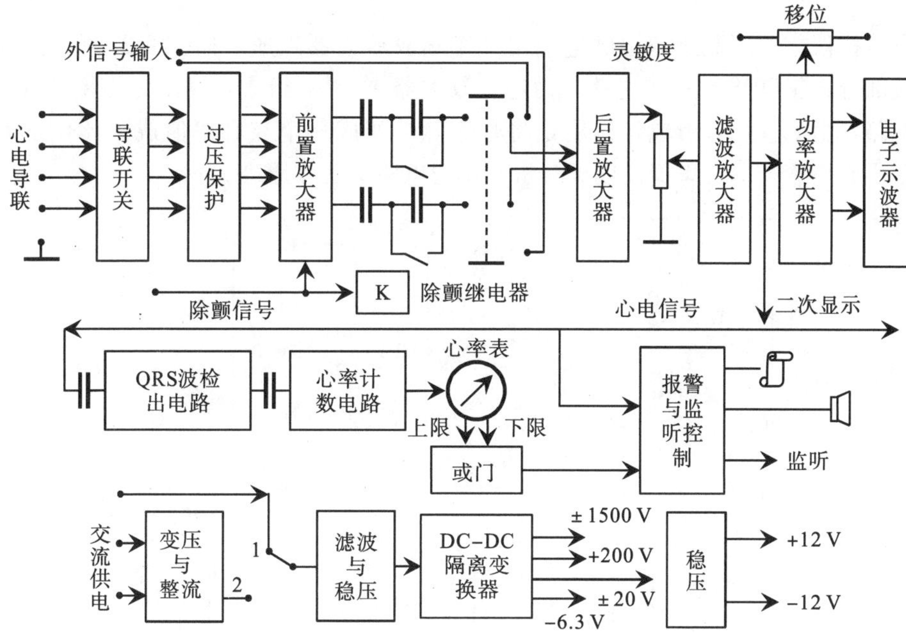

图 6-26　单导心电监护仪的原理框图

该框图分为三大模块：稳压电源电路、心电放大电路、心率监护电路(包括示波显示电路)。以下将分别介绍这三大模块电路的工作方式。

1)稳压电源模块

直流稳压电源模块由若干种不同的直流或交流输出供整机使用，采用隔离变换器以提高设备的安全性。信号通道所用的+12 V 电源采用二次稳压方式，以提高通道的稳定性和抗干扰能力。

2)心电放大模块

心电放大器模块的原理与心电图机相同(详见第 2 章和第 4 章相关介绍)。此处将 5 条导联线作为整机输入。心电放大电路又分为前置放大器、后置放大器、滤波放大器和供示波显示用的功率放大器。这个主通道的总增益应在 100 dB 左右。为了提高整机输入阻抗，前置放大器的第一级应采用场效应管，其栅极应该接有导联开关和过压保护电路。在前置放大器和后置放大器之间有隔直电容，以消除导联极化电压；同叫还有除颤保护。滤波放大得主要是由有源双 T 滤波器组成 50 Hz 干扰信号抑制电路。最后一级实现信号的功率放大，为示放管 Y 偏转板提供足够的偏转电压。

3)心率监护模块

心率是监护仪常见的监护参量，本节将重点分析心率检测模块。由图 6-26 可知，经过滤波放大器后的心电信号传送到 QRS 波检出电路并整形成脉冲放，使每一次心跳对应一个脉冲，同时带动二极管亮 0.3 s。最后由计数电路和磁电式电压表构成平均值显示电路，以指针形式显示瞬时心率。

心率表上带有两个光电耦合器以控制心率上、下限报警。当指针指在上限或下限时，都可以恰好使一个光电耦合器不受光，使光电耦合器中的光电三极管工作状态翻转，启动声光报警。由于两套光电耦合器的工作位置可以人工调整，因此心率上下限是可以预先设置的。

心电监护仪的心率监测通道的电路由 7 个运算放大器组成，如图 6-27 所示。这个电路分两大部分：①QRS 波检出电路，由运算放大器 $A_1 \sim A_5$ 组成，输出为心率脉冲；②心率计数电路，由 A_6 和 A_7 组成，作用是将心率脉冲变成一个与心率值成正比例的直流电压，最后用心率表指示心率值。以下分析各单位电路的工作原理。

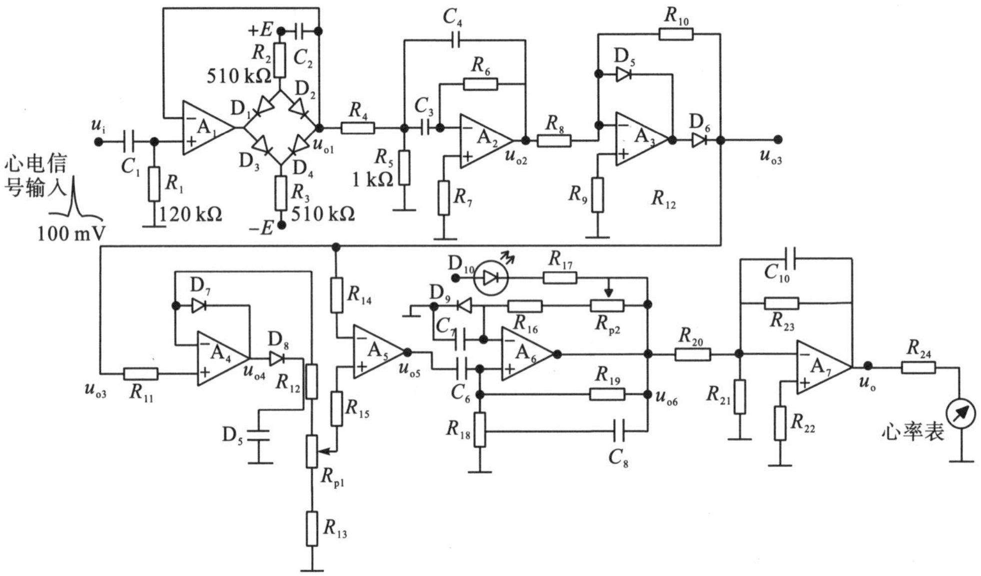

图 6-27　心电监护仪的心率监测通道的电路

(1)除颤抑制电路。

除颤抑制电路由图 6-27 中的运放 A_1、二极管 $D_1 \sim D_4$，以及 R_2、R_3、C_2、$+E$、$-E$ 组成，用以消除由除颤器发出的除颤脉冲形成的强大干扰。先分析 4 个二极管组成的隔离限幅桥路。在静态时 4 个二极管均导通，其上电流均流向 $-E$ 端。当有心电信号输入时，整个桥路电压都随信号浮动，使心电信号送到下一级。因为桥路输出的正常心电信号不超过 100 mV，所以选定+200 mV 值为桥路的上下限输出。当桥路输入大于+200 mV 时，二极管 D_2 仍可维持导通，略去 D_2 的管压降，桥路输出电压由 R_2 和(R_4+R_5)对 $+E$ 分压取得，极大值为+200 mV，不会再上升。因为桥路的输入电压大于输出电压，会有 D_2 和 D_3 导通，D_1 和 D_4 截止，使前后两级之间实现了隔离。反之，当桥路输入信号 u_{o1} 小于$-$200 mV 时，D_4 与 D_1 导通而 D_3 与 D_2 截止仍会使电路被桥路隔离。此时桥路电压由 R_3 和(R_4+R_5)对 E 分压，被限定在$-$200 mV，不再下降。可知二极管 $D_1 \sim D_4$ 和运放 A_1 组成了一个限幅跟随器，它的输入输出曲线如图 6-28 所示。

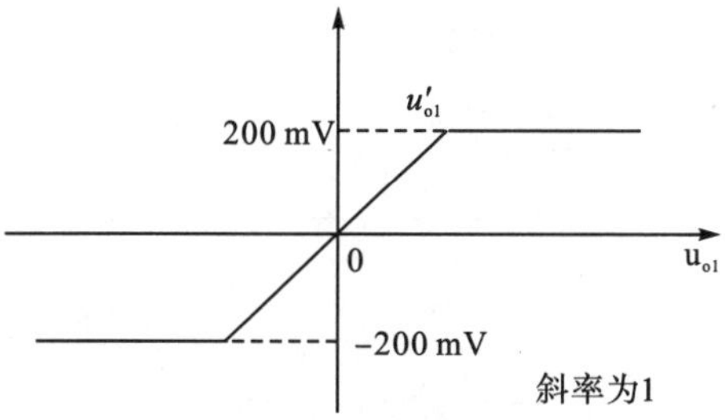

图 6-28 限幅跟随器特性

实际上对除颤信号的抑制作用主要是电容 C_2 的滤波作用。由于电阻 R_2 的数值很大，所以 C_2 滤波时间常数近似为 $\tau_2=C_2(R_4+R_5)$。人体的心电波形在本级的最大上升速率不超过 1 V/s，只要设计好 C_2，使电容两端电压的变化率大于此值的 10 倍就可以使心电信号不失真地输出。设 C_2 上的电压变化率 $\mathrm{d}V/\mathrm{d}t=10$ V/s，则有

$$C_2=\frac{i_{\max}}{\mathrm{d}V/\mathrm{d}t} \tag{6-26}$$

式中，$i_{\max}=\dfrac{E}{R_2(R_4+R_5)}$是 C_2 的最大充电电流。

总之，这个除颤信号抑制电路是一个具有限幅特性的跟随器，它用 C_2 把幅度很大的除颤尖脉冲信号滤除。图 6-27 中 C_1 的作用是将心电信号中的直流成分隔去。

(2)心电滤波电路。

心电滤波电路核心是有源二阶带通滤波器，由运放 A_2 构成，利用 QRS 波的中心频率在 17 Hz 附近的特点从心电信号中选出 QRS 波，所以 A_2 输出的是对应于心跳的脉冲信号。此滤波器的中心频率为

$$f_0=\frac{1}{2\pi}\sqrt{\frac{1}{R_6C_3C_4}\left(\frac{1}{R_4}+\frac{1}{R_5}\right)}=17\ \mathrm{Hz} \tag{6-27}$$

品质因数为

$$Q=\sqrt{R_6\left(\frac{1}{R_4}+\frac{1}{R_5}\right)}\Big/\left(\sqrt{\frac{C_4}{C_3}}+\sqrt{\frac{C_3}{C_4}}\right) \tag{6-28}$$

带宽为

$$B=\frac{f_0}{Q} \tag{6-29}$$

这个电路在 f_0 时增益为−1。由于 A_2 的反相作用，输出电压是反相的 QRS 波脉冲。

(3)半波整流电路。

半波整流电路由运放 A_3 组成，取出 QRS 波的半周，起到了整形作用。它的工作原理是，当 A_3 输出端的电压为正半周时，D_6 导通，D_0 输出半周信号；当 A_3 输出端的电压为负半周时，D_6 截止，没有信号通过。因为 QRS 脉冲是从 A_3 的反相端输入的，所以这个整流电路输出电压是正向脉冲，如图 6-29 中 u_{o3} 的波形图所示。该图中二极管 D_3 的作用是避免 D_6 截止时产生 A_3 开环使用的现象，对 A_3 进行保护。这一级可以利用 R_{10} 和 R_8 提供一定的增益。

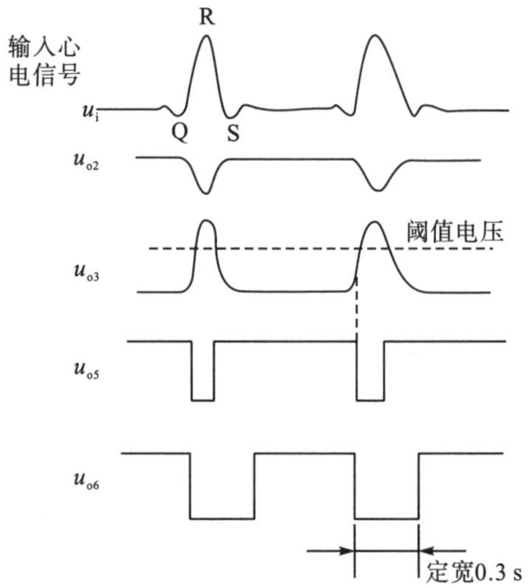

图 6-29 心率监测电路各点波形图

(4)阈值电路。

阈值电路由运放 A_4组成，相当于一个峰值检出电路，其作用是取出 QRS 波的峰值，并通过电仪器分压取出一部分作为下一级比较器的基准阈值电压。阈值电路的工作原理是：当运放 A_4输出的电压上升时，D_8可能导通而对 C_5充电；当 A_4的输出端电压下降时，D_8被 C_5反偏而截止，此时 C_5的三条放电支路阻抗都很高，所以 C_5能够保持各 QRS 波的峰值。C_5的放电时间常数设计为 10 s，它充电很快，放电很慢，组成一个峰值保持电路。此正的峰值电压由 W_1分压后输出。

(5)比较电路。

将图 6-27 中的运放 A_5接成上升环工作方式，对它的两个输入端信号进行比较。它的输出电压只有正向饱和及负向饱和两种工作状态。A_5的同相输入端接有前级输出的直流阈值电压；当反相端出现的正向 QRS 脉冲大于阈值电压时，A_5输出低电平；反之输出高电平。可见，A_5构成的比较器的作用是对 QRS 波整形，它的输出是对应于 QRS 波的负矩形脉冲。输出电压 u_{o3}的波形如图 6-29 所示。

取前级心电信号幅值去产生阀值电压的原因在于，当心电信号的输入幅度发生变化时，阈值电压也会发生相应变化，二者总能在 A_5的两个输入端进行有效比较，保证 A_5可靠地触发。电位器 R_{P1}的作用是调阈值电压值。

(6)单稳电路。

单稳电路由运放 A_6接成，目的是将前一级输出的负脉冲整形成一个持续时间为 0.3 s 的定宽负脉冲，其周期仍与心电波形相对应。输出电压 u_{o6}的波形如图 6-29 所示。

运放 A_6接右正反馈电路，输出端只有正向饱和、负向饱和两种状态，而 R_{19}和 R_{18}对输出电压分压只有 +4 V 和 −4 V 两种状态。在图 6-27 电路中设 A_6输入为高电平，其输出也为高电平。内于 D_9导通维持反相输入端为 +0.6 V，而同相输入端为 +4 V，因此输出电压维持在高电平不会翻转，成为电路的稳态。当输入端有一负脉冲到来后，同相端电压被拉成负电压，强迫 A_6翻转，输出的低电平经电阻分压后使同相端电压变为 −4 V。与此同时，由于 D_9截止和 C_7被输出低电平充电，使反相端电压由 +0.7 V 逐渐降低。这个电压一旦降到与同相端电压相等，A_6又会自行翻转为输出高电平。可见输出为低电平的期间是电路的暂稳态。这就是单稳电路的工作原理。

暂稳态定时时间由延时电容 C_7和其他电阻决定，即

$$T = (R_{16} + R_{W_2})C_7\ln\left(1 + \frac{R_{18}}{R_{19}}\right)\left(1 + \frac{U_d}{+E}\right) = 0.3 \tag{6-30}$$

式中，U_d为二极管 D_9的正向导通压降；$+E$ 为运放 A_6的高电平输出地。输出的定宽负脉冲可以使二极管在每一次心跳后点亮 0.3 s。可见 D_{10}是心跳指示器。

(7)心率计数电路。

心率计数电路由运放 A_6和 A_7组成，其原理是只有将 QRS 波用 A_6变成定宽脉冲后再用 A_7取均值，得到的直流电压才与心率成正比，不受 QRS 波宽的影响。A_7构成一个低通滤波器，滤去交流成分，把输入信号变成直流供心率表显示。这个滤波器的截止频率为 $1/(2\pi C_{10}R_{23})$。

以上分析了图 6-27 心率检测电路的 7 大模块。它的主要特点是全部实现集成化，便于调试且工作可靠。还应该指出，检测出的心率信号也可以用数码管显示，制成瞬时心率计；还可以进一步进行传输、存储、处理和记录。

6.8　多参数监护仪

多参数生理信号监护系统是通过心电导联电极、各种安全隔离的生理换能器，主要监护心电信号、脉搏、血压、血氧、体温、呼吸等生理参数信号，经安全隔离放大、信号处理、模数转换、数据存储及处理运算分析，最后送显示系统显示出生理信号波形和字符信息，从而实现对生理参数的连续监测。该系统可广泛应用于各类医院的手术室、重症加强护理病房(ICU)、冠心病监护病房(CCU)及普通病房，可对各类术中、术后及危重病人进行多参数的生理监护。

6.8.1　多参数监护组成部分

目前市面上流通的监护仪组成结构大同小异，主要由 5 个部分组成：传感器与电极、多路模拟处理系统、计算机系统、信号记录、报警和显示部分及治疗部分(部分监护仪还有遥测部分及摄像机)(图 6-30)，各部分的功能简要描述如下：

1. 传感器与电极

各种传感器和电极用以获得各种生理参数。传感器是整个监护系统的基础，有关病人生理状态的所有信息都通过传感器获得。目前常用的医用监护传感器有测心电、脉搏、血压、血氧饱和度、体温、呼吸和脑电等几类功能。

监护系统中的传感器要求能长期稳定地检出被测参数，尽量不给病人带来痛苦和不适等。因此，它比一般的医用传感器要求更高，还有待于今后进一步研究和发展。除了对人体参数进行监视的传感器以外，还有监视环境的传感器，其基本原理与工业用的传感器相同。

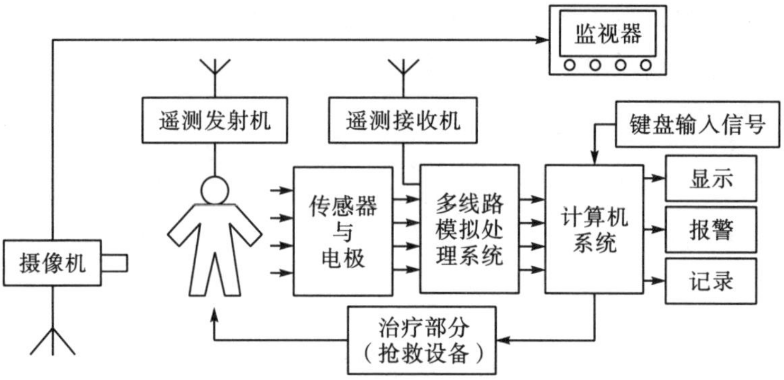

图 6-30　医用监护仪器结构框图

2. 多路模拟处理系统

多路模拟处理系统是一个以模拟电路为核心的信号处理部分，它主要是将传感器获得的信号加以放大，同时减少噪声和干扰信号以提高信噪比，对有用的信号中重要的部分，实现采样、调制、解调、阻抗匹配等。放大器是该处理系统的核心，根据所测参数和所用传感器的不同，放大电路也不同。

3. 计算机系统

计算机系统是整个监护仪器的控制核心，主要负责信号的存储、运算。监护仪具备的功能主要由计算机系统实现，具体包括：

(1)阈值比较。将检测的结果如心率与预先设定的阈值进行比较，如果超出正常范围可以进行声光报警。

(2)计算。根据直接检测的结果计算一些间接的参数值，如根据检测的心电图波形计算心率。

(3)分析。例如，对心电信号的自动分析和诊断：消除各种干扰，识别出心电信号个数的 P 波、QRS 波、T 波等，确定基线，区别心动过速、心动过缓、早搏、漏搏、二连脉、三连脉等。

(4)建模。根据规定分析的指标，使仪器对病人的状态进行自动分析和判断。

4. 信号的显示、记录和报警

这部分是监视器与使用者交换信息的部分，其包括：数字或表头显示，指示心率、体温等被监护的数据；屏幕显示，以显示行进的或固定的被监视参数随时间变化的曲线；用记录仪作永久的记录以作为档案保存；光报警和声报警。

5. 治疗部分

根据自动诊断结果，原则上可以对病人进行施药和治疗。目前医院里应用较广的监护仪系统各部分功能如图 6-31 所示，并可与中央机相连，组成中央监护网络系统。

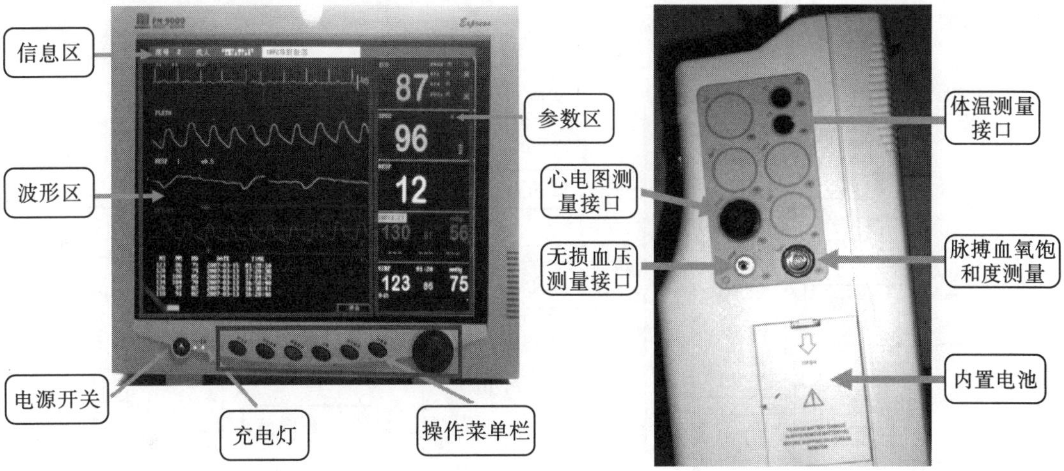

图 6-31　典型监护仪系统界面功能图

大部分监护仪对实现对心电信号、血压(有创和无创)、血氧饱和度、体温、呼吸脉率、呼吸末二氧化碳、心输出量等生理参数进行监测，并以相应的数据和图形显示在监护仪的显示屏上。关于心电信号检测和脑电信号检测相关的原理在本书第 4 章和第 5 章有详细介绍，本节在该原理介绍的基础上直接阐述心电监护技术和脑电的相关监护技术和仪器。

6.8.2　多参数监护仪电路分析

图 6-32 所示为 90303B 床边监护仪系统框图。PC 床边机最多可容纳 6 个功能器件，具有处理和显示能力。床边机的功能与功能插件的功能是分开的，并且都有软件驱动。整机系统由 1～4 个功能插件(心电图、压力、温度、其他)、主栅板、ROM 块、显示控制器、X-Y 偏转放大板及阴极射线显像管(CRT)、触摸屏、外部以太网(Ethernet)接口、电源和外部扩展箱(选件)等组成。各功能板通过 86 脚多总线及 SBX 总线插槽连接起来；另外，通过后板的同步数据链路控制(synchronous data link control，SDLC)接口连接外部扩展箱，还能连接另外的两个功能插件。

病人数据由功能插件采集并转换成数字信号模式，通过同步数链路控制总线经接口板传送至监护仪主机。送入主机的数据是由监护仪的中央处理器(CPU)根据程序存储器中的程序处理，主 CPU 板包含动态随机存储器(RAM)(DRAM)暂时存储数据。只读内存(ROM)存储的是处理程序、操作系统以及用户和主机诊断程序。机－机之间的数据通信是通过以太网来实现的。

所有用户的操作控制都是通过操作荧光屏上由软件提供的“软键”或是前面板上的“硬键”来完成的，触摸屏控制由 8741CPU 实现。显示数据是由中央处理器和动态随机存储器通过多总线送入显示控制板和 X-Y 偏转放大板后送到阴极射线显像管显示的。

阴极射线显像管的高压由高压板提供，高压板的+25 V 直流电压由低压板提供。

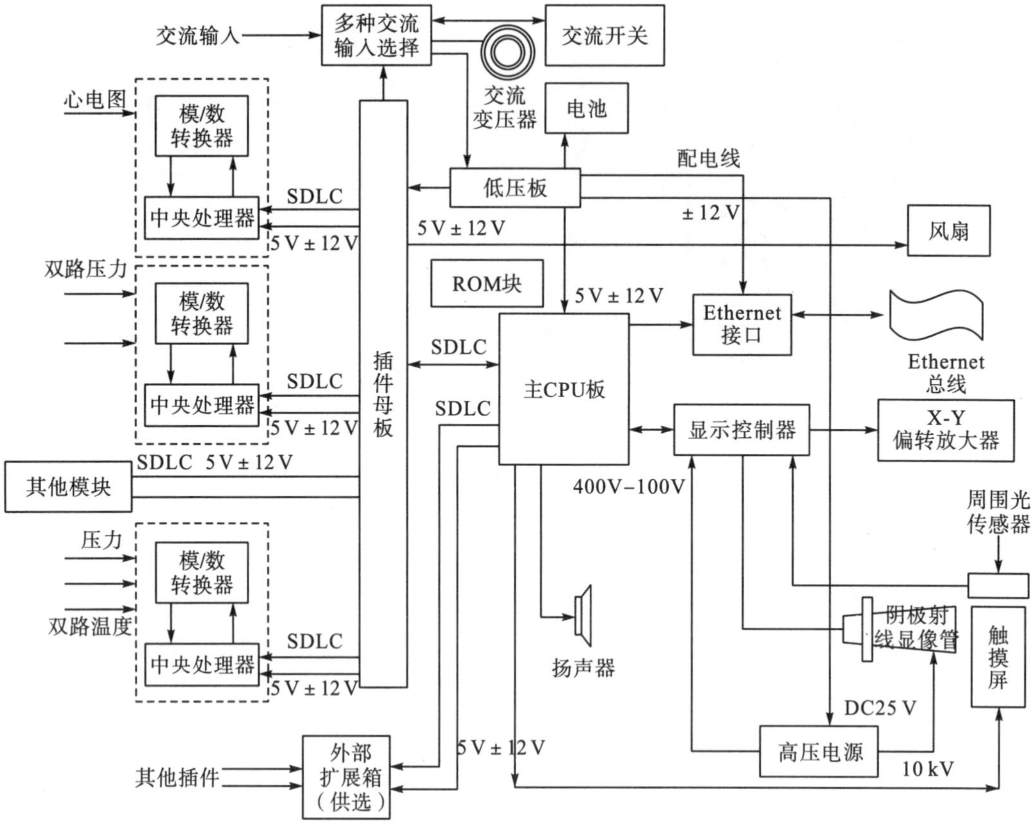

注：SDLC即同步数据链路控制。

图 6-32 90303B 床边监护仪系统框图

1. 电源模块

电源给监护仪所有的部件及插件供电，它把工频转换成不同的直流电给所有的数字和模拟电路包括阴极射线显像管供电。电源包括以下几个部分：多种交流输入选择、±5 V 不间断电源、±DC12 V 至直流电源转换、开关电源板、12 V 电池、电源变压器。

交流输入经过电源开关、保险丝及输入电源选择器、电源变压器，电源变压器使电压变低后，桥式整流器和滤波器把它转换成+DC4V(加负载时，正常范围可在 17～31 V)，此+DC24V 被送至两个由 100 kHz 时钟信号控制同步的脉冲宽度调制器(PWM)，与开关管和开关变压器构成开关电源。开关电源输出供电情况：+DC5V 和±DC12V 给中央处理器插件板和显示控制板供电，+DC24V 同时也给阴极射线显像管灯丝和电扇供电。即使在交流电断电而由+12 V 铅酸电池供电时也有+DC5V 逻辑输出，这可以在突然断电时保持数据不丢失，也能保持用户的初始化设置。这段时间至少可维持 5 min，一般可在 10 min或更长。±DC8V，－DC9V，＋DC18V 和±DC25V 输出电压给 X-Y 偏转放大板供电；+DC18V 也用来给电池充电。＋DC25V 供电给高压包产生－100 V、＋400 V 和＋10 kV的高压以使阴极射线显示管工作。

所有输出都有短路和过载保护，就 DC12V 和 DC5V 相比，还有过压保护或太高。它还提供以下信息：警告信号(当+DC5V 由于输入电压不足而将消失时)；电源报警(警告中央处理器没有交流输入，电池正在起作用)。

2. 显示控制器模块

与主中央处理器交换信息较多的一个装置是显示控制器及 X-Y 偏转电路，它采用硬件化的非阴极射线显示管控制器(CRTC)电路，以光栅方式显示字符和随机方式显示波形的混合方式进行显示。

为了显示字符就必须产生由 X、Y 构成的光栅信号和 Z 轴上的字符信号合成的视频混合信号，显示控制板就提供这些信号。显示控制板有自己的电压参考标准，提供动态随机存储器的刷新，在中央处理器软件或偏转电流有问题时，关闭显示，防止荧光粉老化及冻结显示的数据总是停留在荧光屏表面。显示控制板接收波形、字符和图形数据，存在动态随机存储器中用于显示。动态随机存储器有两个 32 kB 16 位的存储空间，一个用于存储波形，另一个用于存储像素点的灰阶数。

3. 偏转放大板模块

X 轴：偏转放大器从显示控制器取出 X-OUT 电压后把它转换成输出电流。反馈回路的目的是使输出的电流与输入的电压成正比。当电子束停止移动时，X 交叉检测器能检测到，然后输出信号 XCR 给显示控制器；若电子束停止移动，无论是在 X 轴还是在 Y 轴方向上超过 1.4 帧，显示控制器关闭阴极射线显像管，防止荧光屏老化损坏。

Y 轴：生理波形和台阶波形是从显示控制器数/模转换器输出的，作为 Y-OUT。Y 轴的斜波发生器由显示控制器来的 Y-RET 信号控制，产生快速锯齿波，波形与台阶波结合成的复合波与锯齿波结合后出多路开关选择，再馈送至偏转。

当控制信号 RAST 高时，光栅斜波发生器允许工作，光栅位置允许输出，两个都通过 Y 修正放大器。导致快速锯齿波 Y 轴偏转，字符可以被写入阴极射线显像管表面，通过使电子束开或关，进行位图光栅扫描。

当控制信号 RAST 低时，光栅斜波发生器不允许工作，光栅位置脱钩，Y-OUT 信号允许通过 Y 修正放大器，波形被显示在阴极射线显像管表面。Y 修正放大器提供在不同的位置开始偏转。

4. 触摸屏模块

光感控制系统以先进的技术、简单的操作实现了“人机”对话，它具有简洁明了的操作方法及先进的光感控制体系。它是根据屏幕上网格扫描线的扫描光束原理，设计成只需操作者用手指靠近屏幕以阻断网格扫描光束的通过，立即能中断信号而显示出所需的功能开关，简洁明了的操作能迅速为操作者提供所需的菜单。例如，若要查找有关心电图菜单，只需轻触屏幕上心电图开关，所需的心电图菜单便显示出来。在心电图菜单上，若查看某个细节(如报警等)，只需再轻触屏幕上要查看的某细节点，此细节点的菜单便立即显示出来。光感控制系统还具有延长使用期的效能，若需增加扩充新功能，只需增加软件(软件本身具备功能开关)并将软件置于插件中，即可达到扩充新功能的目的。

远红外触摸屏由 4 块印制电路板(PCB)构成：X-发射板，X-检测接收板，Y-发射板，

Y-接收板(包括 56 对发射、接收二极管)。其中，水平方向 24 对，垂直方向 32 对，环绕在荧光屏表，其结构如图 6-33 所示。

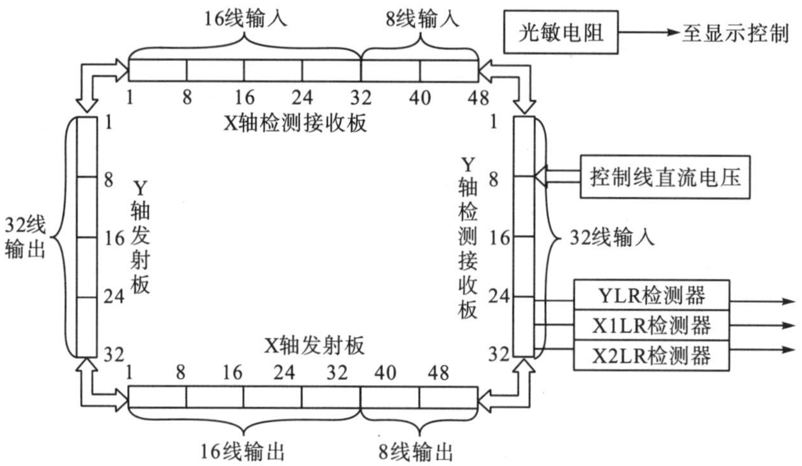

图 6-33 触摸屏结构图

X-发射板置于荧光屏底部向上发射光束，Y-发射板置于荧光屏左边向右发射光束，X-检测接收板置于荧光屏上部，板上有光敏三极管，方向朝下检测 X-发射板上发射的红外光束。这三块板上只有简单的多工电路、发光二极管或三极管。最大的电路板是 Y-检测接收板，置于右侧，除了光敏三极管接收 Y-发射板发出的红外光束外，板上还有微处理器、RS232C 接口及声音发生器。

发光二极管/光敏三极管对的扫描工作过程如下：在某一时刻，只有一只发光二极管工作，发光二极管是由 30 kHz 的脉冲开启和关断的。当某只发光二极管工作时，只有相对应的光敏三极管工作，由光敏三极管检测到的光束状态被送入 IRTS 存储器，然后相邻的发光二极管和光敏三极管对以相同的方式动作，这一工作过程持续到所有的发光二极管/光敏三极管对都扫描过，并且相应的光束状态都已送至存储器。这一扫描周期重复进行，当连续在同一位置检测到光束被阻断，IRTS 存储器把相应位置的坐标送至中央处理器。若阻断物太大则不处理，中央处理器也忽略那些没有软键显示的坐标位置。接收二极管由主中央处理器上的 8741/8341 微处理器监测和控制。

5. 插件母板模块

插件母板上包含有电源滤波电路。插件允许“热插拔”，即可以在监护仪通电的情况下插入和拔出插件，另外还有同步数据链路控制插座用以传送插件中的数据到监护仪。中央处理器后面板提供同步数据链路控制插座用以连接外部洒件、床边打印机、遥测接收器。

6. 同步数据链路控制(数据链网络通信规程)模块

同步数据链路控制是 IBM 公司发展的一项通信协议，它是一个速率达 2 兆位/s 的双向串行总线，在监护仪中用来连接病人功能插件，其功能如图 6-34 所示。在底板上的同步数据链路控制接口，由 CPU 板上的第一级远程通用外设接口(remote universal peripheral interface，RUPI)控制，左边的每个功能插件的中央处理器(CPU)上还有第二级 RUPI，输出第一级控制通信。

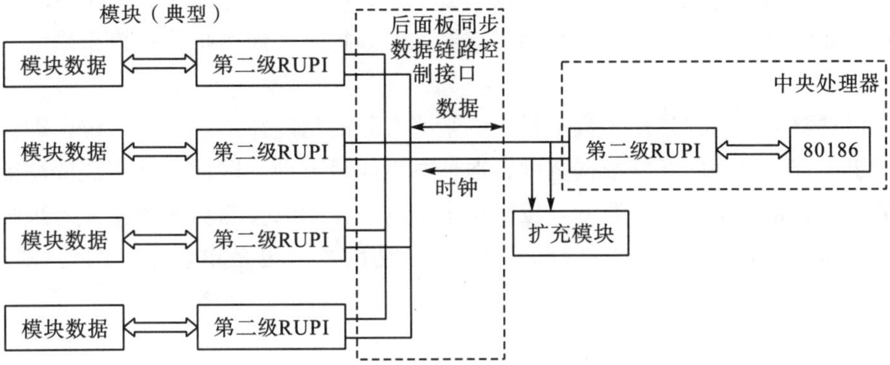

图 6-34　同步数据链路控制功能框图

病人功能插件采集生理数据，并把模拟信号转换成串行数字信号，由同步数据链路控制总线送至中央处理器板上的同步数据链路控制器中。主机中央处理器判定从触摸屏接收到的控制信息和控制插件也是通过同步数据链路控制总线。数据的传送和转换是由 80186CPU 控制的。此外，内部插件、外部插件、床边打印机、灵活接口、遥测处理器都是使用同步数据链路控制总线进行数据传送的。

7. 主 CPU 板模块

主 CPU 板的核心芯片是 16 位的 80186 微处理器，提供监护仪的基本控制。80186CPU 内部有 6 个功能块：增强的中央处理器、2 个直接内存存取(DMA)通道、3 个可编程的 16 位计数据、寄存器和 I/O 口(输入/输出端口)、时钟发生器及中断控制器。

CPU 板提供最大 16 kB 的电池后备供电的 CMOS RAM(锂电池供电，可存储网络设置、存储节点 ID、存储节点名称等)、2 kB 的电可擦只读存储器(EEROM)和同步数据链路控制器、一个触摸屏控制器、强大的 I/O 口；三个小总线接口(small bus interface，SBX)多模式插槽和一个多总线插座。

本系统中数据有三种主要的通路：只读内存(ROM)、随机存储器(RAM)和 I/O 部分。640 kB 的只读内存里存放预先编制好的一系列监护仪操作指令和中央处理器数据。FEROM 允许存放永久数据、存储设置和自编程序。CMOS RAM 中包括设置数据，可以在电源断电或开关电源时保存数据。存储器的存取均由地址和数据锁存器控制。

动态随机存储器(512 kB)用来临时存储数据(如存储要显示的波形、文字和趋势数据)等待进一步处理。数据的进出由 ARDC 或 80186 的锁存器控制。电路中还有奇偶校验发生器，用以检查数据存储的错误。

I/O 部分包括 4 部分：小总线接口控制器、多总线控制器、同步数据链路控制器及其他几个小的部件。小总线接口控制器允许现有的 PC 方式部件(选件)通过三个接插座上的数据/地址控制总线接入使用，它为监护仪提供以下接口：双向串行口卡、并行口卡和软驱控制卡。多总线控制器是 CPU 板与显示控制板的连接接口。同步数据链路控制器管理数据在插件、主机、打印机之间的通信，给监护仪提供以下接口，即内部插件、外部插件、床边打印机、灵活接口和遥测处理器。其他几个小的部件包括在板上省用以指示故障的 8 个指示灯、一个供 IBM PC/XT 键盘接入的中行口 DUART、红外触摸屏控制器、产生各种报警声音的声音发生器、一个用以构成 RS232C 本行口的调制解调器 DTE、一个掉电后由锂电池供电的实时时钟。以太网控制器 82585 控制，使监护仪接口于网络上的所有节点。

监护仪器要采集的参量多、数据量大，某些参数的精度还不宜低于 8 位，即使构成多微机处理机系统，其间的互联数据宽度、地址宽度应该方便。因此，从实现的功能、要求计算机的速度、精度上看，一般的 8 位机是不够的。作为以控制功能为主又有很强的处理能力的床边监护仪，选用 Intel 80186 CPU 是合适的，这也是出它本身的硬件特点所决定的。

8. 总线模块

医学仪器中的微机系统，从组成结构上可以分成面向中央处理器(即以中央处理器为中心)和面向总线(即以总线为中心)两大类。前者在 8 位机的单功能医学仪器中使用较多，它以中央处理器为中心，各部件之间的通信都经过中央处理器或设置专用的信息通路。而以总线为中心的结构，各部件之间的通信只经总线(虽也受中央处理器控制，但基本上不影响中央处理器工作)，常用于高性能的医学微机系统。

总线的种类很多，各有特色，但就其功能和规模可分为三大类：一是把各种不同器件连接在一起构成不同功能插件的芯片总线；二是把微机系统中的各插件板互相连接起来的板间总线(或称系统总线)，用于微机内部，又称内部总线；三是用于将设备系统相互连接起来，构成智能化很强的医学信号处理和临床研究的大系统的通信总线，又称外总线。

常用的内总线有多总线、STD 总线及 VERSA 总线等。本系统采用多总线，多总线是 Intel 公司开发生产的。

90303B 监护仪即采用以总线为中心的结构形式，其有以下几个优点：

便于简化系统结构。它把各功能部件的插座连接到“印制板”上，避免了以中央处理器为中心要设置大量的信息通路而形成“网状”，使结构复杂化。

便于微机的设计与实现。只要把不同功能的各部件投总线规范接到总线上即可，部件间的通信和操作可以不必再详细考虑，从而构成不同功能和规模的微机系统，大大简化了安装和调试。

便于软件研制。采用总线结构的系统，硬件上是插件积木方式，各功能部件只通过总线沟通信息。大大简化了软件调整，缩短了软件调试周期，并且模块化的软件可为多个用户重复使用，从而提高了软件的使用效率，降低了软件成本。

便于系统的扩充与更新换代。只要把同类型的插件如 90303B 监护仪的医学参数的处理板、存储器板等连接到总线上，即可使原系统规模扩大。

6.9　中央监护系统

在重症监护病房(intensive care unit，ICU)和冠心病监护病房(coronary care unit，CCU)中，必须对多床位的危重病人实行 24 h 的实时、连续监护，以便在病人出现病情恶化时采取必要的抢救与治疗措施。采用中央集中监护的方式，可将多个床边监护仪送来的病人生理、生化信息及其变化进行集中分析、处理与管理，有利于提高仪器的利用率。

6.9.1　中央监护系统概述

中央监护系统由一台中央监护仪和若干台床边监护仪组成，床边监护仪和中央监护仪间由接口电路和数据通信线路连接。中央监护仪也可发送控制指令至床边监护仪，直接控制其工作；床边的超限报警信号也可同时出现在中央监护仪上，并指出相应的床号和生命指征参数。一个中央监护仪通常可管理 4～16 个床边监护仪，数据有心率、血压、体温、呼吸值，心率/心律失常，血压、呼吸、体温等超限报警，电极脱落报警等。随着计算机局域网在医院中广泛使用，目前已可采用局域网实现集中监护，床边监护仪将被床边计算机(信息机)所替代，而服务器兼作中央监护仪，床边监护仪共享中央监护仪的信息，可方便地实现床边监护仪互传信息。

中央监护系统可分为单参数集中监护系统(如心电集中监护系统)和多生理参数集中监护系统。

中央监护系统主要通过各种有线或无线通信技术实现病人生理信号数据和各种控制信号在各终端(床边监护仪)之间，以及床边监护仪与中央监护仪之间的传递。各床边监护仪和中央监护仪可以采用普通的多参数监护仪，因此本节主要介绍中央监护系统的多参数集中监护系统工作原理。

多参数中央监护系统是用来同时监护多床位病人的多个生理(生化)参数的系统。本系统能同时监护病人的心电、血压、体温、脉搏、呼吸等波形和参数值。由于系统采用模块化结构，因而也可扩展监护其他参数，诸如心输出量、脉搏血氧饱和度等。

该系统由多参数监护中央控制台(心律失常分析器、中央监护仪、记录仪)、8 个床边监护仪或遥测系统组成(图 6-35)。中央监护控制台采用 ISBC86/30 主机单板，具有专用的心率失常分析器；能根据需要显示 8 个床位心电图或显示各床位 5 种生理参数波形，并在波形附近显示相应的生理参数值；能采用字符显示软件菜单、操作说明、报警显示等；能显示 8 床位、14 种趋势曲线；能实现报警回顾及报警参数显示，以及显示年、月、日、分等。中央控制台的功能调度皆由硬件及各种软件菜单来实现。系统中的床边监护仪可以是单参数床边监护仪，也可以是多参数床边监护仪。

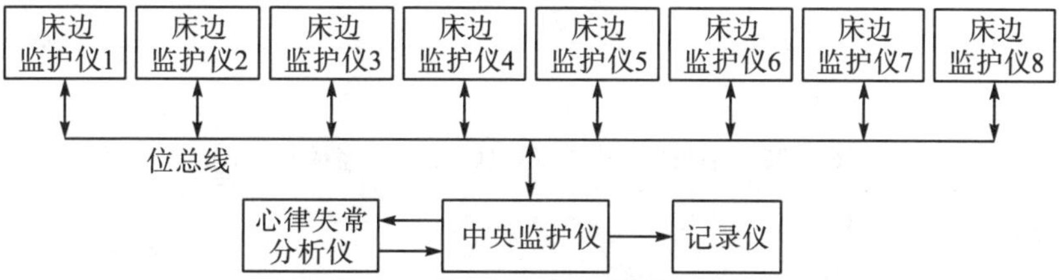

图 6-35　中央监护仪系统框图

6.9.2 中央监护系统原理

1. 中央监护仪

多参数中央监护仪(简称中央控制台)最多能连接8个多参数床边监护仪，也可与配套的心电床边监护仪连接。中央控制台从床边监护仪采集的波形有心电、血压1、血压2、脉搏及呼吸波；对心电波的采样频率为500点/s(每点12位)，对血压波和脉搏波的采样频率为125点/s(每点8位)，对呼吸波的采样频率为31.25点/s(每点8位)。数据有心率、血压、体温、呼吸值，以及心率/心律失常，血压、呼吸、体温等超限报警，电极脱落报警等。为了减轻床边监护仪与中央控制台的通信压力，各种趋势图由中央控制台自身产生。中央控制台实时地采集上述波形和数据后送至14 in(1 in=2.54 cm)彩色显示器进行监测，并根据需要送至专用心律失常分析器进行分析，以及送至硬拷贝机或热敏阵列式记录仪进行全屏幕拷贝和实时描记。

2. 中央控制台

中央控制台采用14 in高分辨率彩色显示器，能用色彩、字符、波形及表格等方式显示各类医务人员所关心的病人信息，波形的推移速度为25 m/s。

1)中央控制台结构

本例中的中央控制台是一个带远程终端和本地外设的多中央处理器系统，或者说是一个实时多任务分布式系统。中央控制台采用多总线(multibus)结构，如图6-36所示。

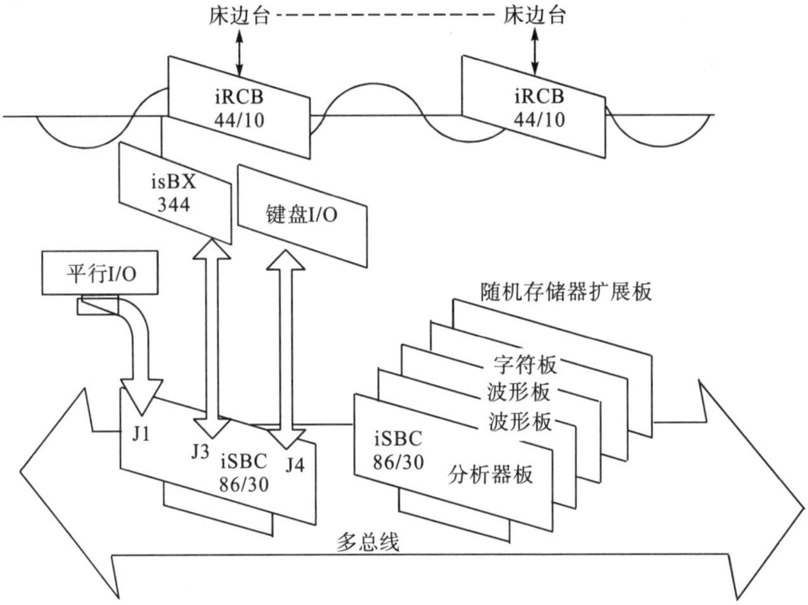

图6-36 中央监护仪的各电路板间的连接示意图

2)中央控制台模块分析

中央控制台的总框图如图6-37所示。该中央控制台由本地系统(包括isBC86/30主机板及所带的用户设备)和倍总线互联网络组成，每个节点都有一块 iRCB44/10 板，床边监护仪通道共享存储器方式与 iRCB44/10 板相连，而中央控制台主节点通过一块 isBX344 板与主机板 isBC86/30 主相连，从而使整个互联网络成为多参数监护系统不可分割的一部分。

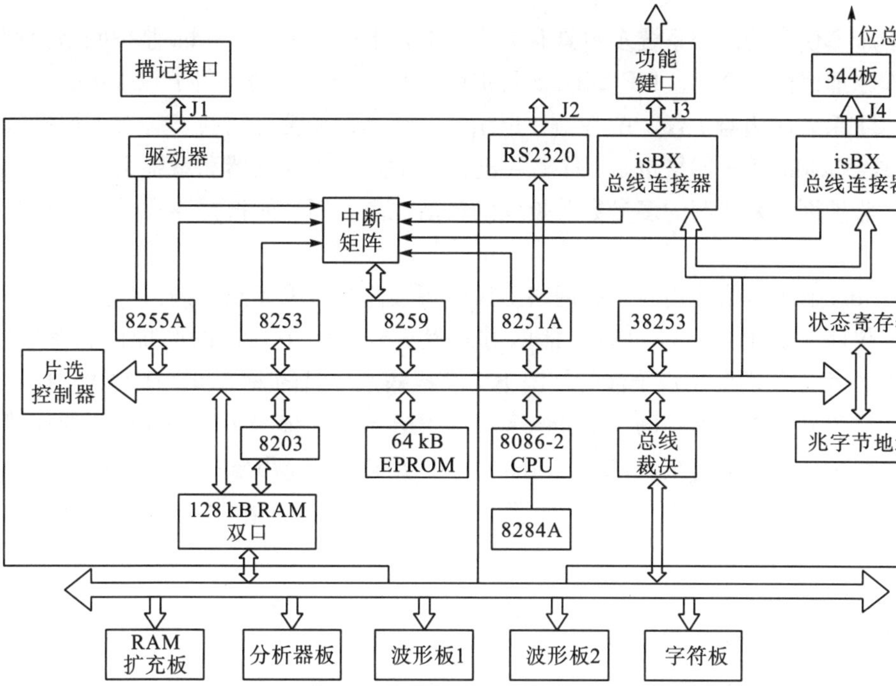

图 6-37　中央控制台的总框图

(1)本地系统(包括 isBC86/30 主机板及所带的用户设备)。ISBC86/30 主机板采用的是三重总线结构，即板上局部总线、双口总线与多总线接口，并且每条总线只能在自身内部通信。局部总线有最好的指令执行性能，它连接中央处理器到板上的 I/O 接口器件、EPROM、RAM 及扩展总线连接器。双口总线控制动态双口 RAM，由 8203 控制器执行，板上中央处理器可通过板上局部总线对双口 RAM 进行读写。8203 控制逻辑使双口 RAM 与多总线和板上局部总线接口，局部总线能访问双口 RAM，多总线也能访问双口 RAM，为了防止这种访问的冲突，可使用具有前缀功能的指令将双口总线锁定在板上局部总线，或锁定在多总线接口上。这样，当一条总线在访问双口 RAM 时，另一条就被封锁。多总线接口是多总线接口，主机板与分析器板、显示器的波形板、字符板的通信是在多总线上进行的。

(2)位总线互联网络。位总线(bitbus)互联网络是一种分布式系统，特点是适合分散环境。其有一定传输速率(同步方式 2.4 Mb/s)和传输距离，有较高的可靠性，结构紧凑。通信管理软件已固化在增强型 8044 双处理器上，程序设计比较简单。因此，该多参数监护系统中采用位总线互联网络来实现床边监护仪和中央控制台的通信。位总线以高速半双工总线(双绞线)为信息交换的物理介质，网络控制为主从式，采用完全的命令响应型工作方式。

中央控制台能接入心律失常分析器，能根据需要对某床位病人进行跟踪分析，或根据报警要求自动转入更迫切的另一床位病人进行分析，并将分析结果送至屏幕显示。此外，还具备多种自检功能，包括开机自检和手动自检两部分。

3. 中央监护仪网络模块

现在临床上使用的监护系统多数具有网络功能，下面以 HP Viridia 监护网络为例对监护网络工作原理作简单介绍。HP Viridia 监护网络是一个局域网，用于在 Viridia CMS 和 Viridia 26/24 系列床边监护仪、中心站、记录器及计算机系统之间共享病人生理参数及其他数据。HP Viridia 监护网络也是一个数字通信网络，在接入仪器和系统之间传递病人数据。根据该监护网络来研制的多参数监护仪的灵活性高，用户能根据参数需要来订制监护仪的配置。

HP Viridia 监护网络使用专用的网络协议将每个监护仪采集到的病人信息数字化，并将每个监护仪所采集的病人信息以广播的方式发送到网络中其他的监护仪和系统。HP Viridia 监护网络在不需要用户干涉的情况下，完成病人信息的采集和广播发送工作，使护理人员能够接收到通过网络中的 Viridia CMS 或 Viridia 26/24 系列监护仪检测的任何一个病人的信息和发出的自动警报。HP Viridia 监护网络以 3.6 Mb/s 的速率传递信息，这些信息包括波形信息(如心电图、血压、呼吸)和参数信息(如心率/脉搏、血压值、呼吸率等)。

6.9.3 中央监护系统实例

1. HP Viridia 监护网络的构成

HP Viridia 监护网络的组件包括 HP 集线器(SCC)、HP Viridia 监护网络(SDN)接口电路、分支电缆、本地分配电缆(LDC)、墙盒及面板。

(1)HP 集线器。HP 集线器是串行分布式网络的核心部件，它为仪器和系统提供了到 HP Viridia 监护网络通信的物理连接。HP 集线器建立了 HP Viridia 监护网络的数据轮询周期，控制数据拘留、定时、同步，及数据在网络上的分配。HP 集线器还完成一些基本的容错检查程序以保证 HP Viridia 监护网络通信的可靠性；它通过一些自诊断程序进行错误检查、故障检查和维修。

(2)HP Viridia 监护网络接口电路。HP Viridia 监护网络接口电路是 HP Viridia 监护网络与 Viridia CMS 和 Viridia 26/24 系列监护仪的主微处理器之间的一个智能接口，该接口通过 HP Viridia 监护网络向其他系统发送或从其他系统接收信息。

(3)分支电缆。分支电缆是永久安装的电缆，在 HP 集线器与墙盒之间提供长距离连接。

(4)本地分配电缆。本地分配电缆用于提供从墙盒到 Viridia CMS 和 Viridia 26/24 系列监护仪之间本地的串行连接，还可以将 4 个不同的仪器连接到一个墙盒。通过本地分配电缆将系统连接到新地点的墙盒，使系统能够移到不同的床边。

2. HP Viridia 监护网络工作原理

HP Viridia 监护网络使用星形拓扑结构配置网络，HP 集线器是星形的中心，从中心最多可以扩展 32 个不同的分支。这些分支最多能够容纳 24 台床边监护仪(如 Viridia CMS 和 Viridia 26/24 系列监护仪)，每个分支一个病人，最多有 6 个中央站及两个计算机监护统。图 6-38 所示为 HP Viridia 监护网络(SDN)配置实例。

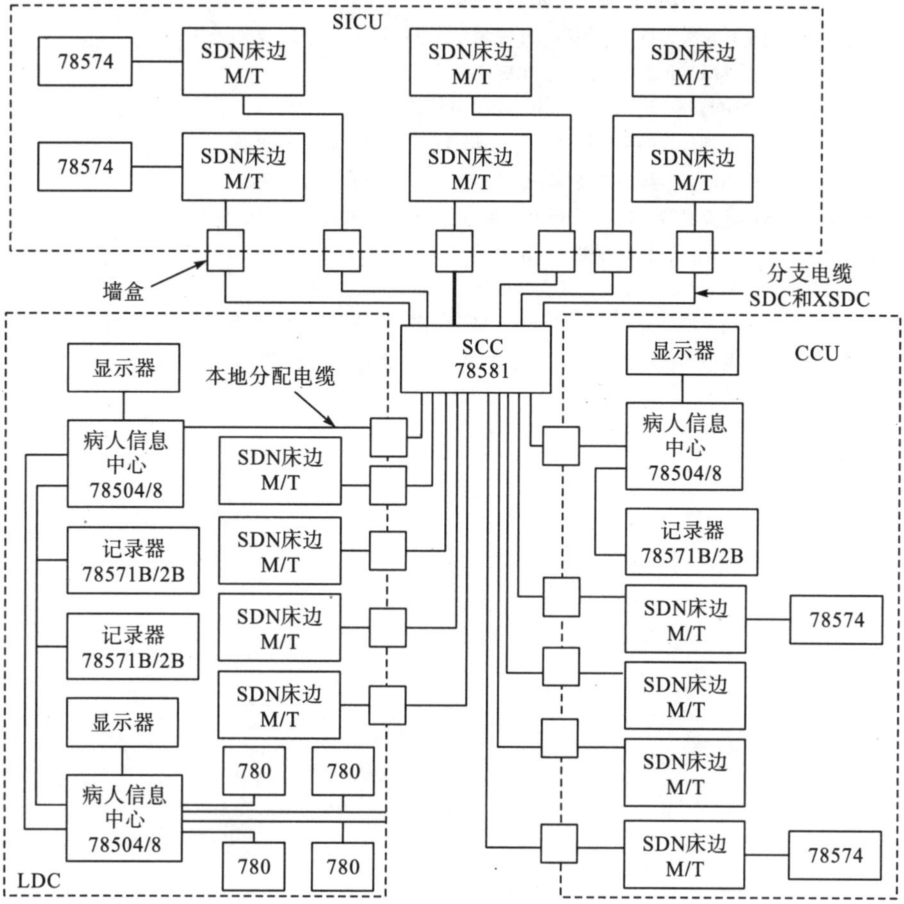

图 6-38 HP Viridia 监护网络(SDN)配制实例

HP Viridia 监护网络(SDN)采用轮询的方式以一定时间间隔向 HP 集线器(SCC)串行传递病人信息，SCC 按顺序同步并向接入 SDN 的所有仪器广播收到的病人信息。SCC 与接入 SDN 的每一个 Viridia CMS 和 Viridia 26/24 系列监护仪中的 SDN 接口电路协同工作。

SDN 接口电路通过分支电缆为 SCC 发送和接收仪器与系统之间通信的 SDN 数据，还通过本地分配电缆为仪器与系统之间的通信发送和接收 SDN 数据。

任何一个时刻只有一台监护仪能够广播病人信息，SCC 将信息再次广播到 SDN 的其他分支。SCC 的功能像一个旋转开关，允许每一个分支向其他分支转发信息。如果一个分支有超过一个监护仪，靠近 SCC 的监护仪首先发送信息。当这个监护仪发送结束以后，它给下一个监护仪发送允许信号使其能够发送信息。这个过程持续在分支上的每一个监护仪进行。每一个系统都有机会发送信息，但不能同时使两个监护仪发送信息。另外，任何一个监护仪都能够监听其他系统发的信息。

主要参考文献

车琳琳. 2008. 常用生理参数测量方法的原理与改进 [J]. 中国医疗设备，23(8)：53−54.

封根泉. 1986. 心脑电图电子计算机分析的原理和应用 [M]. 北京：科学出版社：2−178.

顾长华. 1991. 医学电子仪器 [M]. 北京：人民卫生出版社：282−340.

胡广书，等. 1998. 脑电的监护与分析 [J]. 世界医疗器械，5(8)：16−21.

刘宝成. 2005. 多参数监护仪生理信号的采集处理 [J]. 医疗装备，9：21−23.

刘琼，黄纪坚. 2003. 无创心输出量监测的进展与评价 [J]. 中国呼吸与危重监护杂志，2(6)：379−381.

钱莺. 2006. 血糖监测方法的研究进展 [J]. 护理研究，20(8)：1988−1989.

施华勃. 1958. 实用临床脑电图学 [M]. 粟秀初，王积诂译. 上海：上海卫生出版社：15−33.

王成. 2008. 医疗仪器原理 [M]. 上海：上海交通大学出版社：32−65.

余学飞. 2006. 现代医学电子仪器原理与设计(第二版) [M]. 广州：华南理工大学出版社：158−231.

赵泽，等. 2010. 心输出量监测技术的原理及发展 [J]. 中国生物医学工程学报，29(4)：620−626.

第 7 章　生物医学信号监测与远程传输

随着信息传输技术的发展，远程传输成为可能，且信号的传输效率及传输质量不断提高。生物医学信号监测与远程传输技术在此基础上迅速发展起来，且成为生物医学电子学的一大重要分支。此技术很好地适应了生物医学测量的特殊性，是生物信号测量的理想方法之一，其代表技术之一即为无线遥测。无线电生物信号遥测(简称无线遥测)是通过空间电磁波的发射和接收传递信息的，就能够实现生物信号的动态测试和远程传输。应用实例如工作状态下或运动中人体生理监测和研究、运动负荷下某些疾病的诱发症状的监视、飞行员、宇航员的生理监测等。此外，无线远程监测切断了被测对象与供电电源的联系，从而免除了复杂的安全措施的设置，同时也避免了测量过程中供电电源和电缆线的严重干扰。无线遥测还可以实现生物体内难以接触到的部位的生理参数的测量，如血管中压力及流量、深部体温、颅内压力等。

7.1　概　　述

遥测技术最早出现于 1869 年，现代生物医学遥测是 1921 年美国海军用于传送海上水手心音的无线电通信。在 1948 年，富勒(Fuller)研制了一个从自由运动的动物身上将脉冲波和呼吸率传输的系统，距离达到 100 英尺。1949 年 Holter 等首次实现了人的心电图和脑电图的无线电传输。1952 年，首次从飞行的火箭上传输了生理数据。1957 年，苏联科学家完成了从人造卫星上向地球传输卫星上的小狗的生理数据，可以说，这开创了现代无线电遥测的新纪元。

生物遥测是未来医疗事业发展的关键技术，随着互联网和先进传感技术的不断发展，遥测技术的应用也将更加普及。随着国民经济的发展和人民生活水平的不断提高，未来医疗保健、生理监测及疾病控制的需求将逐步增大，如何与现有的通信技术相结合，发展出更快速、更准确、更便捷的医学遥测技术，已成为未来国内遥测技术的发展趋势。

7.1.1　遥测系统的组成

生物医学遥测技术是生物医学传感技术与通信技术相结合的产物。图 7-1 所示为生理参数遥测系统的组成框图。该系统分为三大部分：①传感及发送部分；②传输信道；③接收及显示部分。在传感及发送部分中，不同的生理参数通过相关的传感器转变形成相应的电信号，经过放大、滤波等环节，然后将各路信号综合，形成多路复合信号；再通过调制器，将多路复合信号加载在易被传送的高频载波上，形成已调制的信号，送至天线或各类传输线向空中辐射或在导线中传输。在接收与显示部分中，重要的问题是解调、解码与分路显示。接收是发射的逆过程，首先要从已调波中解调出多路复合信号，然后通过二次解调等环节将多路复合信号分离出各路信号，最终通过显示与记录装置变成接收者易于识别的各种信息(声、光、波形、图像、曲线、文字及数字等)。

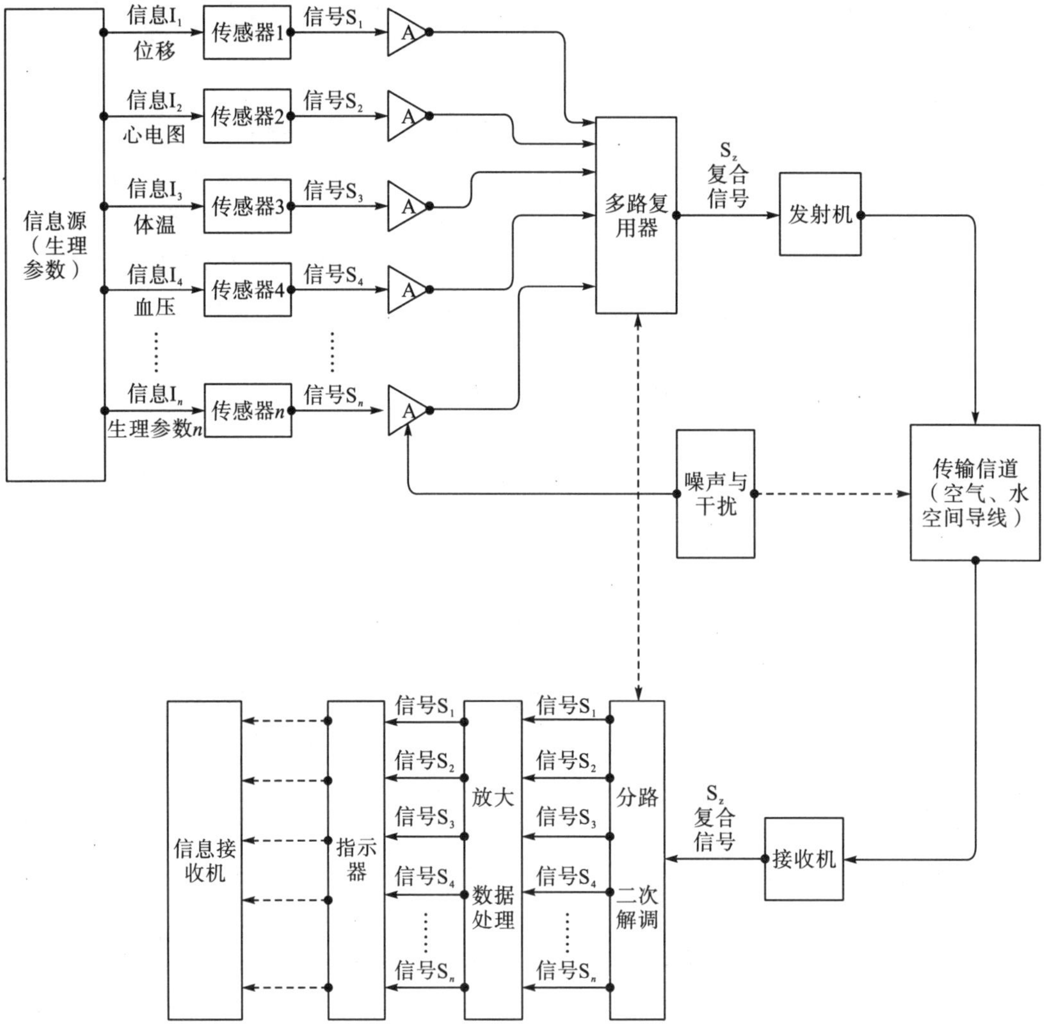

图 7-1 生理参数遥测系统示意图

7.1.2 远程监护

远程监护技术是近年来远程医疗中的一个研究热点，欧美各国一直致力于对远程监护的研究，我国近年来也开始推动其发展。远程监护的支撑技术包括医学遥测技术、传感器技术、通信技术、计算机技术及信息学等多个方面。该技术的实现过程为通过通信网络将远端的生理息或医学信号传送到监护中心进行分析并给出诊断意见，因此远程监护系统一般包括三部分：监护中心、远程监护设备和通信网络，如图 7-2 所示。

根据监护对象和监护目的的不同，远程监护设备有多重类型，按用途可分为两类：一类为生理参数检测和遥测监护系统，这类设备的使用范围最为广泛，能帮助医生掌握监护对象的病情并提供及时的医疗指导。检测的生理信息主要包括：心电图、脑电图、心率、血压、脉搏、呼吸、血气、血氧饱和度、体温、血糖等。这类设备要求无创检测，便于携带。第二类为日常活动监测设备，如监护对象的坐卧行走等活动状态和监护对象的日常生活设施使用情况，主要应用于儿童、老年人和残疾人。

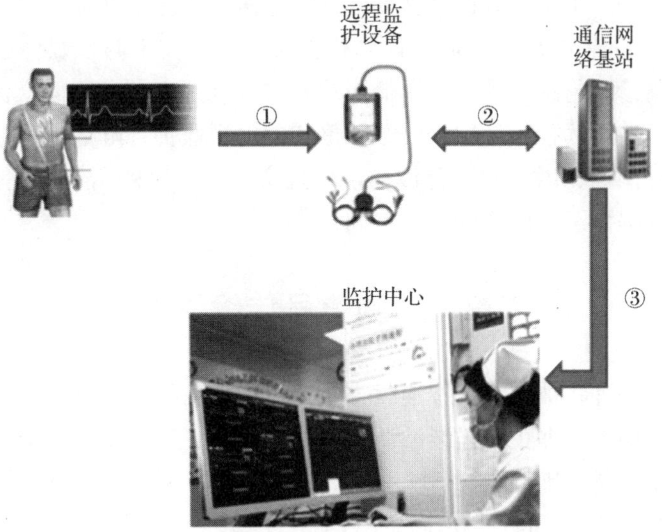

①生理信号采集；②生理信息通过通信网络传输收发；③将网络基站的信号发送至监护中心进行分析

图 7-2　远程监护系统的组成部分

连接远程监护设备和监护中心的通信方式主要包括：程控电话、交互电视、综合服务数字网、光纤网、微波通信、GPRS、ZigBee、蓝牙无线网络等。

7.1.3　医学遥测系统的研究意义

生物医学遥测主要用于集中监护病员、远距离测量活动对象的生理参量、保健管理和体内电子诊断等方面。这种集中监护病员的方式也可推广到医院和医院之间，利用电话线或无线电方式传送病员生理参量，供医生诊断和会诊之用。主要应用有以下几个方面：

(1)病员集中监护。通过对重病员的脉搏、呼吸、心电图、体温、血压等参量进行遥测，以便及时发现病情变化，采取急救措施。传感器探测出病员的生理参量变换成电信号，经编码、调制，通过天线发送到医务值班室或医疗中心。接收机接收到的信号经解调、译码后，送到显示器上显示出病员生理参量的变化情况，供医务人员实时监护、诊断和会诊，同时送到记录器进行记录，供医务人员研究分析之用。

(2)体内电子诊断。体内埋置仪器对人体进行测量和控制，通过无线发射到体外接收，进行植入式测量与人体参数调控，主要应用有胶囊内窥镜、植入耳蜗等。微型内诊器是一种无线电遥测装置内部装有微型编码器、调制器和发射机。传感器测得体内生理参量，并变换成电信号，经编码、调制后由发射机发射到体外，由外部接收机接收，经放大、解调、译码后送到显示器显示出来或送到记录器记录下来。

(3)保健管理。利用遥测技术来观察在恶劣条件下(如高温、高压、噪声、振动、冲击、加速度等)工作人员的生理参量，以便加强劳动保护措施。例如，航天员在宇宙飞船发射时加速升高的过程中，以及航天飞船在人大气层时向下降落的过程中，身体都要承受一个向上的加速度，处于超重状态。而当航天飞船进入轨道以后，身体要承受一个向下的加速度，处于失重状态。利用无线电遥测技术研究航天员在超重和失重等情况下的生理参量，也是航天遥测的一个重要方面，并为建立宇宙医学奠定了基础。

(4)远程医疗。远程医疗是指通过计算机技术、通信技术与多媒体技术，同医疗技术相结合，旨在提高诊断与医疗水平、降低医疗开支、满足广大人民群众保健需求的一项全新的医疗服务。目前，远程医疗技术已经从最初的电视监护、电话远程诊断发展到利用高速网络进行数字、图像、语音的综合传输，并且实现了实时的语音和高清晰图像的交流，为现代医学的应用提供了更广阔的发展空间。

7.2 遥测信号传输原理

模拟式遥测是一种将被测参量按连续方式变换和传输的遥测体制。按载波的种类可以将模拟式遥测分为两类，即正弦连续波调制和脉冲调制。如图 8-3 所示，前者采用高频正弦波，调制方式主要是幅度调制(AM)和频率调制；后者采用矩形脉冲波，主要调制方式包括脉冲幅度调制(PAM)和脉冲相位调制(PPM)。

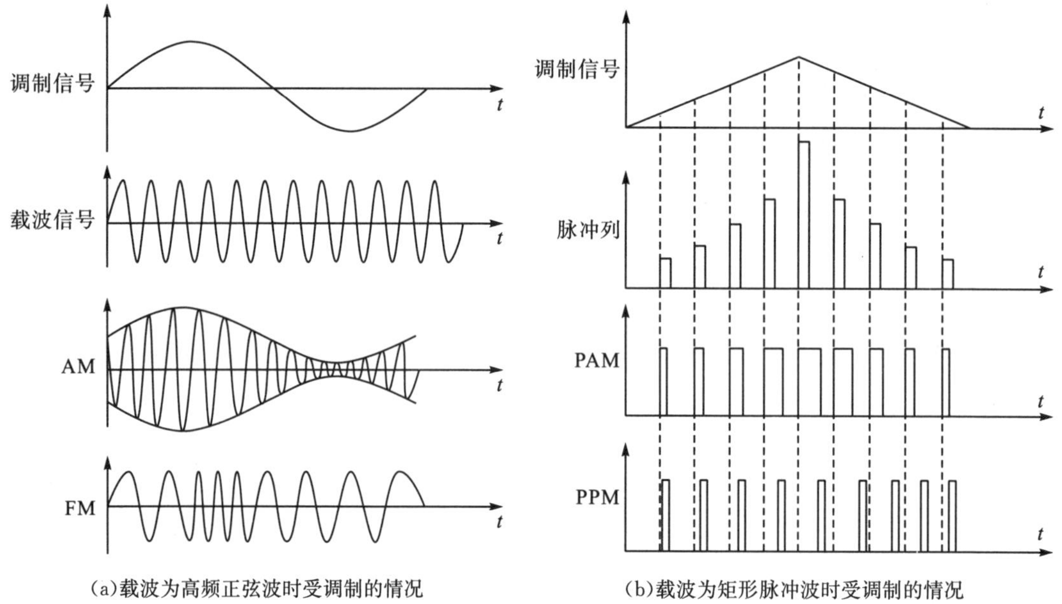

(a)载波为高频正弦波时受调制的情况 (b)载波为矩形脉冲波时受调制的情况

图 7-3 模拟遥测中的不同调制方式

为了抗干扰和远距离传输信号，一般需要将信号频率较低的生物医学信号加载到辐射能力强的高频振荡上，使高频振荡的特征参数(振幅、频率和相位等)随信号的强弱而改变，这个加载过程称为调制。载运信号的高频振荡称为载波，而需传送的信号称为调制信号，经调制后的高频振荡称为已调波。若载波是一个连续的正弦振荡电压 v_c，则有如下表达式：

$$v_c = V_{cm}\sin\varphi(t) = V_{cm}\sin(\omega_c t + \theta_0) = V_{cm}\sin(2\pi f_c t + \theta_0) \qquad (7\text{-}1)$$

式中，V_{cm}为载波电压的幅值，$\varphi(t)$为其瞬时相位；f_c为载波频率；ω_c 为角频率；θ_0 为初始相位。幅度、频率和相位是高频正弦波振荡的三个基本参数。若正弦波(载波)的幅度、频率、相位受被测信号所调制而发生变化，则分别称其为幅度调制(简称调幅，amplitude modulation，AM)、频率调制(简称调频，frequency modulation，FM)和相位调制(简称调相，phase modulation，PM)。

7.2.1　正弦波幅度调制及解调

正弦波幅度调制过程中，正弦载波信号的幅值随调制信号的强弱而变，而其频率不变。幅度调制分为标准调幅(AM)、双边带抑制载波调幅(DSB-SC-AM，简称 DSB)、单边带抑制载波调幅(SSB-SC-AM，简称 SSB)和残留边带调幅(VSB-SC-AM，简称 VSB)。

1. 幅度标准调制

为简化起见，先假设调制信号为余弦波，其瞬时值为 V，即

$$v_\Omega = V_\Omega\cos\Omega t = V_\Omega\cos(2\pi Ft) \tag{7-2}$$

式中，V_Ω、F 和 Ω 分别为调制信号的振幅、频率和角频率。

若令载波的初相位 $\theta_0=0$，则调幅波可以表示为

$$\begin{aligned} v &= V_{cm}(t)\sin\omega_c t \\ &= (V_{cm} + \Delta V_c\cos\Omega t)\sin\omega_c t \\ &= V_{cm}\left(1 + \frac{\Delta V_c}{V_{cm}}\cos\Omega t\right)\sin\omega_c t \\ &= V_{cm}(1 + m_A\cos\Omega t)\sin\omega_c t \end{aligned} \tag{7-3}$$

式中，ΔV_c为幅值变化的最大值，它与调制信号的振幅 V_Ω成正比，调幅波 v 的振幅在最大值 $V_{max}=V_{cm}+\Delta V_c$和最小值 $V_{min}=V_{cm}-\Delta V_c$之间摆动。

式(7-3)中用来表示调幅波深度的 m_A称为调幅系数(或称调幅度)，且 $m_A=\Delta V_c/V_{cm}$，其值越大表示调幅的深度越深。当 $m_A=1$ 时，为 100%的调幅；若 $m_A>1$，则意味着 $\Delta V_c>V_{cm}$会出现过量调幅。调幅波的包络线已不同于调制信号，在振幅波解调时，便不能恢复原始调制信号，将引起很大的信号失真。所以振幅调制时，一般应使 $m_A\leqslant 1$。

将调幅信号利用简单的三角变换展开，可以发现采用单一频率的正弦波调制正弦载波时，调幅波的频谱是由载波($\omega=\omega_0$)、上边频($\omega=\omega_0+\Omega$)和下边频($\omega=\omega_0-\Omega$)组成的，如图 7-4 所示。若调制信号是含多种频率的复合信号，则调幅波的频谱图中将有上、下边带分立于载波左右，图中 Ω_{max}表示调制信号中的最高频率分量。所以传输调幅波的系统带宽应为调制信号最高频率的两倍，即 $B=2F_{max}$。

由调幅波的表达式和频谱图可看出，载波分量不携带信息，上边带和下边带携带的信息相同，因此可用后面的双边带抑制载波调幅、单边抑制载波调幅或残留边带调幅来节约功率、压缩频宽。

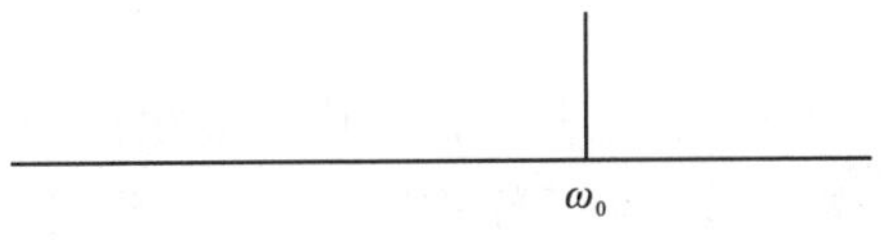

(a)载波频谱

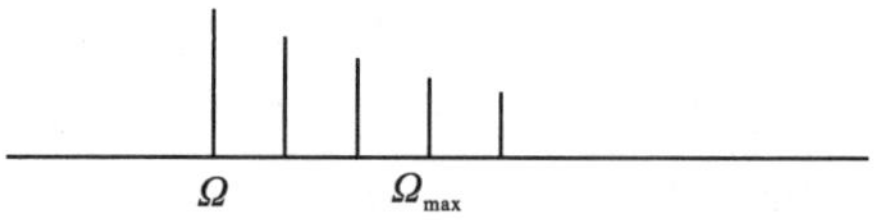

(b)调制信号频谱

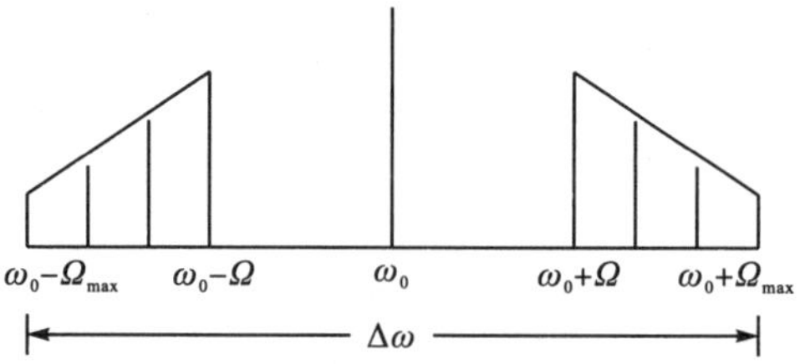

(c)调幅波频谱

图 7-4 调制过程中产生的频谱变换

2. 载波抑制的双边带调幅

当调幅波送至负载电阻 R 时，其载波功率与上、下边频的功率分别为

$$P_{\omega_c}=\frac{V_{cm}^2}{2R}$$

$$P_{\omega_c+\Omega}=\frac{1}{2}(\frac{m_A}{2}V_{cm})^2\frac{1}{R}=\frac{m_A^2}{4}P_{\omega_c} \tag{7-4}$$

$$P_{\omega_c-\Omega}=P_{\omega_c+\Omega}=\frac{m_A^2}{4}P_{\omega_c}$$

载波与上、下边频的总功率为

$$P_\Sigma=P_{\omega_c}+P_{\omega_c+\Omega}+P_{\omega_c-\Omega}=(1+\frac{m_A^2}{2})P_{\omega_c} \tag{7-5}$$

显然，即使在 $m_A=1$ 时，携带信息的上、下边频功率也仅仅是载波功率的一半，功率白白浪费在不携带信息的载波上。因此，为节省功率，可选用载波抑制技术，抑制载波而仅传送上、下边频，这种调幅方式称为双边带抑制载波调幅。

3. 单边带抑制载波调幅和残留边带调幅

由于上、下两个边带包含的信息具有相同的特征，因此可以对上、下两个边带进行抑制，只传送其中一个边带，这种压缩频带的技术成为单边带抑制传输。

采用载波抑制的单边带抑制传输方式可以节约功率和压缩频带，但对接收解调设备的要求较为复杂，因此在小功率的遥测技术中较少采用，采用抑制一个边带中部分频谱保留载波的残留边带传输，既可压缩频带又可简化接收设备结构，目前已在广播电视传送图像方面广泛应用。

4. 调幅信号的解调

与调制过程相反，在接收端，需有从已调波中恢复出调制信号，这一过程称为解调。调幅波的解调装置通常称为幅度检波器，简称检波器。解调必须与调制方式相对应。

1)包络检波器

若已调波是一般调幅信号，则检波器可采用检波的方式，图 7-5 所示为一个二极管包络检波器的原理电路以及检波过程的示意图。

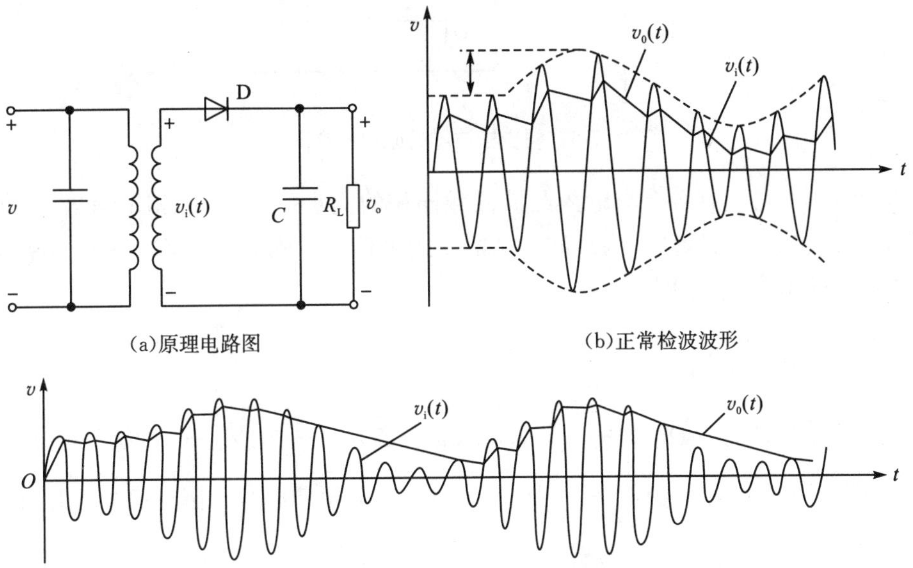

(a)原理电路图　(b)正常检波波形

(c)惰性失真波形

图 7-5　二极管包络检波

当检波器输入端加入已调幅信号 v_i后，只要 v_i高于负载(电容 C)两端的电压 v_o(检波器的输出电压)，则检波二极管导通，v_i通过二极管的正向电阻 r_i快速向电容 C 充电(充电时间常数为 r_iC)，使电容两端电压 v_o在很短时间内即可接近已调幅信号的峰值，当已调幅信号 v_i的瞬时电压低于电容两端的电压 v_o后，二极管截止，电容 C 通过负载电荷 R_L放电，由于放电的时间常数 R_LC 远大于 r_iC，且远大于载波周期，所以放电很慢。当电容上的电压 v_o下降不多，且已调波的下一个周期的电压 v_i又超过 v_o时，二极管又导通，v_i再一次向电容 C 充电，并使迅速接近已调波的峰值。这样不断反复循环，就可得到如图 7-5(b)所示的输出电压波形，其波形与已调波的包络相似，从而恢复出原始调波信号。

检波器电路的放电时间常数 R_LC 必须合理选择，增大 R_LC 有利于提高检波器的电压传输系数(检波效率)，但时间常数 R_LC 过大，将会出现如图 7-5(c)所示的惰性失真。为保证信号不失真，需满足

$$R_LC\Omega_{\max}\frac{m_A}{\sqrt{1-m_A^2}}<1 \tag{7-6}$$

式中，$\Omega_{\max}$为最高调制信号角频率。

2)同步检波器

包络检波器仅适用于普通调幅波的解调器，若为载波抑制的双边带调幅信号和单边带调制信号的解调，则需采用同步检波器。图 7-6 为同步检波器的原理示意图。

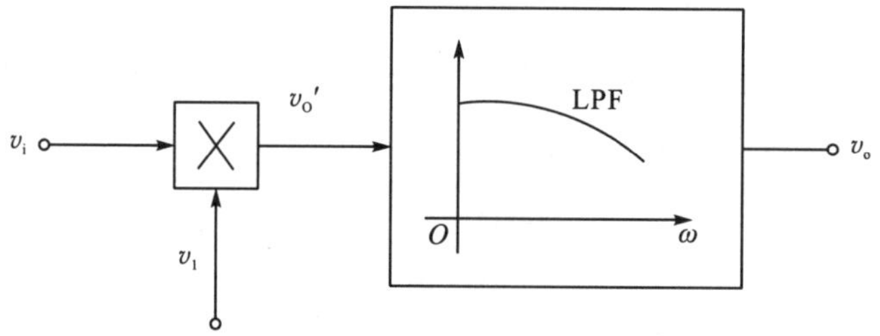

图 7-6 同步检波器的原理示意图

同步检波器中必须有一个与输入载波同频同相的同步信号(或称相干信号)，即 $v_1 = V_{1m}\cos\omega_c t$。又假定已调信号 v_i为载波抑制的双边带信号，则为 $v_i = V_{im}\cos\Omega t\cos\omega_c t$。将两者相乘后的输出为 v_o'，即

$$
\begin{aligned}
v_o' &= v_i v_1 \\
&= (V_{im}\cos\Omega t\cos\omega_c t)V_{im}\cos\omega_c t \\
&= \frac{1}{2}V_{im}V_{im}\cos\Omega t + \frac{1}{4}V_{im}V_{1m}\cos(2\omega_c + \Omega)t + \frac{1}{4}V_{im}V_{1m}\cos(2\omega_c - \Omega)t
\end{aligned}
\quad (7\text{-}7)
$$

式(7-7)表明 v_o'中包含 Ω，$(2\omega_c + \Omega)$和$(2\omega_c - \Omega)$三个频率成分，因此只要采用低通滤波器滤去高频分量$(2\omega_c \pm \Omega)$，即可解调出原始调制信号$\frac{1}{2}V_{im}V_{1m}\cos\Omega t$。同步检波器中的相乘过程，可采用二极管电路或模拟乘法器来实现，且后者已在集中电路中广泛应用。

7.2.2 正弦波角度调制与解调

调频和调相统称为角度调制，其中调频(FM)是指瞬时频率偏移按照给定调制信号瞬时值函数改变的角度调制，调相(PM)是指瞬时相位偏移按照给定调制信号瞬时值函数改变的角度调制。

1. 调频波

调频为载波振幅不变，载波的瞬时频率随调制信号的强弱而产生频率偏移的调制方式。设调制信号为 $v_\Omega = V_\Omega\cos\Omega t$，调频时载频的瞬时角频率可表示为

$$\omega(t) = \omega_c + k_F v_\Omega = \omega_c + k_F V_\Omega\cos(\Omega t) = \omega_c + \Delta\omega_m\cos(\Omega t) \quad (7\text{-}8)$$

式中，ω_c为载波角频率，是调频波频率偏移的中心；$\Delta\omega_m$为调频波角频率的最大偏移，它与调制信号的幅度 V_Ω成正比，即 $\Delta\omega_m = k_F V_\Omega$；$k_F$为比例系数。考虑到瞬时相位 $\varphi(t)$为瞬时角频率 $\omega(t)$对时间 t 的积分，而瞬时角频率等于瞬时相位对时间的微分，即

$$\left.\begin{aligned}
\varphi(t) &= \int\omega(t)\mathrm{d}t \\
\omega(t) &= \frac{\mathrm{d}\varphi(t)}{\mathrm{d}t}
\end{aligned}\right\} \quad (7\text{-}9)$$

故调频波的瞬时相位为

$$\varphi(t) = \int\omega(t)\mathrm{d}t$$

$$
\begin{aligned}
&= \int (\omega_c + \Delta\omega_m \cos\Omega t)\,dt \\
&= \omega_c t + \frac{\Delta\omega_m}{\Omega}\sin\Omega t \\
&= \omega_c t + \varphi_m \sin\Omega t
\end{aligned}
\tag{7-10}
$$

式中，$\varphi_m=\frac{\Delta\omega_m}{\Omega}$为最大相位偏移。所以调频波的表示式可写为

$$
\begin{aligned}
v &= V_{cm}\sin\varphi(t) \\
&= V_{cm}\sin(\omega_c t + \varphi_m \sin\Omega t) \\
&= V_{cm}\sin(\omega_c t + m_F \sin\Omega t)
\end{aligned}
\tag{7-11}
$$

式中，$m_F=\varphi_m$称为调频波的调频系数(或调频度)。与调幅系数 m_A不得大于 1 不同，调频系数 m_F可取大于 1 的数值，如取 $m_F=5$，从而可获得很高的信噪比。m_F值越大，调频信号的频谱越宽，但主要能量集中在以 w_c 为中心的带宽为 $2m_F\Omega$ 的范围内，所以调频传输系统的带宽 B 应取 $2m_F F$，在要求失真小时，B 可取略宽一些，使 $B=2(m_F+1)F$。

由于调频波的振幅不随调制信号变化，若有干扰使调频波的振幅变化，可直接采用限幅器切除幅度干扰，因此调频制传输系统有较高的抗干扰性。综上所述，调频制具有抗干扰能力强、传输质量好、传输效率高等一系列优点，虽其频谱范围较调幅信号宽，但对大多数生理信号来说，由于其信号频率很低，要求传输系统的频带宽度并不要很宽。因此，调频制的通信方式在生物医学遥测系统中获得广泛应用。

2. 调相波

调相为载波振幅不变，载波的瞬时相位随调制信号强弱而变化的调制方式。假定调制信号为 $v_\Omega=V_\Omega\sin\Omega t$，则调相时载波的相位变化可表示为

$$
\begin{aligned}
\varphi(t) &= \omega_c t + k_p v_\Omega \\
&= \omega_c t + k_p V_\Omega \sin\Omega t \\
&= \omega_c t + \varphi_m \sin\Omega t
\end{aligned}
\tag{7-12}
$$

式中，φ_m为相移的最大值，它与调制信号的幅度 V_Ω成正比，即 $\varphi_m=k_p V_\Omega$；k_p为比例系数。所以调相波的表示式为

$$
\begin{aligned}
v &= V_{cm}\sin\varphi(t) \\
&= V_{cm}\sin(\omega_c t + \varphi_m \sin\Omega t) \\
&= V_{cm}\sin(\omega_c t + m_p \sin\Omega t)
\end{aligned}
\tag{7-13}
$$

式中，m_p为调相系统，与调频系数 m_F相同，也可大于 1。

调相波的瞬时角频率为

$$
\begin{aligned}
\omega(t) &= \frac{d\varphi(t)}{dt} = \frac{d(\omega_c t + \varphi_m \sin\Omega t)}{dt} \\
&= \omega_c + \varphi_m \Omega \cos\Omega t \\
&= \omega_c + \Delta\omega_m \cos\Omega t
\end{aligned}
\tag{7-14}
$$

由此可见，当瞬时相位按正弦规律变化时，瞬时角频率按余弦规律变化，其变化范围与相位偏移的最大值 φ_m和调制信号角频率 Ω 的乘积成正比。

比较调频波的表达式(7-11)和调相波的表达式(7-13)可知，调频波与调相波的表示式虽完全一致，但有本质区别，调制指数的性质不同。调相系数 m_p 与调制信号的角频率 Ω 无关($m_p=\varphi_m=k_pV_\Omega$)，而调频系数 m_F 则与调制信号的角频率 Ω 成反比($m_F=\varphi_m=\frac{\Delta\omega_m}{\Omega}$)。

但两者亦可相互转换，如讨论调相时，假设调制信号为 $v_\Omega=V_\Omega\cos\Omega t$，则可用积分电路加以变换。将调制电压价值 RC 积分电路，因积分电路满足 R 远大于 $1/\Omega C$，则电容两端的输出电压为

$$v_\Omega{}' = \frac{1}{C}\int i\,\mathrm{d}t = \frac{1}{RC}\int v_\Omega \mathrm{d}t = \frac{1}{RC}\int V_\Omega \cos\Omega t\,\mathrm{d}t = \frac{1}{RC\Omega}V_\Omega \sin\Omega t \tag{7-15}$$

由式可知，经积分变化后 $v_\Omega{}'$ 与角频率成反比，且按正弦变化，所以再用电压 v_c 去调相，即可得到调频波。

3. 信号解调

调频信号的解调大多采用非相干解调。非相干解调主要通过鉴频器进行解调。调频是一个电压－频率变换过程，鉴频是调频的逆过程，即将调频波的频率变化线性地转换为电压变化，以恢复原始调制信号。

1)鉴频器作用及鉴频特性

鉴频器的作用和鉴频特性如图 7-7 所示。在中心频率(载波频率) f_0 时，鉴频器的输出为 0；当调频信号的瞬时频率 f 向高端或低端偏离 f_0 时，鉴频器分别输出正、负电压。如图 7-7(b)所示，AB 段为线性工作段，在该区域中，频率变化 $f(t)$ 与电压 $v_\Omega(t)$ 成线性关系。以 f_0 为中心频率，鉴频特性的线性段决定了鉴频器的工作带宽，该带宽应大于调频信号的最大频偏。鉴频特性通过 f_0 时的斜率 $S=\Delta v_\Omega/\Delta f$ 表示鉴频器的灵敏度，鉴频特性曲线越陡，表示在相同频偏 Δf 时获得的电压输出越高，也就是鉴频器的灵敏度越高。

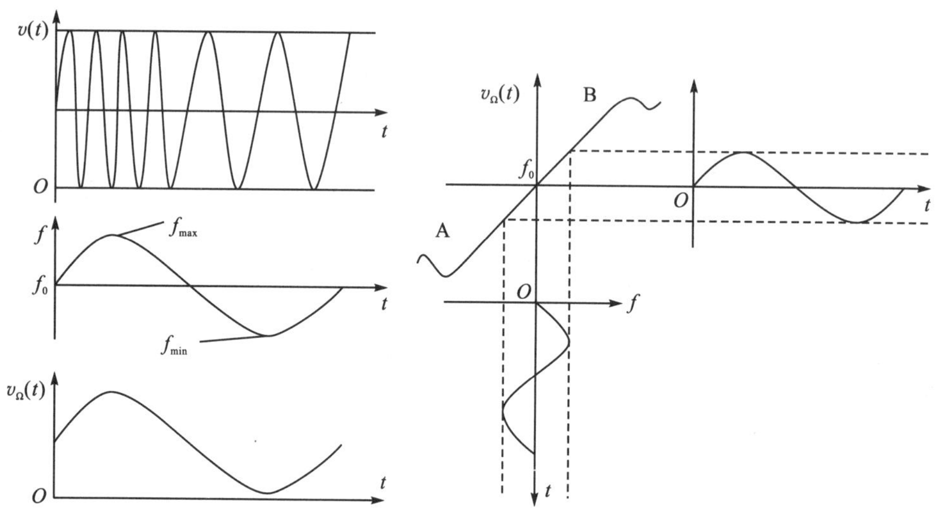

(a)鉴频器的作用　　(b)鉴频器的特性

图 7-7　鉴频器

2)各类鉴频器原理

鉴频器的种类很多，最常见的有斜率鉴频器、相位鉴频器、比例鉴频器等，其中前两者因其集成便捷、调频容易、线性度好等特点，应用较后者更为广泛。

斜率鉴频器是先进行频幅变换，再用振幅包络检波电路把振幅的包络取下来，得到所需要的调制信号，原理示意图及电路图如图 7-8 所示。斜率鉴频器分单失谐回路和双失谐回路两种，前者[图 7-8(b)]为将输入的调频波经 LC 失谐回路变换为调幅－调频波，再经 V、C_1、R_L所组成的包络检波器解调出原调制信号；后者[图 7-8(c)]则是使调频波经两个失谐回路转换成两个调幅－调频波，再经各自的包络检波器，得到两反相的输出信号，合成后得到最终总的输出信号。

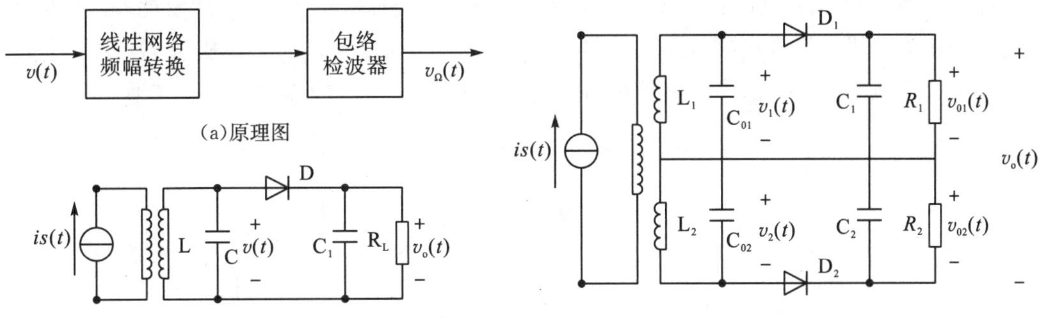

(a)原理图

(b)单失谐回路电路

(c)双失谐回路电路

图 7-8　斜率鉴频器

相位鉴频器的原理为将等幅调频信号送入频率－相位变换电路，变换成相位与瞬时频率成正比的调相－调频信号，再送入相位检波电路还原出调制信号。可分为乘积型和叠加型两种，具体对应原理示意图如图 7-9 所示。其中乘积型是将 FM 波延时 t_0，当 t_0满足一定条件时，可得到相位随调制信号线性变化的调相波，再与原调频波相乘实现鉴频后，经低通滤波器获得所需原调制信号。而叠加型分三步实现利用延时电路将调频波转换为调相波，然后将其与原调频波相加，获得调幅－调频波，其次用二极管包络检波器对此波解调，恢复原调制信号。

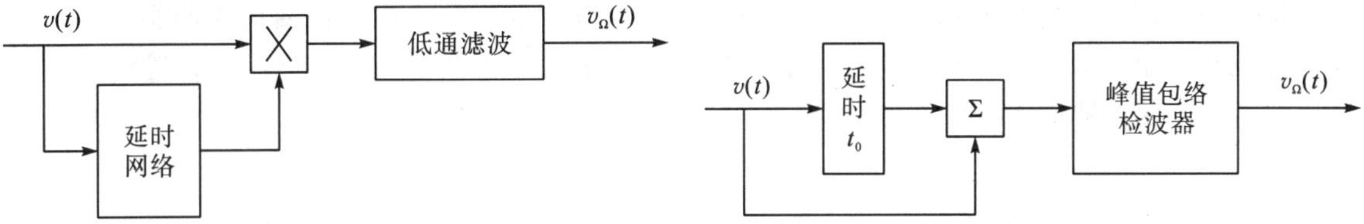

(a)乘积型

(b)叠加型

图 7-9　相位鉴频器原理示意图

7.2.3　脉冲信号

在脉冲调制方式中，载波是周期性脉冲序列。若脉冲序列的脉冲幅度 A、脉冲宽度 r 和脉冲位置受调制信号控制而发生变化，则可以得到 4 种基本的脉冲调制方式，分别称为脉冲幅度调制(pulse amplitude modulation ，PAM)、脉冲宽度调制(pulse width modulation ，PWM)和脉冲位置调制(pulse position modulation，PPM)。脉冲调制不是传送调制信号的每一个瞬时值，而只是传送其采样值，只要采样周期足够小，则可由采样脉冲来恢复原信号，而不会导致失真。脉冲调制首先必须将调制信号采样，然后用采样值去控制脉冲序列的某一参数，以实现各种脉冲调制方式。

1. 脉冲幅度调制

脉冲幅度调制可以看成是用一个有一定宽度的脉冲对调制信号的采样过程，也可以看成是载波为脉冲序列的斩波调幅，其电路如图 7-10 所示。图中二极管 $D_1 \sim D_4$ 组成开关电路，由采样脉冲 $S(t)$控制其通断，只要 $S(t)$的幅度足够大，且在 $v_a > v_b$时，二极管 $D_1 \sim D_4$全部导通。若认为二极管导通电阻为零，信号 $v_\Omega(t)=0$；而在 $v_a < v_b$时，二极管 $D_1 \sim D_4$全部截止，输出电压 $v_0(t)=v_\Omega(t)$，二极管被 $S(t)$周期性通断，电路便输出脉冲调幅波。

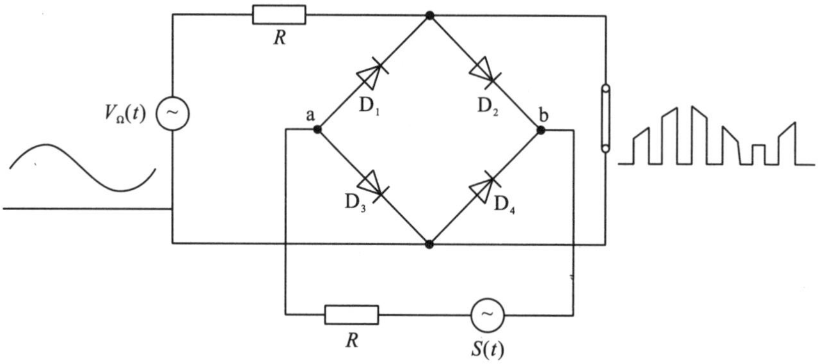

图 7-10 脉冲幅度调制原理图

2. 脉冲宽度调制

由积分器和电压比较器可构成脉冲宽度调制电路，如图 7-11 所示。方波载波加至积分器的反相端，经反相积分后输出三角波 v_{o1}，并加至比较器的反相端，调制信号 v_Ω(t)加至比较器的同相端，调制信号与三角波信号在比较器中进行电压比较，当正弦调制信号电压比三角波电压高时，输出高电平 V_{OH}；相反，若正弦电压低于三角波电压时，输出为低电平 V_{OL}，这样就形成脉冲宽度调制信号。

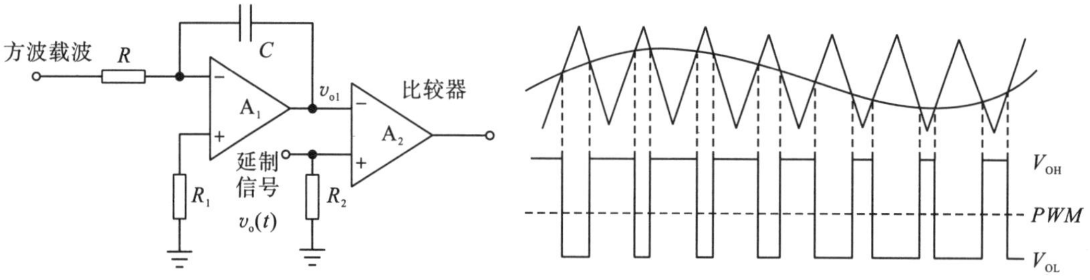

(a)电路原理图 (b)波形图

图 7-11 脉冲宽度调制

脉冲密度调制(pulse density modulation，PDM)也是一种脉冲宽度调制的形式，宽度调制属于双边(脉冲前后沿)调宽的脉冲调制方式，而脉冲密度调制的宽度调制仅反映在脉冲的后沿单边受调制。脉冲密度调制与脉冲宽度调制一样，可采用电压比较器来完成，不同的是脉冲密度调制中一般是将方波载波换成锯齿波，然后与调制信号比较来完成，其波形图如图 7-12 所示。

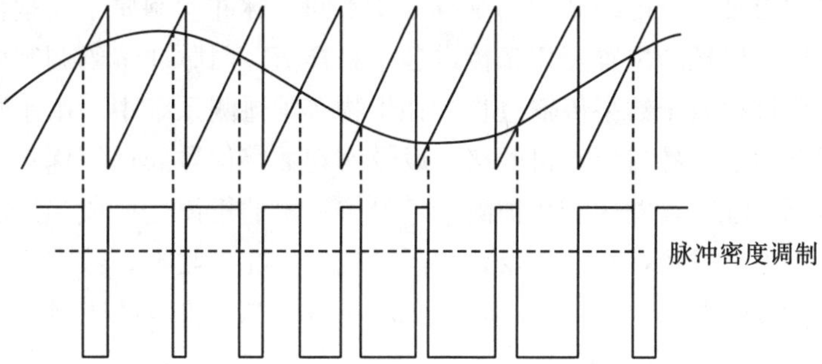

图 7-12　脉冲密度调制波形图

3. 脉冲位置调制

脉冲位置调制可由脉冲密度调制变换而来，如图 7-13 所示。只要将脉冲密度调制的信号经微分后用负尖顶脉冲触发一个脉冲形成电路，便可形成脉冲位置调制信号，图中的虚线表示基准脉冲的位置。

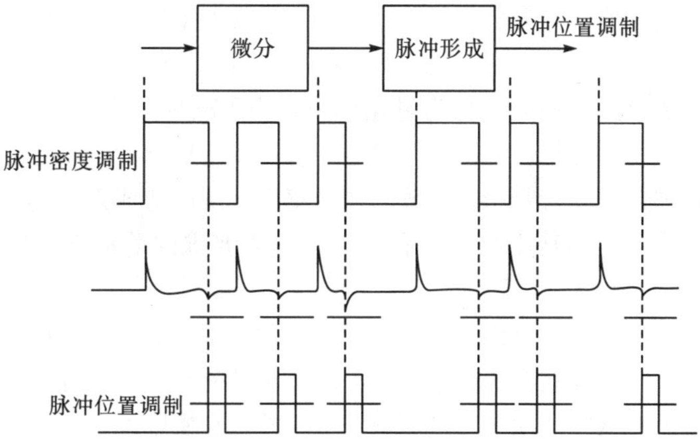

图 7-13　脉冲位置调制波形图

4. 不同脉冲调制信号的解调

脉冲幅度调制的解调可采用普通的二极管振幅检波器电路，需要注意的是检波器中的低频滤波器，其截至频率应高于调制信号频谱中的最高频率成分，而低于采样脉冲频率，从而正确地恢复原信号，并有效地阻止采样频率通过。为提高脉冲宽度调制解调器的检波效率，可在解调前加接采样−保持(S/H)电路，以提高信号的平均值分量。脉冲宽度调制或脉冲密度调制的解调，可先将脉冲宽度调制或脉冲密度调制变换成脉冲幅度调制信号，然后采用脉冲幅度调制的解调方法。脉冲位置调制的解调方法是先将脉冲位置调制信号变成脉冲密度调制信号，然后再转为脉冲幅度调制信号，最后用脉冲幅度调制的解调方法会付出原调制信号。

7.2.4 脉冲编码调制

脉冲编码调制与之前讨论的脉冲调制有本质不同，脉冲调制属于模拟调制的范畴，是脉冲的振幅、宽度和出现的位置变化来传送各个采样值。而脉冲编码调制则还需经过量化和编码过程，这个过程属于数字传输过程。在生物医学遥测系统中，由于数字传输方式传输量大、抗干扰能力强、易与计算机配接，以及实现数字信号处理等优点而越来越受到重视。在数字式遥测系统中，发送端将被测物理量按一定的规律变换成二进制数字码进行传输，这个过程称为编码过程，与此相反，解码过程发生在接收端。数字式遥测系统中常用的编码方式有脉冲编码调制(pulse code modulation，PCM)和增量调制(delta modulation，DM)两种。

1. 脉冲编码调制

1)脉冲编码调制编码

图 7-14(a)所示为脉冲编码调制编码和解码的简要框图。脉冲编码调制编码器包括采样、量化和编码三个环节。

量化的意义是将整个信号幅度范围分层，每一层就是一个标准电平，称为量化电平。相邻量化电平之间的差值，称为量化间隔。量化值是近似采样值，实际采样值和近似采样值之间的误差称为量化误差。每个量化值与实际采样值之间的误差是随机的，不断出现的不同量化误差可看成是一种噪声，称为量化噪声。为了减少量化噪声，应减小量化间隔，即增加量化电平的数目。但是，电平的增多意味着需要增加脉冲电码组，每组电码所包含的脉冲个数也需增加，这就需要增加系统的频带宽度，从而造成系统的复杂化。因此，量化电平的数目应恰当选取，其原则是在满足量化噪声要求的前提下尽量减少量化电平的数目。

编码的意义在于将每一个量化值编制成用二进制数字来表示的电码。二进制电码是一组一组的电脉冲，每个脉冲只有两个电平，0 或 1 不同排列组合的各组脉冲，可用来代表二进制表示的不同整数数字。除了二进制数字电码外，在实际编码时还需加入同步码、地址码及检错纠错码等。在数字遥测技术中，往往需要传送多个数据，因此，遥测的收、发两端必须严格同步，故在编码信号中必须含有同步码。检错与纠错码的加入可以提高系统的可靠性。

通过对连续的模拟信号进行适当采样，可得到脉冲幅度调制信号，该信号虽在时间上是离散的，但它的取值仍然是一个连续模拟量，连续量仍有无限个数值。为了使该连续脉冲幅度调制信号用有限的数字量表达，通常采用量化的方式将无限个数值进行就近取“整数”的方法，将每个采样值量化为有限状态的离散量。结合脉冲幅度调制，以图 7-14(b)为例，介绍量化和编码在模拟信号－数字信号转换中的具体工作方式：图中表达采用 8 个量化级的情况，任何一个采样值都必归于 0、1、2、3、4、5、6、7 这 8 个量化级的某一个，这样量化的采样值(量化脉冲)就可以用一定位数的数字代码表示，如 4 表示为 100，6 表示为 110，2 表示为 010 等。这样，经过采样－量化－编码三个环节就实现了模拟信号数字化的转换，即模/数转换过程。

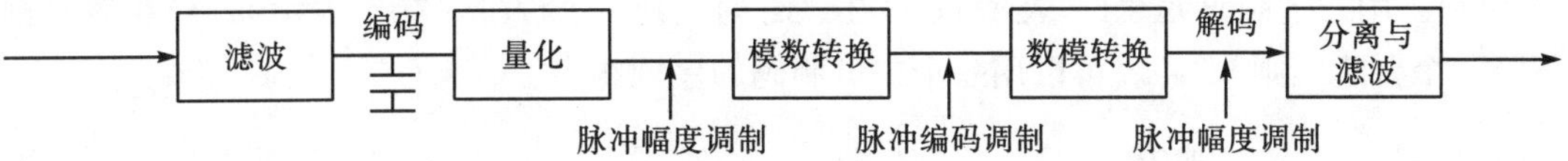

(a)

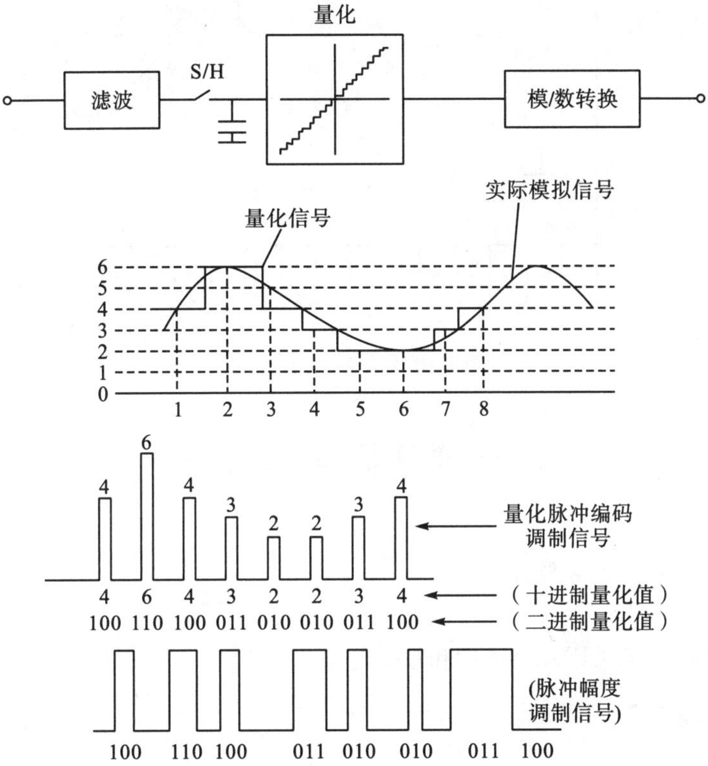

(b)

图 7-14　脉冲编码调制编码/解码过程

2)脉冲编码调制解码

脉冲编码调制编码过程是一个模拟量转换为数字量的过程，所以编码器实质上就是一个模/数转换器，编码在遥测发射端进行；与编码过程类似，在接收端的解码器将数字量变换为模拟量，记载接收端采用的数/模转换器，可自脉冲编码信号中恢复出原始的模拟信号，这个过程称为解码过程。

2. 增量调制

增量调制是脉冲编码调制的一种变形。在脉冲编码调制中用 N 个数码来传输一个采样脉冲幅度。而增量调制传送的不是信号本身的幅值，而是用一位数码来传送其幅值的增量，亦即用一位二进制数码来表示此刻采样脉冲的值对于前一个采样时刻的值是增大还是减小，若增大则用“1”表示，减小用“0”表示。在接收端译码时，若收到“1”，则译码器输出的值相对前一个输出值上升一个量阶，若收到“0”，则下降一个量阶。图 7-15 所示为增量调制的示意图。图中 $S(t)$表示被传送的模拟信号，若在时间轴 t 上分成许多相等的时间间隔 Δt，在幅度上也分成许多高度为 Δ 的台阶，则可用梯波 $m(t)$表示逼近模拟信号 $S(t)$。用二进制码元“1”表示 $m(t)$在该时刻上升一个台阶，“0”表示 $m(t)$在该时刻下降一个台阶，则 $m(t)$就可以用一个二进制码的序列在表征。

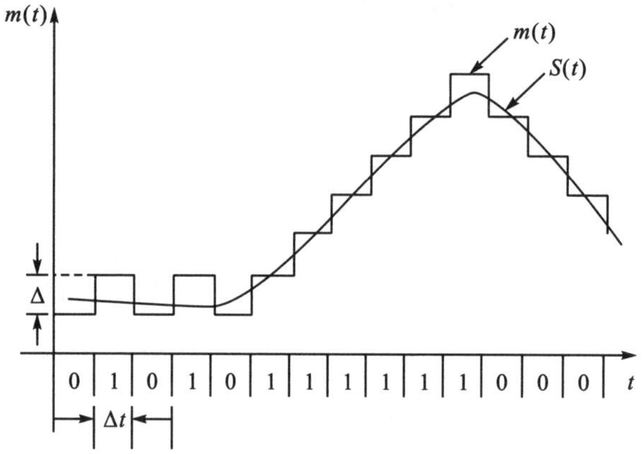

图 7-15 增量调制示意图

7.3 遥测信号传输技术

7.3.1 基带传输与频带传输

数字信号的传输可采用基带传输和频带传输两种方式。

1. 基带传输方式

用来直接传送脉冲编码调制信号。在实际传输过程中，需要在脉冲序列中加入同步码和地址码等，同步码保证多路传输时的收、发端的同步，地址码用来使各信息送至相应的位置。

2. 频带传输

需将脉冲编码调制信号调制到某一载波信号上，一般数字的调制方式采用振幅键控(amplitude shift keying，ASK)、频率键控(frequency shift keying，FSK)和相位键控(phase shift keying，PSK)等，如图 7-16 所示。振幅键控是用基带数字信号对载波震荡的幅值进行控制，使在传送代码 1 和 0 时，分别输出等幅的高频震荡(载波)和零值。频率键控使用基带数字信号对载波震荡的瞬时频率进行控制，瞬时频率在二进制信号控制下取得两个不同的频率，即 f_1 和 f_2。相位键控分为绝对相位键控和相对相位键控两种方式(图 7-17)。绝对相位键控是用未调制载波的相位作为基准的移向键控方式，在码元为 1 时，已调高频震荡的相位与未调制载波的相位相同，即相位差为 0；而码元为 0 时，相位差为 180°，即“π”。相对相位键控的基准相位是采用前一个码元的相位，当码元为 1 时，载波相位与相邻的前一个码元的载波相位相同，相位差为 0；当码元为 0 时，其载波相位和前一码元的载波相位差 180°，即 π 。在发射端经振幅键控、频率键控和相位键控后，通过传输线路(如微波传输或光纤传输)送至遥测接收端，在接收端采用相应的解码电路进行恢复。振幅键控的解调方法采用幅度检波器，为使输出脉冲接近理想矩形，检波器后面可加接整形电路，如采用施密特触发器等；频率键控的解调方法可采用鉴频器；而相位键控的解调则采用相干解调方式等，经解调后恢复出脉冲编码调制基带信号。

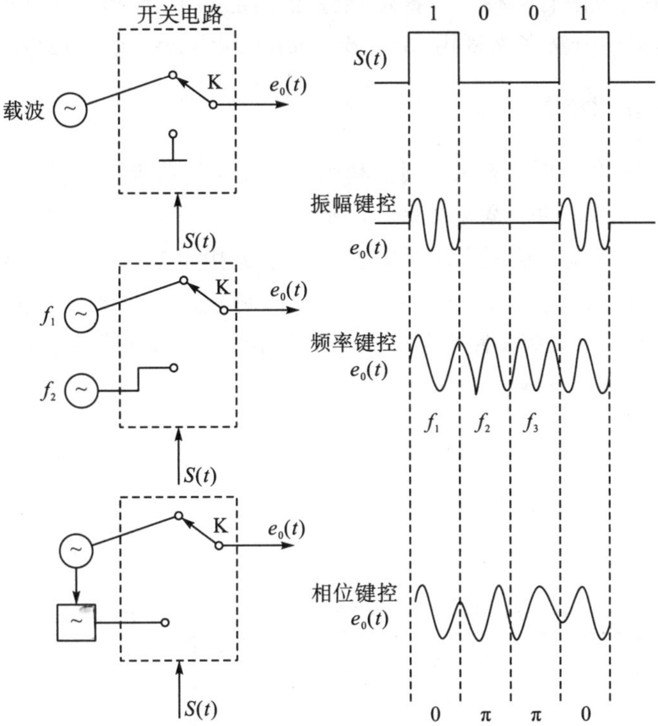

图 7-16　数字调制振幅键控、频率键控和相位键控

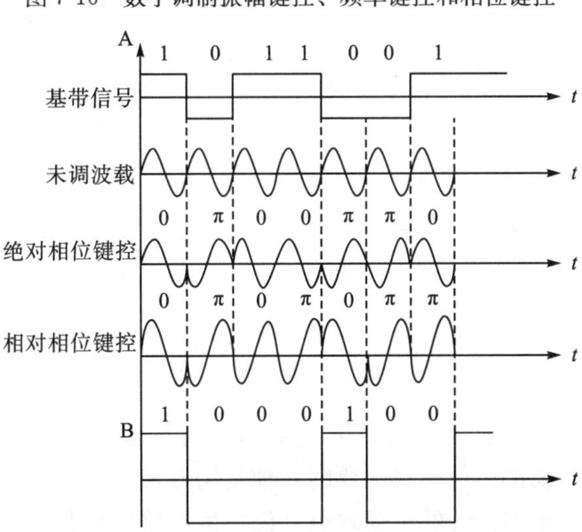

图 7-17　相位键控与相对相位键控两种相位键控的波形图

7.3.2 多路复用技术

“复用”是一种将若干个彼此独立的信号，合并为一个可在同一信道上同时传输的复合信号的方法。例如，传输的语音信号的频谱一般在 300～3400 Hz 内，为了使若干个信号能在同一信道上传输，可以把它们的频谱调制到不同的频段，合并在一起而不致相互影响，并能在接收端彼此分离开来用一个信道来完成多路信息传输的技术，称为多路复用技术，实现多路复用的方法有两种，一种是频分法多路复用(frequency division multiplexing，FDM)，另一种是时分法多路复用(time division multiplexing，TDM)。

1. 频分法多路复用技术

频分法多路复用的目的在于提高频带利用率。在通信系统中，信道所能提供的带宽往往要比传送一路信号所需的带宽宽得多。因此，一个信道只传输一路信号是非常浪费的。为了充分利用信道的带宽，从而提出了信道的频分复用问题。频分法多路复用的基本方法是将各被测信号 $S_1(t)$、$S_2(t)$、…、$S_n(t)$采用调制方式搬迁至互不重叠的高频频率(载波)f_{01}、f_{02}…f_{0n}上相加形成多路信号 S_Σ，然后用同一信道进行传输，在接收端采用不同中心频率的带通滤波器按信号频率区分开来。图 7-18 所示为频分法多路复用的原理框图及频分法多路复用的示意图。

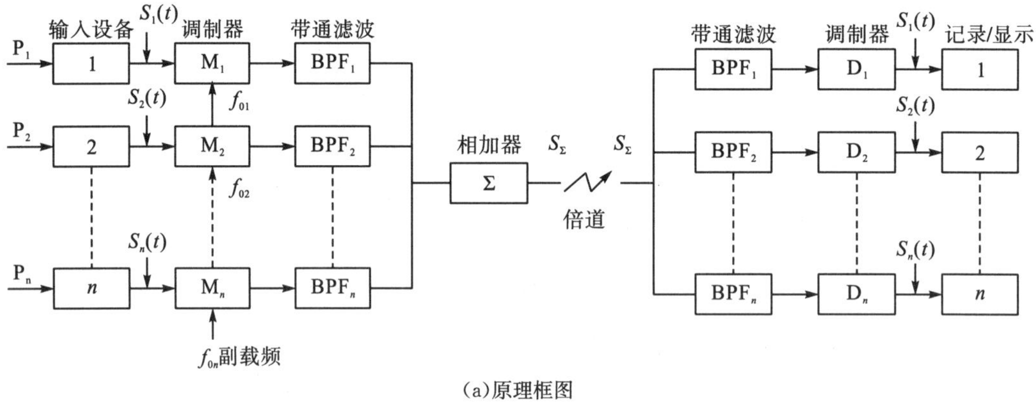

(a)原理框图

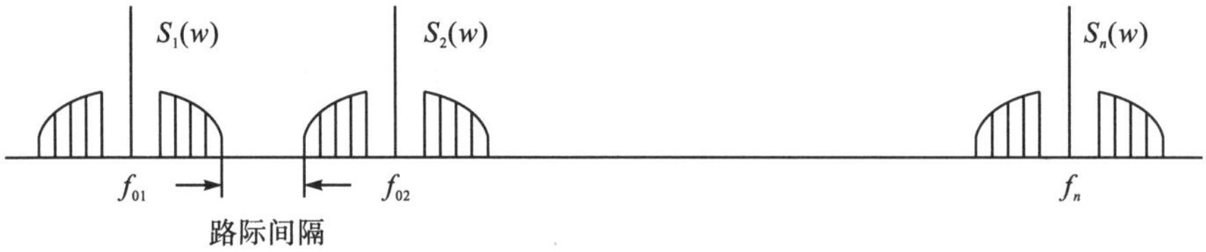

(b)示意图

图 7-18 频分法多路复用的原理框图与示意图

频分法多路复用系统的最大优点是信道复用率高，容许复用的路数多，分路也很方便。因此，它成为目前模拟通信中最主要的一种复用方式。特别是在有线和微波通信系统中应用十分广泛。频分复用系统的主要缺点是设备生产比较复杂，会因滤波器件特性不够理想和信道内存在非线性而产生各路信号间干扰。

2. 时分法多路复用技术

时分法多路复用是按传输信号的时间进行分割的，它使不同的信号在不同的时间内传送，将整个传输时间分为多时间间隔(又称为时隙，slot time，TS)，每个时间片被一路信号占用。时分法多路复用就是通过在时间上交叉发送每一路信号的一部分来实现一条电路传送多路信号的。电路上的每一短暂时刻只有一路信号存在。因数字信号是有限个离散值，所以时分法多路复用技术广泛应用于包括计算机网络在内的数字通信系统，而模拟通信系统的传输一般采用频分法多路复用。时分法多路复用是以信道传输时间作为分割对象，通过多个信道分配互不重叠的时间片的方法来实现，因此时分法多路复用更适用于数字信号的传输。它又分为同步时分法多路复用和统计时分法多路复用。采用基带传输的数字数据通信系统，如计算机网络系统、现代移动通信系统等。图 7-19 所示为时分法多路复用的原理图与示意图。

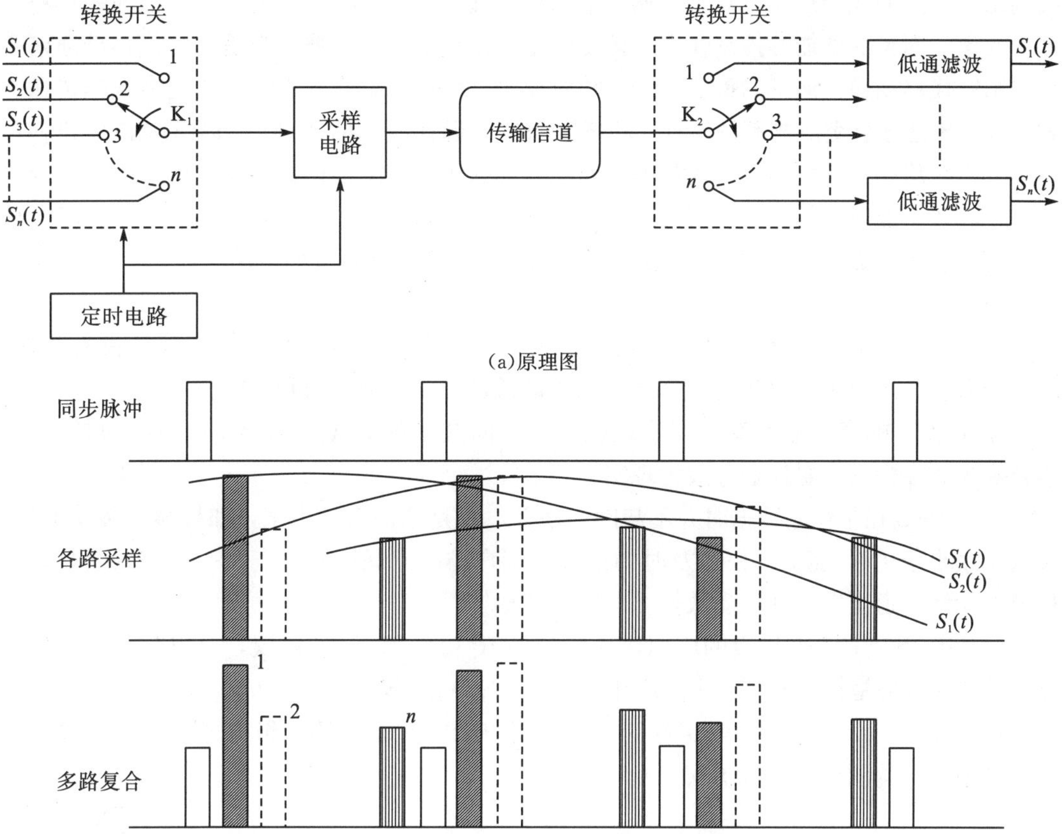

(a)原理图

(b)示意图

图 7-19　时分法多路复用的原理图与示意图

7.3.3　无线传输技术

随着通信技术与计算机技术的发展，医学遥测系统的通信方式及信息传输都发生着革新与进步，已不再是单一的无线收发系统。GPRS、ZigBee 和蓝牙无线通信技术的加入为医学遥测提供了更为广阔的提升空间。传统的医学遥测系统大多结合了诊疗、临床监测等手段，对于高血压、心脏病等慢性病患者而言，不仅需要经常去医院就诊，更是会耗费大量时间金钱。因此医学遥测系统能够进入个人家庭成为一种需求：在不影响患者正常生活的前提下，定时将生理信息通过网络传输到医院远程监护中心供医护人员分析处理，并在突发异常时及时救治。下面就几种常用的无线通信技术进行介绍。

1. GPRS 通信技术

无线 GPRS 网络，又称为分组数据交换通信(general packet radio service，GPRS)。GPRS 基于数字蜂窝电话网实现分组数据交换传输。GPRS 网是覆盖范围广泛的全数字网，具备提供语音和数据服务的诸多优点，包括较低的误码率及极低的成本。

GPRS 是构架在传统 GSM 网络之上的一种标准化的分组交换数据业务，它可以提供高达 115KB/s 速率的分组数据业务，从而使得包括图片、话音和视频的多媒体业务在无线网络中的传输成为现实。对于普通心电数据传输，GPRS 的覆盖范围和传输速率都符合基本要求，而且成本能够控制在可以接受的范围之内。GPRS 被认为是第二代移动通信系统向第三代移动通信演进的重要一步。相对原来 GSM 的拨号方式的电路交换数据传送方式，GPRS 是分组交换技术，具有“高速”和“永远在线”的优点。GPRS 允许用户在端到端分组转移模式下发送和接收数据，而不需要利用电路交换模式的网络资源，从而提供了一种高效、低成本的无线分组数据业务。随着无线数据传输技术的迅速发展，GPRS 已经成为实现无线数据业务的最佳承载方式。相对 GSM 网络，有如下优点：

(1)资源利用率高。

(2)GPRS 引入了分组交换传输模式，用户只有在发送或接收数据期间才占有资源，这意味着多个用户可高效率地共享同一无线信道，提高了资源的利用率。

(3)GPRS 的高传输速率改变了以往单一面向文本的无线数据应用，使得包括图片、语音和视频在内的多媒体业务成为现实。

(4)GPRS 在不传输数据时并不与网络断开，只是把信道让出来，如果继续传输数据，接入实践小于 1 s，能提供快速及时的连接。用户访问互联网时，点击一个超级链接，手机就在无线信道上发送和接受数据。

(5)GPRS 支持互联网上的应用最为广泛的 IP 协议和 X. 25 协议，可以与多种网络交互。GPRS 网络是在现有 GSM 网络中增加 GGSN(gateway gprs support node)和 SGSN(serving gprs support node)来实现的，使得用户能够在端到端分组方式下发送和接收数据。其系统结构图如图 7-20 所示。

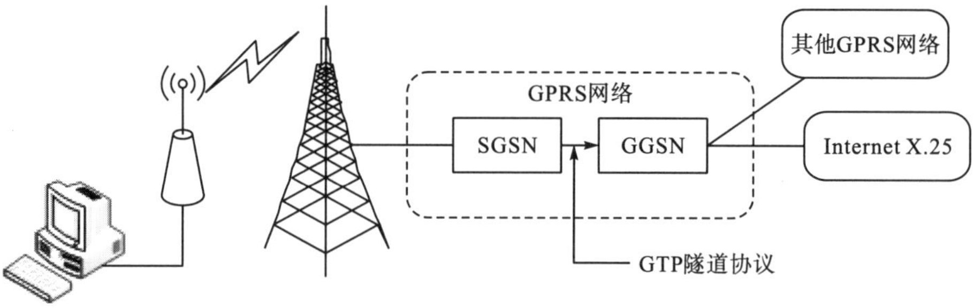

图 7-20　GPRS 系统结构图

图 7-20 中，电脑通过串行或无线方式连接到 GPRS 蜂窝电话上，GPRS 蜂窝电话与 GSM 基站通信，但与电路交换式数据呼叫不同，GPRS 分组是从基站发送到 GPRS 服务支持节点(SGSN)，而不是通过移动交换中心(MSC)连接到语音网络上。SGSN 与 GPRS 网关支持节点(GGSN)进行通信；GGS 对分组数据进行相应的处理，再发送到目的网络，如互联网或 X.25 网络。来自互联网标识有移动台地址的 IP 包，由 GGSN 接收，再转发到 SGSN，继而传送到移动台上。SGSN 是 GSM 网络结构中的一个节点，它与 MSC 处于网络体系的同一层。SGSN 通过帧中继与 BTS 相连，是 GSM 网络结构与移动台之间的接口。SGSN 的主要作用是记录移动台的当前位置信息，并且在移动台和 GGSN 之间完成移动分组数据的发送和接收。GGSN 通过基于 IP 协议的 GPRS 骨干网连接到 SGSN，是连接 GSM 网络和外部分组交换网(如互联网和局域网)的网关。GGSN 主要是起网关作用，也有将 GGSN 称为 GPRS 路由器。GGSN 可以把 GSM 网中的 GPRS 分组数据包进行协议转换，从而可以把这些分组数据包传送到远端的 TCP/IP 或 X.25 网络。SGSN 和 GGSN 利用 GPRS 隧道协议(GTP)对 IP 或 X.25 分组进行封装，实现二者之间的数据传输。图 7-21所示为 GPRS 网络结构的接入与参考点的简图。

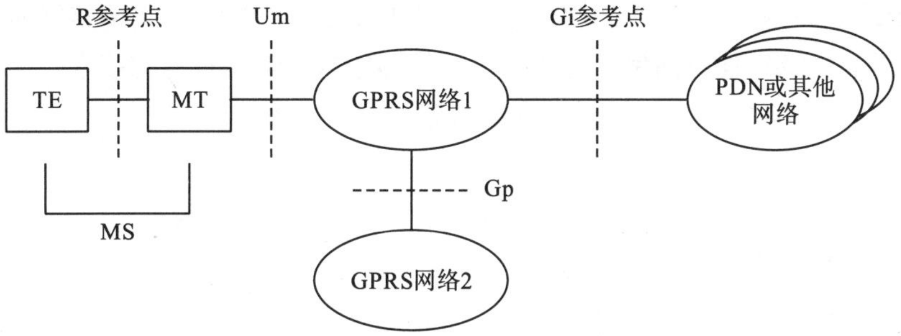

图 7-21　GPRS 网络结构的接入与参考点的简图

GGSN 到外部分组网络是通过 Gi 参考点连通的，而其他 GPRS 网络是通过 Gp 接口连通的。另外，从 MS 端到 GPRS 网络有两个接入点，Um 接口用于无线通信接入而 R 参考点用于信息的产生或接收。移动终端 MT(如手机)通过 Um 接口接入 GPRS PLMN，R 则是 MT 和 TE(如笔记本电脑)之间的参考点。这里的 MS 由 TE 和 MT 两部分组成，它们通过 R 参考点组成一个整体，另外，MS 也可单独由一个移动终端(MT)组成。对于一个支持 GPRS 的公共陆地移动网络(PLMN)，当它运行 GPRS 业务时可能涉及任何其他网络，这时就产生了网络互通的需求。GPRS 网络通过 Gi 参考点和 Gp 接口实现与其他网络的互通。对于具有 GPRS 业务功能的移动终端，它本身具有 GSM 和 GPRS 业务运营商提供的地址，这样，分组公共数据网的终端利用数据网识别码即可向 GPRS 终端直接发送数据。另外 GPRS 支持与基于 IP 的网络互通，当在 TCP 连接中使用数据报时，GPRS 提供 TCP/IP 报头的压缩功能。由于 GPRS 是 GSM 系统中提供分组业务的一种方式，所以它能广泛应用于 IP 域。其移动终端通过 GSM 网络提供的寻址方案和运营商的具体网间互通协议实现全球网间通信。

2. ZigBee 通信技术

ZigBee 是一种具有统一技术标准的短距离无线通信技术。它是为低速率控制网络设计的标准无线网络协议，依据 IEEE802.15.4 标准，在数千个微小的传感器之间相互协调实现通讯。这些传感器只需要很少的能量，就能以接力的方式通过无线电波将数据从一个节点传到另一个节点，从而实现在全球 24 GHz 免费频带范围内的高效的通讯功能。而 ZigBee 设备则具有能量检测和链路质量指示的功能，并采用了碰撞避免机制，以避免发送数据时产生数据冲突。在网络安全方面，ZigBee 设备采用了密钥长度为 128 位的加密算法，对所传输的数据信息进行加密处理，从而保证了数据传输时的高可靠性和安全性。

到目前为止，ZigBee 技术在国外已经在家庭网络、控制网络和手机移动终端等领域有了一定的应用，但是现在由 ZigBee 技术构成的网络都仅限于无线局域网拓扑结构，每个接入点所能接纳的传感器的节点数远远低于协议所规定的节点数，为了达到传感器网络密集覆盖的目的，就必须进行复杂的组网，这不但增加了网络的复杂性，而且增加了网络整体的功耗和成本，传感器节点的寿命也将降低。采用 ZigBee 技术构建无线传感器网络将极大改变这种现状。由 ZigBee 技术构建的无线传感器网络具有功耗低、成本低、结构简单、体积小、性价比高、扩展简便、安全可靠等显著特点。它是由一组 ZigBee 节点以 Ad Hoc 方式构成的无线网络，主要采取协作方式，有效地感知、采集和处理网络覆盖范围内感知对象的信息。传感器网络中的部分或全部节点都是可以移动的，传感器网络的拓扑结构也会随着节点的移动而不断发生变化。每个传感器节点都具有动态搜索、定位跟踪和恢复连接的能力。图 7-22 所示为 ZigBee 无线传感器网络体系结构。

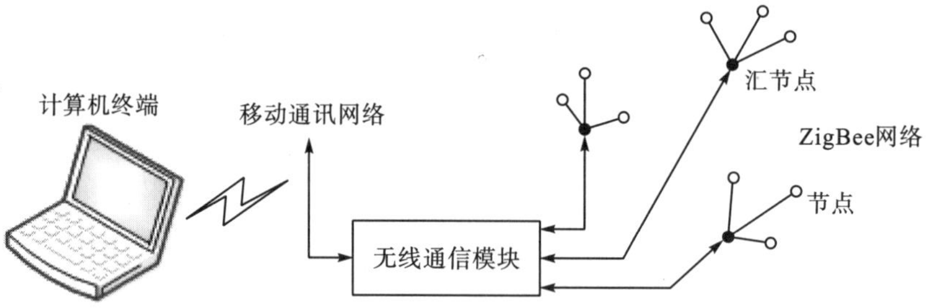

图 7-22 ZigBee 无线传感器网络体系结构

ZigBee 网络层主要支持三种类型的拓扑结构，即星型网络结构(Start)、网状网络结构(Mesh)和簇-树状网络结构(Cluster-Tree)。

1)星型网络结构

星型网络是由一个 ZigBee 协调点和一个或多个 ZigBee 终端节点构成的。ZigBee 协调点必须是全功能设备(full function device，FFD)，它位于网络的中心位置，负责发起建立和维护整个网络，其他的节点一般为简化功能设备(reduced function device，RFD)，也可以为全功能设备，它们分布在 ZigBee 协调点的覆盖范围内，直接与 ZigBee 协调点进行通信。ZigBee 星型网络拓扑结构如图 7-23 所示。

2)网状网络结构

网状网络一般是由若干个全功能设备连接在一起组成的骨干网。它们之间是完全的对等通信，每一个节点都可以与它的无线通信范围内的其他节点进行通信，但它们中也有一个会被推荐为 ZigBee 的协调点，如可以把第一个在信道中通信的节点作为 ZigBee 协调点。骨干网中的节点还可以连接全功能设备或简化功能设备构成以它为协调点的子网。Mesh

网络就是一种高可靠性网络，具有自动恢复的能力，可以为传输的数据包提供多条传输路径，一旦一条路径出现了故障，那么存在的另一条或多条路径便可供选择。但正是由于两个节点之间存在多条路径，使得该网络成为了一种高冗余的通讯网络。ZigBee 网状网络拓扑结构如图 7-24 所示。

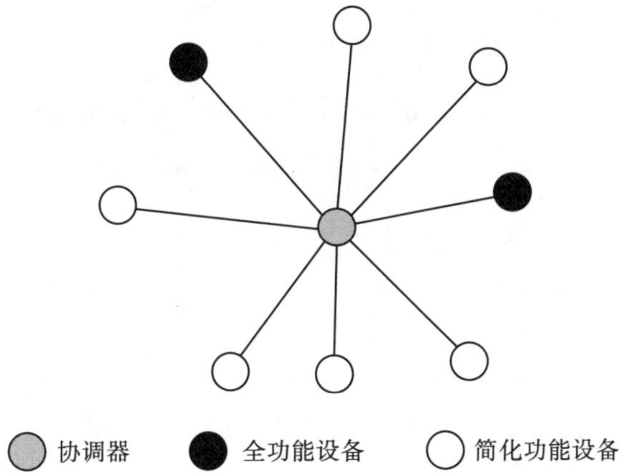

图 7-23　ZigBee 星型网络拓扑结构

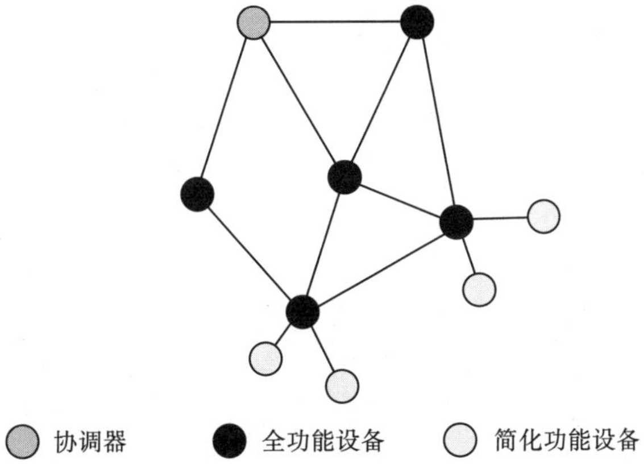

图 7-24　ZigBee 网状网络拓扑结构

3)簇-树状网络结构

簇-树状网络结构中，节点可以采用 Cluster-Tree 路由来传输数据和控制信息。枝干末端的叶子节点一般为简化功能设备。每一个在它的覆盖范围中充当协调点的全功能设备向与它相连的节点提供同步服务，而这些协调点又受 ZigBee 协调点的控制。ZigBee 协调点比网络中的其他协调点具有更强的处理能力和存储空间。簇-树状网络的一个显著优点就是它的网络覆盖范围非常大，但随着覆盖范围的不断增大，信息传输的延时也会逐渐变大，从而使同步变得越来越复杂。ZigBee 簇-树状网络拓扑结构如图 7-25 所示。

作为远程医疗诊断的通讯技术，ZigBee 在构建无线传感器网络时具有显著的优点：

(1)设备省电，功耗极低。ZigBee 技术采用了多种节电的上作模式，可以确保两节 5 号电池支持长达 6 个月～2 年的使用时间。此外，ZigBee 技术还具有超强的扰性能。

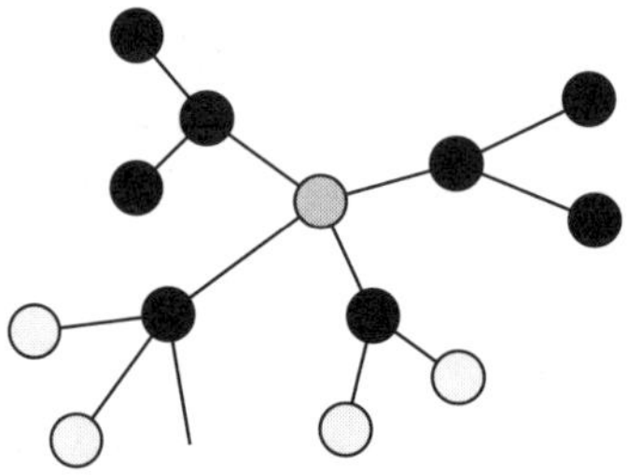

图 7-25 ZigBee 簇-树状网络拓扑结构

(2)通信可靠性高，数据安全。ZigBee 采用了 CSMA-CA 避免碰撞机制，同时为需要固定带宽的通信业务预留了专用时隙，避免了发送数据时的竞争与冲突。在 MAC 层中还采用了完全确认的数据传输机制，每一个发送的数据包都必须等待接收方的确认信息，其通信可靠性非常高。另外，ZigBee 还提供了数据完整性检查和鉴权功能，加密算法采用 AES-128 安全方案，同时协议栈的各层可以灵活确定其安全属性。

(3)网络的自组织、自愈能力强。ZigBee 网络不需要人工干预，网络节点能够感知其他节点的存在，并确定连接关系，构成结构化的网络。ZigBee 网络增加或者删除一个节点、节点位置发生变动、节点发生故障等，网络都能够自我修复，并对网络拓扑结构进行相应的调整，保证整个系统正常的工作。

(4)时延短，设备接入网络快。通常设备接入网络的时延都是在 7～30 ms 之间，因此设备接入网络和数据传送的延时很短，适合实时的监测和控制应用。

(5)价格低廉，工作频段灵活。设备的复杂程度低，且 ZigBee 协议是免收专利费的，可以有效地降低设备成本。ZigBee 的工作频段非常灵活，使用的频段分别为 2.4 GHz(全球)、868 MHz(欧洲)和 915 MHz(美国)，均为免执照频段。

(6)网络容量大。在每一个信道上最多能存在 100 个网络，而每一个网络可以容纳最多高达 255 个网络设备，可以说网络容量极其庞大，尤其适合大规模无线传感器网络的应用。

综上所述，由于 ZigBee 技术具有低功耗、低复杂度、高抗干扰性等显著特点，使得它更适合于家庭消费、医疗监护、工业检测等领域的应用。

3. 蓝牙通信技术

随着通信技术的发展，传统的有线网络已经满足不了人们的需求，逐渐由有线到无线，由固定到移动，由单一向多媒体的方向发展，由此无线网络得到很好的发展，在互联网高速发展的今天，可以认为无线网络是未来的发展趋势，有可能最终代替传统的有线网络。

蓝牙(Bluetooth)技术是一种短距离无线通信技术，最初是由世界著名的 5 家大公司——爱立信(Ericsson)、诺基亚(Nokia)、东芝(Toshiba)、国际商用机器公司(IBM)和英特尔(Intel)于 1998 年 5 月联合发布的。这项计划公布后，迅速得到包括摩托罗拉、朗讯、康柏、西门子、高通、3Com、TDK 等大公司在内的许多厂商的支持。1999 年 12 月 1 日，微软、朗讯、3Com 和摩托罗拉 4 家公司加入到创始者行列，使得蓝牙由 9 家公司共同领导。蓝牙技术是针对相距很近的便携式器件之间的链接(最初是依赖红外线链路(IrDA)链接)而提出的。应用红外线收发器链接虽然能免去电线或电缆的连接，但是使用起来有许多不便，不仅距离只限于 1～2 m，而且必须在视线上直接对准，中间不能有任何阻挡，同时只限于在两个设备之间进行链接，不能同时链接更多的设备。

蓝牙技术的目的是利用短距离、低成本的无线多媒体通讯技术在小范围内将各种移动通信设备、固定通信设备、计算机及其终端设备、各种数字系统(包括数字照相机、数字摄影机等)连接起来，实现无缝的资源共享。其实质内容是建立通用的无线电空中接口及其控制软件的公开标准，使通信和计算机进一步结合，使不同厂家生产的便携式产品在没有电线或电缆相互连接的情况下，能在近距离范围内具有相互操作的性能。

蓝牙技术的协议体系也采用分层结构，从底层到高层形成了蓝牙的协议栈。蓝牙协议规范的目标是遵循规范的应用能够进行相互间操作。为了实现互操作，在远程设备上对应的应用程序必须以同一协议栈运行。所有的蓝牙设备制造厂商都必须遵守蓝牙协议中的要求和规定，以保证蓝牙产品间的互操作性。蓝牙体系结构中的协议可分为 5 层，各层协议定义了所完成的功能和使用的数据分组格式。蓝牙协议栈架构图如图 7-26 所示。

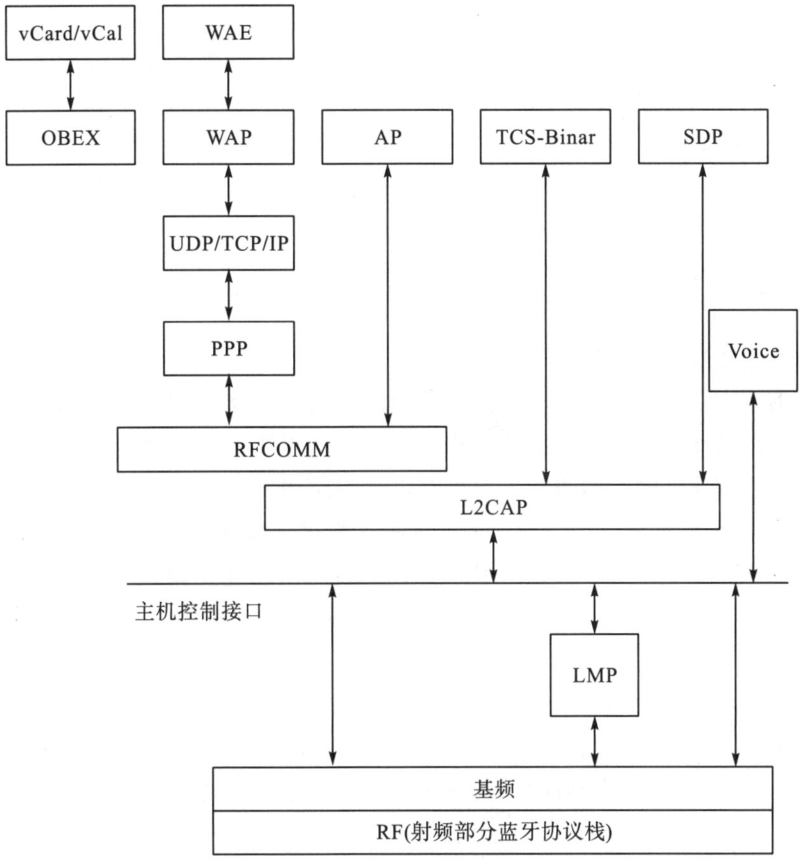

图 7-26　蓝牙协议栈架结构图

并不是所有应用程序都利用全部协议。相反，应用程序往往只利用协议栈中的某些部分。并且，协议栈中的某些附加垂直协议子集恰恰是用于支持主要应用的程序，比如说

TCS(语音控制规范)或SDP(服务搜索协议)等。图7-26实际描述的是当需要无线传输数据有效载荷时，利用其他协议服务过程中的协议间关系。这些协议应具有与其他协议之间的关联。例如，一些协议(LZCAP、TCS二进制)当需要控制链路管理器时，可以使用LMP(链路管理器协议)。

除了上述协议层之外，还定义了主机控制接口(host controller interface，HCI)，它为基带控制器、链路管理器、硬件状态和控制寄存器提供命令接口。设计协议和协议栈的主要原则是尽可能地利用现有的各种高层协议，保证现有协议与蓝牙技术的融合，以及各种应用之间的互通性，充分利用兼容蓝牙技术规范的软硬件系统。蓝牙技术规范的开放性保证了设备制造商可以自由地选用自己的协议或常用的公共协议，在蓝牙技术规范基础上开发新的应用。

7.4 生物医学遥测实例

7.4.1 吞服式无线电胶囊

早在20世纪50年代，为了研究消化道功能，采用了吞服式无线电发送器向体外传送消化道器官中的各类生理和生化信息。由于微型无线电发送器的外形酷似医用胶囊(药丸)，因而通常称为医用无线电胶囊。目前这种无线电胶囊已经广泛应用于测量消化道内的pH、压力、温度、酶活性及出血部位等。该项技术除用来诊断疾病外，对研究分析消化道的药物吸收机理、研究劳动防护及环境保护等方面都有积极的作用。

1. 压力遥测胶囊

1)压力遥测胶囊的工作原理

图7-27所示为腹内压无线电遥测胶囊的电路图和实际结构图。由图7-27(a)可知，它采用简单的电容反馈三点式高频振荡器作为腹内压的无线电发射器，电路简单可靠，易于实现低功耗和微型化。当此胶囊吞入腹中时，腹内压作用于受压膜上，带动位移铁芯，使电感式传感器L_1的电感量发生变化，由于该振荡器的振荡频率主要由L_1和C_3决定，因而L_1的变化使得该振荡器的频率发生变化；从而实现腹内压变化向振荡频率变化的转换。这种频率变化通过L_2电感辐射至体外，在体外采用调频接收机将该频率变化转换成相应的电压变化，并定标成压力值。

2)压力遥测胶囊的应用

吞服式压力遥测胶囊可用来测定消化道器官的运动功能，也可用来测定人体脏器中的压力，如测定颅内压(下节将阐述)、宫内压等。采用压力胶囊可从运动生理角度来探索消化道的病因，亦可用来研究肠运动亢进剂等药效。目前对于压力遥测胶囊的研究较多，但仍处于实验阶段，具体产品较少。表7-1给出了某些压力遥测胶囊的特性。

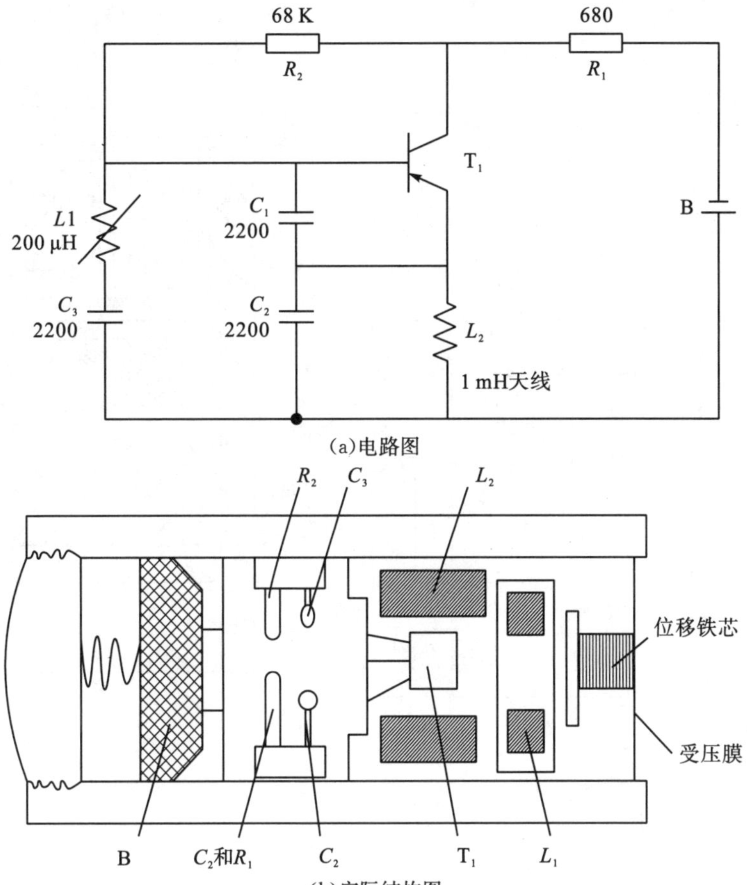

图 7-27　腹内压无线电遥测胶囊的电路图和实际结构图

表 7-1　压力遥测胶囊的特性

研究者	压力变换装置	调制方式	频率/kHz	压力测量范围/mmHg	工作时间
Steinberg，Sullivan 和 Farrar	波纹管(镍)铁氧体磁芯，螺旋管线圈	FM	2000	0～160	4～5 天
Russ 和 Wolff	振动膜铁氧体圆盘罐状磁芯	FM	350～450	0～200	30～40 h
Jacobson 和 Nordberg	振动膜(Viton 橡胶)铁氧体磁芯弹簧线圈	FM	300～400	0～300	3 周

2. pH 遥测胶囊

1)pH 遥测胶囊的工作原理

pH 遥测胶囊的工作原理如图 7-28 所示。pH 的检测采用玻璃电极，振荡电路采用互感耦合震荡电路，用变容二极管实现调频。pH 遥测胶囊的接收装置在体外，采用定向跟踪方法测定各部位的 pH，接收装置应具有较高的频率稳定性，以保证 pH 测量的精度，采用自动频率微调(AFC)环路有利于保证接收的可靠性。作为定标装置，接收端设有 pH 标准溶液的矫正槽，先定标后测定。

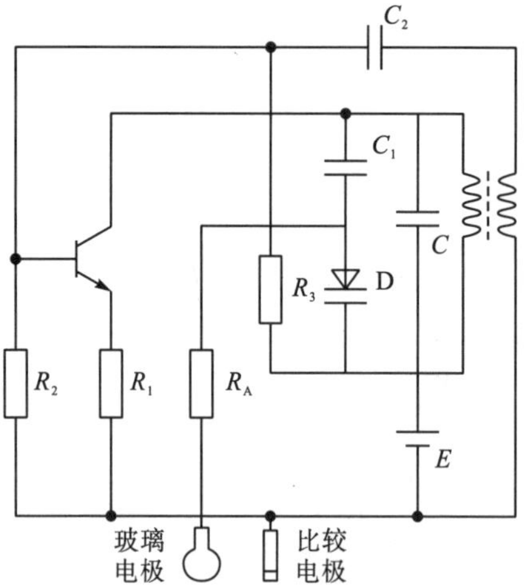

(a)电路图

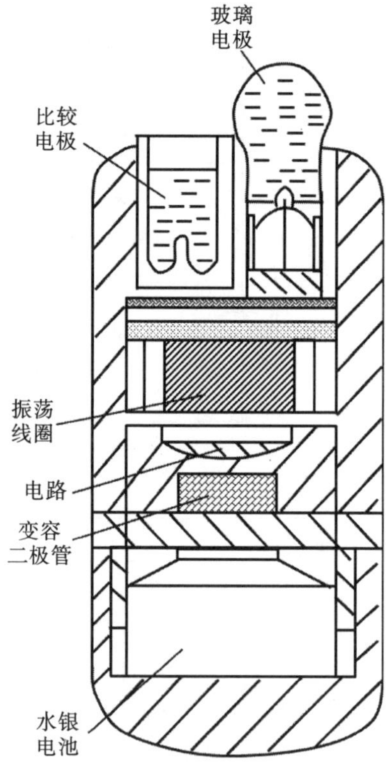

(b)机构图

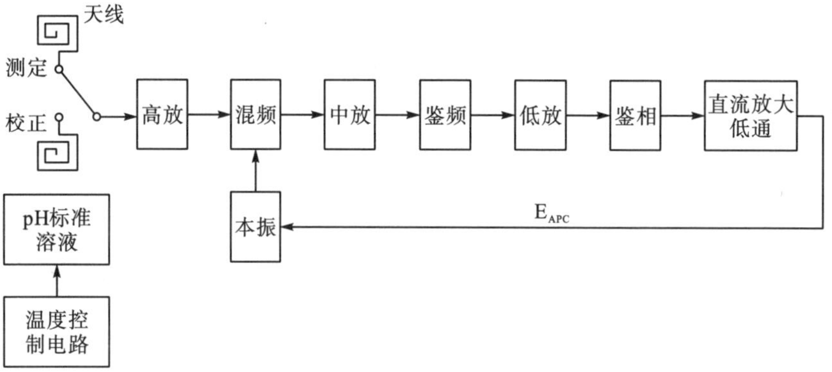

(c)体外接收装置

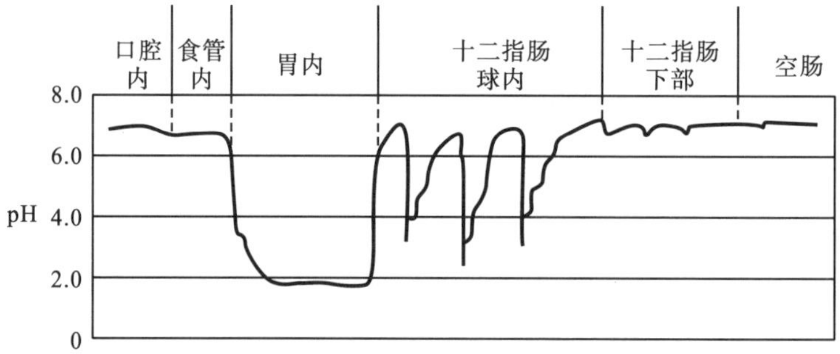

(d)空腹时自口腔至空肠务部位的 pH 变化

图 7-28 pH 遥测胶囊的工作原理

图 7-28(d)给出了采用该系统测定消化道各部位的 pH 及其变化曲线，一般认为胃液的 pH 的正常范围是 1.5～2.0，1.4 以下属于高酸；2.1～3.0 属低酸；3.1 以上认为是无酸。在口腔和食管内的 pH 为 6.0～7.0，由图可见，当胶囊进入胃内后，测得 pH 急剧下降至 1.5～2.0，到达十二指肠后又上升至 6.0，且出现周期性下降的波形，这乃是胃内高酸度胃液周期性排放，以及十二指肠液中和稀释的共同作用的结果。远离十二指肠球部后，pH 周期性的下降波消失，至空肠后再次到达 7.0 左右且趋稳定。

2)pH 遥测胶囊的应用

目前研究的 pH 遥测胶囊大部分采用 FM 制，亦有少量用 PFM 和 PPM 的调制方式；振荡频率在数百千赫至数兆赫间，供电方法有采用电池供电的，有采用自身发电形式的，也有采用无电池室的遥测胶囊。遥测胶囊的典型尺寸直径 $\phi \leqslant 10$ mm，长度 $L \leqslant 20$ mm。表 7-2中列出了 5 种 pH 遥测胶囊的特性。

表 7-2　几种 pH 遥测胶囊的特性

检测装置	调制方式	电源	工作频率/MHz	灵敏度/%pH
锑(Sb)电极 Ag/AgCl	FM	Mg，Zn-AgCl(蓄电型)	1.9	0.5
玻璃电极 Ag/AgCl	FM	水银电池	0.55	0.7
锑(Sb)电极 Ag/AgCl	PPM	外部高频振荡(回波型)	0.7	—
玻璃电极 Ag/AgCl	PFM	水银电池	1.6～2.0	0.7～2.5
玻璃电极 Ag/AgCl	FM	蓄电型	1.8～2.0	0.6

Bravo 无线 pH 监测系统是目前临床引用较多的一种产品。Bravo 胶囊安全性高、安置成功率达 98%～100%，数据收集简单，自动分析准确，较之传统的 24 h 监测 Bravo 胶囊有效避免了导管置入引发的鼻出血、咽喉部不适、吞咽困难等并发症，尤其适于无法耐受置管的患者。Bravo 无线 pH 监测系统的产品及胶囊结构如图 7-29 所示。

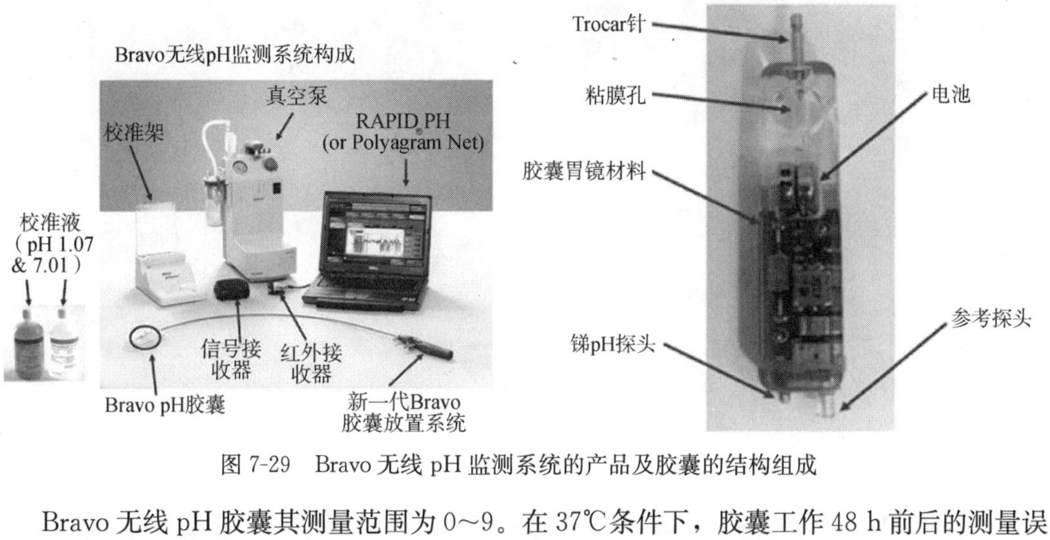

图 7-29　Bravo 无线 pH 监测系统的产品及胶囊的结构组成

Bravo 无线 pH 胶囊其测量范围为 0～9。在 37℃条件下，胶囊工作 48 h 前后的测量误差为，48 h 内胶囊对 7.0pH 和 3.68pH 缓冲液的测量误差应不超过±1pH，对 4.0pH 缓冲液的测量误差不超过±0.5pH。

7.4.2 颅内压遥测

1. 颅内压的产生及治疗过程

颅内压(intracranial pressure，ICP)是指脑室内压力，主要是由于受到呼吸运动的影响和心脏周期性波动导致脑血管的波动从而产生的压力。颅内压是医学上用来评估患者病情的一种常用参数，颅内压正常值为 0.67～2 kPa，超过 2 kPa 时即属颅内压增高。颅内压增高是一种常见的临床现象，神经内科、脑外科、儿科、内科等的许多疾病都可以引起颅内压增高。颅内压增高是颅脑损伤、颅内肿瘤、颅内感染、颅内出血、脑积水、脑缺血、缺氧等疾病的共有症状，常令患者致残甚至死亡。所以，临床医生如能够准确地了解并监测患者颅内压值，对于病情判断、指导治疗、抢救生命及预后都非常重要。

医学上治疗颅内压增高的基本过程如下：用颅内压监护仪(ICP Monitor)实时监测病人的颅内压，当颅内压增高到一定值时，使用引流管对脑脊液进行引流直到颅内压能稳定在某安全的界限内，从而保证脑的供血供氧及脑组织的正常代谢。对于某些特殊的病人(如有脑液吸收和循环障碍者)，必须对其进行脑室灌注和冲洗，以补偿营养液或脑脊液，其目的是改善脑微循环和促进脑细胞功能恢复以保证脑组织正常代谢。

2. 遥测式颅内压监护装置

由于传统的颅内压监护仪需要病人在病床实时监测，极大地影响的病人的生活。遥测技术的发展可以很好地解决这一问题。图 7-30 是由 Usmah Kawoos 研制的一种颅内压遥测装置，包括检测信号的收发端和植入部分。其系统体外部结构及遥测植入部分电路图如图 7-31 所示。

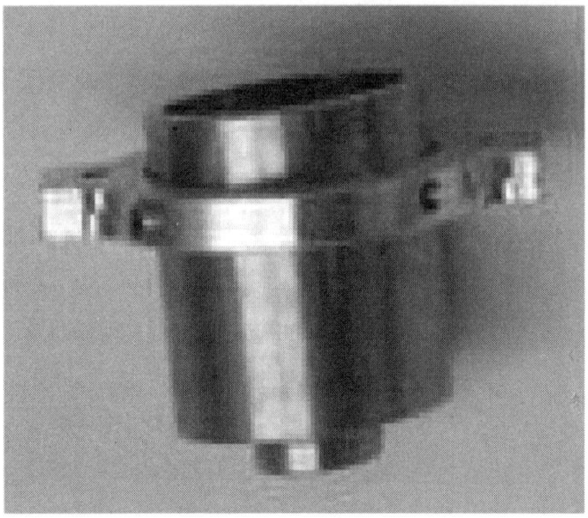

(a)信号收发端

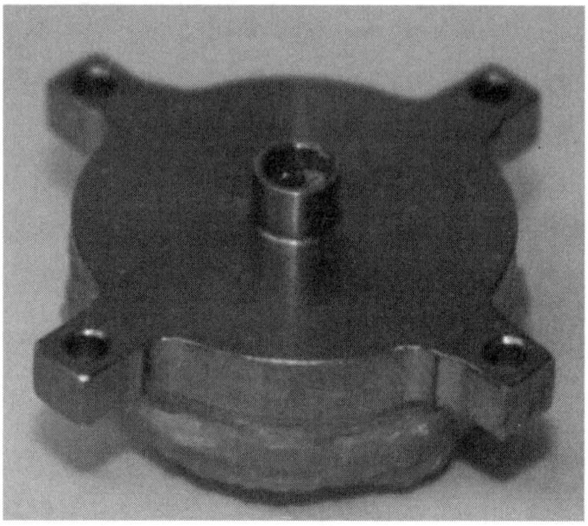

(b)植入部分

图 7-30 颅内压遥测装置

该装置可以同时测量体温和颅内压力。植入部分是一个无线电探测器，体外部分包括功率单元、接收记录装置及其探头的三个部分。植入体内的功率接收线圈接收体外功率线圈的射频能量后，经体内整流及能量存储器(10 μF 电容)、电压峰值检波器和稳压器

(μA723)后获得稳定的直流电压，供颅内压和体温测量电路工作。体温测量采用调频振荡器，实现体温－频率变换。温度传感器是一个很小的负温度系数热敏电阻，调制由 8038 组成的三角波振荡器的频率。压力传感器是一个半导体压力传感应变仪，它与由 μA714 放大器组成压力测量电路，三角波振荡器和压力信号放大器的输出分别送至由 LM161 组成的电压比较器两个输入端，电压比较器的输出和压力信号放大器的输出分别送至由 LM161 组成的电压比较器两个输入端，电压比较器输出信号的频率与温度成正比，其脉冲占空比与压力成正比，也就是说电压比较器输出的矩形脉冲包含了体温和颅内压信息，该信号经无线电探测器中的发射线圈送至体外，经电磁耦合，由体外探头中的接收线圈接收，再经接收机及时基电路、适调电路处理后，送至数字指示器、笔试记录器和磁带记录器，连续指示和记录颅内压和体温的变化信息。

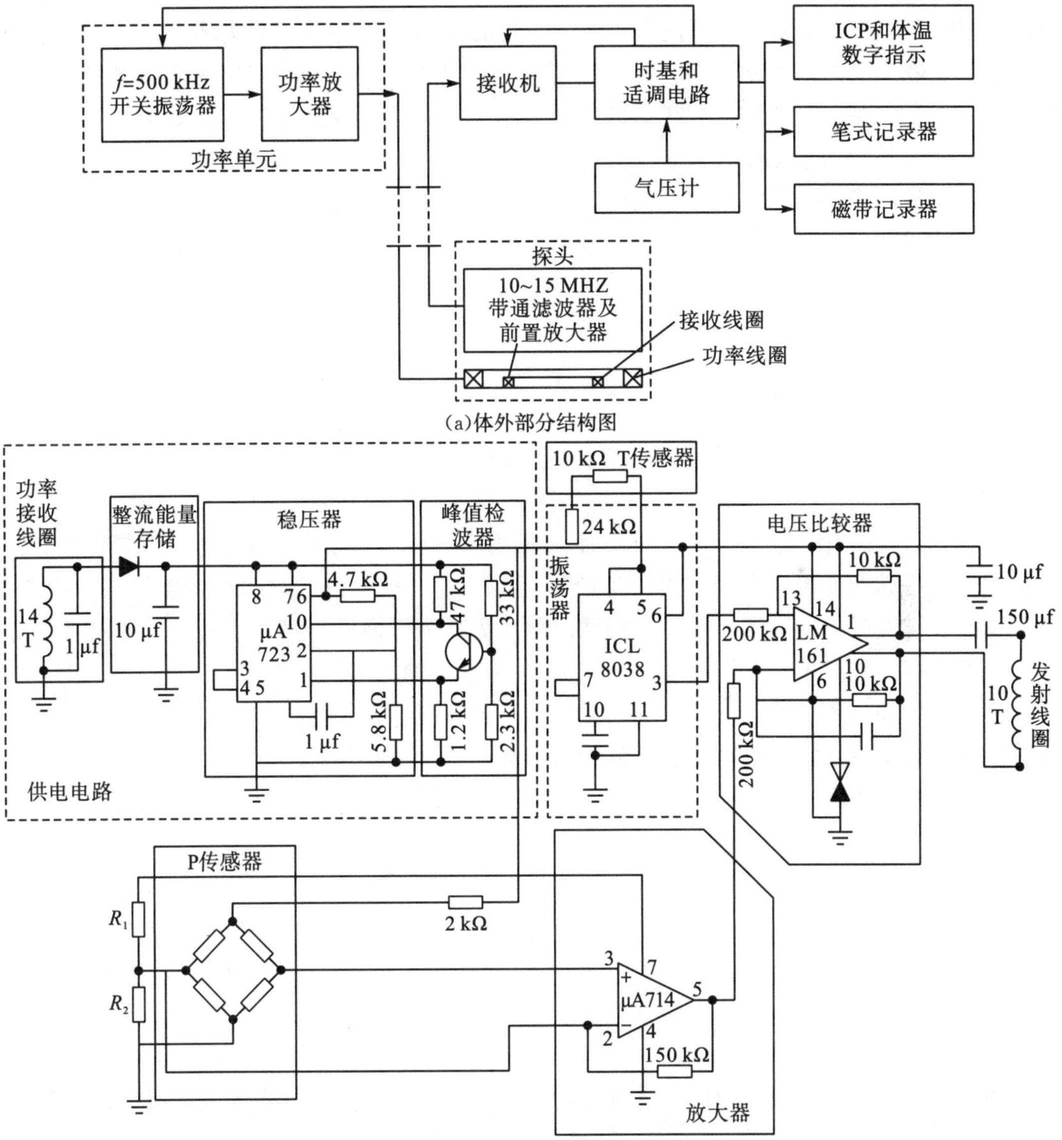

(a)体外部分结构图

(b)遥测植入部分电路图

图 7-31　颅内压遥测装置系统体外部分结构图及遥测植入部分(无线电探测器)电路图

无线电探测器电路是一个混合集成电路，胶合在一块氧化铝板上，压力传感器的大小为宽 4 mm，厚 1 mm，它能较方便地进行表层定位。无线电探测盒采用的是一种高密度的聚丙烯材料，上面的涂层具有很好的生物相容性。目前颅内压遥测技术的研制还处于研究阶段，因此这方面的产品也并未推广。

7.5 物联网与远程监护系统

7.5.1 物联网技术

物联网是麻省理工学院 Ashton 教授于 1999 年最早提出来的，其理念是基于射频识别(RFID)技术、电子代码(EN)等技术，在互联网的基础上，构造一个实现全球物品信息实时共享的实物互联网，即物联网。此设想有两层意思：第一，物联网的核心和基础是互联网，是在互联网基础上的延伸和扩展的网络；第二，其用户端延伸和扩展到了任何物体与物体之间，并进行信息交换和通信。

物联网被认为是继计算机、互联网、移动通信网之后的又一次信息产业浪潮，是现代信息技术发展到一定阶段后，出现的一种聚合性应用与技术提升。

1. 定义

物联网是指物体的信息通过智能感应装置，经过传输网络，到达指定的信息处理中心，最终实现物与物、人与物之间的自动化信息交互处理的一种智能网络。其次从应用角度理解，物联网是指把世界上所有的物体都连接到一个网络中，形成“物联网”，然后“物联网”又与现有的“互联网”结合，实现人类社会与物理系统的整合，从而以更加精细和动态的方式去管理生产和生活。最后一般通俗理解，物联网即是将无线射频识别和无线传感器网络结合使用，为用户提供生产生活的监控、指挥调度、远程数据采集和测量、远程诊断等方面服务的网络。总体上物联网可以概括为：通过传感器、射频识别技术、全球定位系统等，实时采集任何需要监控、连接、互动的物体或过程的声、光、热、电、力学、化学、生物、位置等各种需要的信息，通过各种可能的网络接入，实现物与物、物与人的泛在连接，从而实现对物品和过程的智能化感知、识别和管理。

因此，把物联网初步定义为是通过射频识别、红外感应器、光扫描器等信息传感设备，按约定的协议，把特定物体与互联网相连接，进行信息交换和通信，以实现对物体的智能化识别、定位、跟踪、监控和管理的一种网络。特别注意的是物联网中的“物”，不是普通意义的万事万物，这里的“物”要满足以下条件：①要有相应信息的接收器；②要有数据传输通路；③要有一定的存储功能；④要有处理运算单元(CPU)；⑤要有操作系统；⑥要有专门的应用程序；⑦要有数据发送器；⑧遵循物联网的通信协议；⑨在世界网络中有可被识别的唯一编号。

通过以上分析，物联网的核心是物与物，以及人与物之间的信息交互，其基本特征可简要概括为以下三个方面：

(1)全面感知。利用射频识别、二维码、传感器等感知、捕获、测量技术随时随地对物体进行信息采集和获取。

(2)可靠传送。通过将物体接入信息网络，依托各种通信网络，随时随地进行可靠的信息交互和共享。

(3)智能处理。利用各种智能计算技术，对海量的感知数据和信息进行分析并处理，实现智能化的决策和控制。

2. 物理网相关技术和框架

1)物联网技术基础

物联网不是一门技术或一项发明，而是过去、现在和将来多项技术的高度集成和创新。图 7-32 为物联网技术基础示意图。

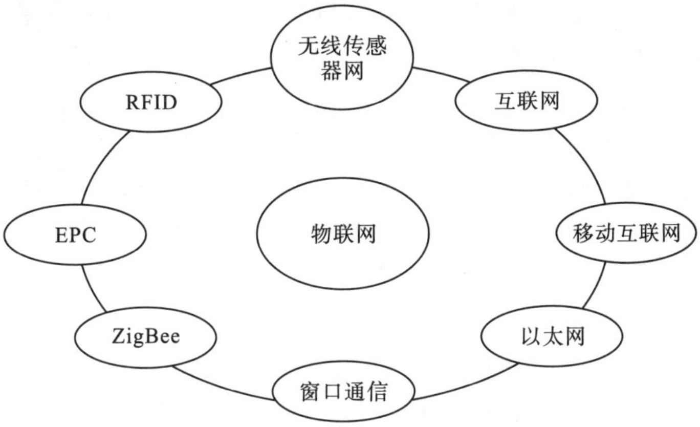

图 7-32　物联网技术基础示意图

RFID 即射频识别，俗称电子标签，可以快速读写、长期跟踪管理，作为一种自动识别技术，RFID 通过无线射频方式进行双向数据通信对目标加以识别，无需直接接触、无需光学可视、无需人工干预即可完成信息输入和处理，且操作方便快捷。

EPC(electronic product code)，即产品电子代码，1999 年它由美国麻省理工学院教授提出。EPC 的载体是 RFID 电子标签，并借助互联网来实现信息的传递。

ZigBee 技术是一种近距离、低复杂度、低功耗、低速率、低成本的双向无线通信技术。它主要用于短距离、低功耗且传输速率不商的各种电子设备之间进行数据传输，以及典型的有周期性数据、间歇性数据和低反应时间数据传输的应用。与蓝牙技术类似，它是一种新兴的短距离无线技术，用于传感控制应用，是一种高可靠的无线数据传结网络，类似于 CDMA 和 GSM 网络，并且数据传输模块类似于移动网络基站。其通信距离从标准的 75 m 到几百米、几千米不等，并且支持无限扩展。

串口是计算机上一种非常通用设备通信的协议，可以在使用一根线发送数据的同时用另一根线接收效据，很简单并且能够实现远距离通信。

以太网最早由施乐(Xerox)公司创建，在 1980 年开发成为一个标准。以太网是应用最为广泛的局域网，包括标准的以太网(10 Mbit/s)、快速以太网(100 Mbit/s)和 10G(10 Gbit/s)以太网，采用的是 CSMA/CD 访问控制法，它们都符合 IEEE802.3。

互联网始于 1969 年，即广域网、局域网及单机按照一定的通信协议组成的国际计算机网络。互联网是指将两台计算机或者是两台以上的计算机终端、客户端、服务端通过计算机信息技术的手段互相联系起来的结果，人们可以与远在千里之外的朋友相互发送邮件、共同完成一项工作、共同娱乐。

移动互联网就是将移动通信和互联网两者结合起来，成为一体，同时移动互联网又是一个全国性的、以宽带 IP 为技术核心的，可同时提供话音、传真、数据、图像、多媒体等高品质电信服务的新一代开放的电信基础网络，是国家信息化建设的重要组成部分。

无线传感器网络技术是典型的具有交叉学科性质的军民两用战略技术。它由众多功能相同或不同的无线传感器节点组成，每一个传感器节点由数据采集模块、数据处理和控制模块、通信模块和供电模块等组成。近年来微电子机械加工(MEMS)技术的发展为传感器的微型化提供了可能，微处理技术的发展促进了传感器的智能化，通过 MEMS 技术和射频(RF)通信技术的融合促进了无线传感器及其网络的发展。传统的传感器正逐步实现微型化、智能化、信息化、网络化。

2)物联网框架体系

整体上，物联网分为软件、硬件两大部分。软件部分即为物联网的应用服务层，包括应用和支撑两部分。硬件部分分为网络传输层和感知控制层，分别对应传输部分、感知部分；软件部分大都基于互联网的 TCP/IP 通信协议，而硬件部分则有 GPRS、传感器等通信协议。

物联网作为一种形式多样的聚合性复杂系统，涉及了信息技术自上而下的每一层面，其体系结构分为感知控制层、网络传输层和应用服务层三个层面(图 7-33)。其中，公共技术不属于物联网技术的某个特定层面，而是与物联网技术架构的三层都有关系，包括标识与解析、安全技术、网络管理和服务质量管理。

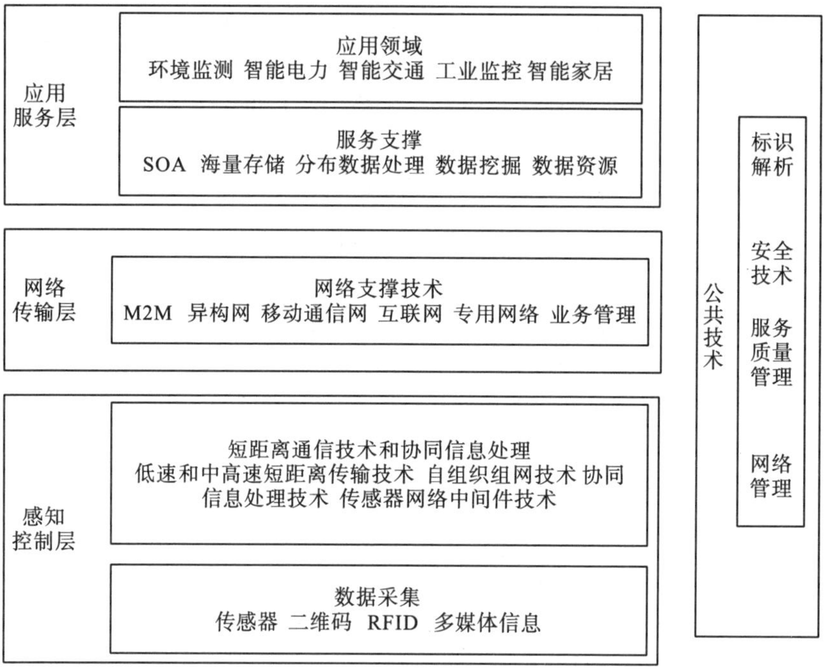

图 7-33 物联网体系框架

简单概括，物联网就是传感网、互联网、智能服务的综合体，并且智能服务是未来发展应用核心，更直接地说，就是把世界所有的物体连接起来形成的网络。

在“十二五”规划中将物联网锁定在智能电网、智能交通、智能物流、智能家居、金融与服务业、精细农牧业、医疗健康、工业与自动化控制、环境与安全检测、国防军事十大领域。本书中将讨论物联网在医疗健康领域的具体应用。将物联网技术应用于医疗健康领域，可以解决医疗资源紧张、医疗费用昂贵、老龄化压力等各种问题。例如，借助实用的医疗传感设备，可以实时感知、处理和分析重大的医疗事件，从而快速、有效地做出响应。乡村卫生所、乡镇医院和社区医院可以无缝地连接到中心医院，从而实时地获取专家建议、安排转诊和接受培训。通过联网整合并共享各个医疗单位的医疗信息记录，从而构建一个综合的专业医疗网络。

区域医疗系统特点是：全面覆盖基层社区卫生服务中心，全面引入虚拟网络管理及重点人群服务网络管理，以角色岗位驱动集成化设计，以工作站形式提供信息实时整合，以实时和轨迹化管理，体现社区卫生服务绩效，以 Web 桌面集成，体现一体化展示，简化责任医生日常工作。

区域一体化社区卫生服务系统一般包括网络健康档案系统、慢性病专项管理系统、儿童保健系统、妇女保健系统(妇女/孕产妇保健管理系统、出生缺陷干预系统、儿童计划免疫系统、儿童保健管理系统、儿童营养评价系统、区域妇幼保健查询统计系统)、社区疾病控制系统、社区体检系统、社区 LIS 系统、120 急救系统和综合管理等子系统，各个子系统既相对独立，分别具有完善和细致的功能，最大限度地满足社区卫生用户全面深入的服务工作需要，又能融会贯通、有机地结合为一体化集成应用，满足社区卫生管理的需求。

7.5.2　远程监护实例

秦皇岛市康泰医学系统有限公司研发推广的基于云计算的远程医疗与健康管理服务平台是目前国内实施远程监护的一个典型实例，该平台包括 4 个组成部分：远程医疗与健康管理云服务、网络化的终端检查设备以及基层医疗机构工作站和专家工作站。

远程医疗与健康管理云服务位于互联网的骨干线路，由 WEB 服务集群、数据库集群和网络存储集群三部分组成。采用 WEBAPI 技术为医疗终端和网络医生工作站提供各种网络请求服务，服务的网络标准依托于 HTTP/S，协议文本采用 XML 格式，WEB 服务规范了各种医疗数据的网络传递格式，平台上的网络医生通过浏览器和工作站可随时随地调阅平台上的病例与诊断报告，平台通过数据挖掘技术可抓取病例阳性率对区域内慢性病患者进行有效统计。

终端检测设备部署在基层医疗机构，包括独立联网型终端和工作站接入型终端(动态心电、动态血压、动态血氧、肺活量计、睡眠初筛仪、多参数监护仪、胎心仪)，终端设备由基层医疗机构进行管理，通过 3G/WIFI/有线多种方式接入互联网上的云服务，由于采用了先进的远程医疗方式，基层医疗机构人员只需简单地完成设备的佩戴和患者信息录入，工作站和检测终端即可自动上传检测数据到云端，云端收到检查结论后将通过短信、软件提醒等多种方式主动告知检查者检测结果，检查者也可通过家用电脑和手机随时随地查看自己的检查报告。

专家工作站位于大型医院，使用者通常是三甲级医院的权威专家，工作站由医院的公共网络入口接入互联网的云服务，专家通过工作站完成基层患者的病例诊断，生成带有数字签名的专业电子诊断报告，报告生成后将通过工作站自动上传到云端，除了基本的病例分析功能外工作站还具备医生身份安全认证、数字化签名、病例和报告状态追踪、病例和报告的自动下载与上传、语音提醒、医生手机短信提醒等功能。

通过远程医疗与健康管理平台，居民在社区、乡镇卫生院等基层医疗机构就能享受到大型医院专家提供的优质诊断服务，降低了居民的就医成本提高了基层医疗机构的医技水平，平台试点现已覆盖北京市、天津市、广东省、山东省、河北省、山西省、湖南省、湖北省、黑龙江省、河南省、辽宁省、安徽省、江苏省等十多个省(市)的480余家基层医疗单位、社区，有效诊断病历数380余万条，累计发展用户200万人。

一般区域医疗系统所用的技术基础平台有一卡通系统、健康数据中心和数据交换平台。其应用子系统可以根据不同区域的不同情况进行相关建设。数据交换平台的一般结构如图7-34所示。

一卡通系统的功能包括：身份认证，权限认证，信息共享和交换，个人资料存储，支付功能，业务交易记录和信息查询。数据中心提供数据交换、共享等各种数据服务，以及制订数据标准和管理制度，统一区域信息平台的对外接口，有助于加强区域各卫生医疗机构的协同工作能力。数据交换平台是卫生信息网建设的核心，将各个分散的应用系统进行整合，使若干个应用子系统进行信息和数据的传输和共享，最大范围提高信息资源利用率。

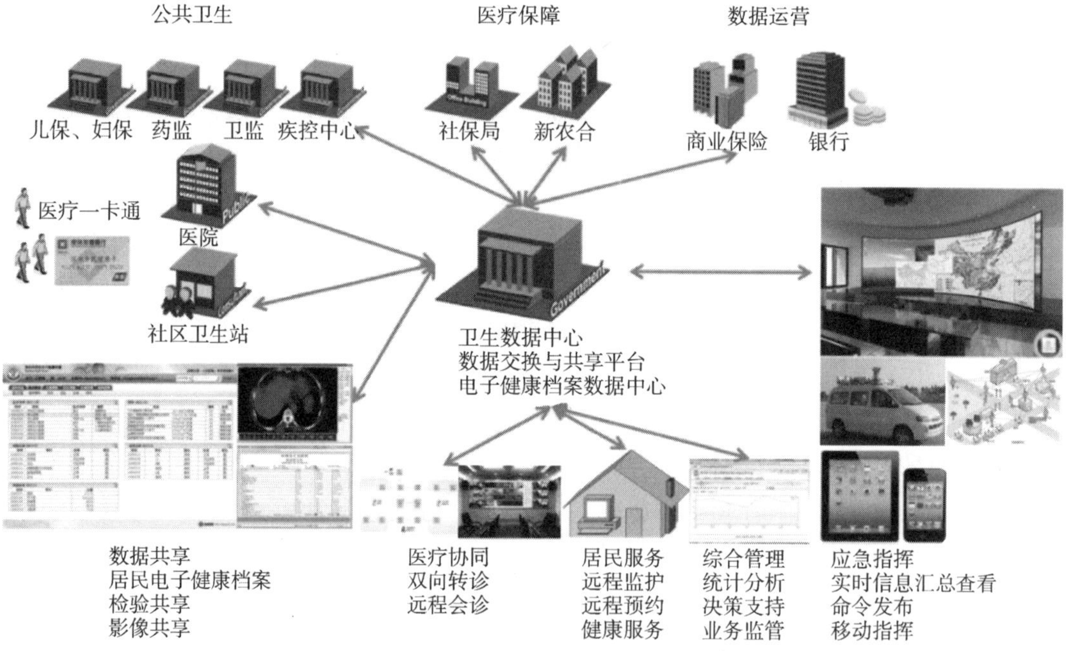

图7-34 数据交换平台

在就诊过程中，患者电子健康信息、诊疗信息都能被医务人员调阅，通过掌握既往病史，提高了诊疗水平，减少了医疗差错。慢性病患者指标全程监控，各级医院慢性病患信息及时自动传递给家庭医生，提高慢性病管理率。每个医生工作站实现的近期重复检查和用药信息的智能提醒，减少了不必要的重复医疗，减轻百姓负担。合理利用区域卫生资源，实现下级社区服务中心与上级医院直接的定向转诊，实现"小病在社区，大病到医院"，解决社区居民的"看病难，看病贵"的现实问题。辅助决策系统提供数据的统计分析功能和数据查询功能，从人口学资料、健康专项资料、患病资料、死亡资料、社区卫生服务管理方面对卫生、健康、流行病等进行检测、预警。

主要参考文献

陈延航，等. 1984. 生物医学测量 [M]. 北京：人民卫生出版社.

贺贵明. 2000. 通信原理概论 [M]. 北京：华中理工大学出版社.

刘国强. 2006. 医学电磁成像 [M]. 北京：科学出版社.

王保华. 2003. 生物医学测量与仪器 [M]. 上海：复旦大学出版社.

詹道庸. 1995. 传输原理 [M]. 西安：西安交通大学出版社.

Gislason D. 2010. ZigBee Wireless Networking [M]. EETimes.

Jacobson B, Nordberg L. 1961. Endoradiosondes for Pressure Telemetering [J]. Bio-Medical Electronics, 8, pp: 192—196.

Kawoos U. 2009. Embedded Wireless Intracranial Pressure Monitoring Implant at Microwave Frequencies [M]. Philadelphia : Drexel University.

Steinberg C A, Sullivan W E, Farrar J T. 1960. A Physisological Telemetry and Data Conversion System for Gastrointestinal Pressures [C]. SWIRECO (Houston), pp: 20—22.

Voskarides S C, et al. 2003. Practical evaluation of GPRS use in a telemedicine system in Cyprus. Proceeding of the 4th Annual IEEE conference on information technology applications in Biomedicine [C]. United Kingdom, pp: 39—42.

Wolff H S, Russ R F. 1960. Constructional Aspects of Radio Pills Suitable for Mass Production [C]. The Third International Conference on Medical Electronics, London, pp: 21—27.